进出口商品归类系列

PHARMACEUTICAL PRODUCTS
CLASSIFICATION GUIDE

药品归类手册

《药品归类手册》编委会 编

U0298891

中国海关出版社有限公司
中国·北京

图书在版编目（CIP）数据

药品归类手册/《药品归类手册》编委会编 . —北京：
中国海关出版社有限公司，2024.3
ISBN 978-7-5175-0763-5

Ⅰ. ①药…　Ⅱ. ①药…　Ⅲ. ①药品—分类—手册　Ⅳ. ①R97-62

中国国家版本馆 CIP 数据核字（2024）第 050668 号

药品归类手册
YAOPIN GUILEI SHOUCE

编　　者：《药品归类手册》编委会
责任编辑：景小卫
责任印制：赵　宇
出版发行：中国海关出版社有限公司
社　　址：北京市朝阳区东四环南路甲 1 号　　　　　邮政编码：100023
网　　址：www.hgcbs.com.cn
编 辑 部：01065194242-7527（电话）
发 行 部：01065194238/4246/5616/5127（电话）
社办书店：01065195616（电话）
　　　　　https://weidian.com/? userid=319526934（网址）
印　　刷：北京中科印刷有限公司　　　　　　　　　经　　销：新华书店
开　　本：889mm×1194mm　1/16
印　　张：46　　　　　　　　　　　　　　　　　字　　数：1430 千字
版　　次：2024 年 3 月第 1 版
印　　次：2024 年 3 月第 1 次印刷
书　　号：ISBN 978-7-5175-0763-5
定　　价：360.00 元

编委会

前　言

　　近年来，我国药品进口贸易量持续增长。随着医药产业的不断发展，新药不断问世，种类愈加繁多，同时《中华人民共和国进出口税则》中药品的归类原则较为复杂，因此，对药品准确归类需要具备较高的专业知识和归类知识，这在客观上给从事进出口经营、代理报关、货运代理等企业和相关从业者带来诸多困扰。

　　为解决进出口企业普遍反映的药品专业性强、归类原则复杂、易出错等问题，提高广大进出口企业守法合规水平，《药品归类手册》编委会编写了本书。

　　本书分为四大部分，深入浅出地对药品的归类进行了全面详细讲解。第一部分为药品归类简介，详细介绍了药品的归类原则，包括归类思路、案例剖析、疑难点等；第二部分为重点药品制剂归类实例，主要对收录的重点药品归类要素进行介绍，包括药品中英文通用名称、药品类别、主要成分、有效成分CAS号、化学分子结构式、商品属性、适用症、药理作用、税则号列等；第三部分为药品相关归类决定，收录了海关总署发布的药品相关的40多份归类决定；第四部分为法规文件，收录了与药品归类相关的法规和文件。

　　本书内容仅供实际工作参考，有关药品的归类以相关法律法规及规定为准。由于编者水平有限，书中难免有不足和疏漏之处，欢迎广大读者批评指正。

本书编委会

2024 年 2 月

目 录

第一章

药品归类简介

第一节 《税则》^① 第三十章的商品范围、列目结构及归类规定

一、 商品范围

第三十章的商品主要包括用于治病、防病、诊断等用途的产品，具体来说包括已干燥的器官疗法用的腺体、其他器官，腺体、其他器官及其分泌物的提取物，人血，治病、防病或诊断用的动物血，抗血清、其他血份及免疫制品，疫苗、毒素、培养微生物及类似产品，混合药剂、药物制剂产品，敷料，外科缝合及止血材料、安慰剂和临床试验药物等。

二、 列目结构

从《税则》第三十章的列目结构看，共有六个税目，分别为税目 30.01、30.02、30.03、30.04、30.05 和 30.06，具体见图 1-1。

第三十章

税目 30.01：已干燥的器官疗法用腺体及其他器官，不论是否制成粉末；器官疗法用腺体、其他器官及其分泌物的提取物；肝素及其盐；其他供治疗或预防疾病用的其他税目未列名的人体或动物制品

税目 30.02：人血；治病、防病或诊断用的动物血制品；抗血清、其他血份及免疫制品，不论是否修饰或通过生物工艺加工制得；疫苗、毒素、培养微生物（不包括酵母）及类似产品；细胞培养物，不论是否修饰

税目 30.03：两种或两种以上成分混合而成的治病或防病用药品（不包括税目 30.02、30.05 或 30.06 的货品），未配定剂量或制成零售包装

税目 30.04：由混合或非混合产品构成的治病或防病用药品（不包括税目 30.02、30.05 或 30.06 的货品），已配定剂量（包括制成皮肤摄入形式的）或制成零售包装

税目 30.05：软填料、纱布、绷带及类似物品（例如，敷料、橡皮膏、泥罨剂），经过药物浸涂或制成零售包装供医疗、外科、牙科或兽医用

税目 30.06：本章注释四所规定的医药用品

图 1-1 《税则》第三十章列目结构示意图

三、 优先归类规定

（一）《税则》第六类注释规定

1. 第六类注释一

"（一）凡符合税目 28.44 或 28.45 规定的货品（放射性矿砂除外），应分别归入这两个税目而不归入本协调制度的其他税目。

（二）除上述（一）款另有规定的以外，凡符合税目 28.43、28.46 或 28.52 规定的货品，应分别归入以上税目而不归入本类的其他税目。"

---

① 《中华人民共和国进出口税则》，下文简称《税则》。

　　释义： 按照本注释（一）款的规定，所有的放射性化学元素、放射性同位素及这些元素与同位素的化合物（不论无机或有机，也不论是否已有化学定义），即使本来可以归入《商品名称及编码协调制度》（以下简称《协调制度》）的其他税目，也一律归入税目28.44。例如，放射性氯化钠及放射性甘油应归入税目28.44而不分别归入税目25.01或29.05。同样，放射性乙醇、放射性金及放射性钴也都一律归入税目28.44。但应注意，放射性矿砂则归入《协调制度》的第五类。

　　对于非放射性同位素及其化合物，本注释规定它们（不论无机或有机，也不论是否已有化学定义）只归入税目28.45而不归入《协调制度》的其他税目。因此，碳的同位素应归入税目28.45，而不归入税目28.03。

　　本注释（二）款规定，税目28.43、28.46或28.52所述货品如果不是放射性的或不是同位素形式的（放射性的或同位素形式的则归入税目28.44或28.45），应归入以上税目中最合适的一个，而不应归入第六类的其他税目。根据本注释该款的规定，酪朊酸银应归入税目28.43而不归入税目35.01；硝酸银，即使已制成零售包装供摄影用，也应归入税目28.43而不归入税目37.07。

　　应注意到，税目28.43、28.46及28.52只在第六类中优先于其他税目。如果税目28.43、28.46或28.52所述货品也可归入《协调制度》的其他类时，其归类取决于有关类或章的注释以及《协调制度》的归类总规则。例如，硅铍钇矿，一种稀土金属化合物，本应归入税目28.46，却因为第二十八章的注释三（一）规定该章不包括所有归入第五类的矿产品而归入了税目25.30。

2. 第六类注释二

　　"除上述注释一另有规定的以外，凡由于按一定剂量或作为零售包装而可归入税目30.04、30.05、30.06、32.12、33.03、33.04、33.05、33.06、33.07、35.06、37.07或38.08的货品，应分别归入以上税目，而不归入本协调制度的其他税目。"

　　释义： 注释二规定，由于制成一定剂量或零售包装而归入税目30.04、30.05、30.06、32.12、33.03、33.04、33.05、33.06、33.07、35.06、37.07或38.08的货品，不论是否可归入《协调制度》的其他税目，应一律归入上述税目（税目28.43至28.46或28.52的货品除外）。例如，供治疗疾病用的零售包装硫应归入税目30.04，而不归入税目25.03或28.02；作为胶用的零售包装糊精应归入税目35.06，而不归入税目35.05。

3. 第六类注释三

　　"由两种或两种以上单独成分配套的货品，其部分或全部成分属于本类范围以内，混合后则构成第六类或第七类的货品，应按混合后产品归入相应的税目，但其组成成分必须符合下列条件：（一）其包装形式足以表明这些成分不需经过改装就可一起使用的；（二）一起报验的；以及（三）这些成分的属性及相互比例足以表明是相互配用的。"

　　释义： 本注释涉及由两种或两种以上独立组分（部分或全部归入第六类）的配套货品的归类问题，它仅限于混合后构成第六类或第七类所列产品的配套货品。这些配套货品的组分如果符合本注释（一）至（三）款的规定，则按混合后产品归入相应的税目。例如，这些配套货品有税目30.06的牙科粘固剂及其他牙科填料，税目32.08至32.10的某些油漆及清漆以及税目32.14的胶粘剂等。至于未带必要的硬化剂的配套货品，其归类请参见第三十二章的总注释和税目32.14的注释。

　　必须注意，由两种或两种以上独立组分（部分或全部归入第六类）组成的配套货品，如果组分不需事先混合而是逐个连续使用的，不属于本类注释三的规定范围。制成零售包装的这类货品，应按《协调制度》归类总规则〔一般是规则三（二）〕的规定进行归类；对于那些未制成零售包装的则应分别归类。

(二)《税则》第三十章注释规定

第三十章注释四规定:"税目 30.06 仅适用于下列物品(这些物品只能归入税目 30.06,而不得归入本协调制度其他税目):(一)无菌外科肠线、类似的无菌缝合材料(包括外科或牙科用无菌可吸收缝线)及外伤创口闭合用的无菌黏合胶布;(二)无菌昆布及无菌昆布塞条;(三)外科或牙科用无菌吸收性止血材料;外科或牙科用无菌抗粘连阻隔材料,不论是否可吸收;(四)用于病人的 X 光检查造影剂及其他诊断试剂,这些药剂是由单一产品配定剂量或由两种以上成分混合而成的;(五)安慰剂和盲法(或双盲法)临床试验试剂盒,用于经许可的临床试验,已配定剂量,即使它们可能含有活性药物;(六)牙科粘固剂及其他牙科填料;骨骼粘固剂;(七)急救药箱、药包;(八)以激素、税目 29.37 的其他产品或杀精子剂为基本成分的化学避孕药物;(九)专用于人类或作兽药用的凝胶制品,作为外科手术或体检时躯体部位的润滑剂,或者作为躯体和医疗器械之间的耦合剂;(十)废药物,即因超过有效保存期等原因而不适合作原用途的药品;以及(十一)可确定用于造口术的用具,即裁切成型的结肠造口术、回肠造口术、尿道造口术用袋及其具有黏性的片或底盘。"

> **释义**:该注释是优先归类规定,即上述章注释四规定的十一种产品只能归入税目 30.06,不得归入《协调制度》其他税目。

四、 第三十章排除条款规定

第三十章注释一规定:"本章不包括:(一)食品及饮料(例如,营养品、糖尿病食品、强化食品、保健食品、滋补饮料及矿泉水),但不包括供静脉摄入用的滋养品(第四类);(二)含尼古丁并用于帮助吸烟者戒烟的产品,例如,片剂、咀嚼胶或透皮贴片(税目 24.04);(三)经特殊煅烧或精细研磨的牙科用熟石膏(税目 25.20);(四)适合医药用的精油水馏液及水溶液(税目 33.01);(五)税目 33.03 至 33.07 的制品,不论是否具有治疗及预防疾病的作用;(六)加有药料的肥皂及税目 34.01 的其他产品;(七)以熟石膏为基本成分的牙科用制品(税目 34.07);(八)不作治疗及预防疾病用的血清蛋白(税目 35.02);或(九)税目 38.22 的诊断试剂。"

> **释义**:这类产品容易与第三十章的产品混淆,为明确其与第三十章产品的区别,在章注释中对上述产品的归类予以明确。也就是说该排他条款是指,上述产品不属于第三十章的产品,即使部分产品看起来有治疗及预防疾病的作用,但不归入第三十章。例如,名称为"抗粉刺制剂",但不含有治疗或预防粉刺作用的有效活性成分,主要是用以清洁皮肤的产品,应按护肤品归类,不按药品归类。
>
> 该规定的运用要结合商品的真实属性来进行综合判断,不能机械运用。例如,同样是用于皮肤的产品,如果是属于用于治疗某些皮肤疾病的药剂,如治疗湿疹用膏,这类产品就属于税目 30.03 或 30.04 项下商品范畴。区分这类产品的要点:一是通过产品的成分、含量、作用、用法用量等进行综合判断;二是结合国内主管部门的相关注册登记信息进行判断。

第二节　第三十章各税目详细介绍

一、　税目 30.01

（一）税目条文及税号设置

30.01　已干燥的器官疗法用腺体及其他器官，不论是否制成粉末；器官疗法用腺体、其他器官及其分泌物的提取物；肝素及其盐；其他供治疗或预防疾病用的其他税目未列名的人体或动物制品：

3001.2000 －腺体、其他器官及其分泌物的提取物

　　　　　－其他：

3001.9010 ---肝素及其盐

3001.9090 ---其他

（二）本税目的商品范围

1. 本税目主要包括的产品

（1）已干燥的器官疗法用动物腺体及其他器官（例如，脑、脊髓、肝、肾、脾、胰腺、乳腺、睾丸、卵巢），不论是否制成粉末。

（2）器官疗法用腺体、其他器官及其分泌物的提取物，通过溶剂提取、沉淀、凝结或其他方法制得。这些提取物可呈固态、半固态或液态，为了保存的需要也可溶于任何溶剂，呈溶液或悬浮液状。器官疗法用腺体或器官分泌物的提取物，包括胆汁提取物。

（3）肝素及其盐。肝素由得自哺乳动物组织的复杂有机酸（黏多糖）混合物组成，其组成成分根据不同的组织而各不相同。肝素及其盐主要用于医药，特别用作抗血液凝结剂，不论其活度如何，均归入本税目。

（4）《协调制度》其他税目未列名的供治疗或预防疾病用的其他人体或动物制品，包括保存于甘油中的红骨髓；制成干粉片的蛇毒液或蜂毒液及由这类毒液形成的非微生物隐毒素；活的或保藏的骨骼、器官及其他人体或动物组织，适合于永久移植用，装入无菌包装并标有使用说明等。

> **释义**：该税目项下产品在归类实践中，子目的确定容易出差错。特别指出：税号 3001.2000 项下仅包括腺体、其他器官及其分泌物的提取物，并不包括腺体、器官和分泌物。例如，用于器官移植的肾脏、已加工成型的人工心脏瓣膜，不归入税号 3001.2000，而应该归入税号 3001.9090。

2. 本税目不包括的产品

税目 30.01 不包括的产品见图 1-2。

鲜、冷、冻或其他方法暂时保藏的腺体及其他动物器官（第二章或第五章）

胆汁，不论是否干燥（税目05.10）

通过处理腺体或其他器官提取物所得的已有化学定义的单独化合物及第二十九章的其他产品，例如，氨基酸（税目29.22）、维生素（税目29.36）、激素（税目29.37）

税目30.01
不包括的产品

供治病、防病或诊断用的人血、动物血，抗血清（包括特效免疫球蛋白）及其他血液组分（例如，"正常"血清、人体正常免疫球蛋白、血浆、纤维蛋白原、纤维蛋白）（税目30.02）

具有税目30.03或30.04所列药物特征的产品

非供治疗或预防疾病用的球蛋白及球蛋白组分（血液或血清的除外）（税目35.04）

酶（税目35.07）

图1-2 税目30.01不包括的产品示意图

（1）可供制药用动物腺体及其他器官的归类思路见图1-3。

专供制药用动物腺体及其他器官（例如，胆囊、肾上腺、胎盘等）

鲜、冷、冻或其他方法临时保藏的，归入税目05.10

干制的归入税目30.01

既可供人食用，又可供制药用的动物腺体及其他器官（例如，肝、肾、脑、胰腺、脾、脊髓、卵巢、子宫、睾丸、乳房、甲状腺、脑下腺等）

临时保藏（例如，用甘油、丙酮、酒精、甲醛、硼酸钠临时保藏）以供药用的，归入税目05.10

干制的归入税目30.01

适合供人食用的，归入第二章；不适合供人食用的归入税目05.11

图1-3 可供制药用动物腺体及其他器官的归类思路

【案例1】商品名称：海豹鞭，海豹鞭是海豹肉的一部分，经风干处理，未加任何添加剂，可供食用或药用。根据归类总规则一及六，该商品应归入税号3001.9090。

【案例2】商品名称：食用的冷冻牛胃，保藏方法适合食用。根据归类总规则一及六，该商品应该归入税号0206.9000。

（2）税目30.01不包括胆汁。胆汁，不论是否干燥，均归入税目05.10。

（3）从腺体或其他器官提取物所得的已有化学定义的单独化合物，如氨基酸、维生素、激素等产品，要优先归入第二十八、第二十九章。

（4）税目 30.01 不包括税目 30.02 项下的供治病、防病或诊断用的人血、动物血、抗血清（包括特效免疫球蛋白）及其他血液组分（例如，"正常"血清、人体正常免疫球蛋白、血浆、纤维蛋白原、纤维蛋白），上述产品易与税目 30.01 产品混淆，因此在排他条款中专门加以说明。

【案例】人血白蛋白，规格为 10g/瓶，已配定剂量，注射剂，主要成分为人血白蛋白，来源于健康人静脉血浆，辅料为氯化钠、辛酸钠、乙酰色氨酸钠。适应证：血容量不足的紧急治疗；显著的低白蛋白血症的指令；新生儿高胆红素血症的治疗；急性呼吸窘迫综合征的治疗；用于心肺分流术，特殊类型血液透析，血浆置换的辅助治疗。根据归类总规则一及六，该产品应该归入税号 3002.1200。

（5）税目 30.01 不包括具有税目 30.03 和 30.04 所列药物特征的药物产品。

【案例】肝素钠，该产品是自猪的肠黏膜或牛肺中提取精制的一种硫酸氨基葡聚糖的钠盐，属黏多糖类物质，用于防治血栓形成或栓塞性疾病（如心肌梗死、血栓性静脉炎、肺栓塞等）；各种原因引起的弥散性血管内凝血（DIC）。如果该产品未配定剂量或制成零售包装，属于原料特征，则归入税号 3001.9010；如果该产品已制成配定剂量的肝素钠注射液，就具备了税目 30.04 制品的特征，应该归入税号 3004.9090。

（6）非供治疗或预防疾病用的球蛋白及球蛋白组分（血液或血清的除外）归入税目 35.04。

【案例】乳球蛋白，粉状，生产工艺为从牛奶中提取乳球蛋白。根据归类总规则一及六，该产品应该归入税号 3504.0090。

（7）酶归入税目 35.07。

商业上比较重要的从动物器官中提取的酶包括：

①粗制凝乳酶（凝乳酶）

粗制凝乳酶呈液态、粉状或片状，可从新鲜或干的小牛真胃取得，也可通过培养某些微生物制得。它是一种分解蛋白酶，能凝结酪蛋白从而使牛奶凝结。它可含有制造过程中残留的或为了标准化而添加的各种盐（例如，氯化钠、氯化钙、硫酸钠），并可含有防腐剂（例如，甘油）。粗制凝乳酶主要用于乳酪工业。

②胰酶

产自胰脏的最重要的酶是胰蛋白酶及胰凝乳蛋白酶（能分解蛋白质）、α-淀粉酶（能分解淀粉）以及脂肪酶（能分解脂肪物质），主要用于制药，能治疗消化系统失调。胰脏的酶催浓缩物通常从新鲜或干的胰脏中取得。它们可含有高度吸收性盐（用以吸收结晶过程产生的部分水分而添加）及某些保护胶体（以便于保藏或运输）。它们用以制脱浆剂、洗涤剂、脱毛剂或鞣剂。

③胃蛋白酶

胃蛋白酶是从猪或牛的胃黏膜制得的。为了使之稳定，有时保存在饱和硫酸镁溶液中或与蔗糖或乳糖相混合（粉状胃蛋白酶）。胃蛋白酶与盐酸或盐酸甜菜碱结合或者制成胃蛋白酶酒，主要用于医药。

二、 税目 30.02

（一）税目条文及税号设置

30.02 人血；治病、防病或诊断用的动物血制品；抗血清、其他血份及免疫制品，不论是否修饰或通过生物工艺加工制得；疫苗、毒素、培养微生物（不包括酵母）及类似产品；细胞培养物，不论是否修饰：

－ 抗血清、其他血份及免疫制品，不论是否修饰或通过生物工艺加工制得：

3002.1200--抗血清及其他血份

3002.1300--非混合的免疫制品，未配定剂量或制成零售包装

3002.1400--混合的免疫制品，未配定剂量或制成零售包装

3002.1500--免疫制品，已配定剂量或制成零售包装
　　　　-疫苗、毒素、培养微生物（不包括酵母）及类似产品：
3002.4100--人用疫苗
3002.4200--兽用疫苗
　　　　--其他：
3002.4920---蓖麻毒素
3002.4930---细菌及病毒
3002.4990---其他
　　　　-细胞培养物，不论是否修饰：
3002.5100--细胞治疗产品
3002.5900--其他
　　　　-其他：
3002.9040---遗传物质和基因修饰生物体
3002.9090---其他

（二）本税目的商品范围

1. 本税目主要包括的产品

税目30.02主要包括的产品见图1-4。

图1-4　税目30.02主要包括的产品示意图

（1）人血，不论是否具有治病、防病、诊断用途。例如，装于密封安瓿的人血。

（2）制备的供治病、防病或诊断用的动物血。本税目仅包括制备的供治病、防病或诊断用的动物血，其他用途的动物血归入税目05.11。

动物血主要包括的产品见图1-5。

图1-5　动物血主要包括的产品示意图

（3）抗血清、其他血份及免疫制品，不论是否修饰或通过生物工艺加工制得。这些产品包括：
①抗血清及其他血份，不论是否修饰或通过生物工艺加工制得。血清是从血液凝块中分离出来的

液体血份。

本税目主要包括从血液（包括血管内皮细胞）制得的下列产品："正常"血清、人体正常免疫球蛋白、血份及具有酶特性或酶活性的截断变体（部分）、血浆、凝血酶、纤维蛋白原、纤维蛋白、其他血液凝固因子、血栓调节素、血液球蛋白、血清球蛋白及血红蛋白。本组也包括通过生物工艺加工制得的改性血栓调节素及改性血红蛋白，例如：可溶性血栓调节素（INN）及 α 血栓调节素（INN），以及交富血红蛋白（INN）、聚戊二醛血红蛋白（INN）及交聚血红蛋白（INN）等交联血红蛋白。

本税目还包括供治疗或防治疾病用的血清白蛋白（例如，通过分馏人血血浆制得的人体白蛋白）。

抗血清是从对某些疾病（不论这些疾病是由病原细菌及病毒、毒素所致或由过敏现象等所致）具有免疫力或已获免疫力的人或动物血液中制得的。抗血清用于治疗白喉症、痢疾、坏疽、脑膜炎、肺炎、破伤风、葡萄球菌或链球菌感染、毒蛇咬伤、植物中毒及过敏性疾病等。抗血清也用于诊断，包括玻璃试管试验。

②免疫制品，不论是否修饰或通过生物工艺加工制得。包括供诊断或治疗疾病用或作免疫试验用的免疫制品。免疫制品主要分类详见图 1-6。

图 1-6 免疫制品主要分类示意图

《协调制度》体系中的"免疫制品"是指直接参与免疫过程调节的多肽及蛋白质（税目 29.37 的货品除外）。例如，单克隆抗体（MAB）、抗体片段、抗体耦联物及抗体片段耦联物、白介素、干扰素（IFN）、趋化因子及特定的肿瘤坏死因子（TNF）、生长因子（GF）、促红细胞生成素及集落刺激因子（CSF）。

> **释义：**
> （1）《协调制度》体系中的"免疫制品"的商品范围：并不是所有具有免疫作用的物质都能视为本税目项下的"免疫制品"，本税目项下的是指直接参与免疫过程调节的多肽及蛋白质，在归类时要与税目 29.37 的多肽激素、蛋白激素和糖蛋白激素等加以区分。
> （2）本税目"免疫制品"仅包含直接参与免疫过程调节的多肽及蛋白质，如果相关物质直接参与免疫过程调节，但不是多肽及蛋白质，则不能视为本税目的"免疫物质"。例如，治疗癌症的 CAR-T 细胞疗法产品（税号 3002.5100）。

（4）疫苗、毒素、培养微生物（不包括酵母）及类似产品。

本组主要分类见图 1-7。

图 1-7　疫苗、毒素、培养微生物（不包括酵母）及类似产品主要分类示意图

①疫苗。

> **释义：** 最典型的疫苗是悬浮于盐溶液、油（脂制疫苗）或其他介质中的含病毒或细菌微生物源的具有预防疾病作用的制剂。这些制剂通常在不破坏其免疫性的条件下被加以处理以降低其毒性。
> 　　其他疫苗包括重组疫苗、多肽疫苗及糖类疫苗。这些疫苗通常包含一个抗原，一个抗原识别片段或一个作抗原识别片段的基因代码（多肽、重组体或蛋白质耦联物及其他物质）。"抗原识别片段"是抗体的一部分，在生物体中起到激发免疫反应的作用。这类疫苗中多数对某种特定的病毒或细菌具有靶向作用。这些疫苗用于治疗或预防疾病。
> 　　需要指出的是：本税目除了单一疫苗外，也包括由疫苗或类毒素组成的混合物，例如，白喉疫苗、破伤风疫苗及百日咳疫苗。

②毒素（毒物）、类毒素、隐毒素、原毒素［例如，妥普赛来辛（INN）］及抗毒素。

③培养微生物（不包括酵母）。

> **释义**：这些微生物包括酵素，例如，制乳的衍生物（酸乳酒、酸乳、乳酸）的乳酵素、制醋的醋酵素以及制青霉素及其他抗菌素的霉菌等；也包括用于技术方面（例如，帮助植物生长）的培养微生物。
>
> 含有少量乳酵素的乳及乳清归入第四章。

④人体、动物及植物病毒及抗病毒。

⑤噬菌体。

> **释义**：除《税则》第三十章章注四（四）另有规定的以外（参见税目 30.06），本税目也包括微生物诊断试剂，但不包括酶（粗制凝乳酶、淀粉酶等），即使是微生物酶（链激酶、链道酶等）（税目 35.07）。
>
> 需要指出的是：本税目不包括酵母菌和已死的单细胞微生物（疫苗除外），这类产品应该归入税目 21.02。

（5）细胞培养物，不论是否修饰。

细胞培养物是在受控条件下，通常是在其自然环境之外生长的细胞。在这种情况下，细胞培养物是指多细胞生物的细胞培养物，特别是人类或动物的细胞。培养微生物（不包括酵母）应归入子目 3002.49。

细胞治疗产品是指经细胞操作修饰的，用于注射、移植或植入患者体内的细胞材料。

细胞治疗在许多疾病中都有应用，其中最重要的是在神经系统疾病和癌症上的应用。其他应用包括：心脏疾病（心肌梗死和心力衰竭）、糖尿病、骨骼和关节疾病、遗传疾病及皮肤和软组织创伤。

细胞治疗产品包括干细胞和干细胞衍生产品（如来自造血、间充质、胚胎和脐带血的上述产品）、癌症疫苗与免疫疗法产品（如树突细胞疫苗、活化 T 或 B 淋巴细胞、单核细胞、经修饰或未经修饰的癌细胞）、同种异体胰岛细胞、用于软骨修复的软骨细胞、角质形成细胞、成纤维细胞和肝细胞。

2. 本税目不包括的产品

税目 30.02 不包括的产品见图 1-8。

	非供治病或防病用的血清白蛋白（税目 35.02）及球蛋白（血液球蛋白及血清球蛋白除外）（税目 35.04）
税目 30.02 不包括的产品	某些国家称为"血清"或"人造血清"的非从血液中分离出来的药品
	用于治疗过敏症的以氯化钠或其他化学品为基本成分的等渗溶液及花粉悬浮液

图 1-8　税目 30.02 不包括的产品示意图

3. 税目 30.02 项下聚乙二醇化产品的归类原则

《税则》第三十章包括为改进药效将聚乙二醇（PEGs）聚合物与第三十章的药品（例如，功能性蛋白质及多肽、抗体片段）联结而成的聚乙二醇化产品。归入第三十章的聚乙二醇化产品与其未聚乙二醇化的产品归入同一税目［例如，税目 30.02 的聚乙二醇化干扰素（INN）］。

4. 子目 3002.13 及 3002.14 所述的非混合产品、纯物质及混合产品区分标准

子目 3002.13 及 3002.14 所述的非混合产品、纯物质及混合产品，按下列规定处理。

（1）非混合产品或纯物质，不论是否含有杂质。子目 3002.13 项下的非混合免疫产品可含有杂质。所称"杂质"，仅适用于完全直接在制造过程（包括纯化过程）中产生的存在于产品中的物质。这些物质是由于制造过程中的各种原因而产生的，主要有以下几种：未转化的原料；存在于原料中的杂质；制造过程（包括纯化过程）中所使用的试剂；副产品。

（2）混合产品：

①上述（1）所述的产品溶于水或其他溶剂的；

②为保存或运输需要，上述（1）及（2）①所述的产品加入稳定剂的；以及

③上述（1）、（2）①及（2）②所述的产品添加其他添加剂的。

三、　税目 30.03

（一）税目条文及税号设置

30.03　两种或两种以上成分混合而成的治病或防病用药品（不包括税目 30.02、30.05 或 30.06 的货品），未配定剂量或制成零售包装：

　　　　-含有青霉素及具有青霉烷酸结构的青霉素衍生物或链霉素及其衍生物：

　　　　---青霉素：

3003.1011　----氨苄青霉素

3003.1012　----羟氨苄青霉素

3003.1013　----青霉素 V

3003.1019　----其他

3003.1090　---其他

　　　　　-其他，含有抗菌素：

　　　　---头孢菌素：

3003.2011　----头孢噻肟

3003.2012　----头孢他啶

3003.2013　----头孢西丁

3003.2014　----头孢替唑

3003.2015　----头孢克罗

3003.2016　----头孢呋辛

3003.2017　----头孢三嗪（头孢曲松）

3003.2018　----头孢哌酮

3003.2019　----其他

3003.2090　---其他

　　　　　-其他，含有激素或税目 29.37 的其他产品：

3003.3100　--含有胰岛素

3003.3900　--其他

　　　　　-其他，含有生物碱及其衍生物：

3003.4100　--含有麻黄碱及其盐

3003.4200　--含有伪麻黄碱（INN）及其盐

3003.4300　--含有去甲麻黄碱及其盐

3003.4900 ——其他

　　　　　　—其他，含有本章子目注释二所列抗疟疾活性成分的：

3003.6010 ———含有青蒿素及其衍生物

3003.6090 ———其他

3003.9000 —其他

（二）本税目的商品范围

税目 30.03 包括用以防治人类或动物疾病的内服或外用药品，这些药品是通过将两种或两种以上物质混合制成。但如果是已配定剂量或制成零售形式或包装的，应归入税目 30.04。

1. 本税目主要包括的产品

税目 30.03 主要包括的产品见图 1-9。

税目 30.03 药品（未配定剂量或制成零售包装）

- 混合药剂
- 含有一种单独的药物和一种赋形剂、甜味剂、聚结剂、载体等混合的制剂
- 仅供静脉摄入（静脉注射或静脉滴注）用的滋养品
- 药用的胶态溶液及悬浮液（例如，胶体硒），但不包括胶态硫黄及单一胶态贵金属
- 药用混合植物浸膏，包括从植物性混合物加工所得的植物浸膏
- 税目 12.11 的植物及其部分品的药用混合物
- 通过蒸发天然矿泉水所得的药用盐及类似的人造产品
- 止喘药品，例如，止喘纸、止喘粉等
- "阻滞药"，例如，由一种药物成分固定于聚合离子交换剂上而成的药物
- 人体、兽医或外科用麻醉药
- 从制盐原料获得的供治病用的浓缩水（例如，克劳氏矿泉水等）；药浴（硫浴、碘浴等）用混合盐，不论是否加有香料

图 1-9　税目 30.03 主要包括的产品示意图

2. 本税目不包括的产品

税目 30.03 不包括的产品见图 1-10。

未制成内服或外用药品的税目 38.08 的杀虫剂、消毒剂等

药皂（税目 34.01）

精油的水馏液和水溶液及税目 33.03 至 33.07 的制剂，即使它们具有治病或防病作用（第三十三章）

税目 30.02、30.05 或 30.06 的货品

本税目还不包括含有维生素或天然盐的保健食品，这些食品用于强身健体，但并未标明治疗或预防疾病用途。这些产品通常为液态，也可制成粉末或片状，一般归入税目 21.06 或第二十二章

税目 30.03 不包括的产品

本税目条文不适用于食物或饮料，例如，营养品、糖尿病食品、强化食品、滋补饮料或矿泉水（天然或人造），尤其是仅含营养物质的食品，它们应分别归入各自的适当税目。食品中主要的营养物质是蛋白质、碳水化合物及脂肪。维生素及天然盐也有营养作用

加有药性物质的食品和饮料，如果所加入的药性物质仅仅是为了保证产品的营养平衡、增加能量供给和营养价值，或改善产品的味道，而且还保持着食品或饮料的特征，也不归入本税目

由植物或植物部分品混合构成的产品或由植物或植物部分品与其他物质混合构成的产品，用于制草药浸剂或草本植物"茶"，例如，具有通便、催泻、利尿或祛风作用的产品，虽然标明能够解除某些病痛或能强身健体，也不归入本税目（归入税目 21.06）

表 1-10　税目 30.03 不包括的产品示意图

四、 税目 30.04

（一）税目条文及税号设置

30.04　由混合或非混合产品构成的治病或防病用药品（不包括税目 30.02、30.05 或 30.06 的货品），已配定剂量（包括制成皮肤摄入形式的）或制成零售包装：
　　　　-含有青霉素及具有青霉烷酸结构的青霉素衍生物或链霉素及其衍生物：
　　　　---青霉素：
3004.1011　----氨苄青霉素制剂
3004.1012　----羟氨苄青霉素制剂
3004.1013　----青霉素 V 制剂
3004.1019　----其他
3004.1090　---其他
　　　　-其他，含有抗菌素：
　　　　---头孢菌素：
3004.2011　----头孢噻肟制剂
3004.2012　----头孢他啶制剂
3004.2013　----头孢西丁制剂
3004.2014　----头孢替唑制剂
3004.2015　----头孢克罗制剂
3004.2016　----头孢呋辛制剂
3004.2017　----头孢三嗪（头孢曲松）制剂
3004.2018　----头孢哌酮制剂
3004.2019　----其他
3004.2090　---其他

　　　　　　　－其他，含有激素或税目 29.37 的其他产品：

　　　　　　　－－含有胰岛素：

3004.3110　　－－－含有重组人胰岛素的

3004.3190　　－－－其他

3004.3200　　－－含有皮质甾类激素及其衍生物或结构类似物

3004.3900　　－－其他

　　　　　　　－其他，含有生物碱及其衍生物：

3004.4100　　－－含有麻黄碱及其盐

3004.4200　　－－含有伪麻黄碱（INN）及其盐

3004.4300　　－－含有去甲麻黄碱及其盐

3004.4900　　－－其他

3004.5000　　－其他，含有维生素或税目 29.36 所列产品

　　　　　　　－其他，含有本章子目注释二所列抗疟疾活性成分的：

3004.6010　　－－－含有青蒿素及其衍生物

3004.6090　　－－－其他

　　　　　　　－其他：

3004.9010　　－－－含有磺胺类

3004.9020　　－－－含有联苯双酯

　　　　　　　－－－中式成药：

3004.9051　　－－－－中药酒

3004.9052　　－－－－片仔癀

3004.9053　　－－－－白药

3004.9054　　－－－－清凉油

3004.9055　　－－－－安宫牛黄丸

3004.9059　　－－－－其他

3004.9090　　－－－其他

（二）本税目的商品范围

1. 本税目主要包括的产品

本税目包括由混合或非混合产品构成的以下产品，详见图 1-11。

已配定剂量或为片剂、安瓿（例如，1.25~10立方厘米安瓿装的再蒸馏水，供直接治疗酒精中毒、糖尿病昏迷等疾病用或作注射药溶剂用）、胶囊剂、扁囊剂、滴剂、锭剂、制成皮肤摄入形式的制剂或小量粉剂的药品，已制成一次使用剂量供治病或防病用

已配成一定剂量的通过皮肤摄入的药品。这些药品通常制成自粘贴片形状（一般为长方形或圆形），直接施敷于患者皮肤上。装有活性物质的药囊由一多孔膜包覆，包覆面与皮肤接触。药囊释放出的活性物质通过分子扩散经皮肤而被吸收并进入血液当中。这些货品不应与税目30.05的医疗用橡皮膏相混淆

本税目也包括制成上述第一部分和第二部分所述形式的下列产品：1. 含有活性阳离子（例如，季铵盐）的有机表面活性剂及其制品，它们具有抗菌、消毒、杀菌作用。2. 聚乙烯吡咯烷酮碘，为碘与聚乙烯吡咯烷酮反应所得的产品。3. 骨移植替代品，例如，由外科级硫酸钙制得的骨移植替代品，可注入断裂的骨腔，能被自然吸收并被骨组织代替。这些产品具有晶质基质，当基质被吸收后，在其上面可长成新骨

税目30.04产品

本税目还包括仅适于作药用的锭剂、片剂、滴剂等，例如，以硫黄、炭、四硼酸钠、苯甲酸钠、氯酸钾或氧化镁为基本成分的药品等。但主要由糖（不论是否含有明胶、淀粉、谷物细粉等食品）和芳香剂（包括具有药物性质的物质，例如，苯甲醇、薄荷醇、桉叶油素及吐鲁香脂）组成的喉糖、咳嗽糖应归入税目17.04。含有药性物质（芳香剂除外）的喉糖、咳嗽糖，如果已配定剂量或制成零售包装，而且每粒糖所含的药性物质已具有治病或防病的作用，则仍应归入本税目

即使没有说明，非混合产品只要制成零售包装而且明显专供防病治病用也可作为本税目所列的药品归类

供治病或防病用零售包装的药品，即其包装形式，尤其是所附的说明（注明适应证、用法、用量）明显为不需重新包装即可直接售给用户（个人、医院等）的防病或治病用产品（例如，碳酸氢钠及罗望子果粉）。所附说明（任何文字）可采用标签、说明书或其他形式。但单有药性或纯度的说明是不足以表明产品可归入本税目的

图1-11　税目30.04包括的产品示意图

2. 本税目不包括的产品

税目30.04不包括的产品见图1-12。

由混合产品构成的供治病或防病用药品，如果未配定剂量或未制成零售形式或包装，应归入税目 30.03（参见相应的注释）

通常含有硬化剂（固化剂）和活化剂的骨骼粘固剂，这些产品用于现有骨骼的移植修复等（税目 30.06）

本税目条文不适用于食物或饮料，例如，营养品、糖尿病食品、强化食品、滋补饮料或矿泉水（天然或人造），尤其是仅含营养物质的食品，它们应分别归入各自的适当税目。食品中主要的营养物质是蛋白质、碳水化合物及脂肪。维生素及天然盐也有营养作用

加有药性物质的食品和饮料，如果所加入的药性物质仅仅是为了保证产品的营养平衡、增加能量供给和营养价值，或改善产品的味道，而且还保持着食品或饮料的特征，也不归入本税目

**税目 30.04
不包括的产品**

本税目不包括：未制成药剂的蛇毒液及蜂毒液（税目 30.01）；税目 30.02、30.05 或 30.06 的货品，不论如何包装；精油水馏液及水溶液和税目 33.03～33.07 的制剂，即使它们具有治病或防病作用（第三十三章）；药皂，不论如何包装（税目 34.01）；未制成内服或外用药品的税目 38.08 的杀虫剂、消毒剂等；用于帮助吸烟者戒烟的制剂，例如，片剂、咀嚼胶或透皮贴片（税目 21.06 或 38.24）

本税目不包括含有维生素或天然盐的保健食品，这些食品用于强身健体，但并未标明治疗或预防疾病用途。这些产品通常为液态，也可制成粉末或片状，一般归入税目 21.06 或第二十二章

由植物或植物部分品混合构成的产品或由植物或植物部分品与其他物质混合构成的产品，用于制草药浸剂或草本植物"茶"。例如，具有通便、催泻、利尿或祛风作用的产品，虽然标明能够解除某些病痛或能强身健体，也不归入本税目（归入税目 21.06）

图 1-12　税目 30.04 不包括的产品示意图

3. 本税目中混合和非混合产品的界定标准

按照第三十章注释三的规定，下列产品可作为非混合产品对待：

（1）溶于水的非混合产品。

（2）归入第二十八章或第二十九章的所有产品。

（3）只经标定或溶于溶液的税目 13.02 所列的单一植物浸膏。

但必须注意，税目 28.43 至 28.46 及 28.52 的未混合产品，即使符合上述条件，也不归入税目 30.04。例如，胶态银，即使已配定剂量或包装成药物形式，仍应归入税目 28.43。

五、 税目 30.05

(一) 税目条文及税号设置

30.05　软填料、纱布、绷带及类似物品（例如，敷料、橡皮膏、泥罨剂），经过药物浸涂或制成
零售包装供医疗、外科、牙科或兽医用：
　　　　－胶粘敷料及有胶粘涂层的其他物品：
3005.1010　---橡皮膏
3005.1090　---其他
　　　　－其他：
3005.9010　---药棉、纱布、绷带
3005.9090　---其他

(二) 本税目的商品范围

1. 本税目主要包括的产品

本税目包括用药物（反刺激剂、杀菌剂等）浸、涂的织物、纸、塑料等制成的软填料、纱布、绷带及类似物品，供医疗、外科、牙科或兽医用。

这些物品包括浸渍碘或水杨酸甲酯等的软填料、各种调好的敷料和泥罨剂（例如，亚麻子或芥子泥罨剂）、药物橡皮膏等。它们可以成张，也可以为圆片状或其他任何形状。

未经药物浸、涂，供作敷料（通常为脱脂棉花）和绷带等用的软填料及纱布，倘若它们制成零售包装，无须重新包装而直接出售给个人、诊所、医院等，具有易于识别的特征（报验时呈卷状或折叠状、保护性包装、标签等），只能用于医疗、外科、牙科或兽医方面，仍应归入本税目。

本税目也包括下列类型的敷料：

（1）皮肤敷料，由制好的成条冰冻或冻干动物皮组织（通常是猪的）构成，用作临时性生物敷料，直接敷于失去皮肤的创伤面、暴露的组织创伤及外科感染面等。它们有各种不同的规格，装于外面贴有使用说明的无菌容器中（零售包装）。

（2）液体敷料，装于喷罐（零售包装）中，用以在创口上覆盖一层透明的保护性薄膜。这种敷料由一种溶于挥发性有机溶剂（例如，乙酸乙酯）的塑料（例如，改性乙烯共聚物或甲基丙烯酸塑料）无菌溶液及一种推进剂组成，不论是否添加了药物（特别是抑菌剂）。

2. 本税目不包括的产品

（1）本税目不包括未制成零售形式或包装的供医疗、外科、牙科或兽医用的含氧化锌绷带、橡皮膏以及骨折用石膏绷带。

（2）本税目不包括经过特殊煅烧或精细研磨的牙科用熟石膏及以熟石膏为基本成分的牙科用制品（分别归入税目 25.20 及 34.07）。

（3）本税目不包括通过皮肤摄入的药品（税目 30.04）。

（4）本税目不包括第三十章注释四所列的货品（税目 30.06）。

（5）本税目不包括税目 96.19 的卫生巾（护垫）及止血塞、婴儿尿布及尿布衬里和类似品。

六、 税目 30.06

(一) 税目条文及税号设置

30.06　本章注释四所规定的医药用品：
3006.1000-无菌外科肠线、类似的无菌缝合材料（包括外科或牙科用无菌可吸收缝线）及外伤创口闭合用的无菌黏合胶布；无菌昆布及无菌昆布塞条；外科或牙科用无菌吸收性止血材料；外科或牙科用无菌抗粘连阻隔材料，不论是否可吸收

3006.3000-X 光检查造影剂；用于病人的诊断试剂

3006.4000-牙科粘固剂及其他牙科填料；骨骼粘固剂

3006.5000-急救药箱、药包

　　　　　-以激素、税目 29.37 的其他产品或杀精子剂为基本成分的化学避孕药物：

3006.6010---以激素为基本成分的避孕药物

3006.6090---其他

3006.7000-专用于人类或兽药的凝胶制剂，作为外科手术或体检时躯体部位的润滑剂，或者作为
　　　　　躯体和医疗器械之间的耦合剂

　　　　　-其他：

3006.9100--可确定用于造口术的用具

3006.9200--废药物

3006.9300--安慰剂和盲法（或双盲法）临床试验试剂盒，用于经许可的临床试验，已配定剂量

（二）本税目的商品范围

根据第三十章章注四，税目 30.06 仅适用于图 1-13 所示物品（这些物品只能归入税目 30.06 而不得归入《协调制度》其他税目）。

无菌外科肠线、类似的无菌缝合材料（包括外科或牙科用无菌可吸收缝线）及外伤创口闭合用的无菌黏合胶布

无菌昆布及无菌昆布塞条

外科或牙科用无菌吸收性止血材料；外科或牙科用无菌抗粘连阻隔材料，不论是否可吸收

用于病人的 X 光检查造影剂及其他诊断试剂，这些药剂是由单一产品配定剂量或由两种以上成分混合而成的

牙科粘固剂及其他牙科填料；骨骼粘固剂

税目 30.06 产品

急救药箱、药包

以激素、税目 29.37 的其他产品或杀精子剂为基本成分的化学避孕药物

专用于人类或作兽药用的凝胶制剂，作为外科手术或体检时躯体部位的润滑剂，或者作为躯体和医疗器械之间的耦合剂

废药物，即因超过有效保存期等原因而不适合作原用途的药品

可确定用于造口术的用具，即裁切成型的结肠造口术、回肠造口术、尿道造口术用袋及其具有黏性的片或底盘

安慰剂和盲法（双盲法）临床试验试剂盒，用于经许可的临床试验，已配定剂量

图 1-13　税目 30.06 包括的产品示意图

（1）无菌外科肠线、类似的无菌缝合材料（包括外科或牙科用无菌可吸收缝线）及外伤创口闭合用的无菌黏合胶布。

> **释义**：本组包括各种外科缝合用的无菌缝合材料。这些缝合材料通常装于消毒液中或密封无菌容器内。
>
> 包括肠线（用牛肠、羊肠或其他动物肠子制得的已加工胶质）、天然纤维（棉、丝、亚麻）、聚酰胺（尼龙）、聚酯等的合成聚合纤维、金属（不锈钢、钽、银、青铜）。
>
> 本组还包括诸如由氰基丙烯酸丁酯及染料组成的黏合胶布。由于敷用后这种单体会聚合，因此该产品用于代替人体内外创伤缝合用的普通缝合材料。
>
> 本税目不包括未消毒的缝合材料。这些货品应按其属性归类，例如，肠线（税目 42.06）、蚕肠线、纺织纱线等（第十一类），金属丝（第七十一章或第十五类）。

（2）无菌昆布及无菌昆布塞条。

> **释义**：本组范围仅限于无菌昆布及无菌昆布塞条（小段海藻，有时为棕色，表面粗糙且带有沟纹）。它们与潮湿物质接触后大为膨胀并变得平滑柔韧。因此，它们用于外科作为扩张的手段。
>
> 本税目不包括未消毒的产品（税目 12.12）。

（3）外科或牙科用无菌吸收性止血材料；外科或牙科用无菌抗粘连阻隔材料，不论是否可吸收。

> **释义**：本组包括供外科或牙科用作止血材料且具有被体液吸收特性的无菌产品。它包括常制成纱布或纤维（"毛"）、垫块、小拭子或带状的氧化纤维素；明胶海绵或泡沫；"毛发"或"薄膜"状的藻酸钙纱布。

（4）用于病人的 X 光检查造影剂及其他诊断试剂，这些药剂是由单一产品配定剂量或由两种以上成分混合而成的。

> **释义**：造影剂用于内脏器官、动脉、尿道及胆道等的 X 光检查。它们主要是硫酸钡或对 X 光不透光的其他物质，可制成注射剂或口服剂（例如，钡餐）。
>
> 本税目的诊断试剂（包括微生物诊断试剂）为口服剂、注射剂等。
>
> 本组不包括非病人用的诊断试剂（例如，病人体外验血、验尿等用的试剂或实验室用试剂）；它们应按其制成的材料归入相应的税目（例如，第二十八章、第二十九章、税目 30.02 或 38.22）。

（5）牙科粘固剂及其他牙科填料；骨骼粘固剂。

> **释义**：牙科粘固剂及填料通常是以金属盐（氯化锌、磷酸锌等）、金属氧化物、古塔波胶或塑料为基料的。它们也可由专作牙科填料用的金属合金（包括贵金属合金）组成。这类合金有时称作"汞齐"，尽管它们不含汞。本税目包括临时性和永久性填料，也包括加有药物成分且具有防病作用的粘固剂和填料。它们通常制成粉状或片状，有时还配有调配时需用的液体，并在包装上标明供牙科用。
>
> 本税目也包括用以填塞牙根管的尖子（例如，由银、古塔波胶、纸制成的）。
>
> 本税目还包括骨骼粘固剂，通常含有硬化剂（固化剂）和活化剂，这些产品供现有骨骼的移植修复之用等；这些粘固剂通常在体温下固化。
>
> 但是，本税目不包括经特殊煅烧或精细研磨的牙科用熟石膏及以熟石膏为基本成分的牙科用制品（分别归入税目 25.20 及 34.07）。本税目也不包括骨移植替代品，例如，由外科用硫酸钙制得的骨移植替代品，这些产品具有晶体基质，当基质被吸收后，在其上面可长成新骨（税目 30.04）。

（6）急救药箱、药包。

> **释义**：这些药箱、药包内装有几样少量普通药品（双氧水、碘酊、红汞、山金车花酊剂等）、少量敷料、绷带、膏药等，偶尔还有一些剪刀、镊子等器具。
>
> 本税目不包括医生用的较复杂的医药包。

（7）以激素、税目 29.37 的其他产品或杀精子剂为基本成分的化学避孕药物。

（8）专用于人类或作兽药用的凝胶制品，作为外科手术或体检时躯体部位的润滑剂，或者作为躯体和医疗器械之间的耦合剂。

> **释义**：这些制剂通常含有多元醇（甘油、丙二醇等）、水及增稠剂，一般在医疗或兽医方面用作体检时躯体部位的润滑剂（例如，阴道润滑）或躯体部位与外科医生的手、手套或医疗器材之间的润滑剂，还可用作躯体和医疗器械（例如，心电描记器、超声波扫描仪）之间的耦合剂。

（9）废药物，即因超过有效保存期等原因而不适合作原用途的药品。

（10）可确定用于造口术的用具，即裁切成型的结肠造口术、回肠造口术、尿道造口术用袋及其具有黏性的片或底盘。

（11）安慰剂和盲法（或双盲法）临床试验试剂盒，用于经许可的临床试验，已配定剂量。

> **释义**：归入本税目的安慰剂在外观上模仿药品，用于经许可的临床试验。一般情况下，安慰剂是一种药物惰性产品，通常由被研究的药品的成分去除活性成分所组成。归入本税目的安慰剂还包括已获准用于经许可临床试验作对照物质的疫苗。安慰剂有多种形式，包括但不限于片剂、液体、注射剂和贴片。药品中的成分（赋形剂）必须通常被认为对人体是安全的，否则不能使用。
>
> 盲法（或双盲法）临床试验试剂盒（即成套的临床试验药物）仅用于盲法医学试验，包括试验药物、相关安慰剂或者两者皆有，其目的是对药物进行隐匿。对于新药试验，通常使用随机双盲法。关于双盲试验试剂盒的确切信息，如它是否含有活性药物或安慰剂或两者皆有，都不会随附于套盒，也无法提供给海关。
>
> 套盒可能包括仅为安全运输或储存货物所需的任何物品或包装，如温度记录器、篡改检测器或冷却包，以及任何相关或必要的文件及表格，不论是纸质的还是电子的。

归入本税目的安慰剂、盲法（或双盲法）临床试验试剂盒（成套药物）为用于经许可临床试验的已配定剂量产品。

临床试验的目的是进行人体或动物药物试验，其中研究对象是一种含待测活性成分的药物或是用作临床试验对照物的安慰剂。被测试的活性成分可以包括用于治疗或预防疾病的草药产品。

经许可的临床试验，须符合进口国（地区）关于临床试验研究产品进口的所有相关监管要求。

非用于经许可的临床试验的"安慰剂"和"盲法（或双盲法）临床试验试剂盒"产品，应根据其不同的成分和形式，分别归入其他税目（例如，税目 17.04、21.06 等）。

第三节 药品的归类依据及要点

一、 药品定义及剂型分类

（一）药品定义

药品，是指用于预防、治疗、诊断人的疾病，有目的地调节人的生理机能并规定有适应证或者功能主治、用法和用量的物质，包括中药、化学药和生物制品等。

（二）药品主要的剂型分类

片剂：肠溶片、包衣片、薄膜衣片、糖衣片、浸膏片、分散片、划痕片、缓释片、缓释包衣片、控释片。

胶囊剂：硬胶囊、软胶囊（胶丸）、肠溶胶囊、缓释胶囊、控释胶囊。

口服酊膏剂：口服溶液剂、口服混悬剂、口服乳剂、胶浆剂、口服液、乳液、乳剂、胶体溶液、合剂、酊剂、滴剂、混悬滴剂。

口服丸剂：大丸剂、滴丸、蜜丸。

口服颗粒、粉、散剂：颗粒剂、肠溶颗粒剂、干混悬剂、吸入性粉剂、干粉剂、干粉吸入剂、粉末吸入剂、干粉吸剂、散剂、药粉、粉剂。

外用酊、膏、贴、粉剂：软膏剂、乳膏剂、霜剂、糊剂、油膏剂、硬膏剂、亲水硬膏剂、乳胶剂、凝胶剂、贴剂、贴膏剂、膜剂、透皮贴剂、滴眼剂、滴眼液、滴耳剂、滴耳液、滴鼻剂、滴鼻液、散剂、粉剂、撒布剂、撒粉。

外用涂剂、栓剂：栓剂、肛门栓、阴道栓、涂剂、涂膜剂、涂布剂。

注射剂：注射剂、注射液、注射用溶液剂、静脉滴注用注射液、注射用混悬液、注射用无菌粉末、静脉注射针剂、水针、注射用乳剂、粉针剂、针剂、无菌粉针、冻干粉针。

二、 药品归类依据

药品的归类依据包括《税则》、《进出口税则商品及品目注释》（以下简称《税则注释》）、《中华人民共和国进出口税则本国子目注释》（以下简称《本国子目注释》），以及海关总署发布的关于商品归类的行政裁定、商品归类决定。同时，依据海关总署相关公告，除《税则》及相关注释另有规定以外，国家药品监督管理局核发的《进口药品注册证》也可作为海关商品归类的依据之一。

三、 药品在《税则》中的主要分布

根据其成分、制剂形式、包装形式等，药品在《税则》中的主要分布情况见图1-14。

第五章、第九章、第十二章等相关章节（未配定剂量或制成零售包装的中草药等）

税目30.06（用于病人的体内诊断试剂、化学避孕药等）

药品

税目30.02（生物药品等）

税目30.03（混合药剂等，未配定剂量或制成零售包装）

税目30.04（化学或中成药品等，已配定剂量或制成零售包装）

图1-14　药品在《税则》中的分布情况

四、 生物药品制剂主要类别及子目分布

生物药品制剂主要包括抗血清等血制品相关药物、免疫类药物、疫苗以及其他生物类药品。其在《税则》中的分布情况见图1-15。

生物药品制剂

抗血清及其他血制品相关药品（子目3002.12）

免疫制品，已配定剂量或制成零售包装（子目3002.15）

人用疫苗（子目3002.41）

兽用疫苗（子目3002.42）

通过基因重组等生物工艺生产的激素类药物（子目3004.3）

生物技术生产的酶类药物（子目3004.90）

其他生物制品

图1-15　生物药品制剂在《税则》中的分布情况

五、 化学药品制剂主要类别及子目分布

《协调制度》中对于化学药品制剂的分类主要按有效成分的类型分为：青霉素类、其他抗菌素类、

胰岛素、皮质甾类激素类、其他激素类、生物碱类、维生素类、抗疟疾活性成分药以及其他类药物。主要涉及的税目为税目 30.04。

(一) 化学药品单方制剂归类原则

化学药品单方制剂按照含有的有效成分归入相应子目。原料药与化学药品单方制剂的对应关系见图 1-16。

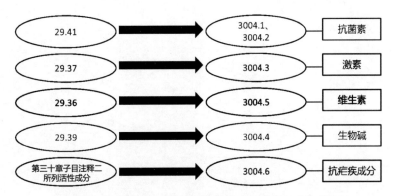

图 1-16　原料药与化学药品单方制剂的对应关系

第三十章子目注释二所列抗疟疾成分包括：阿莫地喹（INN）、蒿醚林酸及其盐（INN）、双氢青蒿素（INN）、蒿乙醚（INN）、蒿甲醚（INN）、青蒿琥酯（INN）、氯喹（INN）、二氢青蒿素（INN）、苯芴醇（INN）、甲氟喹（INN）、哌喹（INN）、乙胺嘧啶（INN）或磺胺多辛（INN）。

(二) 化学药品复方制剂归类原则

《税则》子目 3004.2~3004.9 的子目条文均为"其他，……"，因此，税目 30.04 项下的 5 位子目从前到后依次排除，即 5 位子目的优先顺序依次降低。化学药品复方制剂按照上述原则确定 5 位子目，并按照归类原则确定第 6、7、8 位子目。

【案例】 药品通用名称：阿莫西林克拉维酸钾胶囊（7∶1），为阿莫西林和克拉维酸钾的复方制剂，可用于治疗产 β-内酰胺酶而对阿莫西林耐药的革兰氏阴性和革兰氏阳性菌引起的各种感染。其中阿莫西林为半合成广谱青霉素类药，克拉维酸钾虽然只有微弱的抗菌活性，但具有强大的广谱 β-内酰胺酶抑制作用，两者合起来制成药，可保护阿莫西林免遭 β-内酰胺酶水解，从而减少细菌对这种抗菌素的耐药性。

归类分析： 阿莫西林属于半合成广谱青霉素类药，克拉维酸钾不属于抗菌素，也不属于激素、生物碱、维生素以及第三十章子目注释二所列成分，由于子目 3004.10 为含有青霉素及具有青霉烷酸结构的青霉素衍生物或链霉素及其衍生物的药品，因此，根据归类总规则一及六，虽然该药品为含有阿莫西林和克拉维酸钾的复方制剂，但依然应该归入子目 3004.10 项下。

第二章
药品制剂归类

第一节　抗感染药物

一、抗生素

中　文　名　氨苄西林干混悬剂
英　文　名　Ampicillin for Suspension
类　　　别　抗感染药（抗生素）
主　要　成　分　氨苄西林
有效成分 CAS 号　69-53-4

化学分子结构式

商　品　属　性　本品为白色或类白色的干混悬剂或颗粒剂。
适　用　症　适用于敏感致病菌所致的下列感染。
　　　　　　1. 呼吸道感染：上呼吸道感染、细菌性肺炎、支气管炎等。2. 泌尿系统感染：膀胱炎、尿道炎、肾盂肾炎、前列腺炎等。3. 消化道感染：细菌性痢疾等。4. 耳鼻喉感染：急性咽炎、扁桃体炎、中耳炎、鼻窦炎等。5. 皮肤、软组织感染。6. 淋病。
药　理　作　用　本品为 β-内酰胺类抗生素，作用机制是抑制细菌细胞壁的合成，使细菌迅速破裂溶解。
税　则　号　列　3004.1011

中　文　名　氨苄西林胶囊
英　文　名　Ampicillin Capsules
类　　　别　抗感染药（抗生素）
主　要　成　分　氨苄西林
有效成分 CAS 号　69-53-4

化学分子结构式

商　品　属　性　本品为胶囊剂，内容物为白色或类白色粉末。
适　用　症　适用于敏感致病菌所致的各种感染。
　　　　　　1. 呼吸道感染：上呼吸道感染、细菌性肺炎、支气管炎等。2. 泌尿系统感染：膀胱炎、尿道炎、肾盂肾炎、前列腺炎等。3. 消化道感染：细菌性痢疾等。4. 耳鼻喉感染：急性咽炎、扁桃体炎、中耳炎、鼻窦炎等。5. 皮肤、软组织感染。6. 淋病。
药　理　作　用　氨苄西林作用于细菌活性繁殖阶段，通过对细胞壁粘肽生物合成的抑制而起到杀菌作用。
税　则　号　列　3004.1011

中　文　名　氨苄西林钠氯唑西林钠胶囊

英　文　名　Ampicillin Sodium and Cloxacillin Sodium Capsules

类　　　别　抗感染药（抗生素）

主　要　成　分　本品为复方制剂，主要成分为氨苄西林钠、氯唑西林钠

有效成分 CAS 号　氨苄西林钠 69-52-3；氯唑西林钠 7081-44-9

化学分子结构式

商　品　属　性　本品内容物为白色或类白色粉末。

适　用　症　适用于敏感菌所致的呼吸道、消化道、泌尿道、骨关节及皮肤和软组织感染等。

药　理　作　用　本品为氨苄西林和氯唑西林等量混合物，氯唑西林具有耐青霉素酶的特点，而氨苄西林抗菌谱广、抗菌活性强、毒副作用小，两者结合具有耐酸、耐酶、杀菌力强、抗菌谱广的作用特点。

税　则　号　列　3004.1011

中　文　名　注射用氨苄西林钠氯唑西林钠

英　文　名　Ampicillin Sodium and Cloxacillin Sodium for Injection

类　　　别　抗感染药（抗生素）

主　要　成　分　本品为复方制剂，主要成分为氨苄西林钠、氯唑西林钠

有效成分 CAS 号　氨苄西林钠 69-52-3；氯唑西林钠 7081-44-9

化学分子结构式

商　品　属　性　本品为注射剂，为白色或类白色粉末或结晶性粉末。

适　用　症　适用于呼吸道混合感染、泌尿道感染等。

药　理　作　用　本品为氨苄西林和氯唑西林等量混合物，氯唑西林具有耐青霉素酶的特点，而氨苄西林抗菌谱广、抗菌活性强、毒副作用小，两者结合具有耐酸、耐酶、杀菌力强、抗菌谱广的作用特点。

税　则　号　列　3004.1011

中　文　名	阿莫西林分散片
英　文　名	Amoxicillin Dispersible Tablets
类　　　别	抗感染药（抗生素）
主　要　成　分	阿莫西林
有效成分 CAS 号	26787-78-0

化学分子结构式

商　品　属　性	本品为白色片或类白色片。
适　用　症	阿莫西林治疗伤寒、其他沙门菌感染和伤寒带菌者可获得满意疗效；治疗敏感细菌不产 β-内酰胺酶菌株所致的尿路感染也获得良好疗效；下尿路感染和不产酶淋病奈瑟菌尿道炎、宫颈炎的患者，口服单次剂量 3 克即可获得满意疗效。肺炎链球菌、不产青霉素酶金黄色葡萄球菌、溶血性链球菌和不产 β-内酰胺酶的流感嗜血杆菌所致的耳鼻喉感染、呼吸道感染、皮肤和软组织感染等皆为适应证。治疗钩端螺旋体病也可用阿莫西林。本品亦可用于敏感大肠埃希菌、奇异变形杆菌和粪肠球菌所致的泌尿生殖系统感染。本品与克拉霉素和兰索拉唑联合治疗幽门螺杆菌感染有良好疗效。
药　理　作　用	阿莫西林为广谱半合成青霉素类药，抗菌谱及抗菌活性与氨苄西林基本相同，而其耐酸性较氨苄西林强，其杀菌作用较后者强且迅速，但不能用于脑膜炎的治疗。半衰期约为 61.3 分钟。阿莫西林在酸性条件下稳定，胃肠道吸收率达 90%，较氨苄西林吸收更迅速完全，除对志贺菌效果较氨苄西林差以外，其余效果相似。
税　则　号　列	3004.1012

中　文　名	阿莫西林干混悬剂
英　文　名	Amoxicillin for Oral Suspension
类　　　别	抗感染药（抗生素）
主　要　成　分	阿莫西林
有效成分 CAS 号	26787-78-0

化学分子结构式

商　品　属　性	本品为细小颗粒或粉末。气芳香，味甜。
适　用　症	适用于敏感菌（不产 β-内酰胺酶菌株）所致的下列感染。1. 溶血链球菌、肺炎链球菌、葡萄球菌或流感嗜血杆菌所致的中耳炎、鼻窦炎、咽炎、扁桃体炎等上呼吸道感染。2. 大肠埃希菌、奇异变形杆菌或粪肠球菌所致的泌尿生殖道感染。3. 溶血链球菌、葡萄球菌或大肠埃希菌所致的皮肤和软组织感染。4. 溶血链球菌、肺炎链球菌、葡萄球菌或流感嗜血杆菌所致的急性支气管炎、肺炎等下呼吸道感染。5. 急性单纯性淋病。6. 本品尚可用于治疗伤寒、伤寒带菌者及钩端螺旋体病。阿莫西林亦可与克拉霉素、兰索拉唑三联用药，根除胃、十二指肠幽门螺杆菌，降低消化道溃疡复发率。
药　理　作　用	阿莫西林为广谱半合成青霉素类药，对溶血性链球菌、草绿色链球菌、肺炎球菌、青霉素 G 敏感金黄色葡萄球菌、淋球菌、流感嗜血杆菌、肠球菌、沙门氏菌、伤寒杆菌及变形杆菌等均有抗菌作用。对产生青霉素酶的金黄色葡萄球菌无作用。细菌对本品和氨苄西林有完全交叉耐药性。
税　则　号　列	3004.1012

中　文　名　阿莫西林胶囊
英　文　名　Amoxicillin Capsules
类　　　别　抗感染药（抗生素）
主 要 成 分　阿莫西林
有效成分 CAS 号　26787-78-0

化学分子结构式

商 品 属 性　本品内容物为白色至黄色粉末或颗粒。
适　用　症　适用于敏感菌（不产 β-内酰胺酶菌株）所致的下列感染。
　　　　　　1. 溶血链球菌、肺炎链球菌、葡萄球菌或流感嗜血杆菌所致的中耳炎、鼻窦炎、咽炎、扁桃体炎等上呼吸道感染。2. 大肠埃希菌、奇异变形杆菌或粪肠球菌所致的泌尿生殖道感染。3. 溶血链球菌、葡萄球菌或大肠埃希菌所致的皮肤和软组织感染。4. 溶血链球菌、肺炎链球菌、葡萄球菌或流感嗜血杆菌所致的急性支气管炎、肺炎等下呼吸道感染。5. 急性单纯性淋病。6. 本品尚可用于治疗伤寒、伤寒带菌者及钩端螺旋体病。阿莫西林亦可与克拉霉素、兰索拉唑三联用药，根除胃、十二指肠幽门螺杆菌，降低消化道溃疡复发率。
药 理 作 用　阿莫西林为青霉素类抗生素，对肺炎链球菌、溶血性链球菌等链球菌属、不产青霉素酶葡萄球菌、粪肠球菌等需氧革兰氏阳性球菌，大肠埃希菌、奇异变形杆菌、沙门菌属、流感嗜血杆菌、淋病奈瑟菌等需氧革兰氏阴性菌的不产 β-内酰胺酶菌株及幽门螺杆菌具有良好的抗菌活性。阿莫西林通过抑制细菌细胞壁合成发挥杀菌作用，可使细菌迅速成为球形体，从而溶解、破裂。
税 则 号 列　3004.1012

中　文　名　阿莫西林克拉维酸钾干混悬剂
英　文　名　Amoxicillin and Clavulanate Potassium for Suspension
类　　　别　抗感染药（抗生素）
主 要 成 分　本品为复方制剂，主要成分为阿莫西林和克拉维酸钾
有效成分 CAS 号　阿莫西林 26787-78-0；克拉维酸钾 61177-45-5

化学分子结构式

商 品 属 性　本品为白色至淡黄色粉末或细颗粒。气芳香，味甜。
适　用　症　适用于产酶流感嗜血杆菌和卡他莫拉菌所致的下呼吸道感染、中耳炎、鼻窦炎。产酶金黄色葡萄球菌和产酶肠杆菌科细菌如大肠杆菌、克雷伯菌属所致的呼吸道、尿路、皮肤和软组织感染等；亦可用于肠球菌所致的轻中度感染。本品也可用于敏感不产酶菌所致的上述各种感染。
药 理 作 用　阿莫西林为广谱青霉素类抗生素，克拉维酸钾本身只有微弱的抗菌活性，但具有强大的广谱 β-内酰胺酶抑制作用，两者合用，可保护阿莫西林免遭 β-内酰胺酶水解。
税 则 号 列　3004.1012

中 文 名 阿莫西林克拉维酸钾胶囊（7∶1）
英 文 名 Amoxicillin and Clavulanate Potassium Capsules（7∶1）
类 别 抗感染药（抗生素）
主 要 成 分 本品为复方制剂，主要成分为阿莫西林和克拉维酸钾
有效成分 CAS 号 阿莫西林 26787-78-0；克拉维酸钾 61177-45-5

化学分子结构式

商 品 属 性 本品为胶囊剂，内容物为类白色至微黄色粉末或颗粒状粉末。
适 用 症 阿莫西林治疗伤寒、其他沙门菌感染和伤寒带菌者可获得满意疗效；治疗敏感细菌不产 β-内酰胺酶的菌株所致的尿路感染也获得良好疗效；下尿路感染和不产酶淋病奈瑟菌尿道炎、宫颈炎的患者，口服单次剂量 3 克即可获得满意疗效。肺炎链球菌、不产青霉素酶金黄色葡萄球菌、溶血性链球菌和不产 β-内酰胺酶的流感嗜血杆菌所致的耳鼻喉感染、呼吸道感染、皮肤和软组织感染等皆为适应证。钩端螺旋体病也可用阿莫西林。本品亦可用于敏感大肠埃希菌、奇异变形杆菌和粪肠球菌所致的泌尿生殖系统感染。本品与克拉霉素和兰索拉唑联合治疗幽门螺杆菌感染有良好疗效。
药 理 作 用 阿莫西林为半合成广谱青霉素类药，抗菌谱及抗菌活性与氨苄西林基本相同，但其耐酸性较氨苄西林强，其杀菌作用较后者强而迅速，但不能用于脑膜炎的治疗。半衰期约为 61.3 分钟。阿莫西林在酸性条件下稳定，胃肠道吸收率达 90%，较氨苄西林吸收更迅速完全，除对志贺菌效果较氨苄西林差以外，其余效果相似。
税 则 号 列 3004.1012

中 文 名 阿莫西林克拉维酸钾片（2∶1）
英 文 名 Amoxicillin and Clavulanate Potassium Tablets（2∶1）
类 别 抗感染药（抗生素）
主 要 成 分 本品为复方制剂，主要成分为阿莫西林和克拉维酸钾
有效成分 CAS 号 阿莫西林 26787-78-0；克拉维酸钾 61177-45-5

化学分子结构式

商 品 属 性 本品为薄膜衣片，除去包衣后显类白色至淡黄色。
适 用 症 阿莫西林治疗伤寒、其他沙门菌感染和伤寒带菌者可获得满意疗效；治疗敏感细菌不产 β-内酰胺酶的菌株所致的尿路感染也获得良好疗效；下尿路感染和不产酶淋病奈瑟菌尿道炎、宫颈炎的患者，口服单次剂量 3 克即可获得满意疗效。肺炎链球菌、不产青霉素酶金黄色葡萄球菌、溶血性链球菌和不产 β-内酰胺酶的流感嗜血杆菌所致的耳鼻喉感染、呼吸道感染、皮肤和软组织感染等皆为适应证。钩端螺旋体病也可用阿莫西林。本品亦可用于敏感大肠埃希菌、奇异变形杆菌和粪肠球菌所致的泌尿生殖系统感染。木品与克拉霉素和兰索拉唑联合治疗幽门螺杆菌感染有良好疗效。
药 理 作 用 阿莫西林为半合成广谱青霉素类药，抗菌谱及抗菌活性与氨苄西林基本相同，而其耐酸性较氨苄西林强，其杀菌作用较后者强而迅速，但不能用于脑膜炎的治疗。半衰期约为 61.3 分钟。阿莫西林在酸性条件下稳定，胃肠道吸收率达 90%，较氨苄西林吸收更迅速完全，除对志贺菌效果较氨苄西林差以外，其余效果相似。
税 则 号 列 3004.1012

中 文 名 阿莫西林氯唑西林干混悬剂
英 文 名 Amoxicillin and Cloxacillin for Oral Suspension
类 别 抗感染药（抗生素）
主 要 成 分 本品为复方制剂，主要成分为阿莫西林、氯唑西林
有效成分 CAS 号 阿莫西林 26787-78-0；氯唑西林 61-72-3

化学分子结构式

商 品 属 性 本品为细小粉末。
适 用 症 适用于呼吸道感染、胃肠道感染、尿路感染、软组织感染、心内膜炎、脑膜炎、败血症等疾病。
药 理 作 用 本品为阿莫西林与氯唑西林的混合制剂，兼有阿莫西林与氯唑西林的药理作用机制。阿莫西林通过抑制细菌细胞壁合成发挥杀菌作用，氯唑西林可保护阿莫西林免遭 β-内酰胺酶水解。
税 则 号 列 3004.1012

中 文 名 阿莫西林克拉维酸钾片（4∶1）
英 文 名 Amoxicillin and Clavulanate Potassium Tablets（4∶1）
类 别 抗感染药（抗生素）
主 要 成 分 本品为复方制剂，主要成分为阿莫西林和克拉维酸钾
有效成分 CAS 号 阿莫西林 26787-78-0；克拉维酸钾 61177-45-5

化学分子结构式

商 品 属 性 本品为薄膜衣片，除去包衣后显类白色至淡黄色。
适 用 症 阿莫西林治疗伤寒、其他沙门菌感染和伤寒带菌者可获得满意疗效；治疗敏感细菌不产 β-内酰胺酶的菌株所致的尿路感染也获得良好疗效；下尿路感染和不产酶淋病奈瑟菌尿道炎、宫颈炎的患者，口服单次剂量 3 克即可获得满意疗效。肺炎链球菌、不产青霉素酶金黄色葡萄球菌、溶血性链球菌和不产 β-内酰胺酶的流感嗜血杆菌所致的耳鼻喉感染、呼吸道感染、皮肤和软组织感染等皆为适应证。钩端螺旋体病也可用阿莫西林。本品亦可用于敏感大肠埃希菌、奇异变形杆菌和粪肠球菌所致的泌尿生殖系统感染。本品与克拉霉素和兰索拉唑联合治疗幽门螺杆菌感染有良好疗效。
药 理 作 用 阿莫西林为半合成广谱青霉素类药，抗菌谱及抗菌活性与氨苄西林基本相同，而其耐酸性较氨苄西林强，其杀菌作用较后者强而迅速，但不能用于脑膜炎的治疗。半衰期约为 61.3 分钟。阿莫西林在酸性条件下稳定，胃肠道吸收率达 90%，较氨苄西林吸收更迅速完全，除对志贺菌效果较氨苄西林差以外，其余效果相似。
税 则 号 列 3004.1012

中　文　名	阿莫西林克拉维酸钾胶囊（5∶1）
英　文　名	Amoxicillin and Clavulanate Potassium Capsules（5∶1）
类　　　别	抗感染药（抗生素）
主要成分	本品为复方制剂，主要成分为阿莫西林和克拉维酸钾
有效成分 CAS 号	阿莫西林 26787-78-0；克拉维酸钾 61177-45-5

化学分子结构式

商　品　属　性　本品为胶囊剂，内容物为类白色至微黄色粉末或颗粒性粉末。

适　用　症　阿莫西林治疗伤寒、其他沙门菌感染和伤寒带菌者可获得满意疗效；治疗敏感细菌不产 β-内酰胺酶的菌株所致的尿路感染也获得良好疗效；下尿路感染和不产酶淋病奈瑟菌尿道炎、宫颈炎的患者，口服单次剂量 3 克即可获得满意疗效。肺炎链球菌、不产青霉素酶金黄色葡萄球菌、溶血性链球菌和不产 β-内酰胺酶的流感嗜血杆菌所致的耳鼻喉感染、呼吸道感染、皮肤和软组织感染等皆为适应证。钩端螺旋体病也可用阿莫西林。本品亦可用于敏感大肠埃希菌、奇异变形杆菌和粪肠球菌所致的泌尿生殖系统感染。本品与克拉霉素和兰索拉唑联合治疗幽门螺杆菌感染有良好疗效。

药　理　作　用　阿莫西林为半合成广谱青霉素类药，抗菌谱及抗菌活性与氨苄西林基本相同，但其耐酸性较氨苄西林强，其杀菌作用较后者强而迅速，但不能用于脑膜炎的治疗。半衰期约为 61.3 分钟。阿莫西林在酸性条件下稳定，胃肠道吸收率达 90%，较氨苄西林吸收更迅速完全，除对志贺菌效果较氨苄西林差以外，其余效果相似。

税　则　号　列　3004.1012

中　文　名	阿莫西林克拉维酸钾咀嚼片（8∶1）
英　文　名	Amoxicillin and Clavulanate Potassium Chewable Tablets（8∶1）
类　　　别	抗感染药（抗生素）
主要成分	本品为复方制剂，主要成分为阿莫西林和克拉维酸钾
有效成分 CAS 号	阿莫西林 26787-78-0；克拉维酸钾 61177-45-5

化学分子结构式

商　品　属　性　本品为片剂。

适　用　症　适用于敏感菌引起的各种感染。

1. 上呼吸道感染：鼻窦炎、扁桃体炎、咽炎等。2. 下呼吸道感染：急性支气管炎、慢性支气管炎急性发作、肺炎、肺脓肿和支气管合并感染等。3. 泌尿系统感染：膀胱炎、尿道炎、肾盂肾炎、前列腺炎、盆腔炎、淋病奈瑟菌尿路感染及软性下疳等。4. 皮肤和软组织感染：疖、脓肿、蜂窝织炎、伤口感染、腹腔脓毒症等。5. 其他感染：中耳炎、骨髓炎、败血症、腹膜炎和手术后感染等。

药　理　作　用　阿莫西林为广谱青霉素类抗生素，克拉维酸钾本身只有微弱的抗菌活性，但具有强大的广谱 β-内酰胺酶抑制作用，两者合用，可保护阿莫西林免遭 β-内酰胺酶水解。

税　则　号　列　3004.1012

中　文　名　阿莫西林片
英　文　名　Amoxicillin Tablets
类　　别　抗感染药（抗生素）
主　要　成　分　阿莫西林
有效成分 CAS 号　26787-78-0

化学分子结构式

商　品　属　性　本品为白色或类白色片或薄膜衣片，除去包衣后显白色或类白色。
适　用　症　适用于敏感菌（不产 β-内酰胺酶菌株）所致的下列感染：
1. 溶血链球菌、肺炎链球菌、葡萄球菌或流感嗜血杆菌所致的中耳炎、鼻窦炎、咽炎、扁桃体炎等上呼吸道感染。2. 大肠埃希菌、奇异变形杆菌或粪肠球菌所致的泌尿生殖道感染。3. 溶血链球菌、葡萄球菌或大肠埃希菌所致的皮肤和软组织感染。4. 溶血链球菌、肺炎链球菌、葡萄球菌或流感嗜血杆菌所致的急性支气管炎、肺炎等下呼吸道感染。5. 急性单纯性淋病。6. 本品尚可用于治疗伤寒、伤寒带菌者及钩端螺旋体病。阿莫西林亦可与克拉霉素、兰索拉唑三联用药，根除胃、十二指肠幽门螺杆菌，降低消化道溃疡复发率。
药　理　作　用　阿莫西林通过抑制细菌细胞壁合成发挥杀菌作用，可使细菌迅速成为球形体，从而溶解、破裂。
税　则　号　列　3004.1012

中　文　名　阿莫西林舒巴坦匹酯片
英　文　名　Amoxicillin and Sulbactam Pivoxil Tablets
类　　别　抗感染药（抗生素）
主　要　成　分　本品为复方制剂，主要成分为阿莫西林和舒巴坦匹酯
有效成分 CAS 号　阿莫西林 26787-78-0；舒巴坦匹酯 69388-79-0

化学分子结构式

商　品　属　性　本品为薄膜衣片，除去包衣后显白色或类白色。
适　用　症　1. 上呼吸道感染。2. 下呼吸道感染。3. 泌尿生殖系统感染。4. 皮肤及软组织感染。5. 盆腔感染。6. 尿道感染。7. 口腔脓肿。8. 严重系统感染。
药　理　作　用　本品抗菌谱广，包括革兰氏阳性菌：需氧菌如金黄色葡萄球菌、肺炎链球菌、表皮葡萄球菌、草绿色链球菌、酿脓链球菌、粪肠球菌、炭疽杆菌、李斯特菌属、棒状杆菌属，厌氧菌如梭形芽孢杆菌属、消化链球菌属及消化球菌属等；革兰氏阴性菌：需氧菌如大肠杆菌、布鲁氏菌、奇异变形杆菌、脑膜炎奈瑟氏球菌、普通变形杆菌、奈瑟氏淋球菌、克雷伯氏杆菌属、卡他布兰汉氏球菌、沙门氏菌属、流感嗜血杆菌、志贺氏菌属、杜克雷嗜血杆菌、百日咳杆菌、出血败血性巴斯德菌、小肠结肠炎耶尔森氏菌、空肠弯曲杆菌、阴道加德纳氏菌、霍乱弧菌，厌氧菌如拟杆菌属等。
税　则　号　列　3004.1012

中　文　名	阿莫西林双氯西林钠胶囊
英　文　名	Amoxicillin and Dicloxacillin Sodium Capsules
类　　　别	抗感染药（抗生素）
主　要　成　分	本品为复方制剂，主要成分为阿莫西林和双氯西林
有效成分 CAS 号	阿莫西林 26787-78-0；双氯西林 3116-76-5

化学分子结构式

商　品　属　性	灰、黄色 0 号胶囊，内含白色或类白色颗粒状粉末。
适　用　症	用于对本品敏感的多种细菌引起的感染。

1. 上呼吸道感染：扁桃体炎、鼻窦炎、中耳炎等。2. 下呼吸道感染：急性与慢性支气管炎、大叶性肺炎与支气管炎、脓胸等。3. 生殖泌尿道感染：膀胱炎、尿道炎、肾盂肾炎、盆腔感染、淋病等。4. 皮肤及软组织感染：疖、脓肿、蜂窝织炎、伤口感染等。5. 骨和关节感染：骨髓炎。6. 其他感染：牙周脓肿、腋毒性流产、产后脓毒症、腹腔脓毒症等。

药　理　作　用	阿莫西林是一种广谱抗生素，对许多革兰氏阳性和革兰氏阴性细菌具有抗菌作用，双氯西林对繁殖期的青霉素敏感细菌具有杀菌作用。阿莫西林不能抵御 β-内酰胺酶（青霉素酶）的破坏，因此对产生青霉素酶的微生物，特别是葡萄球菌没有作用。双氯西林则能抵御葡萄球菌青霉素酶的破坏，对产青霉素酶和不产青霉素酶的菌株均有作用。阿莫西林和双氯西林联合应用，双氯西林可抑制青霉素酶对阿莫西林的破坏，因此可产生协同的抑菌和杀菌功效，可扩大抗菌谱，提高细菌对药物的敏感性。本品对许多细菌具有抗菌作用，如金黄色葡萄球菌、肺炎链球菌、化脓链球菌、草绿色链球菌、流感嗜血杆菌、大肠杆菌、奇异变形杆菌、沙门菌属、百日咳杆菌、淋病双球菌、脑膜炎双球菌等。
税　则　号　列	3004.1012

中　文　名	注射用阿莫西林钠
英　文　名	Amoxicillin Sodium for Injection
类　　　别	抗感染药（抗生素）
主　要　成　分	阿莫西林钠
有效成分 CAS 号	34642-77-8

化学分子结构式

商　品　属　性	本品为注射剂，白色或类白色粉末或结晶。
适　用　症	适用于敏感菌（不产 β-内酰胺酶菌株）所致的下列感染中病情较重需要住院治疗或不能口服的患者。

1. 溶血链球菌、肺炎链球菌、葡萄球菌或流感嗜血杆菌所致的中耳炎、鼻窦炎、咽炎、扁桃体炎等上呼吸道感染。2. 大肠埃希菌、奇异变形杆菌或粪肠球菌所致的泌尿生殖道感染。3. 溶血链球菌、葡萄球菌或大肠埃希菌所致的皮肤和软组织感染。4. 溶血链球菌、肺炎链球菌、葡萄球菌或流感嗜血杆菌所致的急性支气管炎、肺炎等下呼吸道感染。5. 本品尚可用于治疗伤寒及钩端螺旋体病。

药　理　作　用	阿莫西林钠通过抑制细菌细胞壁合成发挥杀菌作用，可使细菌迅速成为球状体，从而溶解、破裂。
税　则　号　列	3004.1012

中 文 名	注射用阿莫西林钠氟氯西林钠
英 文 名	Amoxicillin Sodium and Flucloxacillin Sodium for Injection
类 别	抗感染药（抗生素）
主 要 成 分	本品为复方制剂，其组分为阿莫西林钠和氟氯西林钠
有效成分 CAS 号	阿莫西林钠 34642-77-8；氟氯西林钠 1847-24-1

化学分子结构式

商 品 属 性	本品为注射剂，白色或类白色粉末，具引湿性。
适 用 症	适用于敏感菌所致的呼吸道感染、消化道感染、泌尿道感染、皮肤和软组织感染、骨和关节感染、口腔及耳鼻喉感染等。
药 理 作 用	本品为阿莫西林钠和氟氯西林钠按 1∶1 比例组成的复合抗生素：阿莫西林钠为半合成的广谱青霉素，属氨基青霉素类，对革兰氏阴性和阳性菌均有杀菌作用，其特点是广谱，不耐青霉素酶；氟氯西林钠为半合成的异唑类青霉素，其特点是不易被青霉素酶所破坏，对产青霉素酶的耐药金黄色葡萄球菌有杀菌作用。主要用于耐青霉素葡萄球菌感染，但革兰氏阴性菌对氟氯西林钠耐药。两者的抗菌作用机制与青霉素相同，均是通过与细菌青霉素结合蛋白（PBPs）结合，干扰细菌细胞壁的合成而起抗菌作用。阿莫西林钠和氟氯西林钠联合后，可起到对葡萄球菌产酶菌株和某些革兰氏阴性菌敏感菌株的抗菌作用。
税 则 号 列	3004.1012

中 文 名	注射用阿莫西林钠克拉维酸钾
英 文 名	Amoxicillin Sodium and Clavulanate Potassium for Injection
类 别	抗感染药（抗生素）
主 要 成 分	本品为复方制剂，其组分为阿莫西林钠和克拉维酸钾
有效成分 CAS 号	阿莫西林钠 34642-77-8；克拉维酸钾 61177-45-5

化学分子结构式

商 品 属 性	本品为注射剂，白色或类白色粉末。
适 用 症	1. 上呼吸道感染：鼻窦炎、扁桃体炎、咽炎。2. 下呼吸道感染：急性支气管炎、慢性支气管炎急性发作、肺炎、肺脓肿和支气管扩张合并感染。3. 泌尿系统感染：膀胱炎、尿道炎、肾盂肾炎、前列腺炎、盆腔炎、淋病奈瑟菌尿路感染。4. 皮肤和软组织感染：疖、脓肿、蜂窝织炎、伤口感染、腹腔脓毒病等。5. 其他感染：中耳炎、骨髓炎、败血症、腹膜炎和手术后感染。
药 理 作 用	本品为阿莫西林钠和克拉维酸钾的复方制剂。阿莫西林为广谱青霉素类抗生素，克拉维酸钾本身只有微弱的抗菌活性，但具有强大广谱 β-内酰胺酶抑制作用，两者合用，可保护阿莫西林免遭 β-内酰胺酶水解。
税 则 号 列	3004.1012

中　文　名	注射用阿莫西林钠舒巴坦钠
英　文　名	Amoxicillin Sodium and Sulbactam Sodium for Injection
类　　　别	抗感染药（抗生素）
主　要　成　分	本品为复方制剂，其组分为阿莫西林钠和舒巴坦钠
有效成分 CAS 号	阿莫西林钠 34642-77-8；舒巴坦钠 69388-84-7

化学分子结构式

商　品　属　性	本品为注射剂，白色或类白色粉末。
适　用　症	适用于呼吸道感染、软组织感染、性病等。
药　理　作　用	本品抗菌谱广，包括：

1. 革兰氏阳性菌，需氧菌如金黄色葡萄球菌、肺炎链球菌、表皮葡萄球菌、草绿色链球菌、酿脓链球菌、粪肠球菌、炭疽杆菌、李斯特菌属、棒状杆菌属，厌氧菌如梭形芽孢杆菌属、消化链球菌属及消化球菌属等。2. 革兰氏阴性菌，需氧菌如大肠杆菌、布鲁氏菌、奇异变形杆菌、脑膜炎奈瑟氏球菌、普通变形杆菌、奈瑟氏淋球菌、克雷伯氏杆菌属、卡他布兰汉氏球菌、沙门氏菌属、流感嗜血杆菌、志贺氏菌属、杜克雷嗜血杆菌、百日咳杆菌、出血败血性巴斯德菌、小肠结肠炎耶尔森氏菌、空肠弯曲杆菌、阴道加德纳氏菌、霍乱弧菌，厌氧菌如拟杆菌属等。

税　则　号　列	3004.1012

中　文　名	青霉素 V 钾颗粒
英　文　名	Phenoxymethylpenicillin Potassium Granules
类　　　别	抗感染药（抗生素）
主　要　成　分	青霉素 V 钾
有效成分 CAS 号	132-98-9

化学分子结构式

商　品　属　性	本品为颗粒剂。
适　用　症	适用于青霉素敏感菌株所致的轻、中度感染，包括链球菌所致的扁桃体炎、咽喉炎、猩红热、丹毒等；肺炎球菌所致的支气管炎、肺炎、中耳炎、鼻窦炎；敏感葡萄球菌所致的皮肤和软组织感染等。本品也可用于螺旋体感染，作为风湿热复发和感染性心内膜炎的预防用药。
药　理　作　用	本品为青霉素类抗生素。抗菌谱与青霉素相同。对多数革兰氏阳性菌、革兰氏阴性菌、个别革兰氏阴性杆菌（如嗜血杆菌属）、螺旋体和放线菌均有抗菌活性，但多数（＞90%）葡萄球菌菌株，包括金黄色葡萄球菌和凝固酶阴性葡萄球菌，可产生 β-内酰胺酶使本品水解失活。本品的作用机制是抑制细菌细胞壁的合成，使细菌迅速破裂、溶解。
税　则　号　列	3004.1013

中 文 名　青霉素 V 钾片
英 文 名　Phenoxymethylpenicillin Potassium Tablets
类　　　别　抗感染药（抗生素）
主 要 成 分　青霉素 V 钾
有效成分 CAS 号　132-98-9

化学分子结构式

商 品 属 性　本品为白色片或薄膜衣片、糖衣片，除去包衣后显白色。
适 用 症　适用于青霉素敏感菌株所致的轻、中度感染，包括链球菌所致的扁桃体炎、咽喉炎、猩红热、丹毒等；肺炎球菌所致的支气管炎、肺炎、中耳炎、鼻窦炎；敏感葡萄球菌所致的皮肤和软组织感染等。本品也可用于螺旋体感染，作为风湿热复发和感染性心内膜炎的预防用药。
药 理 作 用　本品的作用机制是抑制细菌细胞壁的合成，使细菌迅速破裂、溶解。
税 则 号 列　3004.1013

中 文 名　氯唑西林干混悬剂
英 文 名　Cloxacillin for Oral Suspension
类　　　别　抗感染药（抗生素）
主 要 成 分　氯唑西林
有效成分 CAS 号　61-72-3

化学分子结构式

商 品 属 性　本品内容物为白色粉末。
适 用 症　主要用于治疗产青霉素酶并对甲氧西林敏感的葡萄球菌所致的轻、中度感染，如骨骼、呼吸道、皮肤、软组织感染等。
药 理 作 用　本品为半合成青霉素，具有耐酸、耐青霉素酶的特点，通过抑制细菌细胞壁合成发挥杀菌作用。
税 则 号 列　3004.1019

中　文　名	氯唑西林胶囊
英　文　名	Cloxacillin Capsules
类　　　别	抗感染药（抗生素）
主要成分	氯唑西林
有效成分 CAS 号	61-72-3

化学分子结构式

商品属性	本品内容物为白色粉末。
适　用　症	主要用于治疗产青霉素酶并对甲氧西林敏感的葡萄球菌所致的轻、中度感染，如骨骼、呼吸道、皮肤、软组织感染等。
药理作用	本品为半合成青霉素，具有耐酸、耐青霉素酶的特点，通过抑制细菌细胞壁合成发挥杀菌作用。
税则号列	3004.1019

中　文　名	注射用苄星青霉素
英　文　名	Benzathine Penicillin for Injection
类　　　别	抗感染药（抗生素）
主要成分	苄星青霉素
有效成分 CAS 号	1538-09-6

化学分子结构式

商品属性	本品为注射剂，白色结晶性粉末。
适　用　症	复杂性皮肤及软组织感染（CSSSI）：治疗由对本品敏感的金黄色葡萄球菌（包括甲氧西林耐药菌株）、化脓链球菌、无乳链球菌、停乳链球菌似马亚种及粪肠球菌（仅用于万古霉素敏感的菌株）导致的复杂性皮肤及软组织感染；金黄色葡萄球菌（包括甲氧西林敏感和甲氧西林耐药）血流感染（菌血症），以及伴发的右侧感染性心内膜炎。
药理作用	青霉素通过抑制细菌细胞壁合成发挥杀菌作用。
税则号列	3004.1019

中 文 名	注射用氟氯西林钠
英 文 名	Flucloxacillin Sodium for Injection
类 别	抗感染药（抗生素）
主 要 成 分	氟氯西林钠
有效成分 CAS 号	1847-24-1

化学分子结构式

商 品 属 性	本品为注射剂，无色澄明液体。
适 用 症	适用于对青霉素耐药的葡萄球菌所致的感染及葡萄球菌和链球菌所致的双重感染，包括骨和关节感染、心内膜炎、腹膜炎、肺炎、皮肤感染、软组织感染、手术及伤口感染等。
药 理 作 用	本品有抗耐葡萄球菌所产生的 β-内酰胺酶的能力。
税 则 号 列	3004.1019

中 文 名	注射用氯唑西林钠
英 文 名	Cloxacillin Sodium for Injection
类 别	抗感染药（抗生素）
主 要 成 分	氯唑西林钠
有效成分 CAS 号	7081-44-9

化学分子结构式

商 品 属 性	本品为注射剂，白色粉末或结晶性粉末。
适 用 症	适用于治疗产青霉素酶葡萄球菌感染，包括败血症、心内膜炎、肺炎和皮肤、软组织感染等，也可用于化脓性链球菌或肺炎球菌与耐青霉素葡萄球菌所致的混合感染。
药 理 作 用	本品为半合成青霉素，具有耐酸、耐青霉素酶的特点，通过抑制细菌细胞壁合成发挥杀菌作用。
税 则 号 列	3004.1019

中 文 名	注射用哌拉西林钠舒巴坦钠
英 文 名	Piperacillin Sodium and Sulbactam Sodium for Injection
类 别	抗感染药（抗生素）
主 要 成 分	本品为复方制剂，主要成分为哌拉西林钠和舒巴坦钠
有效成分 CAS 号	哌拉西林钠 59703-84-3；舒巴坦钠 69388-84-7

化学分子结构式

商 品 属 性 本品为注射剂，类白色疏松块状物。

适 用 症 适用于对哌拉西林耐药、对本品敏感的产 β-内酰胺酶致病菌引起的下列感染。在用于治疗对哌拉西林单药敏感菌和对哌拉西林单药耐药、对本品敏感的产 β-内酰胺酶菌引起的混合感染时，不需要加用其他抗生素。

1. 呼吸系统感染：包括急性支气管炎、肺炎、慢性支气管炎急性发作、支气管扩张合并感染等。2. 泌尿系统感染：包括单纯型泌尿系统感染和复杂型泌尿系统感染。

药 理 作 用 本品为哌拉西林钠与舒巴坦钠按 2∶1 的比例组成的复方制剂。哌拉西林属青霉素类广谱抗生素，主要通过干扰细菌细胞壁的合成而起杀菌作用，主要用于铜绿假单胞菌和各种革兰氏阴性杆菌所致的感染，但易被细菌产生的 β-内酰胺酶水解而产生耐药性；舒巴坦对除奈瑟菌科和不动杆菌外的其他细菌无抗菌活性，但是舒巴坦对由 β-内酰胺类抗生素耐药菌株产生的多数重要的 β-内酰胺酶具有不可逆性的抑制作用。舒巴坦可防止耐药菌对青霉素类和头孢菌素类抗生素的破坏，舒巴坦与青霉素类和头孢菌素类抗生素具有明显的协同作用。

税 则 号 列 3004.1019

中　文　名　注射用哌拉西林钠他唑巴坦钠

英　文　名　Piperacillin Sodium and Tazobactam Sodium for Injection

类　　　别　抗感染药（抗生素）

主　要　成　分　本品为复方制剂，主要成分为哌拉西林钠和他唑巴坦钠

有效成分CAS号　哌拉西林钠 59703-84-3；他唑巴坦钠 89785-84-2

化学分子结构式

商　品　属　性　本品为注射剂，白色粉末或类白色疏松块状物或粉末。无臭，味苦。极具引湿性。

适　用　症　适用于对哌拉西林耐药，但对哌拉西林他唑巴坦敏感的产 β-内酰胺酶的细菌引起的中、重度感染。

1. 由耐哌拉西林、产 β-内酰胺酶的大肠埃希菌和拟杆菌属（脆弱拟杆菌、卵形拟杆菌、多形拟杆菌或普通拟杆菌）所致的阑尾炎（伴发穿孔或脓肿）和腹膜炎。2. 由耐哌拉西林、产 β-内酰胺酶的金黄色葡萄球菌所致的非复杂性和复杂性皮肤及软组织感染，包括蜂窝织炎、皮肤脓肿、缺血性或糖尿病性足部感染。3. 由耐哌拉西林、产 β-内酰胺酶的大肠埃希菌所致的产后子宫内膜炎或盆腔炎性疾病。4. 由耐哌拉西林、产 β-内酰胺酶的流感嗜血杆菌所致的社区获得性肺炎（仅限中度）。5. 由耐哌拉西林、产 β-内酰胺酶的金黄色葡萄球菌所致的中、重度医院获得性肺炎（医院内肺炎）。治疗敏感细菌所致的全身和（或）局部细菌感染。

药　理　作　用　本品为哌拉西林钠和他唑巴坦钠组成的复方制剂，哌拉西林为半合成青霉素类抗生素，他唑巴坦为 β-内酰胺酶抑制药。

税　则　号　列　3004. 1019

中　文　名　注射用普鲁卡因青霉素

英　文　名　Fortified Procaine Penicillin for Injection

类　　　别　抗感染药（抗生素）

主　要　成　分　本品为复方制剂，主要成分为普鲁卡因青霉素和青霉素钠

有效成分CAS号　普鲁卡因青霉素 54-35-3；青霉素钠 69-57-8

化学分子结构式

商　品　属　性　本品为注射剂，白色粉末。

适　用　症　适用于青霉素高度敏感病原体所致的轻、中度感染，如 A 组链球菌所致的扁桃体炎、猩红热、丹毒、肺炎链球菌肺炎，青霉素敏感金黄色葡萄球菌所致的疖、痈以及奋森咽峡炎等。本品尚可用于治疗钩端螺旋体病、回归热和早期梅毒。

药　理　作　用　青霉素通过抑制细菌细胞壁合成发挥杀菌作用。

税　则　号　列　3004. 1019

中　文　名　注射用青霉素钾
英　文　名　Benzylpenicillin Potassium for Injection
类　　　别　抗感染药（抗生素）
主　要　成　分　青霉素钾
有效成分 CAS 号　113-98-4

化学分子结构式

商　品　属　性　本品为注射剂，白色结晶性粉末。
适　用　症　适用于敏感细菌所致的各种感染，如脓肿、菌血症、肺炎和心内膜炎等。
药　理　作　用　青霉素对溶血性链球菌等链球菌属、肺炎链球菌和不产青霉素酶的葡萄球菌具有良好
　　　　　　　　抗菌作用。对肠球菌有中等度抗菌作用。淋病奈瑟菌、脑膜炎奈瑟菌、白喉棒状杆菌、
　　　　　　　　炭疽芽孢杆菌、牛型放线菌、念珠状链杆菌、李斯特菌、钩端螺旋体和梅毒螺旋体对
　　　　　　　　本品敏感。本品对流感嗜血杆菌和百日咳鲍特氏菌亦具一定抗菌活性，其他革兰氏阴
　　　　　　　　性需氧或兼性厌氧菌对本品敏感性差。本品对梭状芽孢杆菌属、消化链球菌厌氧菌以
　　　　　　　　及产黑色素拟杆菌等具良好抗菌作用，对脆弱拟杆菌的抗菌作用差。青霉素通过抑制
　　　　　　　　细菌细胞壁合成发挥杀菌作用。
税　则　号　列　3004.1019

中　文　名　注射用青霉素钠
英　文　名　Benzylpenicillin Sodium for Injection
类　　　别　抗感染药（抗生素）
主　要　成　分　青霉素钠
有效成分 CAS 号　69-57-8

化学分子结构式

商　品　属　性　本品为注射剂，白色结晶性粉末。
适　用　症　适用于敏感细菌所致的各种感染，如脓肿、菌血症、肺炎和心内膜炎等。其中青霉素
　　　　　　　　为以下感染的首选药物：
　　　　　　　　1. 溶血性链球菌感染，如咽炎、扁桃体炎、猩红热、丹毒、蜂窝织炎和产褥热等。
　　　　　　　　2. 肺炎链球菌感染，如肺炎、中耳炎、脑膜炎和菌血症等。3. 不产青霉素酶葡萄球菌
　　　　　　　　感染。4. 炭疽。5. 破伤风、气性坏疽等梭状芽孢杆菌感染。6. 梅毒（包括先天性梅
　　　　　　　　毒）。7. 钩端螺旋体病。8. 回归热。9. 白喉。10. 青霉素与氨基糖苷类药物联合治疗
　　　　　　　　草绿色链球菌心内膜炎。
药　理　作　用　青霉素通过抑制细菌细胞壁合成发挥杀菌作用。
税　则　号　列　3004.1019

中 文 名 注射用苯唑西林钠
英 文 名 Oxacillin Sodium for Injection
类 别 抗感染药（抗生素）
主 要 成 分 苯唑西林钠
有效成分 CAS 号 1173-88-2

化学分子结构式

商 品 属 性 本品为注射剂，白色粉末或结晶性粉末。
适 用 症 仅适用于治疗产青霉素酶葡萄球菌感染，包括败血症、心内膜炎、肺炎和皮肤、软组织感染等。也可用于化脓性链球菌或肺炎球菌与耐青霉素葡萄球菌所致的混合感染。
药 理 作 用 本品是耐酸和耐青霉素酶青霉素，苯唑西林对产青霉素酶葡萄球菌具有良好抗菌活性，对各种链球菌及不产青霉素酶的葡萄球菌抗菌活性则逊于青霉素 G。苯唑西林通过抑制细菌细胞壁合成发挥杀菌作用。
税 则 号 列 3004.1090

中 文 名 注射用硫酸链霉素
英 文 名 Streptomycin Sulphate for Injection
类 别 抗感染药（抗生素）
主 要 成 分 硫酸链霉素
有效成分 CAS 号 3810-74-0

化学分子结构式

商 品 属 性 本品为注射剂，白色或类白色粉末。
适 用 症 主要与其他抗结核药联合用于结核分枝杆菌所致各种结核病的初治病例，或其他敏感分枝杆菌感染。可单用于治疗土拉菌病，或与其他抗菌药物联合用于鼠疫、腹股沟肉芽肿、布鲁菌病、鼠咬热等的治疗。亦可与青霉素或氨苄西林联合治疗草绿色链球菌或肠球菌所致的心内膜炎。
药 理 作 用 硫酸链霉素为一种氨基糖苷类抗生素。链霉素主要与细菌核糖体 30S 亚单位结合，抑制细菌蛋白质的合成。
税 则 号 列 3004.1090

中　文　名　注射用头孢噻肟钠
英　文　名　Cefotaxime Sodium for Injection
类　　　别　抗感染药（抗生素）
主　要　成　分　头孢噻肟钠
有效成分 CAS 号　64485-93-4

化学分子结构式

商　品　属　性　本品为注射剂，白色、类白色或微黄白色结晶性粉末。
适　用　症　适用于敏感细菌所致的肺炎及其他下呼吸道感染、尿路感染、脑膜炎、败血症、腹腔感染、盆腔感染、皮肤和软组织感染、生殖道感染、骨和关节感染等。头孢噻肟可以作为小儿脑膜炎的选用药物。
药　理　作　用　头孢噻肟为第三代头孢菌素，抗菌谱广，通过抑制细菌细胞壁合成发挥杀菌作用。
税　则　号　列　3004.2011

中　文　名　注射用头孢他啶
英　文　名　Ceftazidime for Injection
类　　　别　抗感染药（抗生素）
主　要　成　分　头孢他啶
有效成分 CAS 号　72558-82-8

化学分子结构式

商　品　属　性　本品为注射剂，白色或类白色结晶性粉末。
适　用　症　适用于敏感革兰氏阴性杆菌所致败血症、下呼吸道感染、腹腔胆系感染、复杂性尿路感染和严重皮肤、软组织感染等。对由多种耐药革兰氏阴性杆菌引起的免疫缺陷者感染、医院内感染以及革兰氏阴性杆菌或绿脓杆菌所致中枢神经系统感染尤为适用。
药　理　作　用　本品为第三代头孢菌素类抗生素。对大肠埃希菌、肺炎杆菌等肠杆菌科细菌和流感嗜血杆菌、铜绿假单胞菌等有高度抗菌活性。对硝酸盐阴性杆菌、产碱杆菌等亦有良好抗菌作用。对于细菌产生的大多数 β-内酰胺酶高度稳定，故其对上述革兰氏阴性杆菌中多重耐药菌株仍具抗菌活性。肺炎球菌、溶血性链球菌等革兰氏阳性球菌对本品高度敏感，但本品对葡萄球菌仅具中度活性，肠球菌和耐甲氧西林金黄色葡萄球菌往往对本品耐药。本品对消化球菌和消化链球菌等厌氧菌具一定的抗菌活性，但对脆弱拟杆菌抗菌作用差。其作用机制为与细菌细胞膜上的青霉素结合蛋白（PBPs）结合，使转肽酶酰化，抑制细菌中隔和细胞壁的合成，影响细胞壁粘肽成分的交叉联结，使细胞分裂和生长受到抑制，细菌形态变长，最后溶解和死亡。
税　则　号　列　3004.2012

中 文 名	注射用头孢西丁钠
英 文 名	Cefoxitin Sodium for Injection
类 别	抗感染药（抗生素）
主 要 成 分	头孢西丁钠
有效成分 CAS 号	33564-30-6

化学分子结构式

商 品 属 性	本品为白色至类白色粉末，吸湿性强。
适 用 症	适用于对本品敏感的细菌引起的下列感染。
	1. 上、下呼吸道感染。2. 泌尿道感染包括无并发症的淋病。3. 腹膜炎以及其他腹腔内、盆腔内感染。4. 败血症（包括伤寒）。5. 妇科感染。6. 骨、关节软组织感染。7. 心内膜炎。8. 由于本品对厌氧菌有效及对 β-内酰胺酶稳定，故特别适用需氧及厌氧混合感染，以及由产 β-内酰胺酶而对本品敏感细菌引起的感染。
药 理 作 用	注射用头孢西丁钠通过抑制细菌细胞壁合成杀灭细菌，且本品结构上的特点使其对细菌产生的 β-内酰胺酶具有很高的抵抗性。
税 则 号 列	3004. 2013

中 文 名	注射用头孢替唑钠
英 文 名	Ceftezole Sodium for Injection
类 别	抗感染药（抗生素）
主 要 成 分	头孢替唑钠
有效成分 CAS 号	41136-22-5

化学分子结构式

商 品 属 性	本品为注射剂，白色至淡黄色粉末或结晶性粉末。
适 用 症	适用于败血症、肺炎、支气管炎、支气管扩张症（感染时）、慢性呼吸系统疾病的继发性感染、肺脓肿、腹膜炎、肾盂肾炎、膀胱炎、尿道炎。
药 理 作 用	本品为具有抗菌活性的头孢菌素类衍生物，作用机制为抑制细菌细胞壁的合成而发挥其抗菌活性。对革兰氏阳性菌，尤其是球菌，包括产青霉素酶和不产青霉素酶的金黄色葡萄球菌、化脓性链球菌、肺炎球菌、B 组溶血性链球菌、草绿色链球菌、表皮葡萄球菌，以及白喉杆菌、炭疽杆菌比较敏感。对某些革兰氏阴性菌呈中度敏感，如大肠杆菌、克雷伯菌属、沙门菌属、志贺菌属、奇异变形杆菌等。
税 则 号 列	3004. 2014

中 文 名	头孢呋辛钠注射液
英 文 名	Cefuroxime Sodium for Injection
类 别	抗感染药（抗生素）
主 要 成 分	头孢呋辛钠
有效成分 CAS 号	56238-63-2

化学分子结构式

商 品 属 性 本品为无色或微黄色液体。

适 用 症 适用于敏感菌所致的以下病症。

1. 呼吸道感染：急、慢性支气管炎，感染性支气管扩张症，细菌性肺炎，肺脓肿和术后胸腔感染。2. 耳、鼻、喉科感染：鼻窦炎、扁桃腺炎、咽炎。3. 泌尿道感染：急、慢性肾盂肾炎、膀胱炎及无症状的菌尿症。4. 皮肤和软组织感染：蜂窝织炎、丹毒、腹膜炎及创伤感染。5. 骨和关节感染：骨髓炎及脓毒性关节炎。6. 产科和妇科感染：盆腔炎。7. 淋病：尤其适用于不宜用青霉素治疗者。8. 其他感染：包括败血症及脑膜炎；腹部骨盆及矫形外科手术，心脏、肺部、食管及血管手术，全关节置换手术中预防感染。

药 理 作 用 本品为第二代头孢菌素类抗生素。对革兰氏阳性球菌的抗菌活性与第一代头孢菌素相似或略差，但对葡萄球菌和革兰氏阴性杆菌产生的 β-内酰胺酶相当稳定。耐甲氧西林葡萄球菌、肠球菌属和李斯特菌属耐药，其他阳性球菌（包括厌氧球菌）均对本品敏感。

税 则 号 列 3004.2016

中 文 名	头孢呋辛酯胶囊
英 文 名	Cefuroxime Axetil Capsules
类 别	抗感染药（抗生素）
主 要 成 分	头孢呋辛酯
有效成分 CAS 号	64544-07-6

化学分子结构式

商 品 属 性 本品为胶囊剂。

适 用 症 适用于敏感细菌引起的下列感染：上呼吸道感染、下呼吸道感染、泌尿道感染、皮肤和软组织感染、耳鼻部感染、急性无并发症的淋病（尿道炎和子宫颈炎）。

药 理 作 用 头孢呋辛酯是头孢呋辛的前体药物，头孢呋辛的作用机制是抑制细菌细胞壁的合成，使细菌不能生长繁殖。头孢呋辛具有广谱抗菌作用，对化脓性链球菌、肺炎球菌、葡萄球菌、甲氧西林敏感菌、卡他莫拉菌、淋球菌、流感嗜血杆菌有强大抗菌作用，对大肠杆菌、肺炎克雷伯菌、变形杆菌属等肠杆菌科细菌亦有良好作用，但绿脓杆菌及其他假单胞菌属、不动杆菌属及肠球菌对本品耐药。

税 则 号 列 3004.2016

中　文　名　头孢呋辛酯颗粒

英　文　名　Cefuroxime Axetil Granules

类　　　别　抗感染药（抗生素）

主　要　成　分　头孢呋辛酯

有效成分 CAS 号　64544-07-6

化学分子结构式

商　品　属　性　本品为白色或类白色颗粒。

适　用　症　适用于敏感细菌引起的下列感染。

　　1. 上呼吸道感染：包括化脓性链球菌引起的咽炎、扁桃体炎；肺炎链球菌、流感嗜血杆菌（包括产 β-内酰胺酶的菌株）、卡他莫拉菌（包括产 β-内酰胺酶的菌株）或化脓性链球菌引起的急性细菌性中耳炎；肺炎链球菌或流感嗜血杆菌（仅为非产 β-内酰胺酶的菌株）引起的急性细菌性上颌窦炎等。2. 下呼吸道感染：包括肺炎链球菌、流感嗜血杆菌（β-内酰胺酶阴性株）或副流感嗜血杆菌（β-内酰胺酶阴性株）引起的慢性支气管炎急性细菌性感染和急性支气管炎的继发细菌感染等。3. 泌尿道感染：包括大肠杆菌或肺炎克雷伯菌引起的单纯性泌尿道感染；由产青霉素酶或不产青霉素酶的淋病奈瑟氏球菌株引起的单纯性淋病（如尿道炎和子宫颈炎），以及不产青霉素酶的淋病奈瑟氏球菌株引起的女性单纯性淋病性直肠炎等。4. 皮肤和软组织感染：包括金黄色葡萄球菌（包括产 β-内酰胺酶的菌株）或化脓性链球菌引起的单纯性皮肤和软组织感染，以及由金黄色葡萄球菌（包括产 β-内酰胺酶的菌株）或化脓性链球菌引起的脓疱病等。5. 其他：由博氏疏螺旋体引起的早期 Lyme 病等。

药　理　作　用　本品为口服广谱的第二代头孢菌素，头孢呋辛酯为头孢呋辛的酯化衍生物，口服后经肠道吸收后被水解脱酯，形成有活性的头孢呋辛而起抗菌作用。其作用机制是通过结合细菌蛋白，从而抑制细菌细胞壁的合成。头孢呋辛对于病原菌具有较广的抗菌活性，并对许多 β-内酰胺酶稳定，尤其是对肠杆菌科中常见的质粒介导酶稳定。

税　则　号　列　3004.2016

中 文 名 头孢呋辛酯片
英 文 名 Cefuroxime Axetil Tablets
类 别 抗感染药（抗生素）
主 要 成 分 头孢呋辛酯
有效成分 CAS 号 64544-07-6

化学分子结构式

商 品 属 性 本品为薄膜衣片，除去包衣后显类白色。
适 用 症 适用于敏感细菌造成的感染的治疗。
1. 下呼吸道感染，如急性支气管炎、慢性支气管炎急性发作、肺炎。2. 上呼吸道感染，包括耳、鼻、咽喉感染，如中耳炎、鼻窦炎、扁桃体炎及咽炎。3. 皮肤及软组织感染，如疖病、脓皮病和脓疱病。4. 淋病：急性无并发症的淋球菌性尿道炎、子宫颈炎。
药 理 作 用 本品为头孢呋辛的前体药，作用机制为抑制细菌细胞壁合成，使细菌不能繁殖。本品具有广谱抗菌作用，对化脓性链球菌、肺炎球菌、葡萄球菌、甲氧西林敏感株、卡他莫拉菌、淋球菌、流感嗜血杆菌等有较强抗菌作用，对大肠杆菌、肺炎克雷伯菌、变形杆菌属等肠杆菌科细菌亦有良好作用，但绿脓杆菌及其他假单胞菌属、不动杆菌属及肠球菌属等均对本品耐药。
税 则 号 列 3004.2016

中　文　名	注射用头孢呋辛钠
英　文　名	Cefuroxime Sodium for Injection
类　　　别	抗感染药（抗生素）
主　要　成　分	头孢呋辛钠
有效成分 CAS 号	56238-63-2

化学分子结构式

商　品　属　性　本品为注射剂，白色至微黄色粉末或结晶性粉末。

适　用　症　本品用于敏感菌所致的以下病症。

1. 呼吸道感染：急、慢性支气管炎，感染性支气管扩张症，细菌性肺炎，肺脓肿和术后胸腔感染。2. 耳、鼻、喉科感染：鼻窦炎、扁桃体炎、咽炎。3. 泌尿道感染：急、慢性肾盂肾炎，膀胱炎及无症状的菌尿症。4. 皮肤和软组织感染：蜂窝织炎、丹毒、腹膜炎及创伤感染。5. 骨和关节感染：骨髓炎及脓毒性关节炎。6. 产科和妇科感染：盆腔炎。7. 淋病：尤其适用于不宜用青霉素治疗者。8. 其他感染：包括败血症及脑膜炎；腹部骨盆及矫形外科手术，心脏、肺部、食管及血管手术，全关节置换手术中预防感染。

药　理　作　用　本品为第二代头孢菌素类抗生素，对革兰氏阳性球菌的抗菌活性与第一代头孢菌素相似或略差，但对葡萄球菌和革兰氏阴性杆菌产生的 β-内酰胺酶相当稳定。耐甲氧西林金黄色葡萄球菌、肠球菌属和李斯特菌属对本品耐药，其他阳性球菌（包括厌氧球菌）对本品均敏感。对金黄色葡萄球菌的抗菌活性较头孢唑林差，1mg/L~2mg/L 可分别抑制对青霉素敏感和耐药的全部金黄色葡萄球菌。对流感嗜血杆菌有较强抗菌活性，大肠埃希菌、奇异变形杆菌等对本品敏感；吲哚阳性变形杆菌、枸橼酸菌属和不动杆菌属对本品的敏感性差，沙雷菌属大多耐药，铜绿假单胞菌、弯曲杆菌属和脆弱拟杆菌对本品耐药。其作用机制为与细菌细胞膜上的青霉素结合蛋白（PBPs）结合，使转肽酶酰化，抑制细菌中隔和细胞壁的合成，影响细胞壁粘肽成分的交叉联结，使细胞分裂和生长受到抑制，细菌形态变长，最后溶解和死亡。

税　则　号　列　3004.2016

中　文　名	注射用头孢曲松钠
英　文　名	Ceftriaxone Sodium for Injection
类　　　别	抗感染药（抗生素）
主　要　成　分	头孢曲松钠
有效成分 CAS 号	74578-69-1

化学分子结构式

商　品　属　性	本品为注射剂，白色或类白色结晶性粉末。无臭。
适　用　症	用于敏感致病菌所致的下呼吸道、尿路、胆道感染，以及腹腔感染、盆腔感染、皮肤和软组织感染、骨和关节感染、败血症、脑膜炎等，也用于手术期感染预防。本品单剂可治疗单纯性淋病。
药　理　作　用	本品为第三代头孢菌素类抗生素。通过抑制细菌细胞壁的合成发挥杀菌作用。
税　则　号　列	3004.2017

中　文　名	注射用头孢哌酮钠舒巴坦钠
英　文　名	Cefoperazone Sodium and Sulbactam Sodium for Injection
类　　　别	抗感染药（抗生素）
主　要　成　分	本品为复方制剂，主要成分为头孢哌酮钠和舒巴坦钠
有效成分 CAS 号	头孢哌酮钠 62893-20-3；舒巴坦钠 69388-84-7

化学分子结构式

商　品　属　性	本品为注射剂，白色或类白色粉末。
适　用　症	适用于敏感菌所致的呼吸道感染、泌尿道感染、腹膜炎、胆囊炎、胆管炎和其他腹腔内感染、败血症、脑膜炎、皮肤和软组织感染、骨骼及关节感染、盆腔炎、子宫内膜炎、淋病及其他生殖系统感染。
药　理　作　用	本品对大肠埃希菌、克雷伯菌属、变形杆菌属、伤寒沙门菌、志贺菌属、枸橼酸杆菌属等肠杆菌科细菌和铜绿假单胞菌有良好抗菌作用。流感嗜血杆菌、淋病奈瑟菌和脑膜炎奈瑟菌对本品高度敏感。本品对各组链球菌、肺炎球菌亦有良好作用，对葡萄球菌（甲氧西林敏感株）仅具中度作用。头孢哌酮对多数革兰氏阳性厌氧菌和某些革兰氏阴性厌氧菌有良好作用。头孢哌酮主要抑制细菌细胞壁的合成。舒巴坦本身抑菌作用较弱，是一种竞争性、不可逆的 β-内酰胺酶抑制药，与头孢哌酮联合应用后，可增加头孢哌酮抵抗多种 β-内酰胺酶降解的能力，对头孢哌酮产生明显的增效作用。
税　则　号　列	3004.2018

中　文　名　头孢氨苄干混悬剂
英　文　名　Cefalexin for Oral Suspension
类　　　别　抗感染药（抗生素）
主　要　成　分　头孢氨苄
有效成分 CAS 号　15686-71-2

化学分子结构式

商　品　属　性　本品为加矫味剂的粉末。气芳香，味甜。
适　用　症　适用于敏感菌所致的急性扁桃体炎、咽峡炎、中耳炎、鼻窦炎、支气管炎、肺炎等呼吸道感染，尿路感染及皮肤、软组织感染等。
药　理　作　用　头孢氨苄属第一代头孢菌素，通过抑制细菌细胞壁的合成发挥杀菌作用。
税　则　号　列　3004.2019

中　文　名　头孢氨苄胶囊
英　文　名　Cefalexin Capsules
类　　　别　抗感染药（抗生素）
主　要　成　分　头孢氨苄
有效成分 CAS 号　15686-71-2

化学分子结构式

商　品　属　性　本品内容物为白色至淡黄色粉末。
适　用　症　适用于敏感菌所致的急性扁桃体炎、咽峡炎、中耳炎、鼻窦炎、支气管炎、肺炎等呼吸道感染，尿路感染及皮肤、软组织感染等。
药　理　作　用　头孢氨苄属第一代头孢菌素，通过抑制细菌细胞壁的合成发挥杀菌作用。
税　则　号　列　3004.2019

中　文　名	头孢克肟干混悬剂
英　文　名	Cefixime for Oral Suspension
类　　　别	抗感染药（抗生素）
主　要　成　分	头孢克肟
有效成分 CAS 号	79350-37-1

化学分子结构式

商　品　属　性　本品为白色至淡黄色粉末。

适　用　症　本品属于广谱抗菌素。对链球菌属、肺炎球菌、淋球菌、伯雷汉氏菌属、大肠杆菌、沙雷氏杆菌属、克雷伯氏菌属、变形杆菌属、流感杆菌等引起的感染症有效。主要用于治疗支气管炎、支气管扩张合并感染、慢性呼吸道疾患继发感染、肺炎、肾盂肾炎、膀胱炎、淋菌性尿道炎、胆囊炎、胆管炎、猩红热、中耳炎、副鼻窦炎等病症。

药　理　作　用　头孢克肟为第三代口服头孢菌素，通过抑制细菌细胞壁合成起杀菌作用，对多数内酰胺酶稳定，许多产青霉素酶和头孢菌素酶菌株仍对本品敏感。

税　则　号　列　3004.2019

中　文　名	头孢克肟胶囊
英　文　名	Cefixime Capsules
类　　　别	抗感染药（抗生素）
主　要　成　分	头孢克肟
有效成分 CAS 号	79350-37-1

化学分子结构式

商　品　属　性　本品内容物为白色至淡黄色粉末。

适　用　症　本品属于广谱抗菌素。对链球菌属、肺炎球菌、淋球菌、伯雷汉氏菌属、大肠杆菌、克雷伯氏杆菌属、沙雷氏菌属、变形杆菌属、流感杆菌所引起的感染症有效。主要用于治疗支气管炎、支气管扩张合并感染、慢性呼吸道疾患继发感染、肺炎、肾盂肾炎、膀胱炎、淋菌性尿道炎、胆囊炎、胆管炎、猩红热、中耳炎、副鼻窦炎等病症。

药　理　作　用　头孢克肟为第三代口服头孢菌素，通过抑制细菌细胞壁合成起杀菌作用，对多数内酰胺酶稳定，许多产青霉素酶和头孢菌素酶菌株仍对本品敏感。

税　则　号　列　3004.2019

中　文　名	头孢克肟颗粒
英　文　名	Cefixime Granules
类　　　别	抗感染药（抗生素）
主　要　成　分	头孢克肟
有效成分 CAS 号	79350-37-1

化学分子结构式

商　品　属　性	口服颗粒剂。
适　用　症	本品属于广谱抗菌素。对链球菌属、肺炎球菌、淋球菌、伯雷汉氏菌属、大肠杆菌、克雷伯氏杆菌属、沙雷氏菌属、变形杆菌属、流感杆菌所引起的感染症有效。主要用于治疗支气管炎、支气管扩张合并感染、慢性呼吸道疾患继发感染、肺炎、肾盂肾炎、膀胱炎、淋菌性尿道炎、胆囊炎、胆管炎、猩红热、中耳炎、副鼻窦炎等病症。
药　理　作　用	头孢克肟为第三代口服头孢菌素，通过抑制细菌细胞壁合成起杀菌作用，对多数内酰胺酶稳定，许多产青霉素酶和头孢菌素酶菌株仍对本品敏感。
税　则　号　列	3004. 2019

中　文　名	头孢拉定干混悬剂
英　文　名	Cefradine for Suspension
类　　　别	抗感染药（抗生素）
主　要　成　分	头孢拉定
有效成分 CAS 号	38821-53-3

化学分子结构式

商　品　属　性	本品为加矫味剂的粉末。气芳香，味甜。
适　用　症	适用于敏感菌所致的急性咽炎、扁桃体炎、中耳炎、支气管炎和肺炎等呼吸道感染，泌尿生殖道感染及皮肤、软组织感染等。
药　理　作　用	本品为第一代头孢菌素，通过抑制细菌细胞壁的合成发挥杀菌作用。
税　则　号　列	3004. 2019

中　文　名	头孢羟氨苄干混悬剂
英　文　名	Cefadroxil for Suspension
类　　　别	抗感染药（抗生素）
主　要　成　分	头孢羟氨苄
有效成分 CAS 号	66592-87-8

化学分子结构式

商　品　属　性	本品为白色或类白色结晶性粉末。
适　用　症	主要适用于敏感细菌所致的尿路感染，如尿道炎、膀胱炎、前列腺炎、肾盂肾炎、淋病；呼吸道感染，如肺炎、鼻窦炎、支气管炎、咽喉炎、扁桃体炎；皮肤、软组织感染，如蜂窝织炎、疖；中耳炎等。
药　理　作　用	作用机制为与细菌细胞膜上的青霉素结合蛋白（PBPs）结合，使转肽酶酰化，抑制细菌中隔和细胞壁的合成，影响细胞壁粘肽成分的交叉联结，使细胞分裂和生长受到抑制，细菌形态变长，最后溶解和死亡。
税　则　号　列	3004.2019

中　文　名	注射用头孢唑啉钠
英　文　名	Cefazolin Sodium for Injection
类　　　别	抗感染药（抗生素）
主　要　成　分	头孢唑林钠
有效成分 CAS 号	27164-46-1

化学分子结构式

商　品　属　性	本品为注射剂，白色或类白色粉末或结晶性粉末。无臭。
适　用　症	适用于治疗敏感细菌所致的中耳炎、支气管炎、肺炎等呼吸道感染，尿路感染，皮肤和软组织感染，骨和关节感染，败血症，感染性心内膜炎，肝胆系统感染及眼、耳、鼻、喉科等感染。本品也可作为外科手术前的预防用药。
药　理　作　用	头孢唑啉为第一代头孢菌素，抗菌谱广。作用机制为与细菌细胞膜上的青霉素结合蛋白（PBPs）结合，使转肽酶酰化，细菌生长受抑制，以至溶解和死亡。
税　则　号　列	3004.2019

中　文　名　注射用头孢唑肟钠
英　文　名　Ceftizoxime Sodium for Injection
类　　　别　抗感染药（抗生素）
主　要　成　分　头孢唑肟钠
有效成分 CAS 号　68401-82-1

化学分子结构式

商　品　属　性　本品为白色至淡黄色结晶、结晶性或颗粒状粉末。
适　用　症　适用于敏感菌所致的下呼吸道感染、尿路感染、腹腔感染、盆腔感染、败血症、皮肤和软组织感染、骨和关节感染、肺炎链球菌或流感嗜血杆菌所致的脑膜炎和单纯性淋病。
药　理　作　用　本品作用机制为通过抑制细菌细胞壁粘肽的生物合成而达到杀菌作用。本品属第三代头孢菌素，具广谱抗菌作用，对多种革兰氏阳性菌和革兰氏阴性菌产生的广谱 β-内酰胺酶（包括青霉素酶和头孢菌素酶）稳定。本品对大肠埃希菌、肺炎克雷伯菌、奇异变形杆菌等肠杆菌科细菌有强大抗菌作用，铜绿假单胞菌等假单胞菌属和不动杆菌属对本品敏感性差。头孢唑肟对流感嗜血杆菌和淋病奈瑟球菌有良好抗菌作用。本品对金黄色葡萄球菌和表皮葡萄球菌的作用较第一、第二代头孢菌素差，耐甲氧西林金黄色葡萄球菌和肠球菌属对本品耐药，各种链球菌对本品均高度敏感。消化球菌、消化链球菌和部分拟杆菌属等厌氧菌对本品多呈敏感，艰难梭菌对本品耐药。
税　则　号　列　3004. 2019

中　文　名　阿奇霉素胶囊
英　文　名　Azithromycin Capsules
类　　　别　抗感染药（抗生素）
主　要　成　分　阿奇霉素
有效成分 CAS 号　83905-01-5

化学分子结构式

商　品　属　性　本品为胶囊剂，内容物为白色粉末。
适　用　症　适用于敏感细菌所引起的下列感染：中耳炎、鼻窦炎、咽炎、扁桃体炎等上呼吸道感染；支气管炎、肺炎等下呼吸道感染；皮肤和软组织感染；沙眼衣原体所致单纯性生殖器感染；非多重耐药淋球菌所致的单纯性生殖器感染（需排除梅毒螺旋体的合并感染）。
药　理　作　用　阿奇霉素通过阻碍细菌转肽过程从而抑制细菌蛋白质的合成。
税　则　号　列　3004. 2090

中 文 名	阿奇霉素片
英 文 名	Azithromycin Tablets
类 别	抗感染药（抗生素）
主 要 成 分	阿奇霉素
有效成分 CAS 号	83905-01-5

化学分子结构式

商 品 属 性	本品为白色片或薄膜衣片，除去包衣后显白色或类白色。
适 用 症	化脓性链球菌引起的急性咽炎、急性扁桃体炎。敏感细菌引起的鼻窦炎、中耳炎、急性支气管炎、慢性支气管炎急性发作。肺炎链球菌、流感嗜血杆菌以及肺炎支原体所致的肺炎。沙眼衣原体及非多种耐药淋病奈瑟菌所致的尿道炎和宫颈炎。敏感细菌引起的皮肤和软组织感染。
药 理 作 用	阿奇霉素为 15 元环大环内酯类抗生素。主要作用机制为与细菌核糖体的 50S 亚单位结合，抑制依赖于 RNA 的蛋白合成。
税 则 号 列	3004.2090

中 文 名	多西环素胶囊
英 文 名	Doxycycline Capsules
类 别	抗感染药（抗生素）
主 要 成 分	盐酸多西环素
有效成分 CAS 号	10592-13-9

化学分子结构式

商 品 属 性	本品内容物为淡黄色至黄色粉末或颗粒。
适 用 症	本品作为选用药物之一可用于下列疾病：立克次体病，如流行性斑疹伤寒、地方性斑疹伤寒、洛基山斑点热、恙虫病和 Q 热，支原体属感染，衣原体属感染，包括鹦鹉热、性病、淋巴肉芽肿、非特异性尿道炎、输卵管炎、宫颈炎及沙眼，回归热，布鲁菌病，霍乱，兔热病，鼠疫，软下疳。治疗布鲁菌病和鼠疫时需与氨基糖苷类联合应用。由于目前常见致病菌对四环素类耐药现象严重，仅在病原菌对本品敏感时，方有应用指征。葡萄球菌属大多对本品耐药。本品可用于对青霉素类过敏患者的破伤风、气性坏疽、雅司、梅毒、淋病和钩端螺旋体病以及放线菌属、李斯特菌感染。可用于中、重度痤疮患者作为辅助治疗。
药 理 作 用	本品为广谱抑菌剂，高浓度时具有杀菌作用。
税 则 号 列	3004.2090

中　文　名　复方硫酸新霉素滴眼液
英　文　名　Compound Neomycin Sulfate Eye Drops
类　　　别　抗感染药（抗生素）
主 要 成 分　本品为复方制剂，有效成分为硫酸新霉素、地塞米松磷酸钠、玻璃酸钠。
有效成分 CAS 号　硫酸新霉素 1405-10-3；地塞米松磷酸钠 2392-39-4；玻璃酸钠 9067-32-7

化学分子结构式

$3H_2SO_4$

商 品 属 性　本品为无色或淡黄色的澄明液体。
适　用　症　主要适用于急、慢性结膜炎，角膜炎，巩膜炎，葡萄膜炎，急性巩膜炎，白内障，青光眼，角膜移植术后及眼部机械或化学烧伤处理。本品也可用于外耳炎症处理。
药 理 作 用　硫酸新霉素为氨基糖苷类广谱抗生素，对革兰氏阴性菌和阳性菌、抗酸杆菌和放线杆菌属都有效，对葡萄球菌的作用比链球菌强，有些变形杆菌和假单胞菌属对本品也敏感。脓液、渗出液、胃肠分泌液、细菌生长产物和酶均不影响本品的抗菌作用。地塞米松磷酸钠为人工合成的糖皮质激素，具有较强的抗炎及抗过敏作用。玻璃酸钠是一种天然高分子黏多糖，作为眼用制剂的载体，具有保湿、增稠、增强药物利用度、减少药物刺激等作用。眼用抗生素用于治疗、预防可能的眼部表面细菌感染。眼用激素用于眼睑、球结膜、角膜、眼球前膜及确诊的传染性结膜炎等炎症性疾病，可减轻水肿和炎症。本品具有光谱抗菌、抗炎、抗过敏、抗病毒等作用。
税 则 号 列　3004.2090

中　文　名　复方新霉素软膏
英　文　名　Compound Neomycin Ointment
类　　　别　抗感染药（抗生素）
主 要 成 分　新霉素、杆菌肽
有效成分 CAS 号　新霉素 1404-04-2；杆菌肽 1405-87-4

化学分子结构式

商 品 属 性　本品为淡黄色或黄色的油膏。
适　用　症　适用于治疗脓疱疮等化脓性皮肤病及小面积烧伤、溃疡面的感染。
药 理 作 用　本品所含的新霉素和杆菌肽为抗生素，对多数革兰氏阴性菌、阳性菌有较强的抗菌作用，在完整皮肤上吸收很少。
税 则 号 列　3004.2090

中　文　名	红霉素胶囊
英　文　名	Erythromycin Capsules
类　　　别	抗感染药（抗生素）
主 要 成 分	红霉素
有效成分 CAS 号	114-07-8

化学分子结构式

商 品 属 性　本品内容物为白色或类白色肠溶微丸或颗粒。

适 用 症　1. 本品可作为青霉素过敏患者治疗下列感染的替代用药：溶血性链球菌、肺炎链球菌等所致的急性扁桃体炎、急性咽炎、鼻窦炎，溶血性链球菌所致的猩红热、蜂窝织炎，白喉及白喉带菌者，气性坏疽、炭疽、破伤风，放线菌病，梅毒，李斯特菌病等。2. 军团菌病。3. 肺炎支原体肺炎。4. 肺炎衣原体肺炎。5. 其他衣原体属、支原体属所致泌尿生殖系统感染。6. 沙眼衣原体结膜炎。7. 淋球菌感染。8. 厌氧菌所致口腔感染。9. 空肠弯曲菌肠炎。10. 百日咳。11. 风湿热复发，感染性心内膜炎（风湿性心脏病、先天性心脏病、心脏瓣膜置换术后），口腔、上呼吸道医疗操作时的预防用药（青霉素的替代用药）。

药 理 作 用　红霉素属大环内酯类抗生素，可透过细菌细胞膜在接近"P"位处与细菌核糖体的 50S 亚基成可逆性结合，阻断了转移核糖核酸（t-RNA）结合至"P"位上，同时也阻断了多肽链自"A"位至"P"位的位移，从而抑制细菌蛋白质合成。

税 则 号 列　3004.2090

中　文　名　红霉素片
英　文　名　Erythromycin Tablets
类　　　别　抗感染药（抗生素）
主　要　成　分　红霉素
有效成分 CAS 号　114-07-8

化学分子结构式

商　品　属　性　本品为肠溶衣片或肠溶薄膜衣片，除去包衣后显白色或类白色。
适　用　症　1. 本品可作为青霉素过敏患者治疗下列感染的替代用药：溶血性链球菌、肺炎链球菌等所致的急性扁桃体炎、急性咽炎、鼻窦炎；溶血性链球菌所致的猩红热、蜂窝织炎；白喉及白喉带菌者；气性坏疽、炭疽、破伤风；放线菌病；梅毒；李斯特菌病等。2. 军团菌病。3. 肺炎支原体肺炎。4. 肺炎衣原体肺炎。5. 其他衣原体属、支原体属所致泌尿生殖系感染。6. 沙眼衣原体结膜炎。7. 淋球菌感染。8. 厌氧菌所致口腔感染。9. 空肠弯曲菌肠炎。10. 百日咳。11. 风湿热复发、感染性心内膜炎（风湿性心脏病、先天性心脏病、心脏瓣膜置换术后），口腔、上呼吸道医疗操作时的预防用药（青霉素的替代用药）。
药　理　作　用　红霉素属大环内酯类抗生素，可透过细菌细胞膜在接近"P"位处与细菌核糖体的 50S 亚基成可逆性结合，阻断了转移核糖核酸（t-RNA）结合至"P"位上，同时也阻断了多肽链自"A"位至"P"位的位移，从而抑制细菌蛋白质合成。
税　则　号　列　3004. 2090

中　文　名　红霉素眼膏
英　文　名　Erythromycin Eye Ointment
类　　　别　抗感染药（抗生素）
主　要　成　分　红霉素
有效成分 CAS 号　114-07-8

化学分子结构式

商　品　属　性　本品为白色至黄色的软膏。
适　用　症　适用于沙眼、结膜炎、睑缘炎及眼外部感染。
药　理　作　用　红霉素属大环内酯类抗生素，作用机制是抑制细菌蛋白质合成，对葡萄球菌属、各组链球菌和革兰氏阳性杆菌均具抗菌活性。
税　则　号　列　3004. 2090

中 文 名	琥乙红霉素干混悬剂
英 文 名	Erythromycin Ethylsuccinate for Suspension
类 别	抗感染药（抗生素）
主 要 成 分	琥乙红霉素
有效成分 CAS 号	1264-62-6

化学分子结构式

商 品 属 性	本品为黄色颗粒。
适 用 症	适用于急性扁桃体炎、急性咽炎、鼻窦炎、肺炎、支原体感染、百日咳等。
药 理 作 用	本品可透过细菌细胞膜在接近"P"位处与细菌核糖体的 50S 亚基成可逆性结合，阻断转移核糖核酸（t-RNA）结合至"P"位上，同时也阻断多肽链自"A"位至"P"位的位移，从而抑制细菌蛋白质合成。
税 则 号 列	3004.2090

中 文 名	甲砜霉素肠溶片
英 文 名	Thiamphenicol Enteric-coated Tablets
类 别	抗感染药（抗生素）
主 要 成 分	甲砜霉素
有效成分 CAS 号	15318-45-3

化学分子结构式

商 品 属 性	本品为肠溶片，除去包衣后显白色。
适 用 症	用于敏感菌如流感嗜血杆菌、大肠埃希菌、沙门菌属等所致的呼吸道、尿路、肠道等感染。
药 理 作 用	本品是氯霉素的同类物，抗菌谱和抗菌作用与氯霉素相仿，具广谱抗微生物作用，包括需氧革兰氏阴性菌及革兰氏阳性菌、厌氧菌、立克次体属、螺旋体和衣原体属。甲砜霉素对下列细菌具杀菌作用：流感嗜血杆菌、肺炎链球菌和脑膜炎奈瑟菌。对以下细菌仅具抑菌作用：金黄色葡萄球菌、化脓性链球菌、草绿色链球菌、B 组溶血性链球菌、大肠埃希菌、肺炎克雷伯菌、奇异变形杆菌、伤寒沙门菌、副伤寒沙门菌、志贺菌属、脆弱拟杆菌等厌氧菌。下列细菌通常对氯霉素耐药：铜绿假单胞菌、不动杆菌属、肠杆菌属、粘质沙雷菌、吲哚阳性变形杆菌属、甲氧西林耐药葡萄球菌和肠球菌属。本品属抑菌剂，可逆性地与细菌核糖体的 50S 亚基结合，使肽链增长受阻，抑制了肽链的形成，从而阻止蛋白质的合成，与氯霉素间呈完全交叉耐药。由于甲砜霉素在肝内不与葡萄糖醛酸结合，因此体内抗菌活性较高。
税 则 号 列	3004.2090

中　文　名	克拉霉素干混悬剂
英　文　名	Clarithromycin Granule for Suspension
类　　　别	抗感染药（抗生素）
主　要　成　分	克拉霉素
有效成分 CAS 号	81103-11-9

化学分子结构式

商　品　属　性　本品为白色或类白色颗粒。气芳香，味甜。

适　用　症　1. 上呼吸道感染：鼻咽部（扁桃体炎、咽炎）和副鼻窦的感染。2. 下呼吸道感染：支气管炎、急性大叶性肺炎和原发性非典型病原体所致性肺炎。3. 皮肤和软组织感染：脓疱病、丹毒、毛囊炎、疖和感染伤口。4. 急性中耳炎（AOM）。

药　理　作　用　克拉霉素是 6-O-甲基红霉素 A，是一种半合成的大环内酯类抗生素，它通过与对其敏感的细菌核糖体 50S 亚基结合抑制其蛋白合成而产生抗菌作用。研究表明，该药物对标准细菌菌株和临床分离株均具有良好的体外抗菌活性。对多种需氧型和厌氧型革兰氏阳性菌或革兰氏阴性菌均具有强效抗菌活性。克拉霉素的最小抑菌浓度（MICs）通常比红霉素高 1 个 log2 稀释倍数。

税　则　号　列　3004.2090

中　文　名	克拉霉素缓释片
英　文　名	Clarithromycin Sustained Release Tablets
类　　　别	抗感染药（抗生素）
主　要　成　分	克拉霉素
有效成分 CAS 号	81103-11-9

化学分子结构式

商　品　属　性	本品为片剂。
适　用　症	克拉霉素缓释片用于治疗对其敏感的致病菌引起的感染。包括： 1. 下呼吸道感染：急性和慢性支气管炎和肺炎，由流感嗜血杆菌、副流感嗜血杆菌、卡他莫拉菌、肺炎链球菌、嗜肺军团杆菌、百日咳杆菌、金黄色葡萄球菌、肺炎支原体或肺炎衣原体等导致。2. 上呼吸道感染：鼻窦炎和咽炎，由化脓性链球菌、流感嗜血杆菌、卡他莫拉菌、肺炎链球菌、草绿色链球菌、淋球菌、金黄色葡萄球菌、厌氧菌等导致。3. 皮肤和软组织的轻至中度感染：毛囊炎、蜂窝织炎和丹毒，由金黄色葡萄球菌、化脓性链球菌、痤疮丙酸杆菌、草绿色链球菌等导致。
药　理　作　用	克拉霉素是 6-O-甲基红霉素 A，是一种半合成的大环内酯类抗生素，它通过与对其敏感的细菌核糖体 50S 亚基结合抑制其蛋白合成而产生抗菌作用。
税　则　号　列	3004.2090

中　文　名	克拉霉素胶囊
英　文　名	Clarithromycin Capsules
类　　　别	抗感染药（抗生素）
主　要　成　分	克拉霉素
有效成分 CAS 号	81103-11-9

化学分子结构式

商　品　属　性	本品内容物为白色或类白色颗粒或结晶性粉末。
适　用　症	适用于克拉霉素敏感菌所引起的下列感染。 1. 鼻咽感染：扁桃体炎、咽炎、鼻窦炎。2. 下呼吸道感染：急性支气管炎、慢性支气管炎急性发作和肺炎。3. 皮肤和软组织感染：脓疱病、丹毒、毛囊炎、疖和伤口感染。4. 急性中耳炎、肺炎支原体肺炎、沙眼衣原体引起的尿道炎及宫颈炎等。5. 军团菌感染，或与其他药物联合用于鸟分枝杆菌感染、幽门螺杆菌感染的治疗。
药　理　作　用	本品的作用机制是通过阻碍细胞核蛋白 50S 亚基的联结，抑制蛋白合成，从而产生抑菌作用。
税　则　号　列	3004.2090

中 文 名	克拉霉素片
英 文 名	Clarithromycin Tablets
类 别	抗感染药（抗生素）
主 要 成 分	克拉霉素
有效成分 CAS 号	81103-11-9

化学分子结构式

商 品 属 性　本品为白色或类白色片、糖衣片或薄膜衣片，除去包衣后显白色或类白色。

适 用 症　适用于克拉霉素敏感菌所引起的下列感染。

1. 鼻咽感染：扁桃体炎、咽炎、鼻窦炎。2. 下呼吸道感染：急性支气管炎、慢性支气管炎急性发作和肺炎。3. 皮肤和软组织感染：脓疱病、丹毒、毛囊炎、疖和伤口感染。4. 急性中耳炎、肺炎支原体肺炎、沙眼衣原体引起的尿道炎及宫颈炎等。5. 军团菌感染，或与其他药物联合用于鸟分枝杆菌感染、幽门螺杆菌感染的治疗。

药 理 作 用　本品的作用机制是通过阻碍细胞核蛋白 50S 亚基的联结，抑制蛋白合成，产生抑菌作用。

税 则 号 列　3004.2090

中 文 名	克林霉素磷酸酯注射液
英 文 名	Clindamycin Phosphate Injection
类 别	抗感染药（抗生素）
主 要 成 分	克林霉素磷酸酯
有效成分 CAS 号	24729-96-2

化学分子结构式

商 品 属 性　本品为无色或几乎无色的澄明液体。

适 用 症　1. 革兰氏阳性菌引起的下列各种感染性疾病。扁桃体炎、化脓性中耳炎、鼻窦炎等；急性支气管炎、慢性支气管炎急性发作、肺脓肿和支气管扩张合并感染等；皮肤和软组织感染：疖、痈、脓肿、蜂窝织炎、创伤、烧伤和手术后感染等；泌尿系统感染：急性尿道炎、急性肾盂肾炎、前列腺炎等；其他：骨髓炎、败血症、腹膜炎和口腔感染等。2. 厌氧菌引起的各种感染性疾病：脓胸、肺脓肿、厌氧菌性肺炎；皮肤和软组织感染、败血症；腹内感染，腹膜炎、腹腔内脓肿；女性盆腔及生殖器感染，子宫内膜炎、非淋球菌性输卵管及卵巢脓肿、盆腔蜂窝织炎及妇科手术后感染等。

药 理 作 用　克林霉素磷酸酯为化学合成的克林霉素衍生物，它在体外无抗菌活性，进入机体迅速水解为克林霉素发挥抗菌活性。

税 则 号 列　3004.2090

中 文 名　利福昔明胶囊

英 文 名　Rifaximin Capsules

类　　别　抗感染药（抗生素）

主 要 成 分　利福昔明

有效成分 CAS 号　80621-81-4

化学分子结构式

商 品 属 性　胶囊剂。本品内容物为橙红色至暗红色颗粒或粉末。

适 用 症　本品适用于对利福昔明敏感的病原菌引起的肠道感染，包括急性和慢性肠道感染、腹泻综合征、夏季腹泻、旅行者腹泻和小肠结肠炎等。

药 理 作 用　利福昔明是广谱肠道抗生素，是利福霉素 SV 的半合成衍生物。利福昔明和其他利福霉素类抗生素一样，通过与细菌 DNA 依赖的 RNA 聚合酶 β-亚单位不可逆地结合而抑制细菌 RNA 的合成，最终抑制细菌蛋白质的合成。由于其与酶的结合是不可逆的，所以其活性为对敏感菌的杀菌活性。对利福昔明抗菌活性的研究资料显示，本品与利福霉素具有同样广泛的抗菌谱，对多数革兰氏阳性菌和革兰氏阴性菌，包括需氧菌和厌氧菌的感染具有杀菌作用。由于利福昔明口服时不被胃肠道吸收，所以它是通过杀灭肠道的病原体，在局部发挥抗菌作用。

税 则 号 列　3004.2090

中　文　名	利福昔明片	
英　文　名	Rifaximin Tablets	
类　　　别	抗感染药（抗生素）	
主　要　成　分	利福昔明	
有效成分 CAS 号	80621-81-4	

化学分子结构式

商　品　属　性　本品为薄膜衣片，除去包衣后显橘红色或砖红色。

适　用　症　本品适用于对利福昔明敏感的病原菌引起的肠道感染（包括急性和慢性肠道感染、腹泻综合征、夏季腹泻、旅行者腹泻和小肠结肠炎等）。预防胃肠道手术时期术前术后的感染并发症。用于高氨血症（肝性脑病）的辅助治疗。

药　理　作　用　利福昔明是广谱肠道抗生素，是利福霉素 SV 的半合成衍生物。利福昔明和其他利福霉素类抗生素一样，通过与细菌 DNA 依赖的 RNA 聚合酶 β-亚单位不可逆地结合，抑制细菌 RNA 的合成，最终抑制细菌蛋白质的合成。由于其与酶的结合是不可逆的，所以其活性为对敏感菌的杀菌活性。对利福昔明抗菌活性的研究资料显示，本品与利福霉素具有同样广泛的抗菌谱，对多数革兰氏阳性菌和革兰氏阴性菌，包括需氧菌和厌氧菌的感染具有杀菌作用。由于利福昔明口服时不被胃肠道吸收，所以它是通过杀灭肠道的病原体，在局部发挥抗菌作用。

税　则　号　列　3004.2090

中 文 名	磷霉素钙片
英 文 名	Fosfomycin Calcium Tablets
类 别	抗感染药（抗生素）
主 要 成 分	磷霉素钙
有效成分 CAS 号	26016-98-8

化学分子结构式

Ca^{2+}

商 品 属 性 本品为白色或类白色片。

适 用 症 适用于对磷霉素敏感的致病菌所致的下列感染。
1. 肠道感染：细菌性肠炎、菌痢。2. 泌尿系统感染：膀胱炎、肾盂肾炎、尿道炎。
3. 皮肤和软组织感染：疖病、炭疽、汗腺炎、淋巴结炎、毛囊炎。4. 呼吸道感染：鼻咽炎、扁桃体炎、气管炎、早期慢性支气管炎。5. 眼科：麦粒肿、泪囊炎。6. 妇科：阴道炎、子宫颈炎。

药 理 作 用 本品为广谱抗生素，通过抑制细菌细胞壁的早期合成，使细菌的细胞壁合成受到阻抑而导致其死亡。本品的抗菌谱较广，对大多数革兰氏阳性菌和革兰氏阴性菌均有一定的抗菌作用，对本品敏感的致病菌有金黄色葡萄球菌、大肠杆菌、痢疾杆菌、沙雷菌属、志贺菌属、铜绿假单胞菌、肺炎杆菌和产气杆菌等。

税 则 号 列 3004.2090

中 文 名	硫酸阿米卡星注射液
英 文 名	Amikacin Sulfate Injection
类 别	抗感染药（抗生素）
主 要 成 分	硫酸阿米卡星
有效成分 CAS 号	39831-55-5

化学分子结构式

商 品 属 性 本品为无色至微黄色的澄明液体。

适 用 症 适用于铜绿假单胞菌及部分其他假单胞菌、大肠埃希菌、变形杆菌属、克雷伯菌属、肠杆菌属、沙雷菌属、不动杆菌属等敏感革兰氏阴性杆菌与葡萄球菌属（甲氧西林敏感株）所致严重感染，如菌血症或败血症、细菌性心内膜炎、下呼吸道感染、骨关节感染、胆道感染、腹腔感染、复杂性尿路感染、皮肤和软组织感染等。由于本品对多数氨基糖苷类钝化酶稳定，故尤其适用于治疗革兰氏阴性杆菌对卡那霉素、庆大霉素或妥布霉素耐药菌株所致的严重感染。

药 理 作 用 本品作用机制为作用于细菌核糖体的 30S 亚单位，抑制细菌蛋白质的合成。

税 则 号 列 3004.2090

中 文 名	硫酸卡那霉素注射液
英 文 名	Kanamycin Sulfate Injection
类 别	抗感染药（抗生素）
主 要 成 分	硫酸卡那霉素
有效成分 CAS 号	25389-94-0

化学分子结构式

商 品 属 性　本品为无色或微黄色的澄明液体。

适 用 症　适用于治疗敏感肠杆菌科细菌如大肠埃希菌、克雷伯菌属、变形杆菌属、产气肠杆菌、志贺菌属等引起的严重感染，如肺炎、败血症、腹腔感染等，后两者常需与其他抗菌药物联合应用。

药 理 作 用　本品主要与细菌核糖体 30S 亚单位结合，抑制细菌蛋白质的合成。

税 则 号 列　3004.2090

中 文 名	硫酸奈替米星注射液
英 文 名	Netilmicin Sulfate Injection
类 别	抗感染药（抗生素）
主 要 成 分	硫酸奈替米星
有效成分 CAS 号	56391-57-2

化学分子结构式

$2.5 H_2SO_4$

商 品 属 性　本品为无色或几乎无色的澄明液体。

适 用 症　1. 适用于治疗敏感革兰氏阴性杆菌所致的严重感染，如铜绿假单胞菌、变形杆菌属（吲哚阳性和阴性）、大肠埃希菌、克雷伯菌属、肠杆菌属、沙雷菌属及枸橼酸杆菌属等所致的新生儿脓毒症、败血症、中枢神经系统感染（包括脑膜炎）、尿路生殖系统感染、呼吸道感染、胃肠道感染、腹膜炎、胆道感染、皮肤或骨骼感染、中耳炎、鼻窦炎、软组织感染、李斯特菌病等。2. 本品亦可与其他抗菌药物联合用于治疗葡萄球菌感染，但对耐甲氧西林金黄色葡萄球菌感染常无效。

药 理 作 用　本品的作用机制是与细菌核糖体 30S 亚单位结合，抑制细菌蛋白质的合成。

税 则 号 列　3004.2090

中　文　名	硫酸庆大霉素滴眼滴耳液
英　文　名	Gentamycin Sulphate Eye Ear Drops
类　　　别	抗感染药（抗生素）
主　要　成　分	硫酸庆大霉素
有效成分 CAS 号	1405-41-0

化学分子结构式

庆大霉素	分子式	R1	R2	R3
C_1	$C_{21}H_{43}N_5O_7$	CH_3	CH_3	H
C_{1a}	$C_{19}H_{39}N_5O_7$	H	H	H
C_2	$C_{20}H_{41}N_5O_7$	H	CH_3	H
C_{2a}	$C_{20}H_{41}N_5O_7$	H	H	CH_3

商　品　属　性	本品为无色澄明液体。
适　用　症	适用于结膜炎、眼睑炎、睑板腺炎及耳科疾病。
药　理　作　用	本品为氨基糖苷类广谱抗生素，其作用机制主要是抑制细菌蛋白质合成，对眼部常见革兰氏阴性菌有抗菌作用。
税　则　号　列	3004.2090

中　文　名	硫酸庆大霉素注射液
英　文　名	Gentamycin Sulfate Injection
类　　　别	抗感染药（抗生素）
主　要　成　分	硫酸庆大霉素
有效成分 CAS 号	1405-41-0

化学分子结构式

商　品　属　性　本品为无色或几乎无色的澄明液体。

适　用　症　1. 适用于治疗敏感革兰氏阴性杆菌，如大肠埃希菌、克雷伯菌属、肠杆菌属、变形杆菌属、沙雷菌属、铜绿假单胞菌以及葡萄球菌甲氧西林敏感株所致的严重感染，如败血症、下呼吸道感染、肠道感染、盆腔感染、腹腔感染、皮肤和软组织感染、复杂性尿路感染等。治疗腹腔感染及盆腔感染时应与抗厌氧菌药物合用，临床上多采用庆大霉素与其他抗菌药联合应用。与青霉素（或氨苄西林）合用可治疗肠球菌属感染。

2. 用于敏感细菌所致中枢神经系统感染如脑膜炎、脑室炎时，可同时用本品鞘内注射作为辅助治疗。

药　理　作　用　本品的作用机制是与细菌核糖体 30S 亚单位结合，抑制细菌蛋白质的合成。

税　则　号　列　3004.2090

中　文　名	注射用硫酸头孢匹罗
英　文　名	Cefpirome Sulfate for Injection
类　　　别	抗感染药（抗生素）
主　要　成　分	硫酸头孢匹罗
有效成分 CAS 号	98753-19-6

化学分子结构式

商　品　属　性　本品为白色至微黄色结晶性粉末。

适　用　症　本品对革兰氏阳性菌和革兰氏阴性菌有广谱抗菌活性，特别对大肠杆菌、克雷伯氏菌属、流感嗜血杆菌、变形杆菌属及脆弱拟杆菌有很强的抗菌作用。

药　理　作　用　本品对革兰氏阳性菌和革兰氏阴性菌有广谱抗菌活性，特别对大肠杆菌、克雷伯氏菌属、流感嗜血杆菌、变形杆菌属及脆弱拟杆菌有很强的抗菌作用。其作用机制是对 β-内酰胺类抗生素通常作用点的青霉素结合蛋白显示很强的亲和性，可抑制细胞壁合成，并与肽聚糖结合，抑制肽聚糖与脂蛋白结合以促进溶菌，在短时间内显示很强的杀菌力。

税　则　号　列　3004.2090

中　文　名　硫酸妥布霉素注射液
英　文　名　Tobramycin Sulfate Injection
类　　　别　抗感染药（抗生素）
主　要　成　分　硫酸妥布霉素
有效成分 CAS 号　49842-07-1

化学分子结构式

商　品　属　性　本品为无色至微黄色澄明溶液。
适　用　症　适用于铜绿假单胞菌、变形杆菌属、大肠埃希菌、克雷伯氏菌属、肠杆菌属、沙雷菌
　　　　　　属所致的新生儿脓毒症、败血症、中枢神经系统感染（包括脑膜炎）、泌尿生殖系统
　　　　　　感染、肺部感染、胆道感染、腹腔感染及腹膜炎、骨骼感染、烧伤、皮肤和软组织感
　　　　　　染、急性与慢性中耳炎、鼻窦炎等，或与其他抗菌药物联合用于葡萄球菌感染（耐甲
　　　　　　氧西林菌株无效）。本品用于铜绿假单胞菌脑膜炎或脑室炎时可鞘内注射给药；用于支
　　　　　　气管及肺部感染时可同时气溶吸入本品作为辅助治疗。本品对多数 D 组链球菌感染
　　　　　　无效。
药　理　作　用　本品属氨基糖苷类抗生素。抗菌谱与庆大霉素近似，对大肠埃希菌、产气杆菌、克雷
　　　　　　伯杆菌、奇异变形杆菌、某些吲哚阳性变形杆菌、铜绿假单胞菌、某些奈瑟菌、某些
　　　　　　无色素沙雷杆菌和志贺菌等革兰氏阴性菌有抗菌作用；本品对铜绿假单胞菌的抗菌作
　　　　　　用较庆大霉素强 3~5 倍，对庆大霉素中度敏感的铜绿假单胞菌对本品高度敏感。革兰
　　　　　　氏阳性菌中，金黄色葡萄球菌（包括产 β-内酰胺酶株）对本品敏感；链球菌（包括化
　　　　　　脓性链球菌、肺炎球菌、粪肠球菌等）均对本品耐药。厌氧菌（拟杆菌属）、结核杆
　　　　　　菌、立克次体、病毒和真菌亦对本品耐药。本品的作用机制是与细菌核糖体 30S 亚单
　　　　　　位结合，抑制细菌蛋白质的合成。
税　则　号　列　3004. 2090

中　文　名　硫酸西索米星注射液
英　文　名　Sisomicin Sulfate Injection
类　　　别　抗感染药（抗生素）
主 要 成 分　硫酸西索米星
有效成分 CAS 号　53179-09-2

化学分子结构式

$2.5H_2SO_4$

商 品 属 性　本品为无色或几乎无色的澄明液体。
适　用　症　适用于革兰氏阴性菌（包括铜绿假单胞菌）、葡萄球菌和其他敏感菌所致的下列感染：
　　　　　　呼吸系统感染、泌尿生殖系统感染、胆道感染、皮肤和软组织感染、感染性腹泻及败
　　　　　　血症等。本品用于上述严重感染时，宜与青霉素或头孢菌素等联合应用。
药 理 作 用　本品属氨基糖苷类抗生素。抗菌谱与庆大霉素相似。对金黄色葡萄球菌和大肠埃希菌、
　　　　　　克雷伯杆菌、变形杆菌、肠杆菌属、铜绿假单胞菌、痢疾杆菌等革兰氏阴性菌有效。
　　　　　　对铜绿假单胞菌的抗菌作用较庆大霉素强，与妥布霉素相近。对沙雷杆菌的作用低于
　　　　　　庆大霉素，但高于妥布霉素。本品的作用机制是与细菌核糖体 30S 亚单位结合，抑制
　　　　　　细菌蛋白质的合成。
税 则 号 列　3004. 2090

中　文　名　硫酸异帕米星注射液
英　文　名　Isepamicin Sulfate Injection
类　　　别　抗感染药（抗生素）
主 要 成 分　硫酸异帕米星
有效成分 CAS 号　67814-76-0

化学分子结构式

商 品 属 性　本品为无色澄明溶液。
适　用　症　适用于敏感菌所致的外伤或烧伤创口感染、肺炎、支气管炎、肾盂肾炎、膀胱炎、腹
　　　　　　膜炎及败血症等。
药 理 作 用　本品属氨基糖苷类抗生素。本品的作用机制是与细菌核糖体 30S 亚单位结合，抑制细
　　　　　　菌蛋白质的合成。
税 则 号 列　3004. 2090

中　文　名	罗红霉素分散片
英　文　名	Roxithromycin Dispersible Tablets
类　　　别	抗感染药（抗生素）
主　要　成　分	罗红霉素
有效成分 CAS 号	80214-83-1

化学分子结构式

商　品　属　性　本品为白色或类白色片。

适　用　症　适用于敏感菌株引起的下列感染：上呼吸道感染、下呼吸道感染、耳鼻喉感染、生殖器感染（淋球菌感染除外）、皮肤和软组织感染。也可用于支原体肺炎、沙眼衣原体感染及军团病等。

药　理　作　用　本品为半合成的 14 元环大环内酯类抗生素。抗菌谱与抗菌作用基本上与红霉素相仿，对革兰氏阳性菌的作用较红霉素略差，对嗜肺军团菌的作用较红霉素强。对肺炎衣原体、肺炎支原体、溶脲脲原体的抗微生物作用与红霉素相仿或略强。本品可透过细菌细胞膜，在接近"P"位处与细菌核糖体的 50S 亚基成可逆性结合，阻断转移核糖核酸（t-RNA）结合至"P"位上，同时也阻断多肽链自"A"位至"P"位的位移，从而抑制细菌蛋白质合成。

税　则　号　列　3004.2090

中 文 名	罗红霉素片
英 文 名	Roxithromycin Tablets
类 别	抗感染药（抗生素）
主 要 成 分	罗红霉素
有效成分 CAS 号	80214-83-1

化学分子结构式

商 品 属 性　本品为片剂。

适 用 症　主要作用于革兰氏阳性菌、厌氧菌、衣原体和支原体等。用于敏感菌株所引起的感染，尤其上呼吸道感染、下呼吸道感染、耳鼻喉感染、生殖器（淋球菌感染除外）及皮肤感染，主要适应证为敏感菌所致的五官、呼吸道、生殖系统及皮肤感染。

药 理 作 用　本品为半合成的 14 元环大环内酯类抗生素。抗菌谱与抗菌作用基本上与红霉素相仿，对革兰氏阳性菌的作用较红霉素略差，对嗜肺军团菌的作用较红霉素强。对肺炎衣原体、肺炎支原体、溶脲脲原体的抗微生物作用与红霉素相仿或略强。本品可透过细菌细胞膜，在接近"P"位处与细菌核糖体的 50S 亚基成可逆性结合，阻断转移核糖核酸（t-RNA）结合至"P"位上，同时也阻断多肽链自"A"位至"P"位的位移，从而抑制细菌蛋白质合成。

税 则 号 列　3004. 2090

中　文　名	螺旋霉素片
英　文　名	Spiramycin Tablets
类　　　别	抗感染药（抗生素）
主　要　成　分	螺旋霉素
有效成分 CAS 号	8025-81-8

化学分子结构式

商　品　属　性	本品为薄膜衣片，除去薄膜衣后显淡黄色。
适　用　症	适用于敏感菌引起的轻、中度感染性疾病：呼吸系统感染，如咽炎、鼻炎、鼻窦炎、扁桃体炎、中耳炎、支气管炎、肺炎等；泌尿系统感染，如衣原体感染、前列腺炎等；骨科感染性疾病，如骨髓炎等。寄生虫感染：如弓形体病、隐孢子虫病。皮肤和软组织感染等。
药　理　作　用	螺旋霉素为大环内酯类抗生素，对革兰氏阳性菌、部分革兰氏阴性菌、立克次体、大型病毒等均有良好抗菌作用。特别是对青霉素、链霉素、新霉素、氯霉素、四环素等的耐药菌都有强抗菌活性。体外螺旋霉素对金黄色葡萄球菌的最小抑菌浓度（MIC）为 0.39 $\mu g/mL$，对肺炎球菌、溶血性链球菌、草绿色链球菌的 MIC 为 $0.1\mu g/mL \sim 0.2\ \mu g/mL$，对白喉杆菌的最小抑菌浓度为 $0.04\mu g/mL$。对支原体、衣原体亦有一定的抗菌作用。
税　则　号　列	3004.2090

中　文　名	氯霉素滴眼液
英　文　名	Chloramphenicol Eye Drops
类　　　别	抗感染药（抗生素）
主　要　成　分	氯霉素
有效成分 CAS 号	56-75-7

化学分子结构式

商　品　属　性	本品为无色或几乎无色的澄明液体。
适　用　症	适用于治疗由大肠杆菌、流感嗜血杆菌、克雷伯菌属、金黄色葡萄球菌、溶血性链球菌和其他敏感菌所致眼部感染，如沙眼、结膜炎、角膜炎、眼睑缘炎等。
药　理　作　用	本品属抑菌剂。氯霉素为脂溶性，通过弥散进入细菌细胞内，并可逆性地结合在细菌核糖体的 50S 亚基上，使肽链增长受阻（可能由于抑制了转肽酶的作用），因此抑制肽链的形成，从而阻止蛋白质的合成。
税　则　号　列	3004.2090

中　文　名	氯霉素胶囊
英　文　名	Chloramphenicol Capsules
类　　　别	抗感染药（抗生素）
主　要　成　分	氯霉素
有效成分 CAS 号	56-75-7

化学分子结构式

商　品　属　性　本品内容物为白色至微带黄绿色粉末或颗粒。

适　用　症　1. 伤寒和其他沙门菌属感染：为敏感菌株所致伤寒、副伤寒的选用药物。2. 耐氨苄西林的 B 型流感嗜血杆菌脑膜炎或对青霉素过敏患者的肺炎链球菌、脑膜炎奈瑟菌脑膜炎、敏感的革兰氏阴性杆菌脑膜炎，本品可作为选用药物之一。3. 脑脓肿，尤其耳源性，常为需氧菌和厌氧菌混合感染。4. 严重厌氧菌感染，如脆弱拟杆菌所致感染，尤其适用于病变累及中枢神经系统者，可与氨基糖苷类抗生素联合应用治疗腹腔感染和盆腔感染，以控制同时存在的需氧菌和厌氧菌感染。5. 无其他低毒性抗菌药可替代时，治疗敏感细菌所致的各种严重感染，如由流感嗜血杆菌、沙门菌属及其他革兰氏阴性杆菌所致败血症及肺部感染等，常与氨基糖苷类合用。6. 立克次体感染，可用于 Q 热、落基山斑点热、地方性斑疹伤寒等的治疗。

药　理　作　用　本品属抑菌剂。氯霉素为脂溶性，通过弥散进入细菌细胞内，并可逆性地结合在细菌核糖体的 50S 亚基上，使肽链增长受阻（可能由于抑制了转肽酶的作用），因此抑制肽链的形成，从而阻止蛋白质的合成。

税　则　号　列　3004. 2090

中　文　名	氯霉素片
英　文　名	Chloramphenicol Tablets
类　　　别	抗感染药（抗生素）
主　要　成　分	氯霉素
有效成分 CAS 号	56-75-7

化学分子结构式

商　品　属　性	本品为糖衣片或薄膜衣片，除去包衣后，显白色至微带黄绿色。
适　用　症	1. 伤寒和其他沙门菌属感染：为敏感菌株所致伤寒、副伤寒的选用药物。2. 耐氨苄西林的 B 型流感嗜血杆菌脑膜炎或对青霉素过敏患者的肺炎链球菌、脑膜炎奈瑟菌脑膜炎、敏感的革兰氏阴性杆菌脑膜炎，本品可作为选用药物之一。3. 脑脓肿，尤其耳源性，常为需氧菌和厌氧菌混合感染。4. 严重厌氧菌感染，如脆弱拟杆菌所致感染，尤其适用于病变累及中枢神经系统者，可与氨基糖苷类抗生素联合应用治疗腹腔感染和盆腔感染，以控制同时存在的需氧菌和厌氧菌感染。5. 无其他低毒性抗菌药可替代时，治疗敏感细菌所致的各种严重感染，如由流感嗜血杆菌、沙门菌属及其他革兰氏阴性杆菌所致败血症及肺部感染等，常与氨基糖苷类合用。6. 立克次体感染，可用于 Q 热、落基山斑点热、地方性斑疹伤寒等的治疗。
药　理　作　用	本品属抑菌剂。氯霉素为脂溶性，通过弥散进入细菌细胞内，并可逆性地结合在细菌核糖体的 50S 亚基上，使肽链增长受阻（可能由于抑制了转肽酶的作用），因此抑制肽链的形成，从而阻止蛋白质的合成。
税　则　号　列	3004.2090

中　文　名	氯霉素眼膏
英　文　名	Chloramphenicol Eye Ointment
类　　　别	抗感染药（抗生素）
主　要　成　分	氯霉素
有效成分 CAS 号	56-75-7

化学分子结构式

商　品　属　性	本品为淡黄色或黄色的油膏。
适　用　症	适用于治疗由大肠杆菌、流感嗜血杆菌、克雷伯菌属、金黄色葡萄球菌、溶血性链球菌和其他敏感菌所致的结膜炎、角膜炎、眼睑缘炎、沙眼等。
药　理　作　用	本品属抑菌剂。氯霉素为脂溶性，通过弥散进入细菌细胞内，并可逆性地结合在细菌核糖体的 50S 亚基上，使肽链增长受阻（可能由于抑制了转肽酶的作用），因此抑制肽链的形成，从而阻止蛋白质的合成。
税　则　号　列	3004.2090

中 文 名	莫匹罗星软膏	
英 文 名	Mupirocin Ointment	
类 别	抗感染药（抗生素）	
主 要 成 分	莫匹罗星	
有效成分 CAS 号	12650-69-0	

化学分子结构式

商 品 属 性 本品为类白色亲水性软膏。

适 用 症 本品为局部外用抗生素，适用于革兰氏阳性球菌引起的皮肤感染，例如，脓疱病、疖肿、毛囊炎等原发性皮肤感染及湿疹合并感染，不超过 10cm×10cm 面积的浅表性创伤合并感染等继发性皮肤感染。

药 理 作 用 本品对与皮肤感染有关的各种革兰氏阳性球菌有很强的抗菌活性，对耐药金黄色葡萄球菌也有效。对某些革兰氏阴性菌有一定的抗菌作用。与其他抗生素无交叉耐药性。

税 则 号 列 3004. 2090

中 文 名	庆大霉素眼膏	
英 文 名	Gemtamicin Eye Ointment	
类 别	抗感染药（抗生素）	
主 要 成 分	庆大霉素	
有效成分 CAS 号	1403-66-3	

化学分子结构式

商 品 属 性 本品为白色眼用油膏。

适 用 症 适用于结膜炎、眼睑炎、睑板腺炎等眼科疾病。

药 理 作 用 药品为氨基糖苷类广谱抗生素，其作用机制主要是抑制细菌蛋白质合成，对眼部常见革兰氏阴性菌有抗菌作用。

税 则 号 列 3004. 2090

中　文　名　四环素片
英　文　名　Tetracycline Tablets
类　　　别　抗感染药（抗生素）
主要成分　四环素
有效成分 CAS 号　60-54-8

化学分子结构式

商品属性　本品为黄色片或糖衣片。
适用症　1. 本品作为首选或选用药物应用于下列疾病：立克次体病，包括流行性斑疹伤寒、地
　　　　　方性斑疹伤寒、洛基山斑点热、恙虫病和 Q 热；支原体属感染；衣原体属感染，包括
　　　　　鹦鹉热、性病、淋巴肉芽肿、非特异性尿道炎、输卵管炎、宫颈炎及沙眼；回归热；
　　　　　布鲁菌病；霍乱；兔热病；鼠疫；软下疳。2. 本品可用于对青霉素类过敏的破伤风、
　　　　　气性坏疽、雅司、梅毒、淋病和钩端螺旋体病以及放线菌属、单核细胞增多性李斯特
　　　　　菌感染的患者。
药理作用　本品作用机制在于药物能特异性地与细菌核糖体 30S 亚基的"A"位置结合，阻止氨
　　　　　基酰-tRNA 在该位上的联结，从而抑制肽链的增长，影响细菌蛋白质的合成。
税则号列　3004.2090

中　文　名　四环素软膏
英　文　名　Tetracycline Ointment
类　　　别　抗感染药（抗生素）
主要成分　四环素
有效成分 CAS 号　60-54-8

化学分子结构式

商品属性　本品为淡黄色或黄色油膏。
适用症　适用于敏感革兰氏阳性菌、革兰氏阴性菌所致的皮肤表面感染。
药理作用　本品作用机制为药物能特异性地与细菌核糖体 30S 亚基的"A"位置结合，抑制肽链
　　　　　的增长，影响细菌蛋白质的合成。
税则号列　3004.2090

中　文　名　四环素眼膏
英　文　名　Tetracycline Eye Ointment
类　　　别　抗感染药（抗生素）
主　要　成　分　四环素
有效成分 CAS 号　60-54-8

化学分子结构式

商　品　属　性　本品为淡黄色或黄色软膏。
适　用　症　适用于敏感病原菌所致结膜炎、眼睑炎、角膜炎、沙眼等。
药　理　作　用　本品作用机制为药物能特异性地与细菌核糖体 30S 亚基的"A"位置结合，抑制肽链的增长，影响细菌蛋白质的合成。
税　则　号　列　3004.2090

中　文　名　头孢布烯胶囊
英　文　名　Ceftibuten Capsules
类　　　别　抗感染药（抗生素）
主　要　成　分　头孢布坦
有效成分 CAS 号　97519-39-6

化学分子结构式
商　品　属　性　本品为胶囊剂。
适　用　症　适用于敏感菌引起的呼吸系统感染，如咽炎、扁桃体炎、支气管炎、成人急性鼻窦炎、儿童中耳炎；尿路感染以及无并发症淋病等。
药　理　作　用　本品为半合成第三代头孢霉素，耐酸、可以口服，具广谱抗菌活性，对肠杆菌属细菌有较强抗菌活性，特点是对 β-内酰胺酶稳定。体外和体内试验表明其对以下菌种有效。G+菌：化脓性链球菌，肺炎链球菌（不包括抗青霉素菌株）。G-菌：流感嗜血杆菌（β-内酰胺酶阳性和阴性菌株）、副流感嗜血杆菌（β-内酰胺酶阳性和阴性菌株）、卡他莫拉菌（其中大部分为 β-内酰胺酶阳性）、大肠杆菌、克雷伯氏杆菌类（包括肺炎杆菌和催产杆菌）、吲哚阳性变形杆菌（普通变形杆菌）以及其他变形杆菌族（即普罗威登氏菌、奇异变形杆菌）、肠杆菌属（包括腹泻肠杆菌和产气杆菌）、沙门氏菌属、志贺氏菌属。
税　则　号　列　3004.2090

中　文　名	盐酸多西环素片
英　文　名	Doxycycline Hyclate Tablets
类　　　别	抗感染药（抗生素）
主　要　成　分	盐酸多西环素
有效成分 CAS 号	10592-13-9

化学分子结构式

HCl

商　品　属　性	本品为淡黄色片或薄膜衣片，除去包衣后显淡黄色。
适　用　症	1. 本品作为选用药物之一可用于下列疾病：立克次体病，如流行性斑疹伤寒、地方性斑疹伤寒、洛基山斑点热、恙虫病和 Q 热；支原体属感染；衣原体属感染，包括鹦鹉热、性病、淋巴肉芽肿、非特异性尿道炎、输卵管炎、宫颈炎及沙眼；回归热；布鲁菌病；霍乱；兔热病；鼠疫；软下疳。治疗布鲁菌病和鼠疫时需与氨基糖苷类联合应用。2. 由于目前常见致病菌对四环素类耐药现象严重，仅在病原菌对本品敏感时，方有应用指征。葡萄球菌属大多对本品耐药。3. 本品可用于对青霉素类过敏患者的破伤风、气性坏疽、雅司、梅毒、淋病和钩端螺旋体病以及放线菌属、李斯特菌感染。4. 可用于中、重度痤疮的辅助治疗。
药　理　作　用	本品作用机制在于药物能特异性地与细菌核糖体 30S 亚基的"A"位置结合，抑制肽链的增长，影响细菌蛋白质的合成。
税　则　号　列	3004.2090

中　文　名	盐酸金霉素眼膏
英　文　名	Chlortetracycline Hydrochloride Eye Ointment
类　　　别	抗感染药（抗生素）
主　要　成　分	盐酸金霉素
有效成分 CAS 号	64-72-2

化学分子结构式

H-Cl

商　品　属　性	本品为黄色眼膏。
适　用　症	适用于细菌性结膜炎、麦粒肿及细菌性眼睑炎。也用于治疗沙眼。
药　理　作　用	本品为四环素类广谱抗生素，其作用机制主要是抑制细菌蛋白质合成，对眼部常见革兰氏阳性细菌及沙眼衣原体有抑制作用。
税　则　号　列	3004.2090

中　文　名　盐酸克林霉素胶囊
英　文　名　Clindamycin Hydrochloride Capsules
类　　　别　抗感染药（抗生素）
主　要　成　分　盐酸克林霉素
有效成分 CAS 号　21462-39-5

化学分子结构式

商　品　属　性　本品为胶囊剂。
适　用　症　适用于由链球菌属、葡萄球菌属及厌氧菌等敏感菌株所致的下述感染：中耳炎、鼻窦炎、化脓性扁桃体炎、肺炎；皮肤和软组织感染；在治疗骨和关节感染、腹腔感染、盆腔感染、脓胸、肺脓肿、骨髓炎、败血症等疾病时，可根据情况单用或与其他抗菌药联合应用。
药　理　作　用　本品的抗菌谱与林可霉素相同，抗菌活性较林可霉素强 4~8 倍。本品对需氧革兰氏阳性球菌有较高抗菌活性，如葡萄球菌属（包括耐青霉素及甲氧西林敏感株）、溶血性链球菌、草绿链球菌、肺炎链球菌等。对厌氧菌亦有良好的抗菌作用，拟杆菌属、梭形杆菌属、放线菌属、消化球菌、消化链球菌等大多均对本品敏感。本品作用于敏感菌核糖体的 50S 亚基，阻止肽链的延长，从而抑制细菌细胞的蛋白质合成，一般为抑菌剂，但在高浓度时，对某些细菌也具有杀菌作用。
税　则　号　列　3004.2090

中　文　名　盐酸林可霉素注射液
英　文　名　Lincomycin Hydrochloride Injection
类　　　别　抗感染药（抗生素）
主　要　成　分　盐酸林可霉素
有效成分 CAS 号　859-18-7

化学分子结构式

商　品　属　性　本品为无色或几乎无色的澄明液体。
适　用　症　适用于敏感葡萄球菌属、链球菌属、肺炎链球菌及厌氧菌所致的呼吸道感染、皮肤和软组织感染、女性生殖道感染和盆腔感染及腹腔感染等，后两种病种可根据情况单用本品或与其他抗菌药联合应用。
药　理　作　用　本品作用于敏感菌核糖体的 50S 亚基，阻止肽链的延长，从而抑制细菌细胞的蛋白质合成。
税　则　号　列　3004.2090

中　文　名　盐酸美他环素胶囊
英　文　名　Metacycline Hydrochloride Capsules
类　　　别　抗感染药（抗生素）
主　要　成　分　盐酸美他环素
有效成分 CAS 号　3963-95-9

化学分子结构式

HCl

商　品　属　性　本品为胶囊剂。
适　用　症　1. 本品作为首选或选用药物可用于下列疾病：立克次体病，包括流行性斑疹伤寒、地方性斑疹伤寒、洛基山斑点热、恙虫病和 Q 热；支原体属感染；衣原体属感染，包括鹦鹉热、性病、淋巴肉芽肿、非特异性尿道炎、输卵管炎、宫颈炎及沙眼；回归热；布鲁菌病；霍乱；兔热病；鼠疫；软下疳。治疗布鲁菌病和鼠疫时需与氨基糖苷类联合应用。2. 由于目前常见致病菌对四环素类耐药现象严重，仅在病原菌对此类药物敏感时，方有指征选用该类药物。本品不宜用于溶血性链球菌感染及葡萄球菌感染。3. 本品可用于对青霉素类过敏患者的破伤风、气性坏疽、雅司、梅毒、淋菌性尿道炎、宫颈炎和钩端螺旋体病以及放线菌属和李斯特菌感染。4. 可用于中、重度痤疮的辅助治疗。
药　理　作　用　本品属于四环素类抗生素。某些四环素或土霉素耐药的菌株对本品仍可敏感。许多立克次体属、支原体属、衣原体属、某些非典型分枝杆菌属、螺旋体对本品敏感，但肠球菌属对其耐药。其他如放线菌属、炭疽杆菌、单核细胞增多性李斯特菌、梭状芽孢杆菌、奴卡菌属、弧菌、布鲁菌属、弯曲杆菌、耶尔森菌等对本品敏感。本品对淋病奈瑟菌具一定抗菌活性，但耐青霉素的淋球菌也对美他环素耐药。多年来由于四环素类的广泛应用，临床常见病原菌对美他环素耐药现象严重，包括葡萄球菌等革兰氏阳性菌及多数肠杆菌科细菌耐药。本品与四环素类不同品种之间存在交叉耐药。本品作用机制为药物能与细菌核糖体 30S 亚基的"A"位置结合，抑制肽链的增长，影响细菌蛋白质的合成。
税　则　号　列　3004.2090

中 文 名	盐酸米诺环素胶囊
英 文 名	Minocycline Hydrochloride Capsules
类 别	抗感染药（抗生素）
主 要 成 分	盐酸米诺环素
有效成分 CAS 号	13614-98-7

化学分子结构式

HCl

商 品 属 性 本品内容物为黄色至黄褐色微丸。

适 用 症 适用于因葡萄球菌、链球菌、肺炎球菌、淋病奈瑟菌、痢疾杆菌、大肠埃希菌、克雷伯氏菌、变形杆菌、绿脓杆菌、梅毒螺旋体及衣原体等对本品敏感的病原体引起的下列感染：尿道炎、男性非淋菌性尿道炎（NGU）、前列腺炎、淋病、膀胱炎、附睾丸炎、宫内感染、肾盂肾炎、肾盂炎、肾盂膀胱炎等，浅表性化脓性感染，深部化脓性疾病，急慢性支气管炎、喘息型支气管炎、支气管扩张、支气管肺炎、细菌性肺炎、异型肺炎、肺部化脓症，梅毒，中耳炎、副鼻窦炎、颌下腺炎，痢疾、肠炎、感染性食物中毒、胆管炎、胆囊炎，腹膜炎，败血症、菌血症。

药 理 作 用 本品为半合成四环素类广谱抗生素，具有高效和长效性，在四环素类抗生素中，本品的抗菌作用最强。抗菌谱与四环素相近，对格兰阳性菌包括耐四环素的金黄色葡萄球菌、链球菌等和革兰氏阴性菌中的淋病奈瑟菌均有很强的作用，对革兰氏阴性杆菌的作用一般较弱；本品对沙眼衣原体和溶脲支原体亦有较好的抑制作用。本品的作用机制是与核糖体 30S 亚基的"A"位置结合，阻止肽链的延长，从而抑制细菌或其他病原微生物的蛋白质合成。本品为抑菌药，但在高浓度时，也具有杀菌作用。

税 则 号 列 3004.2090

中 文 名	盐酸四环素胶囊
英 文 名	Tetracycline Hydrochloride Capsules
类 别	抗感染药（抗生素）
主 要 成 分	盐酸四环素
有效成分 CAS 号	64-75-5

化学分子结构式

HCl

商 品 属 性 本品为胶囊剂，内容物为黄色粉末。无臭，味苦。

适 用 症 1. 本品作为首选或选用药物应用于下列疾病：立克次体病，包括流行性斑疹伤寒、地方性斑疹伤寒、洛基山斑点热、恙虫病和 Q 热；支原体属感染；衣原体属感染，包括鹦鹉热、性病、淋巴肉芽肿、非特异性尿道炎、输卵管炎、宫颈炎及沙眼；回归热；布鲁菌病；霍乱；兔热病；鼠疫；软下疳。2. 本品可用于对青霉素类过敏的破伤风、气性坏疽、雅司、梅毒、淋病和钩端螺旋体病以及放线菌属、单核细胞增多性李斯特菌感染的患者。

药 理 作 用 本品作用机制在于药物能特异性地与细菌核糖体 30S 亚基的"A"位置结合，阻止氨基酰-tRNA 在该位上的联结，从而抑制肽链的增长，影响细菌蛋白质的合成。

税 则 号 列 3004.2090

中　文　名　盐酸土霉素片
英　文　名　Oxytetracycline Hydrochlorid Tablets
类　　　别　抗感染药（抗生素）
主　要　成　分　盐酸土霉素
有效成分 CAS 号　2058-46-0

化学分子结构式

商　品　属　性　本品为黄色片或糖衣片，除去包衣后显黄色。
适　用　症　1. 本品可作为下列疾病的选用药物：立克次体病，包括流行性斑疹伤寒、地方性斑疹伤寒、洛基山斑点热、恙虫病和 Q 热；支原体属感染；衣原体属感染，包括鹦鹉热、性病、淋巴肉芽肿、非特异性尿道炎、输卵管炎、宫颈炎及沙眼；回归热；布鲁菌病；霍乱；兔热病；鼠疫；软下疳。治疗布鲁菌病和鼠疫时需与氨基糖苷类联合应用。2. 由于目前常见致病菌对本品耐药现象严重，仅在病原菌对本品敏感时，可作为选用药物：对本品敏感的大肠埃希菌、产气肠杆菌、洛菲不动杆菌、志贺菌属、流感嗜血杆菌（仅限于呼吸道感染）和克雷伯菌属（限于呼吸道和泌尿道感染）等革兰氏阴性杆菌感染。本品不宜用于任何类型的葡萄球菌或溶血性链球菌感染。3. 本品可用于对青霉素类过敏的破伤风、气性坏疽、雅司、梅毒、淋病和钩端螺旋体病以及放线菌属、李斯特菌感染。4. 可用于急性肠道阿米巴病和中、重度痤疮的辅助治疗。
药　理　作　用　本品为四环素类抗生素，为广谱抑菌剂，许多立克次体属、支原体属、衣原体属、螺旋体、阿米巴原虫和某些疟原虫也对本品敏感。肠球菌属对其耐药。其他如放线菌属、炭疽杆菌、单核细胞增多性李斯特菌、梭状芽孢杆菌、奴卡菌属、弧菌、布鲁菌属、弯曲杆菌、耶尔森菌等对本品敏感。本品对淋球菌和脑膜炎球菌具一定抗菌活性，但耐青霉素的淋球菌对土霉素也耐药。多年来由于四环素类的广泛应用，临床常见病原菌对土霉素耐药现象严重，包括葡萄球菌等革兰氏阳性菌及多数革兰氏阴性杆菌。四环素类抗生素的不同品种之间存在交叉耐药。本品作用机制为药物能特异性地与细菌核糖体 30S 亚基的 "A" 位置结合，抑制肽链的增长，影响细菌蛋白质的合成。
税　则　号　列　3004.2090

中　文　名　注射用阿奇霉素
英　文　名　Azithromycin for Injection
类　　　别　抗感染药（抗生素）
主　要　成　分　阿奇霉素
有效成分 CAS 号　83905-01-5

化学分子结构式

商　品　属　性　本品为注射剂，白色或类白色疏松块状物。
适　用　症　适用于敏感致病菌株所引起的下列感染。
　　　　　　1. 由肺炎衣原体、流感嗜血杆菌、嗜肺军团菌、卡他莫拉菌、肺炎支原体、金黄色葡萄球菌或肺炎链球菌引起的需要首先采取静脉滴注治疗的社区获得性肺炎。2. 由沙眼衣原体、淋病奈瑟菌、人型支原体引起的需要首先采取静脉滴注治疗的盆腔炎。
药　理　作　用　本品主要与细菌核糖体的 50S 亚单位结合，抑制依赖于 RNA 的蛋白质合成。
税　则　号　列　3004.2090

中　文　名　注射用比阿培南
英　文　名　Biapenem For Injection
类　　　别　抗感染药（抗生素）
主　要　成　分　比阿培南
有效成分 CAS 号　120410-24-4

化学分子结构式

商　品　属　性　本品为注射剂，白色或类白色结晶性粉末。
适　用　症　对本品敏感的菌株有：葡萄球菌属、链球菌属、肺炎球菌、肠球菌属（屎肠球菌除外）、莫拉氏菌属、大肠菌、柠檬酸菌属、克雷伯氏菌属、肠杆菌属、沙雷氏菌属、变形杆菌属、流感嗜血杆菌、铜绿假单胞菌、放线菌属、消化链球菌属、拟杆菌属、普氏菌属、梭形杆菌属等。本品适用于治疗由敏感细菌所引起的败血症、肺炎、肺脓肿、慢性呼吸道疾病引起的二次感染、难治性膀胱炎、肾盂肾炎、腹膜炎、妇科附件炎等。
药　理　作　用　比阿培南为碳青霉烯类抗生素，通过抑制细菌细胞壁的合成而发挥抗菌作用，对革兰氏阳性、革兰氏阴性的需氧菌和厌氧菌有广谱抗菌活性。比阿培南对人肾脱氢肽酶 I（DHP-I）稳定，可单独给药而无须与 DHP-I 抑制剂合用。
税　则　号　列　3004.2090

中　文　名	注射用达托霉素
英　文　名	Daptomycin for Injection
类　　　别	抗感染药（抗生素）
主　要　成　分	达托霉素
有效成分CAS号	103060-53-3

化学分子结构式

商　品　属　性　本品为注射剂，浅黄色至淡褐色冻干块状物或粉末。

适　用　症　适用于治疗下列感染。

1. 由对本品敏感的金黄色葡萄球菌（包括甲氧西林耐药菌株）、化脓链球菌无乳链球菌、停乳链球菌似马亚种及粪肠球菌（仅用于万古霉素敏感的菌株）导致的复杂性皮肤及软组织感染。2. 金黄色葡萄球菌（包括甲氧西林敏感和甲氧西林耐药）血流感染（菌血症），以及伴发的右侧感染性心内膜炎。

药　理　作　用　达托霉素属于环脂肽类抗生素，在临床上用于治疗因需氧革兰氏阳性菌导致的感染，达托霉素的体外抗菌谱覆盖大多数与临床有关的革兰氏阳性病原菌。

税　则　号　列　3004.2090

中　文　名	注射用厄他培南
英　文　名	Ertapenem for Injection
类　　　别	抗感染药（抗生素）
主　要　成　分	厄他培南钠
有效成分 CAS 号	153773-82-1

化学分子结构式

商　品　属　性　本品为注射剂，白色至类白色的冻干块状物。

适　用　症　本品适用于治疗由下述细菌的敏感菌株引起的下列中度至重度感染。

1. 继发性腹腔感染：由大肠埃希菌、梭状芽孢杆菌、迟缓真杆菌、消化链球菌属、脆弱拟杆菌、吉氏拟杆菌、卵形拟杆菌、多形拟杆菌或单形拟杆菌引起者。2. 复杂性皮肤及附属器感染：由金黄色葡萄球菌（仅指对甲氧西林敏感菌株）化脓性链球菌、大肠埃希菌、消化链球菌属引起者。3. 社区获得性肺炎：由肺炎链球菌（仅指对青霉素敏感的菌株，包括合并菌血症的病例）、流感嗜血杆菌（仅指 β-内酰胺酶阴性菌株）或卡他莫拉菌引起者。4. 复杂性尿道感染，包括肾盂肾炎：由大肠埃希菌或肺炎克雷伯氏杆菌引起者。5. 急性盆腔感染，包括产后子宫内膜炎、流产感染和妇产科术后感染：由无乳链球菌、大肠埃希菌、脆弱拟杆菌、不解糖卟啉单胞菌、消化链球菌属或双路普雷沃氏菌属引起者。6. 菌血症：为分离和鉴定致病菌并测定其对厄他培南的敏感性，应正确采取供细菌学检查的标本。在取得这些检查的结果之前，即可开始使用本品进行经验性治疗；一旦得到检查结果，应对抗菌素治疗方案进行相应调整。为减少细菌耐药性的形成，并保证本品和其他抗菌药物的疗效，本品只可被用于治疗或预防已经明确或高度怀疑由敏感细菌引起的感染。当获得细菌培养和药物敏感性检测结果后，应据此选择和调整抗菌素治疗方案。在未得到上述检测结果之前，可根据当地的细菌流行病学资料和药物敏感性特点，选择经验性治疗方案。7. 预防：本品用于成人患者择期结直肠术后手术部位感染的预防。

药　理　作　用　体外实验表明，厄他培南对需氧革兰氏阳性细菌和革兰氏阴性细菌以及厌氧菌都有效。厄他培南的杀菌活性是能抑制细菌细胞壁的合成，此作用是通过厄他培南与青霉素结合蛋白（PBPs）结合而介导。在大肠埃希菌中，厄他培南对 PBPs1a、1b、2、3、4 及 5 均有强的亲和力，其中尤以 PBPs2 和 PBPs3 为主。厄他培南对一系列 β-内酰胺酶引起的水解均有较好的稳定性，包括青霉素酶、头孢菌素酶以及超广谱 β-内酰胺酶，但可被金属 β-内酰胺酶水解。

税　则　号　列　3004.2090

中 文 名	注射用夫西地酸钠
英 文 名	Sodium Fusidatefor Injection
类 别	抗感染药（抗生素）
主 要 成 分	夫西地酸钠
有效成分 CAS 号	751-94-0

化学分子结构式

商 品 属 性	本品为注射剂，白色疏松块状物或粉末，溶剂为无色的澄明液体。
适 用 症	夫西地酸主治由各种敏感细菌，尤其是葡萄球菌引起的各种感染，如骨髓炎、败血症、心内膜炎，反复感染的囊性纤维化、肺炎、皮肤及软组织感染，外伤及创伤性感染等。
药 理 作 用	本品通过抑制细菌的蛋白质合成而产生杀菌作用。本品对一系列革兰氏阳性细菌有强大的抗菌作用。葡萄球菌，包括对青霉素、甲氧西林和其他抗菌素耐药的菌株，均对本品高度敏感。夫西地酸与临床使用的其他抗菌药物之间无交叉耐药性。
税 则 号 列	3004.2090

中 文 名	注射用磷霉素钠
英 文 名	Fosfomycin Sodium for Injection
类 别	抗感染药（抗生素）
主 要 成 分	磷霉素钠
有效成分 CAS 号	26016-99-9

化学分子结构式

商 品 属 性	本品为注射剂，白色结晶性粉末。
适 用 症	适用于敏感菌所致的呼吸道感染、皮肤及软组织感染、肠道感染、泌尿系统感染、败血症、腹膜炎、脑膜炎、骨髓炎、子宫附件炎、子宫内感染、盆腔炎等。可与其他抗生素联合应用治疗由敏感菌所致重症感染。也可与万古霉素合用，以治疗耐甲氧西林金黄色葡萄球菌（MRSA）感染。
药 理 作 用	磷霉素对革兰氏阳性菌、阴性菌均有杀菌作用。对多种抗生素耐药的葡萄球菌显示优异的抗菌作用。对绿脓杆菌、大肠埃希菌、沙雷菌属、志贺菌属、耶尔森菌、铜绿假单胞菌、肺炎克雷伯菌、产气肠杆菌、弧菌属和气单胞菌属等革兰氏阴性菌也具有较强的抗菌活性。磷霉素可抑制细菌细胞壁的早期合成，其分子结构与磷酸烯醇丙酮酸相似，因此可与细菌竞争同一转移酶，使细菌细胞壁合成受到抑制，导致细菌死亡。
税 则 号 列	3004.2090

中 文 名	注射用硫酸多黏菌素 B
英 文 名	Polymyxini B Sulphas for Injection
类 别	抗感染药（抗生素）
主 要 成 分	硫酸多黏菌素 B
有效成分 CAS 号	1405-20-5

化学分子结构式

商 品 属 性	本品为注射剂，白色或类白色粉末或疏松块状物。
适 用 症	临床用于革兰氏阴性杆菌（主要为绿脓杆菌）引起的感染，包括泌尿系统感染、脑膜炎、肺部感染、败血症以及皮肤、软组织、眼、耳、关节感染等。对其他阴性菌如产气杆菌、大肠杆菌、肺炎杆菌、流感杆菌引起的感染也有较好的治疗效果。细菌对本品和多黏菌素 E 之间没有完全交叉耐药。
药 理 作 用	硫酸多黏菌素 B 几乎对除奇异变形杆菌外所有革兰氏阴性菌有杀菌作用。多黏菌素通过改变细菌细胞膜通透性导致细菌死亡。革兰氏阳性菌、真菌、革兰氏阴性菌对多黏菌素 B 耐药。多黏菌素 B 体外药敏测试需采用合适的方法。以下的体外药敏试验标准仅用于解释当质控参数都满足时多黏菌素 B 对铜绿假单胞菌抗菌活性测试结果。
税 则 号 列	3004. 2090

中 文 名	注射用美罗培南
英 文 名	Meropenem for Injection
类 别	抗感染药（抗生素）
主 要 成 分	美罗培南
有效成分 CAS 号	96036-03-2

化学分子结构式

商 品 属 性	本品为注射剂，白色至微黄色粉末。
适 用 症	临床上主要适用于敏感菌引起的下列感染。

1. 呼吸系统感染，如慢性支气管炎、肺炎、肺脓疡、脓胸等。2. 腹内感染，如胆囊炎、胆管炎、肝脓疡、腹膜炎等。3. 泌尿、生殖系统感染，如肾盂肾炎、复杂性膀胱炎、子宫附件炎、子宫内感染、盆腔炎、子宫结缔组织炎等。4. 骨、关节及皮肤、软组织感染，如蜂窝织炎、肛门周围脓肿、骨髓炎、关节炎、外伤创口感染、烧伤创面感染、手术切口感染、颌骨及颌骨周围蜂窝织炎等。5. 眼及耳鼻喉感染。6. 其他严重感染，如脑膜炎、败血症等。

药 理 作 用	美罗培南通过其共价键与参与细胞壁合成的青霉素结合蛋白（PBPs）结合，从而抑制细菌细胞壁的合成，起抗菌作用。
税 则 号 列	3004. 2090

中 文 名　注射用替加环素
英 文 名　Tegacyclin for injection
类　　别　抗感染药（抗生素）
主 要 成 分　替加环素
有效成分CAS号　220620-09-7

化学分子结构式　

商 品 属 性　本品为注射剂，橙色疏松块状物或粉末。
适 用 症　适用于18岁以上患者在下列情况下由特定细菌的敏感菌株所致的感染。

1. 复杂性腹腔内感染：由弗劳地枸橼酸杆菌、阴沟肠杆菌、大肠埃希菌、产酸克雷伯菌、肺炎克雷伯菌、粪肠球菌（仅限于万古霉素敏感菌株）、金黄色葡萄球菌（甲氧西林敏感菌株和甲氧西林耐药菌株）、咽峡炎链球菌族（包括咽峡炎链球菌、中间链球菌和星座链球菌）、脆弱拟杆菌、多形拟杆菌、单形拟杆菌、普通拟杆菌、产气荚膜梭菌和微小消化链球菌所致者。2. 复杂性皮肤及软组织感染：由大肠埃希菌、肠球菌（万古霉素敏感株）、金黄色葡萄球菌（甲氧西林敏感和耐药株）、无乳链球菌、咽峡炎链球菌属（包括咽峡炎链球菌、中间链球菌和星座链球菌）、化脓性链球菌、阴沟肠杆菌、肺炎杆菌和脆弱拟杆菌所致者。3. 社区获得性肺炎：由肺炎链球菌（青霉素敏感株）、流感嗜血杆菌（β-内酰胺酶阴性株）和嗜肺性军团病杆菌等所致，包括并发菌血症。

药 理 作 用　替加环素为甘氨酰环素类抗菌药，其通过与核糖体30S亚单位结合，阻止氨酰化tRNA分子进入核糖体"A"位，抑制细菌蛋白质合成。这阻止了肽链因合并氨基酸残基而延长。替加环素含有一个甘氨酰氨基，取代于米诺环素的9位。此取代形式未见于任何天然或半合成四环素类化合物，从而赋予替加环素独特的微生物学特性。替加环素不受四环素类两大耐药机制（核糖体保护和外排机制）的影响。相应地，体外和体内试验证实替加环素具有广谱抗菌活性。尚未发现替加环素与其他抗生素存在交叉耐药。替加环素不受β-内酰胺酶（包括超广谱β-内酰胺酶）、靶位修饰、大环内酯类外排泵或酶靶位改变（如旋转酶/拓扑异构酶）等耐药机制的影响。体外研究未证实替加环素与其他常用抗菌药物存在拮抗作用。总体上说，替加环素为抑菌剂。

税 则 号 列　3004.2090

中　文　名	注射用亚胺培南西司他丁钠
英　文　名	Imipenem and Cilastatin Sodium for Injection
类　　别	抗感染药（抗生素）
主　要　成　分	亚胺培南、西司他丁钠
有效成分 CAS 号	亚胺培南 64221-86-9；西司他丁钠 81129-83-1

化学分子结构式	

商　品　属　性	本品为注射剂，白色或类白色粉末。
适　用　症	适用于敏感菌所致的各种感染，特别适用于多种细菌联合感染和需氧菌及厌氧菌的混合感染，如腹膜炎、肝胆感染、腹腔内脓肿、阑尾炎、妇科感染、下呼吸道感染、皮肤和软组织感染、尿路感染、骨和关节感染以及败血症等。
药　理　作　用	本品是一种广谱的 β-内酰胺类抗生素。以静脉滴注剂型供应。本品含有两种成分：亚胺培南，为一种最新型的 β-内酰胺类抗生素——亚胺硫霉素；西司他丁钠，为一种特异性酶抑制剂，它能阻断亚胺培南在肾脏内的代谢，从而提高泌尿道中亚胺培南原形药物的浓度。在本品中亚胺培南与西司他丁钠的重量比为 1∶1。
税　则　号　列	3004.2090

中　文　名	注射用盐酸大观霉素
英　文　名	Spectinomycin Hydrochloride for Injection
类　　别	抗感染药（抗生素）
主　要　成　分	盐酸大观霉素
有效成分 CAS 号	21736-83-4

化学分子结构式	

HCl　HCl

商　品　属　性	本品为注射剂，白色或类白色结晶性粉末。
适　用　症	主要用于奈瑟氏淋球菌引起的尿路感染、前列腺炎、宫颈阴道炎、直肠炎等疾病。
药　理　作　用	本品的作用机制是与细菌核糖体 30S 亚单位结合，抑制细菌蛋白质的合成。
税　则　号　列	3004.2090

中　文　名	注射用盐酸头孢吡肟
英　文　名	Cefepime Hydrochloride for Injection
类　　　别	抗感染药（抗生素）
主　要　成　分	盐酸头孢吡肟
有效成分 CAS 号	107648-80-6

化学分子结构式

商　品　属　性　本品为注射剂，白色至微黄色粉末。

适　用　症　本品为β-内酰胺类抗生素、头孢菌素类药。用于治疗成人和 2 月龄至 16 岁儿童敏感细菌引起的中、重度感染，包括下呼吸道感染（肺炎和支气管炎）、单纯性下尿路感染和复杂性尿路感染（包括肾盂肾炎）、非复杂性皮肤和软组织感染、复杂性腹腔内感染（包括腹膜炎和胆道感染）、妇产科感染、败血症，以及中性粒细胞减少伴发热患者的经验治疗。也可用于儿童细菌性脑脊髓膜炎。

药　理　作　用　头孢吡肟为广谱第四代头孢菌素，通过抑制细菌细胞壁的生物合成而达到杀菌作用。体外试验表明，本品对革兰氏阳性菌和阴性菌均有作用。本品对细菌染色体编码的β-内酰胺酶的亲和力低，可高度耐受多数β-内酰胺酶的水解，并可迅速渗入革兰氏阴性菌的细胞内。在菌体细胞内，其靶分子为青霉素结合蛋白（PBPs）。

税　则　号　列　3004.2090

中 文 名　注射用盐酸万古霉素
英 文 名　Vancomycin for Injection
类　　别　抗感染药（抗生素）
主 要 成 分　盐酸万古霉素
有效成分 CAS 号　1404-93-9

化学分子结构式

商 品 属 性　本品为注射剂，类白色或微粉红色粉末或疏松块状物。
适 用 症　主要用于治疗对甲氧西林耐药的葡萄球菌引起的感染，对青霉素过敏的患者及不能使用其他抗生素包括青霉素、头孢菌素类，或使用后治疗无效的葡萄球菌、肠球菌和棒状杆菌、类白喉杆菌属等感染患者，如心内膜炎、骨髓炎、败血症或软组织感染等。也可用于防治血液透析患者发生的葡萄球菌属所致的动、静脉血分流感染。
药 理 作 用　本品为一种糖肽类抗生素，其作用机制是以高亲和力结合到敏感细菌细胞壁前体肽聚末端的丙氨酰丙氨酸，阻断构成细菌细胞壁的高分子肽聚糖合成，导致细胞壁缺损而杀灭细菌。此外，它也可能改变细菌细胞膜渗透性，并选择性地抑制 RNA 的合成。
税 则 号 列　3004.2090

二、磺胺类药

中 文 名　磺胺多辛
英 文 名　Sulfadoxine Tablets
类　　别　抗感染药（磺胺类）
主 要 成 分　磺胺多辛
有效成分 CAS 号　2447-57-6

化学分子结构式

商 品 属 性　本品为白色片剂。
适 用 症　本品用于溶血性链球菌、肺炎球菌及志贺菌属等细菌感染，现已少用。与乙胺嘧啶联合可用于防治耐氯喹的恶性疟原虫所致的疟疾，也可用于疟疾的预防。
药 理 作 用　磺胺多辛属长效磺胺类药物，具广谱抗菌作用，磺胺类药物为广谱抑菌剂，可与对氨基苯甲酸（PABA）竞争性地作用于细菌体内的二氢叶酸合成酶，阻止细菌所需的叶酸，抑制细菌的生长繁殖。本品的抗菌作用较弱，因其具有抗疟原虫的作用，与乙胺嘧啶联合，对氯喹耐药的疟原虫有效。
税 则 号 列　3004.9010

中　文　名	复方磺胺对甲氧嘧啶片
英　文　名	Copound Sulfuamethoxydiazine Tablets
类　　　别	抗感染药（磺胺类）
主　要　成　分	本品为复方制剂，有效成分为磺胺对甲氧嘧啶0.4g，甲氧苄啶80mg
有效成分 CAS 号	651-06-9

化学分子结构式

商　品　属　性　本品为白色或微黄色片。

适　用　症　适用于敏感菌所致的：尿路感染，包括尿道炎、淋病、梅毒；肠道感染，包括胃肠炎、痢疾等。

药　理　作　用　本品为长效磺胺类药物。对非产酶金黄色葡萄球菌、化脓性链球菌、肺炎链球菌、大肠埃希菌、克雷伯菌属、沙门菌属、志贺菌属等肠杆菌科细菌、淋病奈瑟菌、脑膜炎奈瑟菌、流感嗜血杆菌具有抗菌作用。磺胺类药物为广谱抑菌剂，其作用机制为在结构上类似对氨基苯甲酸（PABA），可与 PABA 竞争性作用于细菌体内的二氢叶酸合成酶，从而阻止 PABA 作为原料合成细菌所需的叶酸，减少具有代谢活性的四氢叶酸的量，而后者则是细菌合成嘌呤、胸腺嘧啶核苷酸和脱氧核糖核酸（DNA）的必需物质，因此抑制了细菌的生长繁殖。

税　则　号　列　3004.9010

中　文　名	复方磺胺甲噁唑片
英　文　名	Compound Sulfamethoxazole Tablets
类　　　别	抗感染药（磺胺类）
主　要　成　分	本品为复方制剂，有效成分为磺胺甲噁唑和甲氧苄啶
有效成分 CAS 号	磺胺甲噁唑 723-46-6；甲氧苄啶 738-70-5

化学分子结构式

商　品　属　性　本品为白色片。

适　用　症　主要适用于为敏感菌株所致的下列感染：
1. 大肠埃希杆菌、克雷伯菌属、肠杆菌属、奇异变形杆菌、普通变形杆菌和摩根菌属敏感菌株所致的尿路感染。2. 肺炎链球菌或流感嗜血杆菌所致2岁以上小儿急性中耳炎。3. 肺炎链球菌或流感嗜血杆菌所致的成人慢性支气管炎急性发作。4. 由福氏或宋氏志贺菌敏感菌株所致的肠道感染、志贺菌感染。5. 治疗卡氏肺孢子虫肺炎，本品为首选。6. 卡氏肺孢子虫肺炎的预防。7. 由产肠毒素大肠埃希杆菌（ETEC）所致旅游者腹泻。

药　理　作　用　本品为磺胺类抗菌药，是磺胺甲噁唑（SMZ）与甲氧苄啶（TMP）的复方制剂。本品作用机制为：SMZ 作用于二氢叶酸合成酶，干扰合成叶酸的第一步，TMP 作用于叶酸合成代谢的第一步，选择性抑制二氢叶酸还原酶的作用，二者合用可使细菌的叶酸代谢受到双重阻断。

税　则　号　列　3004.9010

中 文 名	复方磺胺嘧啶片
英 文 名	Compound Sulfadiazine Tablets
类 别	抗感染药（磺胺类）
主 要 成 分	本品为复方制剂，有效成分为磺胺嘧啶和甲氧苄啶
有效成分 CAS 号	磺胺嘧啶 68-35-9；甲氧苄啶 738-70-5

化学分子结构式

商 品 属 性　本品为白色片。

适 用 症　适用于敏感菌株所致的下列感染。

1. 大肠埃希杆菌、克雷伯菌属、肠杆菌属、奇异变形杆菌、普通变形杆菌和莫根菌属敏感菌株所致的尿路感染。2. 肺炎链球菌或流感嗜血杆菌所致的急性中耳炎。3. 肺炎链球菌或流感嗜血杆菌所致的成人慢性支气管炎急性发作。

药 理 作 用　本品为磺胺嘧啶（SD）与甲氧苄啶（TMP）的复方制剂，两者合用具有协同抗菌作用，对非产酶金黄色葡萄球菌、化脓性链球菌、肺炎链球菌、大肠埃希菌、克雷伯菌属、沙门菌属、变形杆菌属、摩根菌属、志贺菌属等肠杆菌科细菌、淋病奈瑟菌、脑膜炎奈瑟菌、流感嗜血杆菌均具有良好抗菌活性。此外，在体外对沙眼衣原体、星形奴卡菌、疟原虫和弓形虫也有抗微生物活性。近年来细菌对本品的耐药性普遍存在，尤其如志贺菌属等肠道菌科的细菌，故目前临床上很少使用。本品作用机制为磺胺药作用于二氢叶酸合成酶，干扰合成叶酸的第一步，而甲氧苄啶作用于叶酸合成代谢的第二步，选择性抑制二氢叶酸还原酶的作用，因此二者合用可使细菌的叶酸代谢受到双重阻断，具有协同抗菌作用，较单药的耐药菌株减少。

税 则 号 列　3004.9010

中　文　名	复方新诺明干混悬剂
英　文　名	Compound Sulfamethoxazole for Oral Suspension
类　　　别	抗感染药（磺胺类）
主　要　成　分	本品为复方制剂，有效成分为磺胺甲噁唑和甲氧苄啶
有效成分 CAS 号	磺胺甲噁唑 723-46-6；甲氧苄啶 738-70-5

化学分子结构式

商　品　属　性　本品为白色粉末。

适　用　症　主要适用于为敏感菌株所致的下列感染。

1. 大肠埃希杆菌、克雷伯菌属、肠杆菌属、奇异变形杆菌、普通变形杆菌和摩根菌属敏感菌株所致的尿路感染。2. 肺炎链球菌或流感嗜血杆菌所致 2 岁以上小儿急性中耳炎。3. 肺炎链球菌或流感嗜血杆菌所致的成人慢性支气管炎急性发作。4. 由福氏或宋氏志贺菌敏感菌株所致的肠道感染、志贺菌感染。5. 治疗卡氏肺孢子虫肺炎，本品为首选。6. 卡氏肺孢子虫肺炎的预防。7. 由产肠毒素大肠埃希杆菌（ETEC）所致旅游者腹泻。

药　理　作　用　本品为磺胺类抗菌药，是磺胺甲噁唑（SMZ）与甲氧苄啶（TMP）的复方制剂。本品作用机制为：SMZ 作用于二氢叶酸合成酶，干扰合成叶酸的第一步，TMP 作用于叶酸合成代谢的第二步，选择性抑制二氢叶酸还原酶的作用，二者合用可使细菌的叶酸代谢受到双重阻断。

税　则　号　列　3004.9010

中　文　名	磺胺醋酰钠滴眼液
英　文　名	Sulfacetamide Sodium Eye Drops
类　　　别	抗感染药（磺胺类）
主　要　成　分	磺胺醋酰钠
有效成分 CAS 号	127-56-0

化学分子结构式

商　品　属　性　本品为无色或淡黄色澄明液体。

适　用　症　适用于眼结膜炎、睑缘炎和沙眼。

药　理　作　用　本品为广谱抑菌剂。其作用机制是与细菌体内的对氨基苯甲酸（PABA）竞争，抑制二氢叶酸合成酶，从而阻碍细菌的生长、繁殖。

税　则　号　列　3004.9010

中　文　名　磺胺二甲嘧啶片
英　文　名　Sulfadimidine Tablets
类　　　别　抗感染药（磺胺类）
主　要　成　分　磺胺二甲嘧啶
有效成分 CAS 号　57-68-1

化学分子结构式

商　品　属　性　本品为白色或微黄色片。
适　用　症　主要适用于敏感菌引起的轻症感染，如急性单纯性下尿路感染，急性中耳炎和皮肤、软组织感染。
药　理　作　用　磺胺类药物为广谱抑菌剂，在结构上类似对氨基苯甲酸（PABA），可与 PABA 竞争性作用于细菌体内的二氢叶酸合成酶，从而阻止 PABA 作为原料合成细菌所需的叶酸，减少具有代谢活性的四氢叶酸的量，而后者则是细菌合成嘌呤、胸腺嘧啶核苷和脱氧核糖核酸（DNA）的必需物质，因此抑制了细菌的生长繁殖。
税　则　号　列　3004.9010

中　文　名　磺胺脒片
英　文　名　Sulfaguanidine Tablets
类　　　别　抗感染药（磺胺类）
主　要　成　分　磺胺脒
有效成分 CAS 号　57-67-0

化学分子结构式

商　品　属　性　本品为白色片。
适　用　症　适用于治疗细菌性痢疾和肠炎，或用于预防肠道手术后感染。
药　理　作　用　本品为最早用于肠道感染的磺胺类抗菌药。
税　则　号　列　3004.9010

三、　其他合成抗菌药

中　文　名	盐酸小檗碱片
英　文　名	Berberine Hydrochloride Tablets
类　　　别	抗感染药（其他合成抗菌药）
主　要　成　分	盐酸小檗碱
有效成分 CAS 号	633-65-8

化学分子结构式

商　品　属　性	本品为黄色片。
适　用　症	适用于肠道感染，如肠胃炎。
药　理　作　用	本品抗菌谱广，体外对多种革兰氏阳性及阴性菌均具抑菌作用，其中对溶血性链球菌、金黄色葡萄球菌、霍乱弧菌、脑膜炎球菌、志贺痢疾杆菌、伤寒杆菌、白喉杆菌等有较强的抑制作用，低浓度时抑菌，高浓度时杀菌。对流感病毒、阿米巴原虫、钩端螺旋体、某些皮肤真菌也有一定抑制作用。
税　则　号　列	3004.4900

中　文　名	呋喃妥因肠溶片
英　文　名	Nitrofurantoin Enteric-coated Tablets
类　　　别	抗感染药（其他合成抗菌药）
主　要　成　分	呋喃妥因
有效成分 CAS 号	67-20-9

化学分子结构式

商　品　属　性	本品为肠溶薄膜衣片，除去包衣后显黄色。
适　用　症	适用于对其敏感的大肠埃希菌、肠球菌属、葡萄球菌属以及克雷伯菌属、肠杆菌属等细菌所致的急性单纯性下尿路感染，也可用于尿路感染的预防。
药　理　作　用	本品为抗菌药，大肠埃希菌对本品多呈敏感，产气肠杆菌、阴沟肠杆菌、变形杆菌属、克雷伯菌属等肠杆菌科细菌的部分菌株对本品敏感，铜绿假单胞菌通常对本品耐药。本品对肠球菌属等革兰氏阳性菌具有抗菌作用。本品的抗菌活性不受脓液及组织分解产物的影响，在酸性尿液中的活性较强，抗菌作用机制为干扰细菌体内氧化还原酶系统，从而阻断其代谢过程。
税　则　号　列	3004.9090

中　文　名　呋喃唑酮片
英　文　名　Furazolidone Tablets
类　　　别　抗感染药（其他合成抗菌药）
主　要　成　分　呋喃唑酮
有效成分 CAS 号　67-45-8

化学分子结构式

商　品　属　性　本品为黄色片或糖衣片，除去包衣后显黄色。
适　用　症　主要适用于敏感菌所致的细菌性痢疾、肠炎、霍乱，也可以用于伤寒、副伤寒、贾第
　　　　　　　鞭毛虫病、滴虫病等。与制酸剂等药物合用，治疗幽门螺杆菌所致的胃窦炎。
药　理　作　用　作用机制为干扰细菌氧化还原酶从而阻断细菌的正常代谢。
税　则　号　列　3004.9090

中　文　名　盐酸环丙沙星胶囊
英　文　名　Ciprofloxacine Capsules
类　　　别　抗感染药（其他合成抗菌药）
主　要　成　分　盐酸环丙沙星
有效成分 CAS 号　93107-08-5

化学分子结构式

商　品　属　性　本品为胶囊，内容物为白色或类白色粉末。
适　用　症　适用于敏感菌引起的下列感染。
　　　　　　　1. 泌尿生殖系统感染，包括单纯性、复杂性尿路感染，细菌性前列腺炎，淋病奈瑟菌
　　　　　　　尿道炎或宫颈炎（包括产酶株所致者）。2. 呼吸道感染，包括敏感革兰氏阴性杆菌所
　　　　　　　致支气管感染急性发作及肺部感染。3. 胃肠道感染，由志贺菌属、沙门菌属、产肠毒
　　　　　　　素大肠埃希菌、亲水气单胞菌、副溶血弧菌等所致。4. 伤寒。5. 骨和关节感染。
　　　　　　　6. 皮肤和软组织感染。7. 败血症等全身感染。
药　理　作　用　环丙沙星为杀菌剂，通过作用于细菌 DNA 螺旋酶的 A 亚单位，抑制 DNA 的合成和复
　　　　　　　制而导致细菌死亡。
税　则　号　列　3004.9090

中 文 名 盐酸环丙沙星片
英 文 名 Ciprofloxacin Tablets
类 别 抗感染药（其他合成抗菌药）
主 要 成 分 盐酸环丙沙星
有效成分 CAS 号 93107-08-5

化学分子结构式

商 品 属 性 本品为白色或类白色片或薄膜包衣片，除去包衣后显白色或类白色。
适 用 症 适用于敏感菌引起的下列感染。
1. 泌尿生殖系统感染，包括单纯性、复杂性尿路感染，细菌性前列腺炎，淋病奈瑟菌尿道炎或宫颈炎（包括产酶株所致者）。2. 呼吸道感染，包括敏感革兰氏阴性杆菌所致支气管感染急性发作及肺部感染。3. 胃肠道感染，由志贺菌属、沙门菌属、产肠毒素大肠埃希菌、亲水气单胞菌、副溶血弧菌等所致。4. 伤寒。5. 骨和关节感染。6. 皮肤和软组织感染。7. 败血症等全身感染。
药 理 作 用 环丙沙星为杀菌剂，通过作用于细菌 DNA 螺旋酶的 A 亚单位，抑制 DNA 的合成和复制而导致细菌死亡。
税 则 号 列 3004.9090

中 文 名 环丙沙星注射液
英 文 名 Ciprofloxacin Injection
类 别 抗感染药（其他合成抗菌药）
主 要 成 分 环丙沙星
有效成分 CAS 号 85721-33-1

化学分子结构式

商 品 属 性 本品为无色或几乎无色的澄明液体。
适 用 症 适用于敏感菌引起的下列感染。
1. 泌尿生殖系统感染，包括单纯性、复杂性尿路感染，细菌性前列腺炎，淋病奈瑟菌尿道炎或宫颈炎（包括产酶株所致者）。2. 呼吸道感染，包括敏感革兰氏阴性杆菌所致支气管感染急性发作及肺部感染。3. 胃肠道感染，由志贺菌属、沙门菌属、产肠毒素大肠埃希菌、亲水气单胞菌、副溶血弧菌等所致。4. 伤寒。5. 骨和关节感染。6. 皮肤和软组织感染。7. 败血症等全身感染。
药 理 作 用 环丙沙星为杀菌剂，通过作用于细菌 DNA 螺旋酶的 A 亚单位，抑制 DNA 的合成和复制而导致细菌死亡。
税 则 号 列 3004.9090

中 文 名	甲苯磺酸托氟沙星胶囊
英 文 名	Tosufloxacin Tosilate Capsules
类 别	抗感染药（其他合成抗菌药）
主 要 成 分	甲苯磺酸托氟沙星
有效成分 CAS 号	115964-29-9

化学分子结构式

商 品 属 性	本品为硬胶囊，内容物为类白色或淡黄色结晶性粉末。
适 用 症	适用于敏感菌所引起的呼吸系统感染、泌尿生殖系统感染、胆道感染、肠道感染、皮肤和软组织感染、眼耳鼻口腔感染等。
药 理 作 用	本品为喹诺酮类广谱抗菌药。其作用机制是通过抑制细菌 DNA 旋转酶，阻碍细菌的 DNA 复制，达到抑菌和杀菌的作用。
税 则 号 列	3004. 9090

中 文 名	甲磺酸培氟沙星片
英 文 名	Pefloxacin Mesylate Tablets
类 别	抗感染药（其他合成抗菌药）
主 要 成 分	甲磺酸培氟沙星
有效成分 CAS 号	70458-95-6

化学分子结构式

商 品 属 性	本品为薄膜衣片，除去薄膜衣后显类白色或微黄色。
适 用 症	适用于由培氟沙星敏感菌所致的各种感染：尿路感染，呼吸道感染，耳、鼻、喉感染，妇科、生殖系统感染，腹部和肝、胆系统感染，骨和关节感染，皮肤感染，败血症和心内膜炎，脑膜炎。
药 理 作 用	本品具广谱抗菌作用，对下列细菌具良好抗菌作用：肠杆菌科的大部分细菌，包括大肠埃希菌、克雷伯菌属、变形杆菌属、志贺菌属、伤寒及沙门菌属等以及流感嗜血杆菌、奈瑟菌属等。对铜绿假单胞菌和金黄色葡萄球菌也有一定的抗菌作用。对肺炎球菌、各组链球菌和肠球菌仅具轻度作用。此外，对麻风杆菌也有抗菌活性。
税 则 号 列	3004. 9090

中　文　名　　甲硝唑片
英　文　名　　Metronidazole Tablets
类　　　别　　抗感染药（其他合成抗菌药）
主 要 成 分　　甲硝唑
有效成分 CAS 号　　443-48-1

化学分子结构式

商 品 属 性　　本品为白色或类白色片。
适　用　症　　主要适用于阴道滴虫病、肠道及组织内阿米巴病和抗厌氧菌感染。
药 理 作 用　　为硝基咪唑衍生物，可杀灭滴虫和阿米巴虫。在人体中还原时生成的氨基代谢物也具
　　　　　　　　有抗厌氧菌作用，抑制细菌脱氧核糖核酸的合成，从而干扰细菌的生长、繁殖，最终
　　　　　　　　致细菌死亡。
税 则 号 列　　3004.9090

中　文　名　　甲硝唑注射液
英　文　名　　Metronidazole Injection
类　　　别　　抗感染药（其他合成抗菌药）
主 要 成 分　　甲硝唑
有效成分 CAS 号　　443-48-1

化学分子结构式

商 品 属 性　　本品为无色或几乎无色的澄明液体。
适　用　症　　主要适用于厌氧菌感染的治疗。
药 理 作 用　　甲硝唑对缺氧情况下生长的细胞和厌氧微生物有杀灭作用，它在人体中还原时生成的
　　　　　　　　代谢物也具有抗厌氧菌作用，抑制细菌的脱氧核糖核酸的合成，从而干扰细菌的生长、
　　　　　　　　繁殖，最终致细菌死亡。
税 则 号 列　　3004.9090

中　文　名	诺氟沙星胶囊
英　文　名	Norfloxacin Capsules
类　　　别	抗感染药（其他合成抗菌药）
主　要　成　分	诺氟沙星
有效成分 CAS 号	70458-96-7

化学分子结构式

商　品　属　性	本品为胶囊剂，内容物为白色至淡黄色粉末。
适　用　症	适用于敏感菌所致的尿路感染、淋病、前列腺炎、肠道感染和伤寒及其他沙门菌感染。
药　理　作　用	诺氟沙星为杀菌剂，通过作用于细菌 DNA 螺旋酶的 A 亚单位，抑制 DNA 的合成和复制，致细菌死亡。
税　则　号　列	3004.9090

中　文　名	诺氟沙星片
英　文　名	Norfloxacin Tablets
类　　　别	抗感染药（其他合成抗菌药）
主　要　成　分	诺氟沙星
有效成分 CAS 号	70458-96-7

化学分子结构式

商　品　属　性	本品为糖衣片，除去糖衣后显淡黄色。对光、热、湿较稳定。
适　用　症	适用于敏感细菌所引起的急慢性肾盂肾炎、膀胱炎、前列腺炎、细菌性痢疾、胆囊炎、伤寒、产前后感染、盆腔炎、中耳炎、鼻窦炎、急性扁桃体炎及皮肤和软组织感染等，也可作腹腔手术的预防用药。
药　理　作　用	诺氟沙星为杀菌剂，通过作用于细菌 DNA 螺旋酶的 A 亚单位，抑制 DNA 的合成和复制，致细菌死亡。
税　则　号　列	3004.9090

中 文 名	替硝唑氯化钠注射液

中 文 名 替硝唑氯化钠注射液
英 文 名 Tinidazole and Sodium Chloride Injection
类 别 抗感染药（其他合成抗菌药）
主 要 成 分 本品为复方制剂，有效成分为替硝唑、氯化钠
有效成分 CAS 号 替硝唑 19387-91-8；氯化钠 7647-14-5

化学分子结构式 ；略

商 品 属 性 本品为无色或几乎无色的澄明液体。
适 用 症 适用于各种厌氧菌感染，如败血症、骨髓炎、腹腔感染、盆腔感染、肺支气管感染。
药 理 作 用 本品的作用机制尚未完全阐明，厌氧菌的硝基还原酶在敏感菌株的能量代谢中起重要作用。本品的硝基被还原成一种细胞毒，从而作用于细菌的 DNA 代谢过程，促使细菌死亡。本品抗阿米巴原虫的机制为抑制其氧化还原反应，使原虫的氮链发生断裂，从而杀死原虫。
税 则 号 列 3004.9090

中 文 名 盐酸加替沙星胶囊
英 文 名 Gatifloxacin Hydrochloride Capsules
类 别 抗感染药（其他合成抗菌药）
主 要 成 分 盐酸加替沙星
有效成分 CAS 号 160738-57-8

化学分子结构式

商 品 属 性 本品为胶囊剂，内容物为类白色或淡黄色粉末。
适 用 症 适用于由敏感病原体所致的慢性支气管炎急性发作，急性鼻窦炎、社区获得性肺炎、单纯性尿路感染（膀胱炎）和复杂性尿路感染、急性肾盂肾炎、男性淋球菌性尿路炎症或直肠感染和女性淋球菌性宫颈感染。
药 理 作 用 加替沙星为 8-甲氧基氟喹诺酮类外消旋体化合物，体外具有广谱的抗革兰氏阴性和阳性微生物的活性，其 R-和 S-对映体抗菌活性相同。本品的抗菌作用是通过抑制细菌的 DNA 旋转酶和拓扑异构酶Ⅳ，从而抑制细菌 DNA 的复制、转录和修复过程。
税 则 号 列 3004.9090

中 文 名	盐酸洛美沙星胶囊	
英 文 名	Lomefloxacin Hydrochloride Capsules	
类 别	抗感染药（其他合成抗菌药）	
主 要 成 分	盐酸洛美沙星	
有效成分 CAS 号	98079-52-8	

化学分子结构式

商 品 属 性 本品为胶囊剂。

适 用 症 适用于敏感细菌引起的下列感染。

1. 呼吸道感染：慢性支气管炎急性发作、支气管扩张伴感染、急性支气管炎及肺炎等。2. 泌尿生殖系统感染：急性膀胱炎、急性肾盂肾炎、复杂性尿路感染，慢性尿路感染急性发作、急慢性前列腺炎及淋病奈瑟菌尿道炎或宫颈炎（包括产酶株所致者）等。3. 胃肠道细菌感染：由志贺菌属、沙门菌属、产肠毒素大肠杆菌、亲水气单胞菌、副溶血弧菌等所致。4. 腹腔、胆道、伤寒等感染。5. 骨和关节感染。6. 皮肤和软组织感染。7. 败血症等全身感染。8. 其他感染，如副鼻窦炎、中耳炎、眼睑炎等。

药 理 作 用 本品为喹诺酮类抗菌药。对肠杆菌科细菌如大肠埃希菌、志贺菌属、克雷伯菌属、变形杆菌属、肠杆菌属等具有高度的抗菌活性；流感嗜血杆菌、淋病奈瑟菌等对本品亦呈现高度敏感；对不动杆菌、铜绿假单胞菌等假单胞菌属、葡萄球菌属和肺炎球菌、溶血性链球菌等亦有一定的抗菌作用。

税 则 号 列 3004.9090

中 文 名	盐酸莫西沙星片	
英 文 名	Moxifloxacin Hydrochloride Tablets	
类 别	抗感染药（其他合成抗菌药）	
主 要 成 分	盐酸莫西沙星	
有效成分 CAS 号	186826-86-8	

化学分子结构式

商 品 属 性 本品为暗红色薄膜衣片。

适 用 症 适用于治疗患有上呼吸道和下呼吸道感染的成人（≥18 岁），包括急性窦炎、慢性支气管炎急性发作、社区获得性肺炎，以及皮肤和软组织感染。

药 理 作 用 莫西沙星在体外显示出对革兰氏阳性菌、革兰氏阴性菌、厌氧菌、抗酸菌和非典型微生物如支原体、衣原体和军团菌有广谱抗菌活性。抗菌机制为干扰 II、IV 拓扑异构酶。拓扑异构酶是控制 DNA 拓扑和 DNA 复制、修复和转录中的关键酶。莫西沙星在体内活性高。

税 则 号 列 3004.9090

中　文　名	氧氟沙星片
英　文　名	Ofloxacin Tablets
类　　　别	抗感染药（其他合成抗菌药）
主　要　成　分	氧氟沙星
有效成分 CAS 号	82419-36-1

化学分子结构式

商　品　属　性	本品为类白色至微黄色片或薄膜衣片，除去包衣后显类白色至微黄色。
适　用　症	适用于尿路感染、呼吸道感染、肺炎、肠胃炎、伤寒、皮肤及软组织感染、败血症、肾病内科等疾病。
药　理　作　用	氧氟沙星为杀菌剂，通过作用于细菌 DNA 螺旋酶的 A 亚单位，抑制 DNA 的合成和复制，致细菌死亡。
税　则　号　列	3004.9090

中　文　名	左氧氟沙星片
英　文　名	Levofloxacin Tablets
类　　　别	抗感染药（其他合成抗菌药）
主　要　成　分	左氧氟沙星
有效成分 CAS 号	100986-85-4

化学分子结构式

商　品　属　性	本品为白色薄膜衣片，除去薄膜衣后显白色至淡黄色。
适　用　症	适用于敏感菌引起的下列感染。

1. 泌尿生殖系统感染，包括单纯性、复杂性尿路感染，细菌性前列腺炎，淋病奈瑟菌尿道炎或宫颈炎（包括产酶株所致者）。2. 呼吸道感染，包括敏感革兰氏阴性杆菌所致支气管感染急性发作及肺部感染。3. 胃肠道感染，由志贺菌属、沙门菌属、产肠毒素大肠杆菌、亲水气单胞菌、副溶血弧菌等所致。4. 伤寒。5. 骨和关节感染。6. 皮肤和软组织感染。7. 败血症等全身感染。

药　理　作　用	作用机制是通过抑制细菌 DNA 旋转酶的活性，阻止细菌 DNA 的合成和复制，致细菌死亡。
税　则　号　列	3004.9090

四、 抗结核药

中 文 名	复方利福平片
英 文 名	Compound Rifampicin Tablets
类 别	抗感染药（抗结核药）
主 要 成 分	本品为复方制剂，有效成分为利福平、异烟肼
有效成分CAS号	利福平 13292-46-1；异烟肼 54-85-3

化学分子结构式

商 品 属 性 本品为薄膜包衣片，除去包衣后为橙红色或暗红色。

适 用 症 适用于成人各类结核病。

药 理 作 用 利福平对结核分枝杆菌和部分非结核分枝杆菌（包括麻风分枝杆菌等）在宿主细胞内外均有明显的杀菌作用。异烟肼对各型结核分枝杆菌都有高度选择性杀菌作用，对生长繁殖期结核分枝杆菌作用强，对静止期作用较弱且慢。两者合用可以加强抗菌活性，并减少耐药菌株的产生。

税 则 号 列 3004.2090

中 文 名	利福布汀胶囊
英 文 名	Rifabutin Capsules
类 别	抗感染药（抗结核药）
主 要 成 分	利福布汀
有效成分CAS号	72559-06-9

化学分子结构式

商 品 属 性 本品为胶囊剂，内容物为紫红色粉末。

适 用 症 适用于艾滋病人鸟分枝杆菌感染综合征、肺炎、慢性抗药性肺结核。

药 理 作 用 本品是一种半合成利福霉素类药物，与利福平有相似的结构和活性，除具有抗革兰氏阴性和阳性菌的作用外，还有抗结核杆菌和鸟分枝杆菌（M. avium）的活性。最近的研究表明，在HIV感染的淋巴细胞中，使用本品 $0.1\mu g/mL$，对92%的逆转录酶有抑制作用。

税 则 号 列 3004.2090

中　文　名	利福平胶囊
英　文　名	Rifampicin Capsules
类　　　别	抗感染药（抗结核药）
主　要　成　分	利福平
有效成分 CAS 号	13292-46-1

化学分子结构式

商 品 属 性　本品为胶囊剂，内容物为鲜红色或暗红色的结晶性粉末。

适 用 症　1. 本品与其他抗结核药联合，用于各种结核病的初治与复治，包括结核性脑膜炎的治疗。2. 本品与其他药物联合，用于麻风、非结核分枝杆菌感染的治疗。3. 本品与万古霉素（静脉）可联合用于甲氧西林耐药葡萄球菌所致的严重感染。利福平与红霉素联合方案可用于军团菌属严重感染。4. 用于无症状脑膜炎奈瑟菌带菌者，以消除鼻咽部脑膜炎奈瑟菌。

药 理 作 用　利福平与依赖 DNA 的 RNA 多聚酶的 β 亚单位牢固结合，抑制细菌 RNA 的合成，防止该酶与 DNA 联结，从而阻断 RNA 转录过程，使 DNA 和蛋白的合成停止。

税 则 号 列　3004.2090

中　文　名	利福平片
英　文　名	Rifampicin Tablets
类　　　别	抗感染药（抗结核药）
主　要　成　分	利福平
有效成分 CAS 号	13292-46-1

化学分子结构式

商 品 属 性　本品为糖衣片，除去包衣后显橙红色或暗红色。

适 用 症　1. 本品与其他抗结核药联合用于各种结核病的初治与复治，包括结核性脑膜炎的治疗。2. 本品与其他药物联合用于麻风、非结核分枝杆菌感染的治疗。3. 本品与万古霉素（静脉）可联合用于甲氧西林耐药葡萄球菌所致的严重感染。利福平与红霉素联合方案可用于军团菌属严重感染。4. 用于无症状脑膜炎奈瑟菌带菌者，以消除鼻咽部脑膜炎奈瑟菌。

药 理 作 用　利福平与依赖 DNA 的 RNA 多聚酶的 β 亚单位牢固结合，抑制细菌 RNA 的合成，防止该酶与 DNA 联结，从而阻断 RNA 转录过程，使 DNA 和蛋白的合成停止。

税 则 号 列　3004.2090

中　文　名	注射用硫酸卷曲霉素
英　文　名	Capreomycin Sulfate for Injection
类　　　别	抗感染药（抗结核药）
主　要　成　分	硫酸卷曲霉素
有效成分 CAS 号	1405-37-4

化学分子结构式

商　品　属　性	本品为注射剂，白色或类白色粉末。
适　用　症	适用于肺结核病的二线治疗药物，经一线抗结核药（如链霉素、异烟肼、利福平和乙胺丁醇）治疗失败者，或对上述药物中的一种或数种产生毒性作用或细菌耐药时，本品可作为联合用药之一。
药　理　作　用	本品为多肽复合物，对结核分枝杆菌有抑制作用，其机制尚不明确，可能与抑制细菌蛋白合成有关。单独应用时细菌易产生耐药性。本品与卡那霉素、紫霉素存在不完全交叉耐药。
税　则　号　列	3004.2090

中　文　名	吡嗪酰胺片
英　文　名	Pyrazinamide Tablets
类　　　别	抗感染药（抗结核药）
主　要　成　分	吡嗪甲酰胺
有效成分 CAS 号	98-96-4

化学分子结构式

商　品　属　性	本品为白色或类白色片。
适　用　症	本品仅对分枝杆菌有效，与其他抗结核药（如链霉素、异烟肼、利福平及乙胺丁醇）联合用于治疗结核病。
药　理　作　用	本品作用机制可能与吡嗪酸有关，吡嗪酰胺渗透入吞噬细胞后并进入结核杆菌菌体内，菌体内的酰胺酶使其脱去酰胺基，转化为吡嗪酸而发挥抗菌作用；另因吡嗪酰胺在化学结构上与烟酰胺相似，通过取代烟酰胺而干扰脱氢酶，阻止脱氢作用，妨碍结核杆菌对氧的利用，影响细菌的正常代谢，造成死亡。
税　则　号　列	3004.9090

中　文　名　丙硫异烟胺片
英　文　名　Prothionamide Tablets
类　　　别　抗感染药（抗结核药）
主　要　成　分　丙硫异烟胺
有效成分 CAS 号　14222-60-7

化学分子结构式　

商　品　属　性　本品为肠溶衣片，除去包衣后显黄色。
适　用　症　本品仅对分枝杆菌有效，本品与其他抗结核药联合用于结核病经一线药物（如链霉素、异烟肼、利福平和乙胺丁醇）治疗无效者。
药　理　作　用　本品为异烟酸的衍生物，其作用机制不明，可能对肽类合成具有抑制作用。本品对结核分枝杆菌的作用取决于感染部位的药物浓度，低浓度时仅具有抑菌作用，高浓度时具有杀菌作用，抑制结核杆菌分枝菌酸的合成。
税　则　号　列　3004.9090

中　文　名　环丝氨酸片
英　文　名　Cycloserine Tablets
类　　　别　抗感染药（抗结核药）
主　要　成　分　D-环丝氨酸
有效成分 CAS 号　68-41-7

化学分子结构式

商　品　属　性　本品为白色片。
适　用　症　适用于耐药结核杆菌感染。
药　理　作　用　本品抗菌作用机制是抑制细菌细胞壁粘肽的合成，从而使细胞壁缺损。
税　则　号　列　3004.9090

中　文　名	盐酸乙胺丁醇片
英　文　名	Ethambutol Hydrochloride Tablets
类　　　别	抗感染药（抗结核药）
主　要　成　分	盐酸乙胺丁醇
有效成分 CAS 号	1070-11-7

化学分子结构式

HO⎯N⎯N⎯OH
H H
HCl　HCl

商　品　属　性	本品为白色片。
适　用　症	适用于与其他抗结核药联合治疗结核杆菌所致的肺结核，亦可用于结核性脑膜炎及非典型分枝杆菌感染的治疗。
药　理　作　用	本品可渗入分枝杆菌体内干扰 RNA 的合成，抑制细菌的繁殖，本品只对生长繁殖期的分枝杆菌有效。
税　则　号　列	3004.9090

五、　抗真菌药

中　文　名	灰黄霉素片
英　文　名	Griseofulvin Tablets
类　　　别	抗感染药（抗真菌药）
主　要　成　分	灰黄霉素
有效成分 CAS 号	126-07-8

化学分子结构式

商　品　属　性	本品为白色或类白色片。
适　用　症	适用于各种癣病的治疗，包括头癣、须癣、体癣、股癣、足癣和甲癣。上述癣病由深红色发癣菌、断发癣菌、须发癣菌、指间发癣菌等以及奥杜安小孢子菌、犬小孢子菌、石膏样小孢子菌和絮状表皮癣菌等所致。
药　理　作　用	本品主要对毛发癣菌、小孢子菌、表皮癣菌等浅部真菌有良好抗菌作用。对念珠菌属、隐球菌属、组织胞浆菌属、孢子丝菌属、芽生菌属、球孢子菌属等无抗菌作用。该药通过干扰真菌核酸的合成，抑制其生长。
税　则　号　列	3004.2090

中　文　名	那他霉素滴眼液
英　文　名	Natamycin Eye Drops
类　　　别	抗感染药（抗真菌药）
主　要　成　分	那他霉素
有效成分 CAS 号	7681-93-8

化学分子结构式

商　品　属　性　本品为白色至黄色的混悬液体。

适　用　症　5%的那他霉素适用于对本品敏感的微生物引起的真菌性睑炎、结膜炎和角膜炎，包括腐皮镰刀菌性角膜炎。如同其他类型的化脓性角膜炎那样，应根据临床诊断、涂片和角膜刮片培养等实验室检查，以及对药物的反应来确定真菌性角膜炎开始及持续治疗的时间。如有可能，应当在体外确定那他霉素抗有关真菌的活性。单独使用那他霉素治疗真菌性眼内炎的有效性尚未确定。

药　理　作　用　那他霉素是一种从纳塔尔链霉菌中提取的四烯多烯类抗生素。在体外具有抗多种酵母菌和丝状真菌，包括念珠菌、曲霉菌、头孢子菌、镰刀霉菌和青霉菌的作用。其作用机制是通过药物分子与真菌细胞膜中的固醇部分分子结合，形成多烯固醇复合物，改变细胞膜的渗透性，使真菌细胞内的基本细胞成分衰竭。虽然这种抗真菌作用与药物剂量相关，但那他霉素仍是作用明显的杀真菌剂。那他霉素在体外对革兰氏阳性菌和革兰氏阴性菌没有作用。局部应用那他霉素可以在角膜基质层内达到有效浓度，但在眼内液中却不能达到。

税　则　号　列　3004.2090

中　文　名	制霉菌素片
英　文　名	Nystatin Tablets
类　　　别	抗感染药（抗真菌药）
主　要　成　分	制霉菌素
有效成分 CAS 号	1400-61-9

化学分子结构式

商　品　属　性	本品为糖衣片，除去包衣后显黄色或棕黄色。
适　用　症	口服，用于治疗消化道念珠菌病。
药　理　作　用	本品为多烯类抗真菌药，具广谱抗真菌作用。对念珠菌属的抗菌活性高，新型隐球菌、曲菌、毛霉菌、小孢子菌、荚膜组织浆胞菌、皮炎芽生菌及皮肤癣菌通常亦对本品敏感。本品可与真菌细胞膜上的甾醇相结合，改变细胞膜通透性，以致重要细胞内容物漏失而发挥抗真菌作用。
税　则　号　列	3004.2090

中　文　名	注射用醋酸卡泊芬净
英　文　名	Caspofungin Acetate for Injection
类　　　别	抗感染药（抗真菌药）
主　要　成　分	醋酸卡泊芬净
有效成分 CAS 号	179463-17-3

化学分子结构式

商　品　属　性	本品为注射剂，白色或类白色冻干块状物。
适　用　症	本品适用于感染下列病菌的成人患者和儿童患者（三个月及三个月以上）： 1. 经验性治疗中性粒细胞减少、伴发热病人的可疑真菌感染。2. 治疗对其他治疗无效或不能耐受的侵袭性曲霉菌病。
药　理　作　用	醋酸卡泊芬净是一种由 Glarea Lozoyensis 发酵产物合成而来的半合成脂肽（棘白菌素，echinocandin）化合物。醋酸卡泊芬净能抑制许多丝状真菌和酵母菌细胞壁的一种基本成分 β（1,3）-D-葡聚糖的合成。
税　则　号　列	3004.2090

中 文 名	注射用米卡芬净钠
英 文 名	Micafungin Sodium for Injection
类 别	抗感染药（抗真菌药）
主 要 成 分	米卡芬净钠
有效成分 CAS 号	208538-73-2

化学分子结构式

商 品 属 性	本品为注射剂，白色至类白色粉末。
适 用 症	由曲霉菌和念珠菌引起的下列感染：真菌血症、呼吸道真菌病、胃肠道真菌病。
药 理 作 用	米卡芬净是一种半合成脂肽类化合物，能竞争性抑制真菌细胞壁的必需成分 1,3-b-D 葡聚糖的合成。米卡芬净对深部真菌感染的主要致病真菌曲霉菌属和念珠菌属有广谱抗真菌活性。
税 则 号 列	3004.2090

中 文 名	氟康唑胶囊
英 文 名	Fluconazole Capsules
类 别	抗感染药（抗真菌药）
主 要 成 分	氟康唑
有效成分 CAS 号	86386-73-4

化学分子结构式

商 品 属 性	本品的内容物为白色或类白色粉末。
适 用 症	适用于以下真菌病。

1. 全身性念珠菌病：包括念珠菌血症、播散性念珠菌病及其他形式的侵入性念珠菌感染，如腹膜、心内膜、肺及泌尿道感染。也可用于恶性肿瘤、重症监护患者、接受放疗、化疗或免疫抑制剂治疗或受到其他易致念珠菌感染的因素作用的患者。2. 隐球菌病：包括隐球菌脑膜炎及其他部位（如肺、皮肤）的隐球菌感染。可用于免疫功能正常患者、艾滋病患者及器官移植或其他原因引起免疫功能抑制的患者。艾滋病患者可服用本品用来维持治疗，以预防隐球菌病的复发。3. 黏膜念珠菌病：包括口咽部、食道、非侵入性支气管等黏膜念珠菌病，肺部念珠菌感染，念珠菌尿症，皮肤黏膜和慢性萎缩性口腔念珠菌病。可用于免疫功能正常或免疫功能受损患者。4. 急性或复发性阴道念珠菌病。5. 对接受化疗或放疗，容易发生真菌感染的白血病患者及其他恶性肿瘤患者，可用本品进行预防治疗。6. 皮肤真菌病：包括体癣、手癣、足癣、花斑癣、头癣、指趾甲癣等皮肤真菌感染。7. 皮肤着色真菌病。

药 理 作 用	氟康唑属三唑类广谱抗真菌药，通过高度选择性地抑制真菌细胞色素 P-450 甾醇 C-14-α-脱甲基作用，使真菌内的 14-α-甲基甾醇堆积，从而抑制真菌的繁殖和生长。
税 则 号 列	3004.9090

中　文　名	氟康唑片
英　文　名	Fluconazole Tablets
类　　　别	抗感染药（抗真菌药）
主　要　成　分	氟康唑
有效成分 CAS 号	86386-73-4

化学分子结构式

商　品　属　性　本品为白色或类白色片或薄膜衣片。

适　用　症　适用于下列疾病。

1. 急性或复发性外阴阴道念珠菌病。2. 黏膜念珠菌病，包括口咽部、食道、支气管感染、念珠菌尿症及皮肤黏膜念珠菌病。3. 全身性念珠菌病，包括念珠菌败血症、播散性念珠菌病及其他非浅表性的念珠菌感染，如腹膜、心内膜、肺及泌尿道感染。4. 隐珠菌属，包括隐球菌脑膜炎及其他部位（如肺及皮肤等）的隐球菌感染。5. 手足癣、体股癣、花斑癣、甲癣等浅部真菌病。6. 因接受化疗和放疗或免疫抑制治疗的患者可用于预防治疗。

药　理　作　用　本品的作用机制主要为高度选择性地干扰真菌的细胞色素 P-450 的活性，从而抑制真菌细胞膜上麦角固醇的生物合成。

税　则　号　列　3004.9090

中　文　名	复方硝酸咪康唑软膏
英　文　名	Compound Miconazole Nitrate Ointment
类　　　别	抗感染药（抗真菌药）
主　要　成　分	本品为复方制剂，有效成分为硝酸咪康唑、薄荷脑、合成樟脑、水杨酸甲酯、冰片、麝香草酚、丙酸倍氯米松
有效成分 CAS 号	硝酸咪康唑 22832-87-7；薄荷脑 89-78-1；合成樟脑 76-22-2；水杨酸甲酯 119-36-8；冰片 507-70-0；麝香草酚 89-83-8；丙酸倍氯米松 5534-09-8

化学分子结构式

商　品　属　性	本品为乳剂型基质的白色软膏。有薄荷味。
适　用　症	适用于体股癣、手足癣等，亦用于丘疹性荨麻疹、湿疹、皮肤瘙痒症等。
药　理　作　用	本品所含硝酸咪康唑能抑制真菌细胞膜的合成，以及影响其代谢过程，对皮肤癣菌、念珠菌等有抗菌作用，对某些革兰氏阳性球菌也有一定疗效；丙酸倍氯米松是一种强效局部用糖皮质激素，能减轻和防止组织对炎症的反应，从而减轻炎症的表现；冰片有止痛、消肿作用；薄荷脑局部应用时，有促进血液循环及消炎、止痒等作用，可用于消炎、止痒、止痛、减轻水肿等；水杨酸甲酯具有消炎、止痒、消肿及止痛作用。
税　则　号　列	3004.9090

中　文　名		复方硝酸益康唑软膏
英　文　名		Compound Econazole Nitrate Ointment
类　　别		抗感染药（抗真菌药）
主　要　成　分		本品为复方制剂，有效成分为硝酸益康唑、曲安奈德
有效成分CAS号		硝酸益康唑 24169-02-6；曲安奈德 76-25-5

化学分子结构式

HNO₃

商　品　属　性		本品为乳剂型基质的白色软膏。
适　用　症		1. 湿疹：由真菌及（或）细菌感染所致的炎性皮肤病，由皮肤癣菌、酵母菌和霉样菌所致的炎症性皮肤真菌病。2. 身体皱褶处的真菌感染及继发性细菌及（或）混合感染。3. 适用于潮湿，渗出，急性、亚急性皮肤病。4. 也可用于以下疾病：甲沟炎、念珠菌性口角炎、尿布性皮炎、浅表性脓皮病等。
药　理　作　用		硝酸益康唑为广谱抗真菌药，对絮状表皮癣菌、头癣孢子菌、石膏样小孢子菌、石膏样癣菌、红色癣菌、断发癣菌等皮肤癣菌以及白色念珠菌等具有抗菌作用；曲安奈德是肾上腺素皮质激素类药，具有抗炎和抗过敏作用。
税　则　号　列		3004.9090

中　文　名		克霉唑片
英　文　名		Clotrimazole Tablets
类　　别		抗感染药（抗真菌药）
主　要　成　分		克霉唑
有效成分CAS号		23593-75-1

化学分子结构式

商　品　属　性		本品为白色片。
适　用　症		适用于预防和治疗免疫抑制病人口腔和食管念珠菌感染。
药　理　作　用		本品通过干扰细胞色素 P-450 的活性，从而抑制真菌细胞膜主要固醇类-麦角固醇的生物合成，损伤真菌细胞膜并改变其通透性，以致重要的细胞内物质外漏。本品可抑制真菌的甘油三酯和磷脂的生物合成，抑制氧化酶和过氧化酶的活性，引起细胞内过氧化氢积聚，导致细胞亚微结构变性和细胞坏死。
税　则　号　列		3004.9090

中　文　名　克霉唑乳膏
英　文　名　Clotrimazole Cream
类　　　别　抗感染药（抗真菌药）
主 要 成 分　克霉唑
有效成分 CAS 号　23593-75-1

化学分子结构式

商 品 属 性　本品为白色乳膏。
适　用　症　适用于念珠菌性外阴阴道病，尤其适用于不便使用克霉唑阴道片的阴道干燥者或更年
　　　　　　期妇女。
药 理 作 用　本品作用机制是抑制真菌细胞膜的合成，影响其代谢过程，对浅部、深部多种真菌有
　　　　　　抗菌作用。
税 则 号 列　3004.9090

中　文　名　酮康唑片
英　文　名　Ketoconazole Tablets
类　　　别　抗感染药（抗真菌药）
主 要 成 分　酮康唑
有效成分 CAS 号　65277-42-1

化学分子结构式

商 品 属 性　本品为白色至微红色片。
适　用　症　1. 系统真菌感染，如系统性念珠菌病、副球孢子菌病、组织胞浆菌病、球孢子菌病和
　　　　　　芽生菌病。2. 由皮肤癣菌和（或）酵母菌引起的皮肤、毛发和指（趾）甲的感染
　　　　　　（皮肤癣病、甲癣、念珠菌性甲周炎、花斑癣、干性糠疹、马拉色菌毛囊炎、慢性皮肤
　　　　　　黏膜念珠菌病等）。当局部治疗无效或由于感染部位、面积及深度等因素不宜外用治疗
　　　　　　时，可用本品治疗。3. 胃肠道酵母菌感染。4. 局部治疗无效的慢性、复发性阴道念珠
　　　　　　菌病。5. 尚可用于预防治疗因免疫机能降低（遗传性及由疾病或药物引起的）而易发
　　　　　　生机会性真菌感染的患者。
药 理 作 用　酮康唑为合成的咪唑二噁烷衍生物，通过抑制真菌麦角甾醇生物合成并改变细胞膜其
　　　　　　他脂类化合物的组成发挥抗菌作用。
税 则 号 列　3004.9090

中　文　名	酮康唑乳膏
英　文　名	Ketoconazole Cream
类　　　别	抗感染药（抗真菌药）
主　要　成　分	酮康唑
有效成分 CAS 号	65277-42-1

化学分子结构式

商　品　属　性	本品为乳剂型基质的乳白色或微红色乳膏。
适　用　症	适用于手癣、足癣、体癣、股癣、花斑癣及皮肤念珠菌病。
药　理　作　用	酮康唑为抗真菌药，对皮肤癣菌如毛发癣菌属、表皮癣菌属、小孢子菌属及酵母菌如念珠菌等具有抑制作用。局部外用几乎不经皮肤吸收。
税　则　号　列	3004.9090

中　文　名	硝酸咪康唑乳膏
英　文　名	Miconazole Nitrate Cream
类　　　别	抗感染药（抗真菌药）
主　要　成　分	硝酸咪康唑
有效成分 CAS 号	22832-87-7

化学分子结构式

商　品　属　性	本品为白色或类白色乳膏。
适　用　症	1. 由皮真菌、酵母菌及其他真菌引起的皮肤、指（趾）甲感染。2. 由酵母菌（如念珠菌等）和革兰氏阳性细菌引起的阴道感染和继发感染。
药　理　作　用	该药品为广谱抗真菌药，其作用机制是抑制真菌细胞膜的合成，影响其代谢过程，对皮肤癣菌、念珠菌等有抗菌作用，对某些革兰氏阳性球菌也有一定疗效。
税　则　号　列	3004.9090

中　文　名	硝酸咪康唑栓	
英　文　名	Miconazole Nitrate Suppositories	
类　　　别	抗感染药（抗真菌药）	
主　要　成　分	硝酸咪康唑	
有效成分 CAS 号	22832-87-7	

化学分子结构式

HNO₃

商　品　属　性　本品为栓剂。

适　用　症　适用于局部治疗念珠菌性外阴阴道病和革兰氏阳性细菌引起的双重感染。

药　理　作　用　本品为广谱抗真菌药，对多种真菌，尤其是念珠菌有抗菌作用，对某些革兰氏阳性细菌也有抗菌力。其作用机制是抑制真菌细胞膜的合成，影响其代谢过程。

税　则　号　列　3004.9090

中　文　名	硝酸舍他康唑乳膏	
英　文　名	Sertaconazole Nitrate Cream	
类　　　别	抗感染药（抗真菌药）	
主　要　成　分	硝酸舍他康唑	
有效成分 CAS 号	99592-39-9	

化学分子结构式

商　品　属　性　本品为白色乳膏。

适　用　症　适用于局部治疗表皮的真菌感染，如足癣、股癣、体癣、须癣、手癣和花斑癣。

药　理　作　用　硝酸舍他康唑为新型的局部抗真菌药，具有广谱杀菌活性，可作用于病原性霉菌病（白色念珠菌、热带念珠菌、C. spp.、豆状突糠疹癣菌）、皮癣菌病（毛癣菌、表皮癣菌和小孢子菌）及其他原因引起的皮肤和黏膜真菌感染，以及继发性革兰氏阳性菌（包括葡萄球菌和链霉菌）引起的皮肤和黏膜感染。

税　则　号　列　3004.9090

中　文　名　盐酸阿莫罗芬搽剂
英　文　名　Amorolfine Hydrochloride Liniment
类　　　别　抗感染药（抗真菌药）
主　要　成　分　盐酸阿莫罗芬
有效成分 CAS 号　78613-38-4

化学分子结构式

商　品　属　性　本品为搽剂。
适　用　症　适用于治疗敏感真菌引起的指（趾）甲感染。
药　理　作　用　本品是局部外用抗真菌药。其活性成分为吗啉衍生物——阿莫罗芬。阿莫罗芬的抑菌作用主要是通过改变构成真菌细胞膜的脂类的生物合成来实现的。使麦角固醇含量减少，非典型脂类的累积导致真菌细胞膜和细胞器的形态改变，从而实现抑菌作用。
税　则　号　列　3004.9090

中　文　名　盐酸阿莫罗芬乳膏
英　文　名　Amorolfine Hydrochloride Cream
类　　　别　抗感染药（抗真菌药）
主　要　成　分　盐酸阿莫罗芬
有效成分 CAS 号　78613-38-4

化学分子结构式

商　品　属　性　本品为乳膏剂。
适　用　症　适用于由皮肤真菌引起的皮肤真菌病：足癣（脚癣、运动员脚）、股癣、体癣，皮肤念珠菌病。
药　理　作　用　盐酸阿莫罗芬是吗啉的衍生物，是一种新型广谱抗真菌药物，通过干扰真菌细胞膜中麦角甾醇的生物合成，从而实现抑菌及杀菌的作用。
税　则　号　列　3004.9090

中　文　名	盐酸特比萘芬乳膏
英　文　名	Terbinafine Hydrochloride Cream
类　　　别	抗感染药（抗真菌药）
主　要　成　分	盐酸特比萘芬
有效成分 CAS 号	78628-80-5

化学分子结构式	

商　品　属　性	本品为白色乳膏。
适　用　症	适用于治疗手癣、足癣、体癣、股癣、花斑癣及皮肤念珠菌病等。
药　理　作　用	本品为广谱抗真菌药，能高度选择性地抑制真菌麦角鲨烯环氧化酶，阻断真菌细胞膜形成过程中的麦角鲨烯环氧化反应而干扰真菌固醇的早期生物合成，从而发挥抑制和杀灭真菌的作用。
税　则　号　列	3004.9090

六、　抗病毒药

中　文　名	达芦那韦考比司他片
英　文　名	Darunavir and Cobicistat Tablets
类　　　别	抗感染药（抗病毒药）
主　要　成　分	本品为复方制剂，有效成分为达芦那韦、考比司他
有效成分 CAS 号	达芦那韦 206361-99-1；考比司他 1004316-88-4

化学分子结构式	

商　品　属　性	本品为粉色的薄膜衣片，除去包衣后显白色或类白色。
适　用　症	适用于已经使用过抗逆转录病毒药物的 HIV（人类免疫缺陷病毒）感染的成人患者的治疗。
药　理　作　用	本品为抗 HIV-1 药物达芦那韦和 CYP3A 抑制剂考比司他组成的复方制剂。达芦那韦为 HIV-1 的蛋白酶抑制剂，可选择性地抑制感染病毒的细胞内 HIV-1 编码的 Gag-pol 多聚蛋白的裂解，从而阻断成熟传染性病毒颗粒的形成；考比司他为 CYP3A 亚族细胞色素 P450 酶的选择性机理性抑制剂，对 CYP3A 介导的代谢具有抑制作用，可增加 CYP3A 底物的系统暴露量。
税　则　号　列	3004.9010

中　文　名	达芦那韦片
英　文　名	Darunavir Tablets
类　　　别	抗感染药（抗病毒药）
主　要　成　分	达芦那韦
有效成分 CAS 号	206361-99-1

化学分子结构式

商　品　属　性　本品为片剂。

适　用　症　达芦那韦联合 100mg 利托那韦合用（达芦那韦/利托那韦），和其他抗逆转录病毒药物合并使用，适用于已使用过抗逆转录病毒药物的 HIV（人类免疫缺陷病毒）感染的成人患者的治疗，例如对一种以上蛋白酶抑制剂耐药的 HIV-1 感染者。

药　理　作　用　达芦那韦是一种 HIV-1 蛋白酶抑制剂，选择性抑制病毒感染细胞中 HIV 编码的 Gag-Pol 多蛋白的裂解，从而阻止成熟的感染性病毒颗粒的形成。达芦那韦与 HIV-1 蛋白酶紧密结合，KD 值为 $4.5 \times 10^{-12} M$。达芦那韦对于蛋白酶抑制剂耐药相关的突变（RAM）具有一定的疗效，但达芦那韦对目前检测到的 13 种人体细胞蛋白酶没有抑制作用。

税　则　号　列　3004.9010

中　文　名	格卡瑞韦哌仑他韦片
英　文　名	Glecaprevir and Pibrentasvir Tablets
类　　　别	抗感染药（抗病毒药）
主　要　成　分	本品为复方制剂，有效成分为格卡瑞韦、哌仑他韦
有效成分 CAS 号	格卡瑞韦 1365970-03-1；哌仑他韦 1353900-92-1

化学分子结构式

商　品　属　性	片剂，每片含格卡瑞韦 100mg 和哌仑他韦 40mg。
适　用　症	适用于治疗基因 1、2、3、4、5 或 6 型慢性丙型肝炎病毒（HCV）感染的无肝硬化或代偿期肝硬化成人和 12 岁至 18 岁青少年患者。
药　理　作　用	格卡瑞韦是 HCV NS3/4A 蛋白酶抑制剂，NS3/4A 蛋白酶是水解切割 HCV 编码多聚蛋白的必需物质（裂解为成熟形式的 NS3、NS4A、NS4B、NS5A 以及 NS5B 蛋白），对于病毒复制和组装至关重要。在一项生化试验中，格卡瑞韦对来自 HCV 基因 1a、1b、2a、2b、3a、4a、5a 和 6a 型临床分离株的重组 NS3/4A 酶的蛋白水解活性的抑制作用的 IC50 值范围为 3.5nM~11.3nM。哌仑他韦是 HCV NS5A 蛋白抑制剂，NS5A 蛋白酶对 HCV 病毒 RNA 复制和组装至关重要。联合用药的抗病毒活性：在 HCV 基因 1 型复制子细胞培养试验中未见拮抗作用。
税　则　号　列	3004.9010

中 文 名	索磷维伏片
英 文 名	Sofosbuvir, Velpatasvir and Voxilaprevir Tablets
类 别	抗感染药（抗病毒药）
主 要 成 分	本品为复方制剂，有效成分为索磷布韦、维帕他韦和伏西瑞韦
有效成分 CAS 号	索磷布韦 1190307-88-0；维帕他韦 1377049-84-7；伏西瑞韦 1535212-07-7

化学分子结构式

商 品 属 性	本品为片剂。
适 用 症	适用于治疗既往接受过含直接抗病毒药物（DAA）方案、无肝硬化或伴代偿性肝硬化的成人慢性丙型肝炎病毒（HCV）感染。
药 理 作 用	本品为索磷布韦、维帕他韦和伏西瑞韦组成的复方制剂。索磷布韦是丙肝非结构蛋白5B 依赖性 RNA 聚合酶抑制剂，是一种核酸苷药物前体。代谢产物 GS-461203（尿苷类似物三磷酸盐）被 NS5B 聚合酶嵌入 HCV RNA 而终止复制，GS-461203 既不是人类DNA 和 RNA 聚合酶抑制剂，也不是线粒体 RNA 聚合酶抑制剂。维帕他韦是丙肝非结构蛋白 5A 依赖性 RNA 聚合酶抑制剂，体外耐药性选择和交叉耐药性研究提示，维帕他韦的作用机制为靶标 NS5A。伏西瑞韦是丙肝非结构蛋白 3/4A 蛋白酶的一种泛基因型抑制剂。伏西瑞韦作为 NS3/4A 蛋白酶的非共价、可逆抑制剂发挥作用。
税 则 号 列	3004.9010

中 文 名	阿巴卡韦拉米夫定片
英 文 名	Abacavir and Lamivudine Tablets
类 别	抗感染药（抗病毒药）
主 要 成 分	本品为复方制剂，有效成分为硫酸阿巴卡韦和拉米夫定
有效成分 CAS 号	硫酸阿巴卡韦 188062-50-2；拉米夫定 134678-17-4

化学分子结构式

0.5 H$_2$SO$_4$

商 品 属 性	本品为片剂。
适 用 症	本品可与其他抗逆转录病毒药联合用药，适用于治疗 HIV-1 感染。
药 理 作 用	阿巴卡韦是一种碳环合成的核苷类似物，可通过细胞酶转化为活性代谢产物 carbovirtriphosphate（CBV-TP），一种脱氧鸟苷-5'-三磷酸盐（dGTP）类似物。CBV-TP 可通过与天然底物 dGTP 竞争、与病毒 DNA 结合，抑制 HIV-1 逆转录酶（RT）。结合的核苷类似物无 3'-OH 基团，避免了 DNA 链延长中必需的 5'-3' 磷酸二酯键形成，由此，中断病毒 DNA 生长。CBV-TP 为细胞 DNA 聚合酶 α、β、γ 的弱抑制剂。拉米夫定是一种合成的核苷类似物，在细胞内，拉米夫定发生磷酸化而变成其 5'-三磷酸盐活性代谢产物，即三磷酸拉米夫定（3TC-TP）。3TCTP 的主要作用方式是在 DNA 链末端加入核苷类似物后，抑制 RT 活性。CBV-TP 和 3TC-TP 均为细胞 DNA 聚合酶 α、β、γ 的弱抑制剂。
税 则 号 列	3004.9090

中 文 名	阿德福韦酯胶囊
英 文 名	Adefovir Dipivoxil Capsules
类 别	抗感染药（抗病毒药）
主 要 成 分	阿德福韦酯
有效成分 CAS 号	142340-99-6

化学分子结构式

商 品 属 性	本品为硬胶囊，内容物为白色或类白色粉末。
适 用 症	适用于治疗乙型肝炎病毒活动复制和血清氨基酸转移酶升高的肝功能代偿的成年慢性乙型肝炎患者。
药 理 作 用	阿德福韦酯是一种口服抗病毒药。阿德福韦酯在体内代谢成阿德福韦，阿德福韦是一种单磷酸腺苷的无环核苷类似物，在细胞激酶的作用下被磷酸化为有活性的代谢产物即阿德福韦二磷酸盐。阿德福韦二磷酸盐通过下列两种方式来抑制 HBVDNA 多聚酶（逆转录酶）：一是与自然底物脱氧腺苷三磷酸竞争，二是整合到病毒 DNA 后引起 DNA 链延长终止。
税 则 号 列	3004.9090

中 文 名　阿昔洛韦片
英 文 名　Aciclovir Tablets
类 别　抗感染药（抗病毒药）
主 要 成 分　阿昔洛韦
有效成分 CAS 号　59277-89-3

化学分子结构式

商 品 属 性　本品为白色至类白色片。
适 用 症　适用于单纯疱疹或带状疱疹感染。
药 理 作 用　本品为嘌呤核苷类抗病毒药。其作用机制是干扰病毒 DNA 多聚酶而抑制病毒的复制，对单纯疱疹病毒、水痘带状疱疹病毒、巨细胞病毒等具有抑制作用。
税 则 号 列　3004.9090

中 文 名　阿昔洛韦乳膏
英 文 名　Aciclovir Cream
类 别　抗感染药（抗病毒药）
主 要 成 分　阿昔洛韦
有效成分 CAS 号　59277-89-3

化学分子结构式

商 品 属 性　本品为白色乳膏。
适 用 症　适用于单纯疱疹或带状疱疹感染。
药 理 作 用　本品为嘌呤核苷类抗病毒药。其作用机制是干扰病毒 DNA 多聚酶而抑制病毒的复制，对单纯疱疹病毒、水痘带状疱疹病毒、巨细胞病毒等具有抑制作用。
税 则 号 列　3004.9090

中　文　名　艾考恩丙替片

英　文　名　Elvitegravir, Cobicistat, Emtricitabine and Tenofovir Alafenamide Fumarate Tablets

类　　　别　抗感染药（抗病毒药）

主 要 成 分　本品为复方制剂，主要成分为艾维雷韦、考比司他、恩曲他滨和丙酚替诺福韦

有效成分 CAS 号　艾维雷韦 697761-98-1；考比司他 1004316-88-4；恩曲他滨 143491-57-0；丙酚替诺福韦 379270-38-9

化学分子结构式

商 品 属 性　本品为片剂。

适 用 症　适用于治疗I型人类免疫缺陷病毒（HIV-1）感染的且无任何与整合酶抑制剂类药物、恩曲他滨或替诺福韦耐药性相关的已知突变的成人和青少年（年龄 12 岁及以上且体重至少为 35kg）。

药 理 作 用　本品为抗反转录病毒药物艾维雷韦、考比司他、恩曲他滨和丙酚替诺福韦组成的复方制剂。艾维雷韦是一种 HIV-1 整合酶链转移抑制剂（INSTI）。整合酶是病毒复制所需要的一种 HIV-1 编码酶。抑制整合酶能够阻止 HIV-1 脱氧核糖核酸（DNA）整合到宿主基因 DNA，防止 HIV-1 前病毒形成和病毒感染增殖。考比司他是 CYP3A 亚族细胞色素 P450（CYP）酶的一种选择性机制性抑制剂。考比司他抑制 CYP3A 介导的代谢会增加 CYP3A 底物的系统暴露量，如艾维雷韦，该底物由于 CYP3A 依赖性代谢，故生物利用度受限且半衰期短。恩曲他滨是一种核苷反转录酶抑制剂（NRTI），也是 2'-脱氧胞苷的核苷类似物。恩曲他滨通过细胞酶进行磷酸化，形成三磷酸恩曲他滨。三磷酸恩曲他滨借助 HIV 反转录酶（RT）整合嵌入病毒 DNA（导致 DNA 链终止），从而抑制 HIV 复制。恩曲他滨对 HIV-1、HIV-2 和 HBV 均有活性。丙酚替诺福韦是一种核苷酸反转录酶抑制剂（NtRTI），也是替诺福韦的磷酰胺酯药物前体（2'-脱氧腺苷单磷酸类似物）。丙酚替诺福韦可渗透进细胞，由于借助组织蛋白酶 A 进行水解从而增加了血浆稳定性和细胞内活性，因此在提高外周血单核细胞（PBMC）（包括淋巴细胞和其他 HIV 靶细胞）和巨噬细胞中的替诺福韦浓度方面，丙酚替诺福韦的有效性高于替诺福韦二吡呋酯。细胞内替诺福韦随后经过磷酸化，形成了药理学活性代谢产物二磷酸替诺福韦。二磷酸替诺福韦借助 HIV RT 整合嵌入病毒 DNA（导致 DNA 链终止），从而抑制 HIV 复制。替诺福韦对 HIV-1、HIV-2 和 HBV 有活性。

税 则 号 列　3004.9090

中　文　名	比克恩丙诺片
英　文　名	Bictegravir sodium，emtricitabine and tenofovir alafenamide fumarate tablets
类　　　别	抗感染药（抗病毒药）
主　要　成　分	本品为复方制剂，主要成分为比克替拉韦钠、恩曲他滨、富马酸丙酚替诺福韦
有效成分 CAS 号	比克替拉韦钠 1807988-02-8；恩曲他滨 143491-57-0；富马酸丙酚替诺福韦 379270-38-9

化学分子结构式

商　品　属　性	本品为片剂。
适　用　症	适用于作为完整方案 I 型治疗人类免疫缺陷病毒（HIV-1）感染（成人）。
药　理　作　用	比克恩丙诺片（B/F/TAF）是抗反转录病毒药比克替拉韦（BIC）、恩曲他滨（FTC）和丙酚替诺福韦（TAF）组成的固定剂量复方制剂。比克替拉韦是一种整合酶链转移抑制剂（INSTI），可抑制 HIV-1 整合酶（一种 HIV-1 病毒编码的酶，为病毒复制所需）的链转移活性。抑制整合酶可阻止线性 DNA 整合到宿主基因组 DNA 中，阻断 HIV-1 前病毒形成和病毒增殖。恩曲他滨是一种合成的胞苷核苷类似物，由细胞酶磷酸化形成恩曲他滨 5'-三磷酸盐，恩曲他滨 5'-三磷酸盐通过与天然底物 5'-三磷酸脱氧竞争整合到新生病毒 DNA 中终止 DNA 链合成，从而抑制 HIV-1 反转录酶活性。恩曲他滨 5'-三磷酸盐是哺乳动物 DNA 聚合酶 α、β、ε 和线粒体 DNA 聚合酶 γ 的一种弱抑制剂。丙酚替诺福韦是替诺福韦（2'-脱氧腺苷单磷酸类似物）的亚磷酰胺前体药物，血浆中暴露的丙酚替诺福韦可渗入细胞中，然后丙酚替诺福韦在细胞内经组织蛋白酶 A 水解转化为替诺福韦，随后替诺福韦经细胞激酶磷酸化为活性代谢产物二磷酸替诺福韦。二磷酸替诺福韦通过 HIV 反转录酶嵌入病毒 DNA 中，导致 DNA 链终止。二磷酸替诺福韦是哺乳动物 DNA 聚合酶（包括线粒体 DNA 聚合酶 γ）的一种弱抑制剂，但在细胞培养中未见对线粒体的毒性证据。
税　则　号　列	3004.9090

中 文 名　多替阿巴拉米片
英 文 名　Dolutegravir Sodium，Abacavir Sulfate and Lamivudine Tablets
类　　　别　抗感染药（抗病毒药）
主 要 成 分　本品为复方制剂，其组分为多替拉韦钠、硫酸阿巴卡韦和拉米夫定
有效成分 CAS 号　多替拉韦钠 1051375-19-9；硫酸阿巴卡韦 188062-50-2；拉米夫定 134678-17-4

化学分子结构式

0.5 H₂SO₄

商 品 属 性　本品为片剂。
适 用 症　适用于治疗感染人类免疫缺陷病毒（HIV）的成人和 12 岁以上青少年（体重至少为 40kg）。感染 HIV 患者，无论人种如何，开始使用含阿巴卡韦的产品治疗前，应当筛查是否携带 HLA-B＊5701 等位基因。如果已知患者携带 RLA-B＊5701 等位基因，不应当服用含有阿巴卡韦成分的产品。
药 理 作 用　多替拉韦能通过与整合酶活性位点结合并阻断逆转录脱氧核糖核酸（DNA）整合的链转移步骤（HIV 复制周期中的关键步骤），抑制 HIV 整合酶。阿巴卡韦是碳环合成性核苷类似物，阿巴卡韦在胞内酶的作用下转化成活性代谢物卡巴韦三磷酸（CBV-TP），这是一种脱氧鸟苷-5′-三磷酸（dGTP）类似物。CBV-TP 通过与天然底物 dGTP 竞争和插入病毒 DNA 中来抑制 HIV-1 逆转录酶（RT）的活性。拉米夫定是合成的核苷类似物，拉米夫定在细胞内发生磷酸化，生成活性 5-三磷酸代谢物，即拉米夫定三磷酸（3TC-TP）。3T-CTP 的主要作用模式是通过插入核苷酸类似物终止 DNA 链的合成，从而抑制 RT 活性。
税 则 号 列　3004.9090

中 文 名　多替拉韦钠片
英 文 名　Dolutegravir Sodium Tablets
类　　　别　抗感染药（抗病毒药）
主 要 成 分　多替拉韦钠
有效成分 CAS 号　1051375-19-9

化学分子结构式

商 品 属 性　本品为片剂。
适 用 症　本品用于联合其他抗逆转录病毒药物，治疗人类免疫缺陷病毒（HIV）感染的成人和年满 12 岁的儿童患者。
药 理 作 用　作用机制：多替拉韦通过与整合酶活性位点结合并阻碍 HIV 复制周期中关键的逆转录病毒脱氧核糖核酸（DNA）整合链转移步骤而抑制 HIV 整合酶。使用纯化 HIV-1 整合酶和预处理底物 DNA 的体外链转移生物化学分析得到的 IC50 为 2.7nM 和 12.6nM。在体外，多替拉韦从野生型整合酶-DNA 复合体活性位点的解离速度较慢（t₁/₂71 小时）。
药效学作用：在一项随机、剂量范围探索研究中，接受多替拉韦单药治疗的 HIV-1 感染受试者中，抗病毒活性迅速，具有剂量依赖性。多替拉韦 2mg、10mg 和 50mg 每日一次给药后，HIV-1 从基线到第 11 天的下降幅度分别为 1.5、2.0 和 2.5log10。在 50mg 剂量组中，末次药后，这种抗病毒应答可维持 3 至 4 天。
税 则 号 列　3004.9090

中　文　名	恩曲他滨丙酚替诺福韦片（Ⅱ）
英　文　名	Emtricitabine and Tenofovir Alafenamide Fumarate Tablets（Ⅱ）
类　　　别	抗感染药（抗病毒药）
主　要　成　分	本品为复方制剂，主要成分为恩曲他滨和富马酸丙酚替诺福韦
有效成分 CAS 号	恩曲他滨 143491-57-0；富马酸丙酚替诺福韦 379270-38-9

化学分子结构式

商　品　属　性　本品为复方片剂。

适　用　症　适用于与其他抗反转录病毒药物联用，治疗成年和青少年（年龄 12 岁及以上且体重至少为 35kg）的人类免疫缺陷病毒 1 型（HIV-1）感染。

药　理　作　用　恩曲他滨是一种合成的胞嘧啶核苷类似物，经细胞酶磷酸化后生成 5'-三磷酸恩曲他滨。5'-三磷酸恩曲他滨通过与天然底物 5'-三磷酸脱氧胞苷竞争并且整合到新合成的病毒 DNA 中使链终止，从而抑制 HIV-1 逆转录酶（RT）的活性。5'-三磷酸恩曲他滨对哺乳动物 DNA 聚合酶 α、β、ε 和线粒体 DNA 聚合酶 γ 的抑制活性弱。丙酚替诺福韦是替诺福韦的磷酰胺酯药物前体（2'-脱氧腺苷单磷酸类似物），进入细胞内通过组织蛋白酶 A 水解为替诺福韦。替诺福韦经磷酸化形成活性代谢产物二磷酸替诺福韦（TFV-DP）。TFV-DP 通过 HIV RT 整合嵌入病毒 DNA 中，导致 DNA 链终止，从而抑制 HIV 复制。丙酚替诺福韦对哺乳动物 DNA 聚合酶 α、β、δ、ε 和线粒体 DNA 聚合酶 γ 的抑制作用非常弱。

税　则　号　列　3004.9090

中 文 名	恩曲他滨丙酚替诺福韦片（I）
英 文 名	Emtricitabine and Tenofovir Alafenamide Fumarate Tablets（I）
类 别	抗感染药（抗病毒药）
主 要 成 分	本品为复方制剂，主要成分为恩曲他滨和富马酸丙酚替诺福韦
有效成分 CAS 号	恩曲他滨 143491-57-0；富马酸丙酚替诺福韦 379270-38-9

化学分子结构式

商 品 属 性	本品为复方片剂。
适 用 症	适用于与其他抗反转录病毒药物联用，治疗成年和青少年（年龄 12 岁及以上且体重至少为 35kg）的人类免疫缺陷病毒 1 型（HIV-1）感染。
药 理 作 用	恩曲他滨是一种合成的胞嘧啶核苷类似物，经细胞酶磷酸化后生成 5'-三磷酸恩曲他滨。5'-三磷酸恩曲他滨通过与天然底物 5'-三磷酸脱氧胞苷竞争并且整合到新合成的病毒 DNA 中使链终止，从而抑制 HIV-1 逆转录酶（RT）的活性。5'-三磷酸恩曲他滨对哺乳动物 DNA 聚合酶 α、β、ε 和线粒体 DNA 聚合酶 γ 的抑制活性弱。丙酚替诺福韦是替诺福韦的磷酰胺酯药物前体（2'-脱氧腺苷单磷酸类似物），进入细胞内通过组织蛋白酶 A 水解为替诺福韦。替诺福韦经磷酸化形成活性代谢产物二磷酸替诺福韦（TFV-DP）。TFV-DP 通过 HIV RT 整合嵌入病毒 DNA 中，导致 DNA 链终止，从而抑制 HIV 复制。丙酚替诺福韦对哺乳动物 DNA 聚合酶 α、β、δ、ε 和线粒体 DNA 聚合酶 γ 的抑制作用非常弱。
税 则 号 列	3004.9090

中　文　名	恩曲他滨-利匹韦林-富马酸替诺福韦酯片
英　文　名	Emtricitabine, Rilpivirine and Tenofovir Disoproxil Fumarate Tablets
类　　　别	抗感染药（抗病毒药）
主　要　成　分	本品为复方制剂，主要成分为恩曲他滨、利匹韦林、富马酸替诺福韦酯
有效成分 CAS 号	恩曲他滨 143491-57-0；利匹韦林 500287-72-9；富马酸替诺福韦酯 202138-50-9

化学分子结构式

商　品　属　性	本品为片剂。
适　用　症	适用于单用或与其他抗逆转录病毒药物联合，治疗未经治疗的成人 HIV-1 感染，且 HIV-1RNA 小于等于 100000copies/mL。患者 HIV-1RNA 被稳定抑制在小于 50copies/mL，用本品可替代原治疗方案。
药　理　作　用	利匹韦林是非核苷类 HIV-1 逆转录酶抑制剂，富马酸替诺福韦酯在体内水解为活性成分替诺福韦二磷酸盐，后者可通过直接竞争性地与天然脱氧腺苷 5'-三磷酸底物相结合而抑制病毒聚合酶，以及通过插入 DNA 中终止链而抑制 HIV-1 复制，恩曲他滨口服后被磷酸化为具有细胞活性的 5'-三磷酸盐，5'-三磷酸盐通过进入病毒 DNA 主链，与主链结合，导致链终止，从而抑制 HIV-1 逆转录酶。
税　则　号　列	3004.9090

中　文　名　恩曲他滨替诺福韦片

英　文　名　Emtricitabine and Tenofovir Disoproxil Fumarate Tablets

类　　　别　抗感染药（抗病毒药）

主　要　成　分　本品为复方制剂，主要成分为恩曲他滨和富马酸替诺福韦二吡呋酯

有效成分 CAS 号　恩曲他滨 143491-57-0；富马酸替诺福韦二吡呋酯 202138-50-9

化学分子结构式

商　品　属　性　本品为片剂。

适　用　症　适用于与其他抗逆转录病毒药物联用，治疗成人和 12 岁（含）以上儿童的 HIV-1 感染。当开始使用本品治疗 HIV-1 感染时，应考虑下列因素：建议本品不要作为三联核苷治疗方案的一个组分使用；本品不应与恩曲他滨、替诺福韦二吡呋酯、拉米夫定或含有三者的固定剂量复方合并使用；接受过治疗的患者，本品的使用应按照实验室检查结果和患者治疗史进行。

药　理　作　用　本品为抗病毒药恩曲他滨与富马酸替诺福韦二吡呋酯组成复方制剂。恩曲他滨是一种合成的胞嘧啶核苷类似物，经细胞酶磷酸化后生成 5'-三磷酸恩曲他滨。5'-三磷酸恩曲他滨通过与天然底物 5'-三磷酸脱氧胞苷竞争并且整合到新合成的病毒 DNA 中使链终止，从而抑制 HIV-1 逆转录酶（RT）的活性。5'-三磷酸恩曲他滨对哺乳动物 DNA 聚合酶 α、β、ε 和线粒体 DNA 聚合酶 γ 的抑制活性弱。富马酸替诺福韦二吡呋酯是一磷酸腺苷的非环状核苷磷酸化二酯类似物。富马酸替诺福韦二吡呋酯先进行二酯酶水解转化成替诺福韦，然后通过细胞酶的磷酸化形成二磷酸替诺福韦。二磷酸替诺福韦通过与天然底物 5'-三磷酸脱氧腺苷竞争，然后与 DNA 整合后终止 DNA 链，从而抑制 HIV-1 逆转录酶的活性。二磷酸替诺福韦对哺乳动物 DNA 聚合酶 α、β 和线粒体 DNA 聚合酶 γ 的抑制活性弱。

税　则　号　列　3004.9090

中 文 名	恩替卡韦片
英 文 名	Entecavir Tablets
类 别	抗感染药（抗病毒药）
主 要 成 分	恩替卡韦
有效成分 CAS 号	142217-69-4

化学分子结构式

商 品 属 性　本品为薄膜衣片，除去包衣后显白色。

适 用 症　适用于病毒复制活跃，血清丙氨酸氨基转移酶（ALT）持续升高或肝脏组织学显示有活动性病变的慢性成人乙型肝炎的治疗。也适用于治疗 2 岁至 18 岁慢性乙肝病毒（HBV）感染代偿性肝病的核苷初治儿童患者，有病毒复制活跃和血清 ALT 水平持续升高的证据或中度至重度炎症和（或）纤维化的组织学证据。

药 理 作 用　本品为鸟嘌呤核苷类似物，对 HBV 多聚酶具有抑制作用。它能够通过磷酸化成为具有活性的三磷酸盐，三磷酸盐在细胞内的半衰期为 15 小时。通过与 HBV 多聚酶的天然底物三磷酸脱氧鸟嘌呤核苷竞争，恩替卡韦三磷酸盐能抑制病毒多聚酶（逆转录酶）的所有活性：HBV 多聚酶的启动；前基因组 mRNA 逆转录负链的形成；HBV DNA 正链的合成。

税 则 号 列　3004.9090

中 文 名	泛昔洛韦片
英 文 名	Famciclovir Tablets
类 别	抗感染药（抗病毒药）
主 要 成 分	泛昔洛韦
有效成分 CAS 号	104227-87-4

化学分子结构式

商 品 属 性　本品为白色薄膜衣片，除去薄膜衣片后显白色。

适 用 症　适用于治疗带状疱疹或原发性生殖器疱疹。

药 理 作 用　本品在体内迅速转化为有抗病毒活性的化合物喷昔洛韦，后者对 I 型单纯疱疹病毒（HSV-1），II 型单纯疱疹病毒（HSV-2）以及水痘带状疱疹病毒（VZV）有抑制作用。在细胞培养研究中，喷昔洛韦对下述病毒的抑制作用强弱次序排列为 HSV-1、HSV-2、VZV。作用机制为在感染上述病毒的细胞中，病毒胸苷激酶将喷昔洛韦磷酸化成单磷酸喷昔洛韦，后者再由细胞激酶将其转化为三磷酸喷昔洛韦。体外试验研究显示，三磷酸喷昔洛韦通过与三磷酸鸟苷竞争，抑制 HSV-2 多聚酶的活性，从而选择性抑制疱疹病毒 DNA 的合成和复制。

税 则 号 列　3004.9090

中　文　名　富马酸丙酚替诺福韦片

英　文　名　Tenofovir Alafenamide Fumarate Tablets

类　　　别　抗感染药（抗病毒药）

主　要　成　分　富马酸丙酚替诺福韦

有效成分 CAS 号　379270-38-9

化学分子结构式

商　品　属　性　本品为黄色、圆形的薄膜衣片。除去包衣后，显白色或类白色。

适　用　症　适用于治疗成人和青少年（年龄 12 岁及以上，体重至少为 35kg）慢性乙型肝炎。

药　理　作　用　丙酚替诺福韦是替诺福韦的一种亚磷酰胺药物前体（2'-脱氧腺苷一磷酸类似物）。丙酚替诺福韦通过被动扩散以及肝脏摄取性转运体 OATP1B1 和 OATP1B3 进入原代肝细胞。在原代肝细胞内丙酚替诺福韦主要通过羧酸酯酶 1 进行水解以形成替诺福韦。细胞内替诺福韦随后经过磷酸化，形成药理学活性代谢产物二磷酸替诺福韦。二磷酸替诺福韦借助 HBV 逆转录酶整合嵌入病毒 DNA（这会导致 DNA 链终止），从而抑制 HBV 复制。替诺福韦对乙型肝炎病毒和人类免疫缺陷病毒（HIV-1 和 HIV-2）有特异性活性。基于包括线粒体 DNA 分析在内的多项试验，二磷酸替诺福韦是哺乳动物 DNA 聚合酶（包括线粒体 DNA 聚合酶 γ）的一种弱抑制剂，且在体外无线粒体毒性迹象。

税　则　号　列　3004.9090

中　文　名	富马酸替诺福韦二吡呋酯片
英　文　名	Tenofovir Disoproxil Fumarate Tablets
类　　　别	抗感染药（抗病毒药）
主　要　成　分	富马酸替诺福韦二吡呋酯
有效成分 CAS 号	202138-50-9

化学分子结构式

商 品 属 性　本品为片剂。

适　用　症　本品适用于其他抗逆转录病毒药物合用，治疗 HIV-1 感染。也用于治疗患有慢性乙肝的成人和 12 岁以上的儿童。

药 理 作 用　富马酸替诺福韦二吡呋酯是一种一磷酸腺苷的开环核苷膦化二酯结构类似物。富马酸替诺福韦二吡呋酯首先需要经二酯的水解转化为替诺福韦，然后通过细胞酶的磷酸化形成二磷酸替诺福韦，也叫链末端终止剂。二磷酸替诺福韦通过与天然底物 5'-三磷酸脱氧腺苷竞争，并且在与 DNA 整合后终止 DNA 链，从而抑制 HIV-1 反转录酶和 HBV 反转录酶的活性。二磷酸替诺福韦对哺乳动物 DNA 聚合酶 α、β 和线粒体 DNA 聚合酶 γ 是弱抑制剂。

税 则 号 列　3004.9090

中　文　名　更昔洛韦分散片
英　文　名　Ganciclovir Dispersible Tablets
类　　　别　抗感染药（抗病毒药）
主 要 成 分　更昔洛韦
有效成分 CAS 号　82410-32-0

化学分子结构式

商 品 属 性　本品为白色或类白色片。
适　用　症　适用于免疫损伤引起巨细胞病毒感染的患者。用于免疫功能损伤（包括艾滋病患者）
　　　　　　发生的巨细胞病毒性视网膜炎的维持治疗；预防可能发生干器官移植受者的巨细胞病
　　　　　　毒感染；预防晚期 HIV 感染患者的巨细胞病毒感染。
药 理 作 用　更昔洛韦首先被巨细胞病毒（CMV）编码（UL97 基因）的蛋白激酶同系物磷酸化成
　　　　　　单磷酸盐，再通过细胞激酶进一步磷酸化成二磷酸盐和三磷酸盐。在 CMV 感染的细胞
　　　　　　内，三磷酸盐的量比非感染细胞中的量高 100 倍，提示本品在感染的细胞中可优先磷
　　　　　　酸化。更昔洛韦一旦形成三磷酸盐，能在 CMV 感染的细胞内持续数天。更昔洛韦的三
　　　　　　磷酸盐能通过以下方式抑制病毒的 DNA 合成：竞争性地抑制病毒 DNA 聚合；掺入病
　　　　　　毒及宿主细胞的 DNA 内，从而导致病毒 DNA 延长的终止。更昔洛韦对病毒 DNA 聚合
　　　　　　酶作用较对宿主聚合酶强。
税 则 号 列　3004.9090

中　文　名　拉米夫定胶囊
英　文　名　Lamivudine Capsules
类　　　别　抗感染药（抗病毒药）
主 要 成 分　拉米夫定
有效成分 CAS 号　134678-17-4

化学分子结构式

商 品 属 性　本品为胶囊剂。
适　用　症　适用于伴有丙氨酸氨基转氨酶升高和病毒活动复制的、肝功能代偿的成年慢性乙型肝
　　　　　　炎病人的治疗。
药 理 作 用　拉米夫定是一种人工合成的核苷类似物。它可在细胞内磷酸化而产生具有活性的 5'-三
　　　　　　磷酸盐代谢物拉米夫定三磷酸盐（3TC-TP）。三磷酸盐通过 HBV 逆转录掺入到病毒
　　　　　　DNA 链中，从而阻断病毒 DNA 的合成。3TC-TP 还可抑制 I 型人类免疫缺陷病毒
　　　　　　（HIV-1）逆转录酶（RT）的 RNA 和 DNA 依赖型 DNA 聚合酶的活性。3TC-TP 对哺乳
　　　　　　动物 α、β 和 γ-DNA 聚合酶的抑制作用微弱。
税 则 号 列　3004.9090

中　文　名	拉米夫定片
英　文　名	Lamivudine Tablets
类　　别	抗感染药（抗病毒药）
主　要　成　分	拉米夫定
有效成分 CAS 号	134678-17-4

化学分子结构式

商　品　属　性　本品为片剂。

适　用　症　适用于伴有丙氨酸氨基转氨酶升高和病毒活动复制的、肝功能代偿的成年慢性乙型肝炎病人的治疗。

药　理　作　用　拉米夫定是一种人工合成的核苷类似物。它可在细胞内磷酸化而产生具有活性的 5'-三磷酸盐代谢物拉米夫定三磷酸盐（3TC-TP）。三磷酸盐通过 HBV 逆转录掺入到病毒 DNA 链中，从而阻断病毒 DNA 的合成。3TC-TP 还可抑制 Ⅰ 型人类免疫缺陷病毒（HIV-1）逆转录酶（RT）的 RNA 和 DNA 依赖型 DNA 聚合酶的活性。3TC-TP 对哺乳动物 α、β 和 γ-DNA 聚合酶的抑制作用微弱。

税　则　号　列　3004.9090

中　文　名	拉替拉韦钾片
英　文　名	Raltegravir Potassium Tablets
类　　别	抗感染药（抗病毒药）
主　要　成　分	拉替拉韦钾
有效成分 CAS 号	871038-72-1

化学分子结构式

商　品　属　性　本品为片剂。

适　用　症　1. 本品适用于与其他抗反转录病毒药物联合使用，用于治疗 Ⅰ 型人类免疫缺陷病毒（HIV-1）。2. 本品适应证的确立是基于对三个临床对照研究 48 周时的血浆 HIV-1RNA 水平进行的分析。这些研究中的两个是在接受过三种抗反转录病毒抑制剂治疗（非核苷类反转录酶抑制剂、核苷类反转录酶抑制剂、蛋白酶抑制剂）并有疾病临床进展的成年患者中进行的。另一个是在既往未治疗的患者中进行的。3. 本品与其他活性药物联合使用时产生治疗应答的可能性更大。4. 在儿童患者中尚无本品的安全性和有效性数据。

药　理　作　用　拉替拉韦可抑制 HIV 整合酶的催化活性，这是一种病毒复制所必需的 HIV-编码酶，抑制整合酶可防止感染早期 HIV 基因组共价插入或整合到宿主细胞基因组上。整合失败的 HIV 基因组无法引导生成新的感染性病毒颗粒，因此抑制整合可预防病毒感染的传播。拉替拉韦对包括 DNA 聚合酶 α、β 和 γ 在内的人体磷酸转移酶无明显抑制作用。

税　则　号　列　3004.9090

中　文　名	来迪派韦索磷布韦片
英　文　名	Ledipasvir and Sofosbuvir Tablets
类　　　别	抗感染药（抗病毒药）
主　要　成　分	本品为复方制剂，主要成分为来迪派韦和索磷布韦。
有效成分 CAS 号	来迪派韦 1256388-51-8；索磷布韦 1190307-88-0

化学分子结构式

商　品　属　性	本品为片剂。
适　用　症	适用于治疗成人和 12 岁至 18 岁青少年的慢性丙型肝炎病毒（HCV）感染。
药　理　作　用	来迪派韦是 HCV NS5A 蛋白（为 HCV 病毒体 RNA 复制和组装必需）抑制剂。目前尚无法通过生物化学方法证实来迪派韦对 NS5A 的抑制作用，因为 NS5A 不具有酶功能。体外耐药性选择和交叉耐药性研究表明，来迪派韦的作用机制是以 NS5A 为靶标。索磷布韦是 HCV NS5B RNA 依赖性 RNA 聚合酶（为病毒复制所必需）抑制剂。索磷布韦是一种核苷酸前体药物，在细胞内代谢为具有药理活性的尿苷类似物三磷酸盐（GS-461203），可被 NS5B 聚合酶嵌入 HCV RNA 中而终止复制。一项生化分析结果显示，GS-461203 对基因型 1b、2a、3a 和 4a HCV 的重组 NS5B 的聚合酶活性具有抑制作用，50% 抑制浓度（IC50）为 0.7 μM～2.6 μM。GS-461203 既不是人类 DNA 和 RNA 聚合酶抑制剂，也不是线粒体 RNA 聚合酶抑制剂。
税　则　号　列	3004.9090

中　文　名	利巴韦林颗粒
英　文　名	Ribavirin Granules
类　　　别	抗感染药（抗病毒药）
主　要　成　分	利巴韦林
有效成分 CAS 号	36791-04-5

化学分子结构式

商　品　属　性	本品为白色或类白色颗粒。
适　用　症	适用于呼吸道合胞病毒引起的病毒性肺炎与支气管炎，皮肤疱疹病毒感染。
药　理　作　用	利巴韦林为合成的核苷类抗病毒药。体外细胞培养试验表明，利巴韦林对呼吸道合胞病毒（RSV）具有选择性的抑制作用。利巴韦林的作用机制尚不清楚，但是其体外抗病毒活性可被鸟嘌呤核苷和黄嘌呤核苷逆转的结果提示，利巴韦林可能作为这些细胞的代谢类似物而起作用。
税　则　号　列	3004.9090

中　文　名　　利匹韦林片
英　文　名　　Rilpivirine Tablets
类　　　　别　　抗感染药（抗病毒药）
主　要　成　分　　利匹韦林
有效成分 CAS 号　　500287-72-9

化学分子结构式

商　品　属　性　　本品为片剂。
适　用　症　　本品与其他抗逆转录病毒药物联合使用，适用于治疗开始时Ⅰ型人类免疫缺陷病毒核糖核酸（HIV-1RNA）低于或等于100000copies/mL 的 HIV-1 感染的初治患者。
药　理　作　用　　利匹韦林是一种特异性作用于Ⅰ型人类免疫缺陷病毒（HIV-1）的二芳基嘧啶非核苷类反转录酶抑制剂（NNRTI），并通过非竞争性抑制 HIV-1 反转录酶（RT），从而抑制 HIV-1 的复制。利匹韦林不抑制人类细胞 DNA 聚合酶 α、β 和 γ。
税　则　号　列　　3004.9090

中　文　名　　利托那韦片
英　文　名　　Ritonavir Tablets
类　　　　别　　抗感染药（抗病毒药）
主　要　成　分　　利托那韦
有效成分 CAS 号　　155213-67-5

化学分子结构式

商　品　属　性　　本品为片剂。
适　用　症　　本品单独或与抗逆转录病毒的核苷类药物合用治疗晚期或非进行性的艾滋病病人。
药　理　作　用　　利托那韦属于抗病毒药。本品是一种人类免疫缺陷病毒（HIV）蛋白酶抑制剂。作用机制为 HIV 蛋白酶是在传染性 HIV 中发现的使病毒聚合蛋白前体裂解成单个功能蛋白的一种酶。茚地那韦可与该蛋白酶的活性部位结合并使抑制其活性。这种抑制作用阻断了病毒聚合蛋白裂解，导致不成熟的非传染性病毒颗粒形成。
税　则　号　列　　3004.9090

中　文　名	硫酸阿巴卡韦片
英　文　名	Abacavir Sulfate
类　　　别	抗感染药（抗病毒药）
主　要　成　分	硫酸阿巴卡韦
有效成分 CAS 号	188062-50-2

化学分子结构式

0.5 H$_2$SO$_4$

商　品　属　性	本品为片剂。
适　用　症	本品与其他抗逆转录病毒合用，治疗 HIV 感染。
药　理　作　用	本品为核苷类逆转录酶抑制剂，本品对 HIV-1 和 HIV-2 有选择性抑制作用。体外研究已证实，本品对 HIV 作用的机制是抑制 HIV 的逆转录酶，而这一过程导致链的终止并打断病毒复制的周期。本品在体外显示与奈韦拉平和齐多夫定合用时有协同作用，与去羟肌苷、扎西他滨、拉米夫定和司他夫定合用时有相加作用。
税　则　号　列	3004.9090

中　文　名	硫酸阿扎那韦胶囊
英　文　名	Atazanavir Sulfate Capsules
类　　　别	抗感染药（抗病毒药）
主　要　成　分	硫酸阿扎那韦
有效成分 CAS 号	229975-97-7

化学分子结构式

商　品　属　性	本品为胶囊剂。
适　用　症	本品与其他抗逆转录病毒药物合用，治疗 HIV-1 感染。
药　理　作　用	本品在感染 HV-1 的细胞内，能选择性地通过阻断裂解病毒 Gag 和 Gap-Pol 基因编码的多聚蛋白质（一种病毒的前体蛋白），因此能阻止成熟病毒的形成。细胞实验显示，EC50 为 2.6nmol/L~5.3nmol/L，EC90 为 9mmol/L~15mmol/L，其浓度要达到抗 HIV-1 活性的 6500~23000 倍才出现细胞毒性。体外试验显示，本品的作用比现有的 HIV-1 蛋白酶抑制剂强 2~20 倍。在 HIV-1 感染的外周血细胞内，本品与几种蛋白酶抑制剂（如茚地那韦等）或几种核苷类逆转录酶抑制剂（如齐多夫定等）具有微弱的协同作用。
税　则　号　列	3004.9090

中 文 名 硫酸茚地那韦胶囊
英 文 名 Indinavir Sulfate Capsules
类 别 抗感染药（抗病毒药）
主 要 成 分 硫酸茚地那韦
有效成分 CAS 号 157810-81-6

化学分子结构式

商 品 属 性 本品为硬胶囊剂，内容物为白色或类白色粉末。
适 用 症 本品与其他抗逆转录病毒药物联合使用，用于治疗成人及儿童 HIV-1 感染。
药 理 作 用 HIV 蛋白酶是在传染性 HIV 中发现的使病毒聚合蛋白前体裂解成单个功能蛋白的一种酶。茚地那韦可与该蛋白酶的活性部位结合并抑制其活性。这种抑制作用阻断了病毒聚合蛋白裂解，导致不成熟的非传染性病毒颗粒形成。
税 则 号 列 3004.9090

中 文 名 洛匹那韦利托那韦片
英 文 名 Aluvia（Lopinavir and Ritonavir Tablets）
类 别 抗感染药（抗病毒药）
主 要 成 分 本品为复方制剂，主要成分为洛匹那韦、利托那韦
有效成分 CAS 号 洛匹那韦 192725-17-0；利托那韦 155213-67-5

化学分子结构式

商 品 属 性 本品为片剂。
适 用 症 本品与其他抗反转录病毒药物联合用药，治疗成人和 2 岁以上儿童的 HIV-1 感染。有关洛匹那韦利托那韦的用药经验主要来自未接受过抗反转录病毒药物治疗的患者。已接受过蛋白酶抑制剂治疗的患者数据非常有限。在洛匹那韦利托那韦治疗失败的情况下对患者进行补救治疗的数据也非常有限。已接受过蛋白酶抑制剂治疗的 HIV-1 感染者是否选择本品治疗主要取决于两个因素——患者个体的病毒耐药检测结果及其治疗史。
药 理 作 用 本品为洛匹那韦与利托那韦组成的复方制剂。洛匹那韦是一种 HIV 蛋白酶抑制剂，可以阻断 Gag-Pol 聚蛋白的分裂，导致产生未成熟的、无感染力的病毒颗粒。利托那韦是一种针对 HIV-1 和 HIV-2 天冬氨酰蛋白酶的活性拟肽类抑制剂，通过抑制 HIV 蛋白酶使该酶无法处理 Gag-Pol 多聚蛋白的前体，导致生成非成熟形态的 HIV 颗粒，从而无法启动新的感染周期。利托那韦可抑制 CYP3A 介导的洛匹那韦代谢，从而产生更高的洛匹那韦浓度。
税 则 号 列 3004.9090

中　文　名	马拉韦罗片
英　文　名	Maraviroc Tablets
类　　　别	抗感染药（抗病毒药）
主　要　成　分	马拉韦罗
有效成分 CAS 号	376348-65-1

化学分子结构式

商　品　属　性　本品为片剂。

适　用　症　本品与其他抗反转录病毒药物联合使用，治疗曾接受过治疗的成人 R5 型 HIV-1 感染者。

药　理　作　用　本品选择性与人类细胞膜上的趋化因子 CCrR5 结合，阻止具有 HIV-1 糖蛋白 120 和 CCrR5 趋向性的 HV1 进入细胞。本品抑制实验室 CCrR5 趋向性 HIV-1 细胞株和从急性感染患者外周血中分离出的 HV-1 隔离群的复制，细胞培养中，本品对 HIV1-M 组隔离群及 O 组隔离群的平均 EC50 为 0.1mmol/L～4.5mmol/L。与其他抗逆转录病毒合用时无拮抗作用，本品对 CXCR4 趋向性及双趋向性病毒无活性，未对抗 HIV-2 活性进行研究。

税　则　号　列　3004.9090

中　文　名	奈韦拉平片
英　文　名	Nevirapine Tablets
类　　　别	抗感染药（抗病毒药）
主　要　成　分	奈韦拉平
有效成分 CAS 号	129618-40-2

化学分子结构式

商　品　属　性　本品为白色或类白色异形片。

适　用　症　适用于治疗 HIV-1 感染，单用易产生耐药性，应与其他抗 HIV-1 药物联合用药。

药　理　作　用　奈韦拉平是 HIV-1 的非核苷类逆转录酶抑制剂（Non-nucleoside Reverse Transcriptase Inhibitor，NNRTI）奈韦拉平与 HIV-1 的逆转录酶直接连接并且通过使此酶的催化端破裂来阻断 RNA 依赖和 DNA 依赖的 DNA 聚合酶活性。奈韦拉平对三磷酸核苷或模板不起竞争作用，对 HIV-2 逆转录酶和有核生物的 DNA 聚合酶（如人类 DNA 聚合酶 α、β、γ 或 δ）无抑制作用。

税　则　号　列　3004.9090

中 文 名	齐多夫定胶囊
英 文 名	Zidovudine Capsules
类 别	抗感染药（抗病毒药）
主 要 成 分	齐多夫定
有效成分 CAS 号	30516-87-1

化学分子结构式

商 品 属 性　本品为胶囊剂。

适 用 症　适用于与其他抗逆转录病毒药物联合使用，治疗人类免疫缺陷病毒（HIV）感染的成年人和儿童。由于齐多夫定显示可降低 HIV 的母婴传播率，齐多夫定亦可用于 HIV 阳性怀孕妇女及其新生儿。

药 理 作 用　齐多夫定为天然胸腺嘧啶核苷的合成类似物，其 3'-羟基（-OH）被叠氮基（-N3）取代。在细胞内，齐多夫定在酶的作用下转化为其活性代谢物齐多夫定 5'-三磷酸酯（AztTP）。AztTP 通过竞争性利用天然底物脱氧胸苷 5'-三磷酸酯（dTTP）和嵌入病毒 DNA 来抑制 HIV 逆转录酶。嵌入的核苷类似物中 3'-羟基的缺失，可阻断使 DNA 链延长所必需的 3'-5' 磷酸二酯键的形成，从而使病毒 DNA 合成终止。活性代谢物 AztTP 还是细胞 DNA 聚合酶 α 和线粒体聚合酶 γ 的弱抑制剂，据报道可嵌入体外培养细胞的 DNA 中。体外 HIV 对齐多夫定的敏感性与临床治疗反应之间的关系尚在进一步研究中，由于体外敏感试验尚未标准化，故实验结果受方法学因素的影响差异较大。据报道，从长期接受齐多夫定治疗患者体内分离出来的 HIV 在体外实验中对齐多夫定的敏感度有所降低。目前的研究结果表明，相对于晚期 HIV 感染，早期 HIV 感染患者体外实验中，HIV 对齐多夫定敏感度下降的概率高、幅度大。

税 则 号 列　3004. 9090

中　文　名	齐多夫定片
英　文　名	Zidovudine Tablets
类　　　别	抗感染药（抗病毒药）
主　要　成　分	齐多夫定
有效成分 CAS 号	30516-87-1

化学分子结构式

商　品　属　性　本品为片剂。

适　用　症　本品与其他抗逆转录病毒药物联合使用，用于治疗人类免疫缺陷病毒（HIV）感染的成年人和儿童。由于齐多夫定显示可降低 HIV 的母婴传播率，齐多夫定亦可用于 HIV 阳性怀孕妇女及其新生儿。

药　理　作　用　齐多夫定为天然胸腺嘧啶核苷的合成类似物，其 3'-羟基（-OH）被叠氮基（-N3）取代。在细胞内，齐多夫定在酶的作用下转化为其活性代谢物齐多夫定 5'-三磷酸酯（AztTP）。AztTP 通过竞争性利用天然底物脱氧胸苷 5'-三磷酸酯（dTTP）和嵌入病毒 DNA 来抑制 HIV 逆转录酶。嵌入的核苷类似物中 3'-羟基的缺失，可阻断使 DNA 链延长所需的 3'，5'-磷酸二酯键的形成，从而使病毒 DNA 合成终止。活性代谢物 AztTP 还是细胞 DNA 聚合酶 α 和线粒体聚合酶 γ 的弱抑制剂，据报道可嵌入体外培养细胞的 DNA 中。体外 HIV 对齐多夫定的敏感性与临床治疗反应之间的关系尚在进一步研究中，由于体外敏感试验尚未标准化，故实验结果受方法学因素的影响差异较大。据报道，从长期接受齐多夫定治疗患者体内分离出来的 HIV 在体外实验中对齐多夫定的敏感度有所降低。目前的研究结果表明，相对于晚期 HIV 感染，早期 HIV 感染患者体外实验中，HIV 对齐多夫定敏感度下降的概率高、幅度大。

税　则　号　列　3004.9090

中　文　名　索磷布韦维帕他韦片

英　文　名　Sofosbuvir and Velpatasvir Tablets

类　　　别　抗感染药（抗病毒药）

主　要　成　分　本品为复方制剂，主要成分为索磷布韦和维帕他韦

有效成分 CAS 号　索磷布韦 1190307-88-0；维帕他韦 1377049-84-7

化学分子结构式

商　品　属　性　本品为片剂。

适　用　症　适用于治疗成人慢性丙型肝炎病毒（HCV）感染。

药　理　作　用　本品为索磷布韦与维帕他韦组成的复方制剂。索磷布韦是丙肝非结构蛋白 5B 依赖性 RNA 聚合酶抑制剂，是一种核苷酸药物前体，代谢产物 GS-461203（尿苷类似物三磷酸盐）可被 NS5B 聚合酶嵌入 HCVRNA 而终止复制。GS-461203 既不是人类 DNA 和 RNA 聚合酶抑制剂，也不是线粒体 RNA 聚合酶的抑制剂。

税　则　号　列　3004.9090

中　文　名	盐酸缬更昔洛韦片
英　文　名	Valganciclovir Hydrochloride Tablets
类　　　别	抗感染药（抗病毒药）
主　要　成　分	盐酸缬更昔洛韦
有效成分 CAS 号	175865-59-5

化学分子结构式

H-Cl

商　品　属　性	本品为片剂。
适　用　症	适用于治疗获得性免疫缺陷综合征（AIDS）患者的巨细胞病毒（CMV）视网膜炎，预防高危实体器官移植患者的 CMV 感染。
药　理　作　用	缬更昔洛韦是更昔洛韦的左旋缬氨酰酯（前体药物），口服后被小肠和肝内的酯酶迅速转化成更昔洛韦。更昔洛韦是一个合成的 2'-脱氧鸟苷的类似物，它在体外和体内都可以抑制疱疹病毒的复制。敏感的人类病毒包括人类巨细胞病毒（HCMV），单纯疱疹病毒-1 和单纯疱疹病毒-2（HSV-1，HSV-2），人疱疹病毒-6，7，8（HHV-6，7，8），EB 病毒，水痘-带状疱疹病毒（VZV）和乙型肝炎病毒。在被巨细胞病毒（CMV）感染的细胞中，更昔洛韦首先被病毒的蛋白激酶 UL97 磷酸化成单磷酸更昔洛韦。再被细胞内的蛋白激酶进一步磷酸化成三磷酸更昔洛韦，然后在细胞内被缓慢代谢。在移除细胞外的更昔洛韦后，观察到在 HSV 或 HCMV 感染的细胞中的更昔洛韦的半衰期分别是 18 小时（6~24 小时）。由于磷酸化过程很大程度上依赖病毒的蛋白激酶，所以以更昔洛韦的磷酸化优先发生在被病毒感染的细胞中。更昔洛韦抑制病毒的活性主要通过抑制病毒 DNA 的合成：竞争性抑制病毒 DNA 聚合酶，使脱氧三磷酸鸟苷不能结合到 DNA 上；三磷酸更昔洛韦结合到病毒 DNA 上使病毒 DNA 链的延长终止或受限制。在体外，更昔洛韦对 CMV 抗病毒作用的 IC50 范围为 0.08mcM（0.02 μg/mL）~14mcM（3.5μg/mL）。
税　则　号　列	3004.9090

中　文　名　依曲韦林片

英　文　名　Etravirine Tablets

类　　　别　抗感染药（抗病毒药）

主　要　成　分　依曲韦林

有效成分 CAS 号　269055-15-4

化学分子结构式

商　品　属　性　本品为片剂。

适　用　症　本品与其他抗逆转录病毒药物联合使用，适用于治疗有抗逆转录病毒治疗经历的 I 型人类免疫缺陷病毒（HIV-1）感染成人患者。要求患者存在有病毒复制的证据，并有证据表明对某种 NNRTI 和其他抗逆转录病毒的药物有耐药性。该适应证是根据两项随机、双盲、安慰剂对照 III 期临床试验的第 48 周结果分析得出的。两项试验均由既往已接受治疗并且对 NNRTI 耐药（筛选期出现和/或病历中记录）以及对蛋白酶抑制剂（PI）耐药的患者参加，在背景治疗（BR）基础上增加本品。使用本品时应考虑以下方面：患者的治疗史以及耐药试验可指导本品治疗。在接受 NNRTI 疗法后病毒学失败的患者中，不建议仅联合使用本品加核苷类或核苷酸类逆转录酶抑制剂。不推荐本品用于儿童、青少年及初次接受抗病毒治疗的成人患者。

药　理　作　用　依曲韦林是一类 I 型人类免疫缺陷病毒（HIV-1）的非核苷类逆转录酶抑制剂。依曲韦林能够直接结合逆转录酶（RT），并导致酶催化位点断裂，从而阻断 RNA 依赖性和 DNA 依赖性 DNA 聚合酶活性。依曲韦林至少能通过两种不同的空间构象模式与逆转录酶发生结合。在特定的一种结合模式中，依曲韦林具有的扭转挠性可适应逆转录酶不同的构象型，而依曲韦林的致密性可确保它在与逆转录酶结合后再进行显著的复位和再定向（翻译和旋转）。依曲韦林不会抑制人类 DNA 聚合酶 α、β 和 γ 的活性。体外抗病毒活性对急性感染实验室病毒株或临床分离的野生型 HIV-1 的 T 细胞系、人外周血单核细胞以及人单核细胞/巨噬细胞进行研究发现，依曲韦林具有很好的抗病毒活性，其中位 EC50 值波动在 0.9nM~5.5nM 之间（相当于 0.4ng/mL~2.4ng/mL）。

税　则　号　列　3004.9090

中　文　名	注射用更昔洛韦
英　文　名	Ganciclovir for Injection
类　　　别	抗感染药（抗病毒药）
主　要　成　分	更昔洛韦
有效成分 CAS 号	82410-32-0

化学分子结构式

商　品　属　性	本品为注射剂，白色疏松块状物或粉末。有引湿性。
适　用　症	适用于免疫缺陷患者（包括艾滋病患者）并发巨细胞病毒视网膜炎的诱导期和维持期治疗。亦可用于接受器官移植的患者，预防巨细胞病毒感染；用于巨细胞病毒血清试验阳性的艾滋病患者，预防发生巨细胞病毒疾病。
药　理　作　用	本品为核苷类抗病毒药。本品进入细胞后迅速被磷酸化为单磷酸化合物，然后经细胞激酶的作用成为三磷酸化合物，在已感染巨细胞病毒的细胞内其磷酸化较正常细胞更快。更昔洛韦可竞争性抑制 DNA 多聚酶，并掺入病毒及宿主细胞的 DNA 中，从而抑制 DNA 合成。本品对病毒 DNA 多聚酶的抑制作用较宿主细胞多聚酶为强。动物实验中本品有致畸、致癌、免疫抑制作用和生殖系统毒性。
税　则　号　列	3004.9090

七、　抗滴虫病药

中　文　名	甲硝唑栓
英　文　名	Metronidazole Suppositories
类　　　别	抗感染药（抗滴虫病药）
主　要　成　分	甲硝唑
有效成分 CAS 号	443-48-1

化学分子结构式

商　品　属　性	本品为乳白色至淡黄色鱼雷形栓剂。
适　用　症	适用于治疗阴道毛滴虫病。
药　理　作　用	本品为硝基咪唑衍生物，可抑制阿米巴原虫氧化还原反应，使原虫氮链发生断裂。本品有强大的杀灭滴虫的作用，其机理未明。甲硝唑对缺氧情况下生长的细胞和厌氧微生物有杀灭作用，它在人体中还原时生成的代谢物，也具有抗厌氧菌作用，抑制细菌的脱氧核糖核酸的合成，从而抑制干扰细菌的生长、繁殖，最终致细菌死亡。
税　则　号　列	3004.9090

八、 抗疟药

中　文　名　二盐酸奎宁注射液
英　文　名　Quinine Dihydrochloride Injection
类　　　别　抗感染药（抗疟药）
主要成分　二盐酸奎宁
有效成分 CAS 号　60-93-5

化学分子结构式

商品属性　本品为无色或微黄色的澄明液体。
适用症　适用于治疗脑型疟疾和其他严重的恶性疟。
药理作用　奎宁是喹啉类衍生物，能与疟原虫的 DNA 结合，形成复合物，抑制 DNA 的复制和 RNA 的转录，从而抑制原虫的蛋白合成，作用较氯喹为弱。另外，奎宁能降低疟原虫氧耗量，抑制疟原虫内的磷酸化酶而干扰其糖代谢。奎宁也引起疟色素凝集，但发展缓慢，很少形成大团块，并常伴随着细胞死亡。
税则号列　3004.4900

中　文　名　奎宁片
英　文　名　Quinine Tablets
类　　　别　抗感染药（抗疟药）
主要成分　硫酸奎宁
有效成分 CAS 号　6119-70-6

化学分子结构式

商品属性　本品为糖衣片，除去包衣后显白色。
适用症　适用于治疗耐氯喹和耐多种药物虫株所致的恶性疟，也可用于治疗间日疟。
药理作用　奎宁是喹啉类衍生物，能与疟原虫的 DNA 结合，形成复合物，抑制 DNA 的复制和 RNA 的转录，从而抑制原虫的蛋白合成，作用较氯喹为弱。另外，奎宁能降低疟原虫氧耗量，抵制疟原虫内的磷酸化酶而干扰其糖代谢。
税则号列　3004.4900

中　文　名　复方蒿甲醚片
英　文　名　Compound Artemether Tablets
类　　　别　抗感染药（抗疟药）
主 要 成 分　本品为复方制剂，主要成分为本芴醇、蒿甲醚
有效成分 CAS 号　本芴醇 82186-77-4；蒿甲醚 71963-77-4

化学分子结构式

商 品 属 性　本品为黄色片。
适 用 症　适用于各型疟疾的治疗。
药 理 作 用　本品中的蒿甲醚为青蒿素的衍生物，对疟原虫红内期有强大且快速的杀灭作用，能迅
　　　　　　速控制临床发作及症状。青蒿素的作用机制尚不十分清楚，主要是干扰疟原虫的表膜
　　　　　　—线粒体功能。青蒿素通过影响疟原虫红内期的超微结构，使其膜系结构发生变化。
　　　　　　本芴醇通过与血红素作用而产生抗疟活性。它与甲氟喹和卤泛群有结构上的相似性，
　　　　　　表明有强的交叉耐药性。
税 则 号 列　3004.6010

中　文　名　蒿甲醚注射液
英　文　名　Artemether Injection
类　　　别　抗感染药（抗疟药）
主 要 成 分　蒿甲醚
有效成分 CAS 号　71963-77-4

化学分子结构式

商 品 属 性　本品为无色至淡黄色澄明油状液体。
适 用 症　适用于各类疟疾的治疗，包括抗氯喹恶性疟的治疗，如恶性疟和间日疟。
药 理 作 用　本品为青蒿素的衍生物，对疟原虫红内期有强大且快速的杀灭作用，能迅速控制临床
　　　　　　发作及症状。青蒿素的作用机制尚不十分清楚，主要是干扰疟原虫的表膜—线粒体功
　　　　　　能。青蒿素通过影响疟原虫红内期的超微结构，使其膜系结构发生变化。
税 则 号 列　3004.6010

中　文　名　青蒿琥酯片
英　文　名　Artesunate Tablets
类　　　别　抗感染药（抗疟药）
主　要　成　分　青蒿琥酯
有效成分 CAS 号　88495-63-0

化学分子结构式

商　品　属　性　本品为白色片。
适　用　症　适用于脑型疟疾及各种危重疟疾的抢救。
药　理　作　用　本品为青蒿素的衍生物，对疟原虫红内期有强大且快速的杀灭作用，能迅速控制临床发作及症状。青蒿素的作用机制尚不十分清楚，主要是干扰疟原虫的表膜—线粒体功能。青蒿素通过影响疟原虫红内期的超微结构，使其膜系结构发生变化。
税　则　号　列　3004.6010

中　文　名　双氢青蒿素片
英　文　名　Dihydroartemisinin Tablets
类　　　别　抗感染药（抗疟药）
主　要　成　分　双氢青蒿素
有效成分 CAS 号　81496-81-3

化学分子结构式

商　品　属　性　本品为白色片。
适　用　症　适用于各种类型疟疾的症状控制，尤其是对抗氯喹恶性及凶险型疟疾有较好疗效。
药　理　作　用　本品为青蒿素的衍生物，对疟原虫红内期有强大且快速的杀灭作用，能迅速控制临床发作及症状。青蒿素的作用机制尚不十分清楚，主要是干扰疟原虫的表膜—线粒体功能。青蒿素通过影响疟原虫红内期的超微结构，使其膜系结构发生变化。对食物泡膜具有作用，从而阻断疟原虫的营养摄取，当疟原虫损失大量胞浆和营养物质，而又得不到补充，因而很快死亡。其作用方式是通过其内过氧化物（双氧）桥，经血红蛋白分解后产生的游离铁所介导，产生不稳定的有机自由基及（或）其他亲电子的中介物，然后与疟原虫的蛋白质形成共价加合物，使疟原虫死亡。
税　则　号　列　3004.6010

中　文　名	注射用青蒿琥酯
英　文　名	Artesunate for Injection
类　　　别	抗感染药（抗疟药）
主　要　成　分	青蒿琥酯
有效成分 CAS 号	88495-63-0

化学分子结构式

商 品 属 性　本品为注射剂，无色针状结晶。味苦。

适　用　症　适用于脑型疟疾及各种危重疟疾的抢救。

药 理 作 用　本品为青蒿素的衍生物，对疟原虫红内期有强大且快速的杀灭作用，能迅速控制临床发作及症状。青蒿素的作用机制尚不十分清楚，主要是干扰疟原虫的表膜—线粒体功能。青蒿素通过影响疟原虫红内期的超微结构，使其膜系结构发生变化。由于对食物泡膜的作用，阻断了疟原虫的营养摄取，当疟原虫损失大量胞浆和营养物质，而又得不到补充，因而很快死亡。其作用方式是通过其内过氧化物（双氧）桥，经血红蛋白分解后产生的游离铁所介导，产生不稳定的有机自由基及（或）其他亲电子的中介物，然后与疟原虫的蛋白质形成共价加合物，而使疟原虫死亡。

税 则 号 列　3004.6010

中　文　名	甲氟喹片
英　文　名	Mefloquine Tablets
类　　　别	抗感染药（抗疟药）
主　要　成　分	甲氟喹
有效成分 CAS 号	53230-10-7

化学分子结构式

商 品 属 性　本品为白色片。

适　用　症　主要适用于耐氯喹或多药耐药的恶性疟。

药 理 作 用　甲氟喹的抗疟机制尚未完全明了，许多方面与氯喹相似，能升高疟原虫食泡 pH 值，与游离血红素形成复合物，抑制血红素聚合反应，导致血红素堆积，损伤膜的结构。

税 则 号 列　3004.6090

中 文 名	磷酸氯喹片
英 文 名	Chloroquine Phosphate Tablets
类 别	抗感染药（抗疟药）
主 要 成 分	磷酸氯喹
有效成分 CAS 号	50-63-5

化学分子结构式

商 品 属 性	本品为白色片或白色糖衣片。
适 用 症	适用于治疗对氯喹敏感的恶性疟、间日疟及三日疟；用于疟疾症状的抑制性预防；用于治疗肠外阿米巴病、结缔组织病、光敏感性疾病（如日晒红斑）等。
药 理 作 用	经氯喹作用，疟原虫的核碎裂，细胞质出现空泡，疟色素聚成团块。本品与核蛋白有较强的结合力，通过其喹啉环上带负电的 7-氯基与 DNA 鸟嘌呤上的 2-氨基接近，使氯喹插入 DNA 的双螺旋两股之间。与 DNA 形成复合物，从而阻止 DNA 的复制与 RNA 的转录。氯喹还能抑制磷酸掺入疟原虫的 DNA 与 RNA，由于核酸的合成减少，而干扰疟原虫的繁殖。
税 则 号 列	3004.6090

中 文 名	磷酸氯喹注射液
英 文 名	Chloroquine Thosphate Injection
类 别	抗感染药（抗疟药）
主 要 成 分	磷酸氯喹
有效成分 CAS 号	50-63-5

化学分子结构式

商 品 属 性	本品为无色或几乎无色的澄明液体。
适 用 症	适用于治疗不能口服的对氯喹敏感的恶性疟、间日疟、三日疟和卵形疟患者，也可用于治疗肠外阿米巴病如阿米巴肝脓肿等患者，在病情好转后改用口服药。
药 理 作 用	氯喹的作用机制尚未十分清楚。曾认为氯喹能插入疟原虫 DNA 的双螺旋结构，与 DNA 形成复合物，从而阻止 DNA 的复制与 RNA 的转录。氯喹还能抑制磷酸掺入疟原虫的 DNA 与 RNA，减少核酸合成，从而干扰疟原虫的繁殖。
税 则 号 列	3004.6090

中　文　名　盐酸阿莫地喹片

英　文　名　Amodiaquine Hydrochloride Tablets

类　　　别　抗感染药（抗疟药）

主　要　成　分　盐酸阿莫地喹

有效成分 CAS 号　69-44-3

化学分子结构式

商　品　属　性　本品为薄膜衣片，除去包衣后显黄色。

适　用　症　适用于治疗各种疟疾，尤其是治疗对其他抗疟药（如氯喹）产生耐药的恶性疟原虫引起的疟疾，也用于疟疾的急性发作，具有良好的耐受性。

药　理　作　用　本品属 4-氨基喹啉衍生物，药理作用和抗疟效果与氯喹相似，作用于红细胞内期疟原虫，能迅速控制临床症状。

税　则　号　列　3004.6090

中　文　名　乙胺嘧啶片

英　文　名　Pyrimethamine Tablets

类　　　别　抗感染药（抗疟药）

主　要　成　分　乙胺嘧啶

有效成分 CAS 号　58-14-0

化学分子结构式

商　品　属　性　本品为白色片。

适　用　症　主要用于疟疾的预防，也可用于治疗弓形虫病。

药　理　作　用　乙胺嘧啶对某些恶性疟及间日疟原虫的红外期有抑制作用，对红内期的抑制作用仅限于未成熟的裂殖体阶段，能抑制滋养体的分裂。疟原虫红内期不能利用环境中出现的叶酸，而必须自行合成，乙胺嘧啶是二氢叶酸还原酶的抑制剂，使二氢叶酸不能还原为四氢叶酸，进而影响嘌呤及嘧啶核苷酸的生物合成，使核酸合成减少，抑制细胞核的分裂和疟原虫的繁殖。

税　则　号　列　3004.6090

九、 驱肠虫药

中　文　名	阿苯达唑片
英　文　名	Albendazole Tablets
类　　别	抗感染药（驱肠虫药）
主　要　成　分	阿苯达唑
有效成分 CAS 号	54965-21-8

化学分子结构式

商　品　属　性　本品为类白色片、糖衣片或薄膜衣片，除去包衣后显白色或类白色。

适　用　症　本品为广谱驱虫药，除用于治疗钩虫、蛔虫、鞭虫、蛲虫、施毛虫等线虫病外，还可用于治疗囊虫和包虫病。

药　理　作　用　本品可阻断虫体对多种营养和葡萄糖的摄取，导致虫体糖原耗竭，致使寄生虫无法生存和繁殖。

税　则　号　列　3004.9090

中　文　名	吡喹酮片
英　文　名	Praziquantel Tablets
类　　别	抗感染药（驱肠虫药）
主　要　成　分	吡喹酮
有效成分 CAS 号	55268-74-1

化学分子结构式

商　品　属　性　本品为白色片。

适　用　症　属于广谱抗吸虫和绦虫药物，用于治疗各种血吸虫病、华支睾吸虫病、肺吸虫病、姜片虫病以及绦虫病和囊虫病。

药　理　作　用　本品对血吸虫、绦虫、囊虫、华支睾吸虫、肺吸虫、姜片虫均有效。对虫体可起两种主要药理作用：

1. 虫体肌肉发生强直性收缩而产生痉挛性麻痹。2. 虫体皮层损害与宿主免疫功能参与。吡喹酮对虫体皮层有迅速而明显的损伤作用，引起合胞体外皮肿胀，出现空泡，形成大疱，突出体表，最终表皮糜烂溃破，分泌体几乎全部消失，环肌与纵肌亦迅速先后溶解。吡喹酮还可抑制虫体核酸与蛋白质的合成。

税　则　号　列　3004.9090

中 文 名	复方阿苯达唑片
英 文 名	Compound Albendazole Tablets
类 别	抗感染药（驱肠虫药）
主 要 成 分	本品为复方制剂，有效成分为阿苯达唑、双羟萘酸噻嘧啶
有效成分 CAS 号	阿苯达唑 54965-21-8；双羟萘酸噻嘧啶 22204-24-6

化学分子结构式

商 品 属 性	本品为淡黄色片。
适 用 症	属于广谱驱虫药，适用于治疗钩虫、蛲虫、蛔虫及鞭虫感染。
药 理 作 用	本品可阻断虫体对多种营养和葡萄糖的摄取，导致虫体糖原耗竭，致使寄生虫无法生存和繁殖。
税 则 号 列	3004.9090

中 文 名	甲苯达唑片
英 文 名	Mebendazole Tablets
类 别	抗感染药（驱肠虫药）
主 要 成 分	甲苯达唑（甲苯咪唑）
有效成分 CAS 号	31431-39-7

化学分子结构式

商 品 属 性	本品为白色或类白色片或着色片。
适 用 症	适用于治疗蛲虫、蛔虫、鞭虫、十二指肠钩虫、粪类圆线虫和绦虫单独感染及混合感染。
药 理 作 用	本品是苯并咪唑的衍生物，对虫体的β-微管蛋白有很强的亲和力，在很低浓度下就能与之结合，从而抑制微管的聚合，引起虫体表皮或肠细胞的消失，降低消化作用和减少营养物质如葡萄糖的吸收，导致虫体的死亡。也可抑制线粒体内延胡索酸还原酶，减少葡萄糖的转运，并使氧化磷酸化解耦联，从而影响 ATP 的产生。本品对成虫及虫卵均有作用。
税 则 号 列	3004.9090

中　文　名	磷酸哌嗪宝塔糖
英　文　名	Trochisci Piperazine Phosphatis
类　　　别	抗感染药（驱肠虫药）
主　要　成　分	磷酸哌嗪
有效成分 CAS 号	14538-56-8

化学分子结构式

商　品　属　性	本品为彩色塔形糖锭。
适　用　症	适用于治疗小儿蛔虫及蛲虫病。
药　理　作　用	本品具有麻痹蛔虫肌肉的作用，使蛔虫不能附着在宿主肠壁，随肠蠕动而排出。
税　则　号　列	3004.9090

中　文　名	氯硝柳胺片
英　文　名	Niclosamide Tablets
类　　　别	抗感染药（驱肠虫药）
主　要　成　分	氯硝柳胺
有效成分 CAS 号	50-65-7

化学分子结构式

商　品　属　性	本品为淡黄色片。
适　用　症	适用于人体和动物绦虫感染，属于治疗牛带绦虫、短小膜壳绦虫、阔节裂头绦虫等感染的良好药物。
药　理　作　用	本品能抑制绦虫细胞内线粒体的氧化磷酸化过程，高浓度时可抑制虫体呼吸并阻断对葡萄糖的摄取，从而使之发生变质。药物能破坏头节及体节前段，排出时部分被消化而不易辨认。
税　则　号　列	3004.9090

中 文 名	盐酸左旋咪唑颗粒
英 文 名	Levamisole Hydrochloride Granules
类 别	抗感染药（驱肠虫药）
主 要 成 分	盐酸左旋咪唑
有效成分 CAS 号	16595-80-5

化学分子结构式

H-Cl

商 品 属 性	本品为彩色可溶颗粒，味香甜。
适 用 症	适用于治疗蛔虫、钩虫、蛲虫和粪类圆线虫病。由于本品单剂量有效率较高，故适于集体治疗。
药 理 作 用	本品为四咪唑的左旋体，可选择性地抑制虫体肌肉中的琥珀酸脱氢酶，使延胡索酸不能还原为琥珀酸，从而影响虫体肌肉的无氧代谢，减少能量产生。当虫体与之接触时，能使神经肌肉去极化，肌肉发生持续收缩而致麻痹；药物的拟胆碱作用有利于虫体的排出。另外，药物对虫体的微管结构可能有抑制作用。
税 则 号 列	3004.9090

中 文 名	盐酸左旋咪唑片
英 文 名	Levamisole Hydrochloride Tablets
类 别	抗感染药（驱肠虫药）
主 要 成 分	盐酸左旋咪唑
有效成分 CAS 号	16595-80-5

化学分子结构式

H-Cl

商 品 属 性	本品为白色片或糖衣片，除去包衣后显白色。
适 用 症	适用于治疗蛔虫、钩虫、蛲虫和粪类圆线虫病。由于本品单剂量有效率较高，故适于集体治疗。
药 理 作 用	本品为四咪唑的左旋体，可选择性地抑制虫体肌肉中的琥珀酸脱氢酶，使延胡索酸不能还原为琥珀酸，从而影响虫体肌肉的无氧代谢，减少能量产生。当虫体与之接触时，能使神经肌肉去极化，肌肉发生持续收缩而致麻痹；药物的拟胆碱作用有利于虫体的排出。另外，药物对虫体的微管结构可能有抑制作用。
税 则 号 列	3004.9090

第二节　主要作用于中枢神经系统的药物

一、　中枢兴奋药

中　文　名　尼可刹米注射液
英　文　名　Nikethamide Injection
类　　　别　中枢神经系统用药（中枢兴奋药）
主　要　成　分　尼可刹米
有效成分 CAS 号　59-26-7

化学分子结构式

商　品　属　性　本品为无色的澄明液体。
适　用　症　适用于中枢性呼吸抑制及各种原因引起的呼吸抑制。
药　理　作　用　本品选择性兴奋延髓呼吸中枢，也可作用于颈动脉体和主动脉体化学感受器反射性地兴奋呼吸中枢，并提高呼吸中枢对二氧化碳的敏感性，使呼吸加深、加快，对血管运动中枢有微弱兴奋作用，剂量过大可引起惊厥。
税　则　号　列　3004.9090

中　文　名　盐酸甲氯芬酯胶囊
英　文　名　Meclofenoxate Hydrochloride Capsules
类　　　别　中枢神经系统用药（中枢兴奋药）
主　要　成　分　盐酸甲氯酚酯
有效成分 CAS 号　3685-84-5

化学分子结构式

商　品　属　性　本品为胶囊剂，内容物为白色粉末。
适　用　症　适用于外伤性昏迷、酒精中毒、新生儿缺氧症、儿童遗尿症。
药　理　作　用　本品能促进脑细胞的氧化还原代谢，增加对糖类的利用，对中枢抑制患者有兴奋作用。
税　则　号　列　3004.9090

中　文　名　盐酸普鲁卡因片
英　文　名　Procaine Hydrochloride Tablets
类　　　别　中枢神经系统用药（中枢兴奋药）
主　要　成　分　盐酸普鲁卡因
有效成分 CAS 号　51-05-8

化学分子结构式

商　品　属　性　本品为糖衣片，除去包衣后显白色或类白色。
适　用　症　适用于缓解神经衰弱、神经衰弱综合征及植物神经功能紊乱的症状。
药　理　作　用　盐酸普鲁卡因口服可抑制单胺氧化酶 B（MAD-B），有调节神经系统障碍，过量时则兴奋；抑制突触前膜乙酰胆碱释放，产生一定的神经肌肉阻断，可增强非去极化肌松药。
税　则　号　列　3004.9090

中　文　名　盐酸乙哌立松片
英　文　名　Eperisone Hydrochloride Tablets
类　　　别　中枢神经系统用药（中枢兴奋药）
主　要　成　分　盐酸乙哌立松
有效成分 CAS 号　56839-43-1

化学分子结构式

商　品　属　性　本剂为糖衣片，除去包衣后显白色或类白色。
适　用　症　适用于改善下列疾病的肌紧张状态：颈肩臂综合征、肩周炎、腰痛症；下列疾病引起的痉挛性麻痹：脑血管障碍、痉挛性脊髓麻痹、颈椎症、手术后遗症（包括脑、脊髓肿瘤）、外伤后遗症（脊髓损伤、头部外伤）、肌萎缩性侧索硬化症、婴儿脑性瘫痪，脊髓小脑变性、脊髓血管障碍、亚急性视神经脊髓病（SMON）及其他脑脊髓疾病。
药　理　作　用　盐酸乙哌立松是一种中枢性骨骼肌松弛剂，具有多种药理作用，动物试验提示乙哌立松可剂量依赖性地抑制大鼠丘脑间切断引起的去大脑强直（γ-强直）和缺血性去大脑强直（α-强直），抑制脊髓损伤猫中刺激脊髓后根引起的单突触和多突触性反射电位，可能通过抑制 γ-神经元系统而降低肌梭的灵敏度，乙哌立松具有类钙拮抗剂和阻滞肌肉交感神经的作用，作用于血管平滑肌，扩张血管，增加血流量，动物试验发现大鼠脊髓灌流乙哌立松可抑制尾部夹痛引起的疼痛反射，而停止灌流则疼痛反射恢复，提示具有脊髓水平的镇痛作用，痉挛性瘫痪的脑中风患者服用盐酸乙哌立松，可改善 Cybex 扭力曲线和肌力描记图，并易化随意运动，如四肢的伸展和屈曲，但不会降低肌力。
税　则　号　列　3004.9090

二、 镇痛药

中 文 名	马栗种子提取物片
英 文 名	Extract of Horse Chestnut Seeds Tablets
类 别	中枢神经系统用药（镇痛药）
主 要 成 分	马栗种子的干燥提取物
有效成分 CAS 号	无
化学分子结构式	无
商 品 属 性	本品为片剂。
适 用 症	适用于治疗腿部因静脉功能障碍导致的不适（慢性静脉功能不全），如腿部的疼痛和沉重感、夜间小腿抽筋、发痒与腿部肿胀等。解除骨及关节于创伤及手术后的肿胀；因经期障碍出现的下腹疼痛及腰痛。
药 理 作 用	马栗种子提取物片刺激前列腺素（PG2α）的合成，收缩小血管，降低毛细血管通透性，抑制炎性渗出；抑制溶酶体酶、透明质酸酶的活性，降低毛细血管通透性和脆性，保护血管壁弹力纤维，保护血管壁；抑制各种原因引起的脂质过氧化，具有良好的抗氧化和清除自由基的作用；改善静脉循环，减轻局部水肿。
税 则 号 列	3004.9090

中 文 名	普瑞巴林胶囊
英 文 名	Pregabalin Capsules
类 别	中枢神经系统用药（镇痛药）
主 要 成 分	普瑞巴林
有效成分 CAS 号	148553-50-8

化学分子结构式

商 品 属 性	本品为硬胶囊，内容物为白色至类白色粉末。
适 用 症	适用于广泛性焦虑障碍，糖尿病性外周神经病，疱疹后神经痛，纤维肌痛综合征，癫痫的辅助治疗。
药 理 作 用	普瑞巴林与中枢神经系统中 α2-δ 位点（电压门控钙通道的一个辅助性亚基）有高度亲和力。普瑞巴林的作用机制尚不明确，但是转基因小鼠和结构相关化合物（如加巴喷丁）的研究结果提示，在动物模型中的镇痛及抗惊厥作用可能与普瑞巴林与 α2-δ 亚基的结合有关。体外研究显示，普瑞巴林可能通过调节钙通道功能而减少一些神经递质的钙依赖性释放。虽然普瑞巴林是抑制性神经递质 γ-氨基丁酸（GABAA）的结构衍生物，但它并不直接与 GABAA、GABAB 或苯二氮类受体结合，不增加体外培养神经元的 GABAA 反应，不改变大鼠脑中 GABAA 浓度，对 GABAA 摄取或降解无急性作用。但是研究发现，体外培养的神经元长时间暴露于普瑞巴林，GABAA 转运蛋白密度和功能性 GABAA 转运速率增加。普瑞巴林不阻滞钠通道，对阿片类受体无活性，不改变环加氧酶活性，对多巴胺及 5-羟色胺受体无活性，不抑制多巴胺、5-羟色胺或去甲肾上腺素的再摄取。
税 则 号 列	3004.9090

三、 解热镇痛抗炎药

中　文　名	尼美舒利胶囊
英　文　名	Nimesulide Capsules
类　　别	中枢神经系统用药（解热镇痛抗炎药）
主　要　成　分	尼美舒利
有效成分 CAS 号	51803-78-2

化学分子结构式

商　品　属　性	本品为胶囊剂，内容物为淡黄色粉末。
适　用　症	适用于类风湿性关节炎和骨关节炎。
药　理　作　用	本品属于口服非甾体抗炎药，具有抗炎、镇痛、解热的作用。其作用机制尚未完全清楚，主要与抑制前列腺素的合成、白细胞的介质释放和多形核白细胞的氧化反应有关。
税　则　号　列	3004.9010

中　文　名	塞来昔布胶囊
英　文　名	Celecoxib Capsules
类　　别	中枢神经系统用药（解热镇痛抗炎药）
主　要　成　分	塞来昔布
有效成分 CAS 号	169590-42-5

化学分子结构式

商　品　属　性	本品为胶囊剂，内容物为白色粉末。
适　用　症	1. 缓解骨关节炎（OA）的症状和体征。2. 缓解成人类风湿性关节炎（RA）的症状和体征。3. 治疗成人急性疼痛（AP）。4. 缓解强直性脊柱炎的症状和体征。
药　理　作　用	塞来昔布是非甾体抗炎药，通过抑制环氧化酶-2（COX-2）来抑制前列腺素生成。
税　则　号　列	3004.9010

中　文　名	阿司匹林肠溶片
英　文　名	Aspirin Coated Tablets
类　　　别	中枢神经系统用药（解热镇痛抗炎药）
主　要　成　分	阿司匹林
有效成分 CAS 号	50-78-2

化学分子结构式

商　品　属　性	本品为白色肠溶包衣片，除去包衣后显白色。
适　用　症	适用于普通感冒或流行性感冒引起的发热，也适用于缓解轻至中度疼痛如头痛、关节痛、偏头痛、牙痛、肌肉痛、神经痛、痛经。此外还可抗炎、抗风湿、抗血栓等。
药　理　作　用	本品能抑制前列腺素合成，具有解热镇痛、抑制血小板聚集作用。
税　则　号　列	3004.9090

中　文　名	安乃近滴液
英　文　名	Metamizole Sodium Drops
类　　　别	中枢神经系统用药（解热镇痛抗炎药）
主　要　成　分	安乃近
有效成分 CAS 号	68-89-3

化学分子结构式

商　品　属　性	本品为微黄色的澄明液体。
适　用　症	适用于退热，亦适用于急性风湿性关节炎、头痛、痛经及肌肉痛等。
药　理　作　用	本品抑制下丘脑前部神经元前列腺素的合成和释放，起退热和镇痛作用。
税　则　号　列	3004.9090

中　文　名　安乃近片
英　文　名　Metamizole Sodium Tablets
类　　　别　中枢神经系统用药（解热镇痛抗炎药）
主　要　成　分　安乃近
有效成分 CAS 号　68-89-3

化学分子结构式

商　品　属　性　本品为白色或几乎白色片。
适　用　症　适用于退热，亦适用于急性关节炎、头痛、风湿性痛、牙痛及肌肉痛等。
药　理　作　用　本品抑制下丘脑前部神经元前列腺素的合成和释放，起退热和镇痛作用。
税　则　号　列　3004.9090

中　文　名　安乃近注射液
英　文　名　Metamizole Sodium Injection
类　　　别　中枢神经系统用药（解热镇痛抗炎药）
主　要　成　分　安乃近
有效成分 CAS 号　68-89-3

化学分子结构式

商　品　属　性　本品为无色或微黄色的澄明液体。
适　用　症　适用于退热，亦适用于急性风湿性关节炎、头痛、痛经及肌肉痛等。
药　理　作　用　本品抑制下丘脑前部神经元前列腺素的合成和释放，起退热和镇痛作用。
税　则　号　列　3004.9090

中 文 名	保泰松片
英 文 名	Phenylbutazone Tablets
类 别	中枢神经系统用药（解热镇痛抗炎药）
主 要 成 分	保泰松
有效成分 CAS 号	50-33-9

化学分子结构式

商 品 属 性	本品为糖衣片，除去糖衣后显白色。
适 用 症	主要用于治疗风湿性关节炎、类风湿性关节炎、强直性脊柱炎。大剂量使用本药可减少肾小管对尿酸盐的再吸收，促进尿酸盐排泄，故可用于治疗急性痛风。
药 理 作 用	本品为非甾体抗炎药，有较强的抗炎作用，对治疗炎性疼痛效果较好，有促进尿酸排泄的作用，解热作用较弱。
税 则 号 列	3004.9090

中 文 名	吡罗昔康胶囊
英 文 名	Piroxicam Capsules
类 别	中枢神经系统用药（解热镇痛抗炎药）
主 要 成 分	吡罗昔康
有效成分 CAS 号	36322-90-4

化学分子结构式

商 品 属 性	本品为胶囊剂。
适 用 症	适用于缓解各种关节炎及软组织病变的疼痛和肿胀的对症治疗。
药 理 作 用	本品通过抑制环氧合酶使组织局部前列腺素的合成减少，抑制白细胞的趋化性和溶酶体酶的释放，从而起到药理作用。
税 则 号 列	3004.9090

中　文　名	吡罗昔康片
英　文　名	Piroxicam Tablets
类　　　别	中枢神经系统用药（解热镇痛抗炎药）
主　要　成　分	吡罗昔康
有效成分 CAS 号	36322-90-4

化学分子结构式

商　品　属　性	本品为片剂。
适　用　症	适用于缓解各种关节炎及软组织病变的疼痛和肿胀的对症治疗。
药　理　作　用	本品为非甾体抗炎药，通过抑制环氧合酶使组织局部前列腺素的合成减少，抑制白细胞的趋化性和溶酶体酶的释放，从而起到药理作用。
税　则　号　列	3004.9090

中　文　名	吡罗昔康贴片
英　文　名	Piroxicam Patch
类　　　别	中枢神经系统用药（解热镇痛抗炎药）
主　要　成　分	吡罗昔康
有效成分 CAS 号	36322-90-4

化学分子结构式

商　品　属　性	本品为棕色椭圆形的聚亚氨酯贴片。本品一面为透明的长方形聚酯膜，一面为褐色的、椭圆形的、有黏性的聚亚氨酯膜。
适　用　症	适用于缓解骨关节炎、腱鞘炎、肌痛、骨关节痛、外伤后及骨折愈合后引起的疼痛。
药　理　作　用	本品为非甾体抗炎药，具有抗炎、镇痛及解热作用。本品通过抑制环氧合酶使组织局部前列腺素的合成减少及抑制白细胞的趋化性和溶酶体酶的释放，从而发挥较强的抗炎、镇痛作用。
税　则　号　列	3004.9090

中　文　名	吡罗昔康注射液
英　文　名	Piroxicam Injection
类　　　别	中枢神经系统用药（解热镇痛抗炎药）
主　要　成　分	吡罗昔康
有效成分 CAS 号	36322-90-4

化学分子结构式

商　品　属　性	本品为淡黄绿色的澄明液体。
适　用　症	适用于缓解各种关节炎及软组织病变的疼痛和肿胀的对症治疗。
药　理　作　用	本品为非甾体抗炎药，具有镇痛、抗炎及解热作用。本品通过抑制环氧合酶使组织局部前列腺素的合成减少，抑制白细胞的趋化性和溶酶体酶的释放，从而起到药理作用。
税　则　号　列	3004.9090

中　文　名	布洛芬干混悬剂
英　文　名	Ibuprofen for Suspension
类　　　别	中枢神经系统用药（解热镇痛抗炎药）
主　要　成　分	布洛芬
有效成分 CAS 号	15687-27-1

化学分子结构式

商　品　属　性	本品为白色或类白色粉末与橙红色颗粒的混悬物。味甜，有香气。
适　用　症	本品适用于缓解轻至中度疼痛，如头痛、关节痛、偏头痛、牙痛、肌肉痛、神经痛、痛经，也用于普通感冒或流行性感冒引起的发热。
药　理　作　用	本品具有镇痛、抗炎、解热的作用。其作用机制通过对环氧酶的抑制而减少前列腺素的合成，由此减轻因前列腺素引起的组织充血、肿胀，降低周围神经痛觉的敏感性，并通过下丘脑体温调节中心起解热作用。
税　则　号　列	3004.9090

中　文　名	布洛芬缓释胶囊
英　文　名	Ibuprofen Slow Release Capsules
类　　　别	中枢神经系统用药（解热镇痛抗炎药）
主　要　成　分	布洛芬
有效成分 CAS 号	15687-27-1

化学分子结构式　

商　品　属　性	本品为胶囊剂，内容物为白色球形小丸。
适　　用　　症	本品适用于缓解轻至中度疼痛，如头痛、关节痛、偏头痛、牙痛、肌肉痛、神经痛、痛经，也用于普通感冒或流行性感冒引起的发热。
药　理　作　用	本品具有镇痛、抗炎、解热的作用。其作用机制通过对环氧酶的抑制而减少前列腺素的合成，由此减轻因前列腺素引起的组织充血、肿胀，降低周围神经痛觉的敏感性，并通过下丘脑体温调节中心起解热作用。
税　则　号　列	3004.9090

中　文　名	布洛芬口服混悬液
英　文　名	Ibuprofen Oral Suspension
类　　　别	中枢神经系统用药（解热镇痛抗炎药）
主　要　成　分	布洛芬
有效成分 CAS 号	15687-27-1

化学分子结构式

商　品　属　性	本品为红色混悬液。具有水果香气、甜味。
适　　用　　症	本品为非甾体抗炎药，有解热、镇痛及抗炎作用，适用于： 1. 由感冒、急性上呼吸道感染、急性咽喉炎等引起的发热。2. 减轻或消除以下疼痛或炎症：扭伤、劳损、肩周炎、滑囊炎、肌腱及腱鞘炎；痛经、牙痛、术后疼痛及腰部疼痛；类风湿性关节炎、骨关节炎、其他非类风湿性关节炎及急性痛风。
药　理　作　用	本品具有镇痛、抗炎、解热的作用。其作用机制通过对环氧酶的抑制而减少前列腺素的合成，由此减轻因前列腺素引起的组织充血、肿胀，降低周围神经痛觉的敏感性，并通过下丘脑体温调节中心起解热作用。
税　则　号　列	3004.9090

中　文　名	布洛芬片
英　文　名	Ibuprofen Tablets
类　　　别	中枢神经系统用药（解热镇痛抗炎药）
主　要　成　分	布洛芬
有效成分 CAS 号	15687-27-1

化学分子结构式

商　品　属　性	本品为糖衣片，除去包衣后显白色。
适　用　症	适用于缓解轻至中度疼痛，如头痛、关节痛、偏头痛、牙痛、肌肉痛、神经痛、痛经，也用于普通感冒或流行性感冒引起的发热。
药　理　作　用	本品具有镇痛、抗炎、解热的作用。其作用机制通过对环氧酶的抑制而减少前列腺素的合成，由此减轻因前列腺素引起的组织充血、肿胀，降低周围神经痛觉的敏感性，并通过下丘脑体温调节中心起解热作用。
税　则　号　列	3004.9090

中　文　名	对乙酰氨基酚干混悬剂
英　文　名	Paracetamol for Suspension
类　　　别	中枢神经系统用药（解热镇痛抗炎药）
主　要　成　分	对乙酰氨基酚
有效成分 CAS 号	103-90-2

化学分子结构式

商　品　属　性	本品为白色或类白色颗粒。
适　用　症	适用于普通感冒或流行性感冒引起的发热、头痛，也用于缓解轻至中度疼痛，如偏头痛、关节痛、肌肉痛、神经痛、牙痛。
药　理　作　用	本品能抑制前列腺素的合成，具有解热、镇痛的作用。
税　则　号　列	3004.9090

中　文　名	对乙酰氨基酚栓
英　文　名	Paracetamol Suppository
类　　　别	中枢神经系统用药（解热镇痛抗炎药）
主　要　成　分	对乙酰氨基酚
有效成分 CAS 号	103-90-2

化学分子结构式

商　品　属　性	本品为乳白色至微黄色栓剂。
适　用　症	适用于儿童普通感冒或流行性感冒引起的发热，也用于缓解轻至中度疼痛，如头痛、关节痛、偏头痛、牙痛、肌肉痛、神经痛。
药　理　作　用	本品能抑制前列腺素的合成，具有解热、镇痛的作用。
税　则　号　列	3004.9090

中　文　名	对乙酰氨基酚糖浆
英　文　名	Paracetamol Syrup
类　　　别	中枢神经系统用药（解热镇痛抗炎药）
主　要　成　分	对乙酰氨基酚
有效成分 CAS 号	103-90-2

化学分子结构式

商　品　属　性	本品为红色黏稠液体。有芳香味。
适　用　症	适用于普通感冒或流行性感冒引起的发热、头痛，也用于缓解轻、中度疼痛，如偏头痛、关节痛、肌肉痛、神经痛、牙痛。
药　理　作　用	本品能抑制前列腺素的合成，具有解热、镇痛的作用。
税　则　号　列	3004.9090

中　文　名　对乙酰氨基酚注射液
英　文　名　Paracetamol Injection
类　　　别　中枢神经系统用药（解热镇痛抗炎药）
主 要 成 分　对乙酰氨基酚
有效成分 CAS 号　103-90-2

化学分子结构式

商 品 属 性　本品为无色或几乎无色略带黏稠的澄明液体。
适　用　症　适用于发热，也可用于缓解轻、中度疼痛，如头痛、肌肉痛、关节痛、神经痛、痛经、
　　　　　　　癌性痛和手术后痛等。
药 理 作 用　本品能抑制前列腺素的合成，具有解热、镇痛的作用。
税 则 号 列　3004.9090

中　文　名　复方辣椒贴片
英　文　名　Compound Capsicum Patches
类　　　别　中枢神经系统用药（解热镇痛抗炎药）
主 要 成 分　本品为复方制剂，主要成分为水杨酸乙二醇、醋酸生育酚、DL-樟脑、L-薄荷醇、辣椒提取液
有效成分 CAS 号　水杨酸乙二醇 87-28-5；醋酸生育酚 58-95-7；DL-樟脑 21368-68-3；L-薄荷醇 2216-51-5；
　　　　　　　辣椒提取液无 CAS 号

化学分子结构式

商 品 属 性　本品为淡黄色至淡褐色的巴布膏剂，具有特殊芳香气味。
适　用　症　适用于关节肌肉疼痛、肩酸腰痛、骨折痛、冻疮及跌打扭伤引起的各种痛症。特别适
　　　　　　　用于各种伤引起的疼痛及慢性疼痛等。
药 理 作 用　通过抑制实验及多种动物实验证实，水杨酸能够消炎，辣椒素和醋酸生育酚能促进血
　　　　　　　液循环，DL-樟脑和 L-薄荷醇能缓解局部疼痛。
税 则 号 列　3004.9090

中　文　名	复方山金车花贴片
英　文　名	Compound Arnica Patches
类　　　别	中枢神经系统用药（解热镇痛抗炎药）
主　要　成　分	本品为复方制剂，主要成分为水杨酸乙二醇、醋酸生育酚、DL-樟脑、L-薄荷醇、薄荷油、山金车花酊剂
有效成分 CAS 号	水杨酸乙二醇 87-28-5；醋酸生育酚 58-95-7；DL-樟脑 21368-68-3；L-薄荷醇 2216-51-5；薄荷油 68917-18-0

化学分子结构式

商　品　属　性	本品为贴片剂。
适　用　症	适用于跌打扭伤、骨折痛、肩周炎、腰背肌肉痛、冻疮以及各种关节炎引起的痛症。特别适用于炎症初期的红、肿、热、痛等症状。
药　理　作　用	通过浮肿抑制实验及多种动物实验证实，水杨酸能够消炎，醋酸生育酚能促进血液循环，DL-樟脑和L-薄荷醇能缓解局部疼痛。
税　则　号　列	3004.9090

中 文 名	甲芬那酸胶囊
英 文 名	Mefenamic Acid Capsules
类 别	中枢神经系统用药（解热镇痛抗炎药）
主 要 成 分	甲芬那酸
有效成分 CAS 号	61-68-7

化学分子结构式

商 品 属 性	本品为胶囊剂。
适 用 症	适用于轻度及中度疼痛，如牙科、产科或矫形科手术后的疼痛，以及软组织损伤性疼痛及骨骼、关节疼痛。此外，还用于痛经、血管性头痛及癌性疼痛等。
药 理 作 用	本品为非甾体类抗炎镇痛药，具有镇痛、解热和抗炎的作用，其抗炎作用较强。
税 则 号 列	3004.9090

中 文 名	来氟米特片
英 文 名	Leflunomide Tablets
类 别	中枢神经系统用药（解热镇痛抗炎药）
主 要 成 分	来氟米特
有效成分 CAS 号	75706-12-6

化学分子结构式

商 品 属 性	本品为薄膜衣片，除去包衣后显白色。
适 用 症	适用于成人类风湿性关节炎。
药 理 作 用	来氟米特为具有抗增殖活性的异噁唑类免疫抑制剂，其作用机制主要是抑制二氢乳清酸脱氢酶的活性，从而影响活化淋巴细胞的嘧啶合成。
税 则 号 列	3004.9090

中　文　名	硫酸氨基葡萄糖胶囊
英　文　名	Glucosamine Sulfate Capsules
类　　　别	中枢神经系统用药（解热镇痛抗炎药）
主　要　成　分	硫酸氨基葡萄糖
有效成分 CAS 号	91674-26-9

化学分子结构式

商　品　属　性　本品为胶囊剂，内容物为类白色或黄色结晶性粉末。

适　　用　　症　适用于全身各个部位的骨关节炎，如膝关节、髋关节以及脊柱、腕、手、肩关节和踝关节等。

药　理　作　用　氨基葡萄糖是存在于机体内尤其是关节软骨中的氨基单糖，是人体关节软骨基质中合成蛋白聚糖所必需的重要成分，它选择性地作用于骨性关节，阻断骨性关节炎的病理过程，刺激软骨细胞产生有正常多聚体结构的糖蛋白，亦可抑制损伤软骨的酶如胶原酶和磷脂酶 A2 的活性，并可抑制损伤细胞的超氧化物自由基的产生，防止皮质激素及某些非甾体抗炎药物对软骨细胞的损害及减少损伤细胞的内毒素因子的释放。通过上述途径，本品有直接抗炎作用，可缓解骨关节炎的疼痛症状，改善关节功能，并可阻止骨关节炎病程的发展。

税　则　号　列　3004.9090

中　文　名	硫酸氨基葡萄糖片
英　文　名	Glucosamine Sulfate Tablets
类　　　别	中枢神经系统用药（解热镇痛抗炎药）
主　要　成　分	硫酸氨基葡萄糖
有效成分 CAS 号	91674-26-9

化学分子结构式

商　品　属　性　本品为类白色或浅黄色片。

适　　用　　症　适用于全身各关节部位的骨性关节炎，如膝关节、髋关节、脊椎、肩、手、腕关节和踝关节等。

药　理　作　用　氨基葡萄糖是存在于机体内尤其是关节软骨中的氨基单糖，是人体关节软骨基质中合成蛋白聚糖所必需的重要成分，它选择性地作用于骨性关节，阻断骨性关节炎的病理过程，刺激软骨细胞产生有正常多聚体结构的糖蛋白，亦可抑制损伤软骨的酶如胶原酶和磷脂酶 A2 的活性，并可抑制损伤细胞的超氧化物自由基的产生，防止皮质激素及某些非甾体抗炎药物对软骨细胞的损害及减少损伤细胞的内毒素因子的释放。通过上述途径，本品有直接抗炎作用，可缓解骨关节炎的疼痛症状，改善关节功能，并可阻止骨关节炎病程的发展。

税　则　号　列　3004.9090

中 文 名	美洛昔康片
英 文 名	Meloxicam Tablets
类 别	中枢神经系统用药（解热镇痛抗炎药）
主 要 成 分	美洛昔康
有效成分 CAS 号	71125-38-7

化学分子结构式

商 品 属 性	本品为淡黄色或黄色片或薄膜衣片，除去包衣后显淡黄色或黄色。
适 用 症	适用于类风湿性关节炎和疼痛性骨关节炎（关节病、退行性骨关节病）的症状治疗。
药 理 作 用	本品是一种烯醇酸类非甾体抗炎药，具有抗炎、止痛和解热的特性，上述作用的共同机制是能够抑制炎性介质前列腺素的生物合成。
税 则 号 列	3004.9090

中 文 名	美洛昔康注射液
英 文 名	Meloxicam Injection
类 别	中枢神经系统用药（解热镇痛抗炎药）
主 要 成 分	美洛昔康
有效成分 CAS 号	71125-38-7

化学分子结构式

商 品 属 性	本品为黄色微带绿色的澄明液体。
适 用 症	适用于类风湿性关节炎和疼痛性骨关节炎（关节病、退行性骨关节病）的症状治疗，也用于以下疾病的初始与短期症状性治疗：类风湿性关节炎、疼痛性骨关节炎（关节病、退行性关节病）、强直性脊柱炎。
药 理 作 用	本品是一种烯醇酸类非甾体抗炎药，具有抗炎、止痛和解热的特性，上述作用的共同机制是能够抑制炎性介质前列腺素的生物合成。
税 则 号 列	3004.9090

中　文　名	舒林酸片
英　文　名	Sulindac Tablets
类　　　别	中枢神经系统用药（解热镇痛抗炎药）
主　要　成　分	舒林酸
有效成分 CAS 号	38194-50-2

化学分子结构式

商　品　属　性	本品为橙黄色片。
适　用　症	适用于类风湿性关节炎、退行性关节病。
药　理　作　用	本品为一种活性极小的前体药，口服吸收后在体内代谢成为硫化物后才具有明显抗炎、镇痛作用，硫化物为选择性的环氧化酶抑制剂，可减少前列腺素的合成，但对肾脏中生理性前列腺素的合成影响不大。由于其以非活性形式通过胃肠道，因此对胃肠道刺激性小，对肾血流量和肾功能影响亦较少。本品还能抑制5-羟色胺的释放，以及抑制胶原诱发的血小板聚集作用，延长出血时间。
税　则　号　列	3004.9090

中　文　名	双醋瑞因胶囊
英　文　名	Diacerein Capsules
类　　　别	中枢神经系统用药（解热镇痛抗炎药）
主　要　成　分	双醋瑞因
有效成分 CAS 号	13739-02-1

化学分子结构式

商　品　属　性	本品为硬胶囊，内容物为黄色颗粒。
适　用　症	适用于治疗退行性关节疾病（骨关节炎及相关疾病）。
药　理　作　用	本品为骨关节炎 IL-1 的重要抑制剂。经细胞实验及动物实验证实： 1. 本品可诱导软骨生成，具有止痛、抗炎及退热的作用。2. 不抑制前列腺素的合成。 3. 对骨关节炎有延缓疾病进程的作用。
税　则　号　列	3004.9090

中　文　名　　双氯芬酸钾片

英　文　名　　Diclofenac Potassium Tablets

类　　　别　　中枢神经系统用药（解热镇痛抗炎药）

主　要　成　分　　双氯芬酸钾

有效成分 CAS 号　　15307-81-0

化学分子结构式　　

商　品　属　性　　本品为薄膜衣片，除去薄膜衣后显白色或类白色。

适　用　症　　适用于快速缓解轻至中度疼痛，如扭伤、牙痛、痛经、偏头痛。

药　理　作　用　　本品为非甾体抗炎药，主要通过抑制前列腺素的合成而产生镇痛、抗炎、解热的作用。

税　则　号　列　　3004.9090

中　文　名　　双氯芬酸钠肠溶片

英　文　名　　Diclofenac Sodium Enteric-Coated Tablets

类　　　别　　中枢神经系统用药（解热镇痛抗炎药）

主　要　成　分　　双氯芬酸钠

有效成分 CAS 号　　15307-79-6

化学分子结构式

商　品　属　性　　本品为薄膜衣片，除去薄膜衣后显白色。

适　用　症　　适用于类风湿性关节炎、神经炎、红斑狼疮及癌症、术后疼痛，以及各种原因引起的发热。

药　理　作　用　　本品通过抑制前列腺素的合成而产生镇痛、抗炎、解热的作用。

税　则　号　列　　3004.9090

中　文　名　双氯芬酸钠缓释片
英　文　名　Diclofenac Sodium Sustained-Release Tablets
类　　　别　中枢神经系统用药（解热镇痛抗炎药）
主 要 成 分　双氯芬酸钠
有效成分 CAS 号　15307-79-6

化学分子结构式

商 品 属 性　口服片剂。
适 用 症　1. 用于缓解类风湿性关节炎、骨关节炎、脊柱关节病、痛风性关节炎、风湿性关节炎等各种慢性关节炎的急性发作期或持续性的关节肿痛症状。2. 用于各种软组织风湿性疼痛，如肩痛、腱鞘炎、滑囊炎肌痛及运动后损伤性疼痛等。3. 用于急性的轻、中度疼痛。如手术、创伤、劳损后等的疼痛，原发性痛经、牙痛、头痛等。
药 理 作 用　1. 双氯芬酸钠是一种衍生于苯乙酸类的非甾体类抗炎镇痛药，其作用机制为抑制环氧化酶活性，从而阻断花生四烯酸向前列腺素的转化。同时，它也能促进花生四烯酸与甘油三酯结合，降低细胞内游离的花生四烯酸浓度，从而间接抑制白三烯的合成。2. 双氯芬酸钠是非甾体抗炎药中作用较强的一种，它对合成前列腺素的抑制作用强于阿司匹林和吲哚美辛等。
税 则 号 列　3004.9090

中　文　名　双氯芬酸钠胶囊
英　文　名　Diclofenac Sodium Capsules
类　　　别　中枢神经系统用药（解热镇痛抗炎药）
主 要 成 分　双氯芬酸钠
有效成分 CAS 号　15307-79-6

化学分子结构式

商 品 属 性　本品为胶囊剂，内容物为白色或类白色球形小微丸。
适 用 症　适用于类风湿性关节炎、神经炎、红斑狼疮及癌症、术后疼痛，以及各种原因引起的发热。
药 理 作 用　本品通过抑制前列腺素的合成而产生镇痛、抗炎、解热的作用。
税 则 号 列　3004.9090

中　文　名　双氯芬酸钠片
英　文　名　Diclofenac Sodium Tablets
类　　　别　中枢神经系统用药（解热镇痛抗炎药）
主　要　成　分　双氯芬酸钠
有效成分 CAS 号　15307-79-6

化学分子结构式

商　品　属　性　本品为白色片。
适　用　症　适用于风湿性关节炎、急慢性强直性脊椎炎、骨关节炎；肩周炎、滑囊炎、肌腱炎及腱鞘炎；腰背痛、扭伤、劳损及其他软组织损伤；急性痛风；痛经或子宫附件炎、牙痛和术后疼痛；创伤后的疼痛与炎症，如肌肉拉伤；严重的耳鼻喉感染性疼痛和炎症（如扁桃体炎、耳炎、鼻窦炎等），应同时使用抗感染药物。
药　理　作　用　双氯芬酸是一种衍生于苯乙酸类的非甾体类消炎镇痛药，其作用机制为抑制环氧化酶活性，从而阻断花生四烯酸向前列腺素的转化。同时，它也能促进花生四烯酸与甘油三酯（三酰甘油）结合，降低细胞内游离的花生四烯酸浓度，从而间接抑制白三烯的合成。
税　则　号　列　3004.9090

中　文　名　双氯芬酸钠栓
英　文　名　Diclofenac Sodium Suppositories
类　　　别　中枢神经系统用药（解热镇痛抗炎药）
主　要　成　分　双氯芬酸钠
有效成分 CAS 号　15307-79-6

化学分子结构式

商　品　属　性　本品为类白色至淡黄色的栓剂。
适　用　症　适用于类风湿性关节炎、神经炎、红斑狼疮及癌症、术后疼痛，以及各种原因引起的发热。
药　理　作　用　本品通过抑制前列腺素的合成而产生镇痛、抗炎、解热的作用。
税　则　号　列　3004.9090

中　文　名	双氯芬酸钠注射液	
英　文　名	Diclofenac Sodium Injection	
类　　　别	中枢神经系统用药（解热镇痛抗炎药）	
主　要　成　分	双氯芬酸钠	
有效成分 CAS 号	15307-79-6	

化学分子结构式

商 品 属 性　本品为无色或几乎无色的澄明液体。

适 用 症　适用于类风湿性关节炎、神经炎、红斑狼疮及癌症、术后疼痛，以及各种原因引起的发热。

药 理 作 用　本品通过抑制前列腺素的合成而产生镇痛、抗炎、解热的作用。

税 则 号 列　3004.9090

中　文　名	酮洛芬肠溶胶囊	
英　文　名	Ketoprofen Enteric-coated Capsules	
类　　　别	中枢神经系统用药（解热镇痛抗炎药）	
主　要　成　分	酮洛芬	
有效成分 CAS 号	22071-15-4	

化学分子结构式

商 品 属 性　本品为肠溶胶囊剂，内容物为白色粉末。

适 用 症　适用于各种关节炎：类风湿性关节炎、骨性关节炎、强直性脊柱炎、痛风性关节炎等的关节痛、肿以及各种疼痛，如痛经、牙痛、手术后痛、癌性疼痛等。

药 理 作 用　本品为芳香基丙酸衍生物，为非甾体类抗炎镇痛药。本品除抑制环氧合酶外尚有一定抑制脂氧酶及减少缓激肽的作用，从而减轻炎症损伤部位的疼痛感觉。因缓激肽与前列腺素一起可引起疼痛。缓激肽还可引起子宫收缩，故本品适用于痛经，主要是通过抑制缓激肽去抑制子宫收缩和镇痛而起到疗效。本品尚有一定的中枢性镇痛作用。

税 则 号 列　3004.9090

中　文　名	酮洛芬缓释片
英　文　名	Ketoprofen Sustained Release Tablets
类　　　别	中枢神经系统用药（解热镇痛抗炎药）
主　要　成　分	酮洛芬
有效成分 CAS 号	22071-15-4

化学分子结构式

商　品　属　性	本品为白色片。
适　　用　　症	本品适用于风湿性或类风湿性关节炎、骨关节炎、强直性脊椎炎、痛风、痛经等。
药　理　作　用	本品为非甾体类消炎镇痛药。
税　则　号　列	3004.9090

中　文　名	酮洛芬胶囊
英　文　名	Ketoprofen Capsules
类　　　别	中枢神经系统用药（解热镇痛抗炎药）
主　要　成　分	酮洛芬
有效成分 CAS 号	22071-15-4

化学分子结构式

商　品　属　性	本品为胶囊剂，内容物为白色粉末。
适　　用　　症	本品适用于缓解轻至中度疼痛，如关节痛、神经痛、肌肉痛、偏头痛、头痛、痛经、牙痛。
药　理　作　用	本品能抑制前列腺素的合成，具有镇痛和抗炎作用。
税　则　号　列	3004.9090

中 文 名	酮洛芬凝胶
英 文 名	Ketoprofen Gel
类 别	中枢神经系统用药（解热镇痛抗炎药）
主 要 成 分	酮洛芬
有效成分 CAS 号	22071-15-4

化学分子结构式

商 品 属 性	本品为无色几乎透明的凝胶，有芳香味。
适 用 症	适用于各种骨骼肌损伤的急慢性软组织（肌肉、韧带、筋膜）扭伤、挫伤，以及肌肉劳损所引起的疼痛，也可以用于骨关节炎的对症治疗。
药 理 作 用	本品为前列腺素合成抑制剂，具有抗炎、镇痛作用。局部应用，其有效成分可穿透皮肤到达炎症区域，缓解急慢性炎症反应。对因外伤引起的炎症，本品可使炎性肿痛减轻、疼痛缓解。
税 则 号 列	3004.9090

中 文 名	托美丁钠胶囊
英 文 名	Tolmetin Sodium Capsules
类 别	中枢神经系统用药（解热镇痛抗炎药）
主 要 成 分	托美丁钠
有效成分 CAS 号	35711-34-3

化学分子结构式

商 品 属 性	本品为硬胶囊，内含淡黄色粉末。
适 用 症	适用于类风湿性及风湿性关节炎。
药 理 作 用	托美丁钠通过抑制环氧化酶，阻断花生四烯酸合成前列腺素，从而发挥镇痛、消炎和解热的作用。
税 则 号 列	3004.9090

中　文　名　依托考昔片
英　文　名　Etoricoxib Tablets
类　　　别　中枢神经系统用药（解热镇痛抗炎药）
主　要　成　分　依托考昔
有效成分 CAS 号　202409-33-4

化学分子结构式

商　品　属　性　本品为片剂。
适　用　症　适用于治疗关节炎。
药　理　作　用　依托考昔是一种非甾体抗炎药，在动物模型中它具有抗炎、镇痛和解热作用。在临床剂量范围之内或更高剂量下，本品是具有口服活性的、选择性的环氧化酶-2 抑制剂。目前已确认了环氧化酶的两种亚型：环氧化酶-1（COX-1）和环氧化酶-2（COX-2）。COX-1 参与前列腺素介导的正常生理功能，如胃黏膜细胞保护和血小板凝集等。非选择性非甾体抗炎药抑制了 COX-1 的产生，因此可引起胃黏膜损伤和血小板凝集作用减弱。COX-2 主要参与前列腺素的产生，而前列腺素可引起疼痛、炎症和发热等。依托考昔是选择性的环氧化酶-2 抑制剂，可减轻这些症状和体征，降低胃肠道副作用且不影响血小板的功能。
税　则　号　列　3004.9090

中　文　名　吲哚美辛巴布膏
英　文　名　Indometacin Cataplasm
类　　　别　中枢神经系统用药（解热镇痛抗炎药）
主　要　成　分　吲哚美辛
有效成分 CAS 号　53-86-1

化学分子结构式

商　品　属　性　本品为在布上涂上膏体后，并在膏体面上覆盖透明塑料衬膜的巴布膏剂。
适　用　症　适用于缓解局部软组织疼痛，如：
1. 运动创伤（如扭伤、拉伤、肌腱损伤等）引起的局部软组织疼痛。2. 慢性软组织劳损（如颈部、肩背、腰腿等）所致的局部酸痛。3. 骨关节疾病（如颈椎病、类风湿性关节炎、风湿性关节炎、肩周炎等）的局部对症止痛治疗。
药　理　作　用　本品为非甾体类消炎镇痛药，具有抗炎、解热及镇痛作用，其作用机制为通过抑制环氧化酶活性而减少前列腺素的合成，制止炎症组织痛觉神经冲动的形成，解除内源性前列腺素的致炎作用。局部应用，其有效成分可穿透皮肤到达炎症区域，缓解急慢性炎症反应，对因外伤或风湿病引起的炎症，本品可使炎性肿胀减轻、疼痛缓解。
税　则　号　列　3004.9090

中　文　名　吲哚美辛搽剂
英　文　名　Indometacin Liniment
类　　　别　中枢神经系统用药（解热镇痛抗炎药）
主　要　成　分　本品为复方制剂，主要成分为吲哚美辛、L-薄荷醇
有效成分 CAS 号　吲哚美辛 53-86-1；L-薄荷醇 2216-51-5

化学分子结构式

商　品　属　性　本品为搽剂。
适　用　症　适用于肌肉痛、肩部僵硬酸痛、腰痛、关节痛、腱鞘炎（手和腕部疼痛）、肘部疼痛（网球肘等）及跌打损伤、扭伤引起的疼痛。
药　理　作　用　本品为前列腺素合成抑制剂，具有抗炎、镇痛作用。局部应用，其有效成分可穿透皮肤到达炎症区域，使炎性肿胀减轻、疼痛缓解。
税　则　号　列　3004.9090

中　文　名　吲哚美辛胶囊
英　文　名　Indomethacin Capsules
类　　　别　中枢神经系统用药（解热镇痛抗炎药）
主　要　成　分　吲哚美辛
有效成分 CAS 号　53-86-1

化学分子结构式

商　品　属　性　本品为白色片。
适　用　症　适用于关节炎，可缓解疼痛和肿胀；也适用于软组织损伤和炎症；还用于治疗偏头痛、痛经、手术后痛、创伤后痛等。
药　理　作　用　本品具有抗炎、解热及镇痛作用，其作用机制为通过对环氧合酶的抑制去减少前列腺素的合成。制止炎症组织痛觉神经冲动的形成，抑制炎性反应，包括抑制白细胞的趋化性及溶酶体酶的释放等。至于解热作用，由于其作用于下视丘体温调节中枢，引起外周血管扩张及出汗，使散热增加。
税　则　号　列　3004.9090

中 文 名	吲哚美辛凝胶
英 文 名	Indometacin Gel
类 别	中枢神经系统用药（解热镇痛抗炎药）
主 要 成 分	本品为复方制剂，主要成分为吲哚美辛、L-薄荷醇
有效成分 CAS 号	吲哚美辛 53-86-1；L-薄荷醇 2216-51-5

化学分子结构式

商 品 属 性　本品为黄色凝胶状软膏。

适 用 症　适用于肌肉痛、肩部僵硬酸痛、腰痛、关节痛、腱鞘炎（手和腕部疼痛）、肘部疼痛（网球肘等）及跌打损伤、扭伤引起的疼痛。

药 理 作 用　本品为前列腺素合成抑制剂，具有抗炎、镇痛作用。局部应用，其有效成分可穿透皮肤到达炎症区域，使炎性肿胀减轻、疼痛缓解。

税 则 号 列　3004.9090

中 文 名	吲哚美辛片
英 文 名	Indomethacin Tablets
类 别	中枢神经系统用药（解热镇痛抗炎药）
主 要 成 分	吲哚美辛
有效成分 CAS 号	53-86-1

化学分子结构式

商 品 属 性　本品为白色片。

适 用 症　适用于关节炎，可缓解疼痛和肿胀；适用于软组织损伤和炎症；用于治疗偏头痛、痛经、手术后痛、创伤后痛等。

药 理 作 用　具有抗炎、解热及镇痛作用，其作用机制为通过对环氧合酶的抑制去减少前列腺素的合成。制止炎症组织痛觉神经冲动的形成，抑制炎性反应，包括抑制白细胞的趋化性及溶酶体酶的释放等。作用于下视丘体温调节中枢，引起外周血管扩张及出汗，起到解热的作用。

税 则 号 列　3004.9090

中　文　名　吲哚美辛贴片
英　文　名　Indometacin Patches
类　　　别　中枢神经系统用药（解热镇痛抗炎药）
主　要　成　分　吲哚美辛
有效成分 CAS 号　53-86-1

化学分子结构式

商　品　属　性　本品为贴剂。
适　用　症　适用于肌肉痛、肩部僵硬酸痛、腰痛、关节痛、腱鞘炎（手和腕部疼痛）、肘部疼痛（网球肘等）及跌打损伤、扭伤引起的疼痛。
药　理　作　用　局部应用，其有效成分可穿透皮肤到达炎症区域，使炎性肿胀减轻、疼痛缓解。
税　则　号　列　3004.9090

中　文　名　注射用赖氨匹林
英　文　名　Lysine Acetylsalicylate for Injection
类　　　别　中枢神经系统用药（解热镇痛抗炎药）
主　要　成　分　赖氨匹林
有效成分 CAS 号　62952-06-1

化学分子结构式

商　品　属　性　本品为注射剂，白色结晶或结晶性粉末。
适　用　症　适用于发热及轻至中度的疼痛。
药　理　作　用　本品为阿司匹林和赖氨酸复盐，能抑制环氧合酶，减少前列腺素的合成，具有解热、镇痛、抗炎的作用。
税　则　号　列　3004.9090

中　文　名	注射用盐酸丙帕他莫
英　文　名	Propacetamol Hydrochloride for Injection
类　　　别	中枢神经系统用药（解热镇痛抗炎药）
主　要　成　分	盐酸丙帕他莫
有效成分 CAS 号	66532-86-3

化学分子结构式

商　品　属　性	本品为注射剂，白色或类白色结晶性粉末。
适　用　症	在临床急需静脉给药治疗疼痛或高度发热时，其他给药方式不适合的情况下，用于中度疼痛的短期治疗，尤其是外科手术后疼痛，也可用于发热的短期治疗。
药　理　作　用	本品是对乙酰氨基酚的前体药物，具有解热、镇痛作用。静注或肌注后，可迅速被血浆酯酶水解，释出对乙酰氨基酚而起作用，通过对乙酰氨基酚抑制中枢 COX 活性，减少 PGE 类的合成，发挥其解热镇痛作用，导致外周血管扩张、出汗而达到解热的作用，其解热作用强度与阿司匹林相似；通过抑制前列腺素 PGE1、缓激肽和组胺等的合成和释放，提高痛阈而起到镇痛作用，属于外周性镇痛药，作用较阿司匹林弱，仅对轻至中度疼痛有效。本品无明显抗炎作用。1g 本品在血液中分解为 0.5g 对乙酰氨基酚。
税　则　号　列	3004.9090

四、　抗痛风药

中　文　名	别嘌醇片
英　文　名	Allopurinol Tablets
类　　　别	中枢神经系统用药（抗痛风药）
主　要　成　分	别嘌醇
有效成分 CAS 号	315-30-0

化学分子结构式

商　品　属　性	本品为白色片。
适　用　症	适用于原发性和继发性高尿酸血症，尤其是尿酸生成过多而引起的高尿酸血症、反复发作或慢性痛风者、痛风石、尿酸性肾结石和（或）尿酸性肾病、有肾功能不全的高尿酸血症。
药　理　作　用	本品是抑制尿酸合成的药物。别嘌醇及其代谢产物氧嘌呤醇均能抑制黄嘌呤氧化酶，阻止次黄嘌呤和黄嘌呤代谢为尿酸，从而减少了尿酸的生成，使血和尿中的尿酸含量降低到溶解度以下水平，防止尿酸形成结晶沉积在关节及其他组织内，也有助于痛风病人组织内的尿酸结晶重新溶解。别嘌醇亦通过对次黄嘌呤-鸟嘌呤磷酸核酸转换酶的作用抑制体内新的嘌呤的合成。
税　则　号　列	3004.9090

中 文 名	磺吡酮片
英 文 名	Sulfinpyrazone Tablets
类 别	中枢神经系统用药（抗痛风药）
主 要 成 分	苯磺保泰松
有效成分 CAS 号	57-96-5

化学分子结构式

商 品 属 性	本品为片剂。
适 用 症	适用于慢性痛风尤其是痛风性关节炎的长期治疗；用于心肌梗死后，以减少死亡率。
药 理 作 用	本品能强力抑制肾小管对尿酸的重吸收，促进尿酸的排泄，是一种有效的促尿酸排泄药。本品亦能延长血小板寿命，抑制血小板的黏附和聚集。
税 则 号 列	3004.9090

五、 抗癫痫药

中 文 名	奥卡西平片
英 文 名	Oxcarbazepine Tablets
类 别	中枢神经系统用药（抗癫痫药）
主 要 成 分	奥卡西平
有效成分 CAS 号	28721-07-5

化学分子结构式

商 品 属 性	本品为薄膜衣片，除去包衣后显淡黄色。
适 用 症	适用于治疗原发性全面性强直阵挛发作和部分性发作。伴有或不伴有继发性全面发作。
药 理 作 用	本品主要通过奥卡西平的代谢物单羟基衍生物（MHD）发挥药理学作用。奥卡西平和MHD 的作用机制被认为主要是通过阻断电压敏感的钠通道，从而稳定了过度兴奋的神经元细胞膜，抑制了神经元的重复放电，减少突触冲动的传播。此外，通过增加钾的传导性和调节高电压激活钙通道同样起到了抗惊厥的效果。未发现对脑神经递质和调节性受体位点有作用。奥卡西平及 MHD 在动物中是一种强力而有效的抗惊厥药物，可防止啮齿类动物的强直阵挛发作或降低阵挛发作的程度，并且消除或减少体内植入铝制植入物恒河猴慢性复发性部分癫痫发作的频率。小鼠和大鼠分别给予奥卡西平或MHD，连续进行 5 天或 4 周的治疗后，未发现耐药性（对强直阵挛作用的减弱）。
税 则 号 列	3004.9090

中　文　名	苯巴比妥钠注射液
英　文　名	Phenobarbital Sodium Injection
类　　　别	中枢神经系统用药（抗癫痫药）
主　要　成　分	苯巴比妥钠
有效成分 CAS 号	57-30-7

化学分子结构式

商　品　属　性	本品为无色澄明液体。
适　用　症	适用于治疗癫痫，对全身性及部分性发作均有效，一般在苯妥英钠、酰胺咪嗪、丙戊酸钠无效时选用；也可用于其他疾病引起的惊厥及麻醉前给药。
药　理　作　用	本品对中枢神经系统有广泛抑制作用，随用量增加而产生镇静、催眠和抗惊厥效应，大剂量时产生麻醉作用，现认为其作用机制主要与阻断脑干网状结构上行激活系统有关。本品还具有抗癫痫效应，其机制在于抑制中枢神经系统单突触和多突触传递，还可能与其增强中枢抑制性递质 γ-氨基丁酸的功能有关。
税　则　号　列	3004.9090

中　文　名	丙戊酸钠片
英　文　名	Sodium Valproate Tablets
类　　　别	中枢神经系统用药（抗癫痫药）
主　要　成　分	丙戊酸钠
有效成分 CAS 号	1069-66-5

化学分子结构式

商　品　属　性	本品为糖衣片，除去包衣后显白色或类白色。
适　用　症	主要适用于单纯或复杂失神发作、肌阵挛发作，大发作的单药或合并用药治疗，有时对复杂部分性发作也有一定疗效。
药　理　作　用	本品能增加 GABAA 的合成和减少 GABAA 的降解，从而升高抑制性神经递质 γ-氨基丁酸（GABAA）的浓度，降低神经元的兴奋性而抑制发作。在电生理实验中见本品可产生与苯妥英相似的抑制 Na^+ 通道的作用。
税　则　号　列	3004.9090

中　文　名	加巴喷丁胶囊
英　文　名	Gabapentin Capsules
类　　　别	中枢神经系统用药（抗癫痫药）
主　要　成　分	加巴喷丁
有效成分CAS号	60142-96-3

化学分子结构式

H₂N ─ 结构图 ─ O, OH

商　品　属　性	本品为硬胶囊，内容物为白色或类白色粉末。
适　用　症	适用于成人疱疹后神经痛的治疗。用于成人和12岁以上儿童伴或不伴继发性全身发作的部分性发作的辅助治疗。也可用于3~12岁儿童的部分性发作的辅助治疗。
药　理　作　用	加巴喷丁抗惊厥作用的机制尚不明确，但动物试验提示，与其他上市的抗惊厥药物相似，加巴喷丁可抑制癫痫发作。小鼠和大鼠最大电休克试验、苯四唑癫痫发作试验以及其他动物试验（如遗传性癫痫模型等）结果提示，加巴喷丁具有抗癫痫作用，但这些癫痫模型与人体的相关性尚不清楚。
税　则　号　列	3004.9090

中　文　名	卡马西平片
英　文　名	Carbamazepine Tablets
类　　　别	中枢神经系统用药（抗癫痫药）
主　要　成　分	卡马西平
有效成分CAS号	298-46-4

化学分子结构式

结构图 N, O, NH₂

商　品　属　性	本品为白色片。
适　用　症	1. 复杂部分性发作（亦称精神运动性发作或颞叶癫痫）、全身强直-阵挛性发作、上述两种混合性发作或其他部分性或全身性发作；对典型或不典型失神发作、肌阵挛或失神张力发作无效。2. 三叉神经痛和舌咽神经痛发作，亦用作三叉神经痛缓解后的长期预防性用药。也可用于脊髓痨和多发性硬化、糖尿病性周围性神经痛、患肢痛和外伤后神经痛以及疱疹后神经痛。3. 预防或治疗躁狂-抑郁症；对锂或抗精神病药或抗抑郁药无效的或不能耐受的躁狂-抑郁症，可单用或与锂盐和其他抗抑郁药合用。4. 中枢性部分性尿崩症，可单用或与氯磺丙脲或氯贝丁酯等合用。5. 对某些精神疾病包括精神分裂症性情感性疾病、顽固性精神分裂症及与边缘系统功能障碍有关的失控综合征。6. 不宁腿综合征（Ekbom综合征），偏侧面肌痉挛。7. 酒精癖的戒断综合征。
药　理　作　用	本品为抗惊厥药和抗癫痫药。卡马西平的药理作用表现为抗惊厥抗癫痫、抗神经性疼痛、抗躁狂-抑郁症、改善某些精神疾病的症状、抗中枢性尿崩症，产生这些作用的机制可能分别为：使用-依赖性地阻滞各种可兴奋细胞膜的Na^+通道，故能明显抑制异常高频放电的发生和扩散；抑制T-型钙通道；增强中枢的去甲肾上腺素能神经的活性；促进抗利尿激素（ADH）的分泌或提高效应器对ADH的敏感性。
税　则　号　列	3004.9090

中 文 名 托吡酯胶囊
英 文 名 Topiramate Capsules
类　　　别 中枢神经系统用药（抗癫痫药）
主 要 成 分 托吡酯
有效成分 CAS 号 97240-79-4

化学分子结构式

商 品 属 性 本品为胶囊剂。
适 用 症 适用于成人及 2~16 岁儿童部分性癫痫发作的加用治疗。
药 理 作 用 托吡酯是一种氨基磺酸酯取代的单糖。托吡酯抗癫痫的确切作用机制尚不明确。在对体外培养的神经元细胞进行电生理和生化研究中发现托吡酯的三个特性可能有助于其抗癫病作用。托吡酯可阻断因神经元持续去极化诱发的重复发放的动作电位，此作用有时间依赖性，表明托吡酯可以状态依赖性地阻断钠通道。托吡酯可以增加 γ-氨基丁酸（GABAA）激活 GABAA 受体的频率，加强 GABAA 诱发的氯离子内流进入神经元，表明托吡酯可增强这种抑制性中枢神经递质的作用。
税 则 号 列 3004.9090

中 文 名 托吡酯片
英 文 名 Topiramate Tablets
类　　　别 中枢神经系统用药（抗癫痫药）
主 要 成 分 托吡酯
有效成分 CAS 号 97240-79-4

化学分子结构式

商 品 属 性 本品为片剂。
适 用 症 适用于初诊为癫痫的患者的单药治疗或曾经合并用药现转为单药治疗的癫痫患者，也可用于成人及 2~16 岁儿童部分性癫痫发作的加用治疗。
药 理 作 用 托吡酯是一种氨基磺酸酯取代的单糖。托吡酯抗癫痫的确切作用机制尚不明确。在对体外培养的神经元细胞进行电生理和生化研究中发现托吡酯的 3 个特性可能有助于其抗癫痫作用。托吡酯可阻断因神经元持续去极化诱发的重复发放的动作电位，此作用有时间依赖性，表明托吡酯可以状态依赖性地阻断钠通道。托吡酯可以增加 γ-氨基丁酸（GABAA）激活 GABAA 受体的频率，加强 GABAA 诱发的氯离子内流进入神经元，表明托吡酯可增强这种抑制性中枢神经递质的作用。
税 则 号 列 3004.9090

中　文　名	左乙拉西坦片
英　文　名	Levetiracetam Tablets
类　　　别	中枢神经系统用药（抗癫痫药）
主　要　成　分	左乙拉西坦
有效成分 CAS 号	102767-28-2

化学分子结构式

商　品　属　性　本品为黄色椭圆形薄膜包衣片，片剂的单面有刻痕，除去包衣后显白色。

适　用　症　适用于成人及 4 岁以上儿童癫痫患者部分性发作的加用治疗。左乙拉西坦是一种吡咯烷酮衍生物，其化学结构与现有的抗癫痫药物无相关性。左乙拉西坦抗癫痫作用的确切机制尚不清楚。在多种癫痫动物模型中评估了左乙拉西坦的抗癫痫作用。左乙拉西坦对电流或多种致惊厥剂最大刺激诱导的单纯癫痫发作无抑制作用，并在亚最大刺激和阈值试验中仅显示微弱活性。但对毛果芸香碱和红藻氨酸诱导的局灶性发作继发的全身性发作观察到保护作用，这两种化学致惊厥剂能模仿一些人伴有继发性全身发作的复杂部分性发作的特性。左乙拉西坦对复杂部分性发作的大鼠点燃模型的点燃过程和点燃状态均具有抑制作用。这些动物模型对人体特定类型癫痫的预测价值尚不明确。

药　理　作　用　左乙拉西坦是吡咯烷酮衍生物，其化学结构与现有的抗癫痫药物无相关性，左乙拉西坦抗癫痫作用的确切机制尚不清楚。在多种癫痫动物模型中评估了左乙拉西坦的抗癫痫作用。左乙拉西坦对电流或多种致惊厥剂最大刺激诱导的单纯癫痫发作无抑制作用，并在亚最大刺激和阈值试验中仅显示微弱活性。但对毛果芸香碱和红藻氨酸诱导的局灶性发作继发的全身性发作观察到保护作用，这两种化学致惊厥剂能模仿一些人伴有继发性全身性发作的复杂部分性发作的特性。左乙拉西坦对复杂部分性发作的大鼠点燃模型的点燃过程和点燃状态均具有抑制作用。

税　则　号　列　3004.9090

六、 镇静用药

中　文　名　阿瑞匹坦胶囊
英　文　名　Aprepitant Capsules
类　　　别　中枢神经系统用药（镇静用药）
主 要 成 分　阿瑞匹坦
有效成分 CAS 号　170729-80-3

化学分子结构式

商 品 属 性　本品为硬胶囊，内容物为类白色小丸。
适　用　症　适用于预防化疗过程中出现的恶心和呕吐。
药 理 作 用　阿瑞匹坦是人 P 物质神经激肽 1（NK1）受体的选择性高亲和力拮抗剂。对其他现有治疗化疗引起恶心呕吐（CINV）和术后恶心呕吐（PONV）的药物的作用靶点 5-羟色胺受体 3（5-HT3）、多巴胺受体和糖皮质激素受体的亲和力低或无亲和力。
税 则 号 列　3004.9090

七、 抗惊厥药

中　文　名　硫酸镁注射液
英　文　名　Magnesium Sulfate Injection
类　　　别　中枢神经系统用药（抗惊厥药）
主 要 成 分　硫酸镁
有效成分 CAS 号　7487-88-9

化学分子结构式

商 品 属 性　本品为无色澄明液体。
适　用　症　本品可作为抗惊厥药，常用于妊娠高血压，降低血压，治疗先兆子痫和子痫，也用于治疗早产。
药 理 作 用　镁离子可抑制中枢神经的活动，抑制运动神经-肌肉接头乙酰胆碱的释放，阻断神经肌肉连接处的传导，降低或解除肌肉收缩作用，同时对血管平滑肌有舒张作用，使痉挛的外周血管扩张，降低血压，因而对子痫有预防和治疗作用，对子宫平滑肌收缩也有抑制作用，可用于治疗早产。
税 则 号 列　3004.9090

八、　抗帕金森用药

中　文　名　吡贝地尔缓释片
英　文　名　Piribedil SR Tablets（Trastal）
类　　　别　中枢神经系统用药（抗帕金森用药）
主　要　成　分　吡贝地尔
有效成分 CAS 号　3605-01-4

化学分子结构式

商　品　属　性　本品为红色缓释包衣片，除去包衣后显白色。
适　用　症　适用于老年患者的慢性病理性认知和感觉神经障碍的辅助性症状性治疗（除阿尔茨海默病和其他类型的痴呆）；下肢慢性阻塞性动脉病（第 2 期）所致间歇性跛行的辅助性治疗（这一适应证是鉴于行走距离的改善来确定的）；建议用于眼科的缺血性症状；帕金森病的治疗：可作为单一用药（治疗震颤明显的类型）或在最初或稍后与多巴治疗联合用药，尤其是对伴有震颤的类型。
药　理　作　用　本药是一种多巴胺能激动剂，可刺激大脑黑质纹状体突触后的 D_2 受体及中脑皮质，中脑边缘叶通路的 D_2 和 D_3 受体，提供有效的多巴胺效应。在动物实验中，吡贝地尔可刺激大脑代谢，同时刺激皮质电发生，增加氧消耗，提高大脑皮质组织 PO_2，增加循环血量；在人体，吡贝地尔治疗期间出现以多巴胺能类型刺激脑皮质电发生，对多巴胺所致的各种功能具有临床作用。对于外周循环，本药可增加股血管血流量，这一作用机制可能是由于抑制交感神经张力所致。
税　则　号　列　3004.9090

中 文 名	恩他卡朋片
英 文 名	Entacapone Tablets
类 别	中枢神经系统用药（抗帕金森用药）
主 要 成 分	恩他卡朋
有效成分 CAS 号	130929-57-6

化学分子结构式

商 品 属 性　本品为橙棕色薄膜衣片，除去包衣后显黄色。

适 用 症　本品可作为标准药物左旋多巴/苄丝肼或左旋多巴/卡比多巴的辅助用药，用于治疗以上药物不能控制的帕金森病及剂末现象（症状波动）。

药 理 作 用　本品属于儿茶酚-O-甲基转移酶（COMT）抑制剂。它是一种可逆的、特异性的、主要作用于外周的 COMT 抑制剂，与左旋多巴制剂同时使用。本品通过抑制 COMT 减少左旋多巴代谢为 3-O-甲基多巴（3-OMD）。这使左旋多巴的生物利用度增加，并增加了脑内可利用的左旋多巴总量，这种作用已在临床试验中得到证实。临床试验显示，左旋多巴加用本品可延长"开"的时间达 16%，缩短"关"的时间达 24%。本品主要抑制外周组织中的 COMT。红细胞内的 COMT 抑制作用与本品的血浆浓度密切相关，这一点证实了 COMT 抑制的可逆性。

税 则 号 列　3004.9090

中　文　名	恩他卡朋双多巴片（Ⅱ）
英　文　名	Entacapone, Levodopa and Carbidopa Tablets（Ⅱ）
类　　　别	中枢神经系统用药（抗帕金森用药）
主　要　成　分	本品为复方制剂，主要成分为恩他卡朋、左旋多巴和卡比多巴
有效成分CAS号	恩他卡朋 130929-57-6；左旋多巴 59-92-7；卡比多巴 38821-49-7

化学分子结构式

商　品　属　性	本品为棕红色或者灰红色薄膜衣片，除去包衣后显黄色或橙黄色，并带白色斑点。
适　用　症	适用于治疗经左旋多巴/多巴脱羧酶（DDC）抑制剂疗法术能控制出现或者剂末运动能波动的成人帕金森病患者。
药　理　作　用	恩他卡朋双多巴片是左旋多巴、卡比多巴和恩他卡朋组成的一种复方制剂。左旋多巴是一种芳香氨基酸，为多巴胺前体，能穿过血脑屏障，认为可在大脑中转化为多巴胺，缓解纹状体中的多巴胺耗竭。卡比多巴是一种芳香氨基酸脱羧酶抑制剂，可抑制外周组织中左旋多巴的脱羧降解反应。恩他卡朋是一种选择性的、可逆性的儿茶酚-O-甲基转移酶（COMT）抑制剂，可抑制COMT对左旋多巴的催化降解作用。动物试验结果显示，恩他卡朋能少量进入中枢神经系统，可显示对中枢COMT活性的抑制作用。在人体中，恩他卡朋可抑制周围组织中COMT活性，是否能影响人体中枢的COMT活性尚未研究。左旋多巴与卡比多巴和恩他卡朋合用，卡比多巴和恩他卡朋分别通过抑制芳香氨基酸脱羧酶和COMT活性，降低左旋多巴的降解，提高其血浆水平，进而增加脑组织中左旋多巴的量。
税　则　号　列	3004.9090

中 文 名	甲磺酸雷沙吉兰片
英 文 名	Rasagiline Mesylate Tablets
类 别	中枢神经系统用药（抗帕金森用药）
主 要 成 分	雷沙吉兰
有效成分 CAS 号	136236-51-6

化学分子结构式

商 品 属 性　本品为片剂。

适 用 症　适用于原发性帕金森病患者的单一治疗（不用左旋多巴），以及作为左旋多巴的辅助用药用于有剂末波动现象的帕金森患者。

药 理 作 用　1. 雷沙吉兰是选择性不可逆强效不可逆 B 型单胺氧化酶（MAO-B）选择性抑制剂，适用于治疗特发性帕金森病。2. MAO 是含黄素的酶，分为两大类分子 A 和 B，位于全身神经末梢、脑部、肝脏和肠道黏膜的线粒体中。3. MAO 在 CNS 和外周组织中调节儿茶酚胺和血清素的代谢降解。MAO-B 是人类脑部的主要 MAO 形式。在脑、肝脏和肠道组织中进行的离体动物研究显示雷沙吉兰是选择性抑制剂。在推荐治疗剂量水平，已知雷沙吉兰也是血小板中 MAO-B 的强效不可逆抑制剂。雷沙吉兰的确切作用机制未知。其中一个机制与其 MAO-B 抑制活性有关，导致纹状体中多巴胺的细胞外水平增加。在多巴胺能运动机能障碍模型中，雷沙吉兰通过提高多巴胺水平和间接增加多巴胺能活性发挥有效作用。

税 则 号 列　3004.9090

中 文 名	卡比多巴片
英 文 名	Carbidopa Tablets
类 别	中枢神经系统用药（抗帕金森用药）
主 要 成 分	卡比多巴
有效成分 CAS 号	38821-49-7

化学分子结构式

商 品 属 性　本品为类白色片。

适 用 症　与左旋多巴联合应用，适用于帕金森病和帕金森综合征。

药 理 作 用　卡比多巴为外周脱羧酶抑制剂，不易进入中枢，仅抑制外周左旋多巴转化为多巴胺，使循环中左旋多巴含量增加，因而进入中枢的左旋多巴的量也增多，左旋多巴在脑内经多巴胺脱羧酶作用转化为多巴胺而发挥药理作用，改善震颤麻痹症状。

税 则 号 列　3004.9090

中　文　名	卡左双多巴缓释片
英　文　名	Carbidopa and Levodopa Sustained Release Tablets
类　　　别	中枢神经系统用药（抗帕金森用药）
主　要　成　分	本品为复方制剂，主要成分为卡比多巴和左旋多巴
有效成分 CAS 号	卡比多巴 38821-49-7；左旋多巴 59-92-7

化学分子结构式

商　品　属　性	本品为淡粉色、略带黄色的椭圆形片。
适　用　症	适用于治疗帕金森病。
药　理　作　用	左旋多巴在脑内通过脱羧形成多巴胺来缓解帕金森病的症状。卡比多巴不能通过血脑屏障，只抑制外周左旋多巴的脱羧，从而使更多的左旋多巴进入脑内继而转化成多巴胺。这样就避免了频繁大剂量地服用左旋多巴。小剂量的左旋多巴可以减少或可能有助于消除胃肠道和心血管系统的不良反应，特别是那些与外周组织中多巴胺的形成有关的不良反应。
税　则　号　列	3004.9090

中　文　名	盐酸普拉克索缓释片
英　文　名	Pramipexole Dihydrochloride Sustaind Released Tablets
类　　　别	中枢神经系统用药（抗帕金森用药）
主　要　成　分	盐酸普拉克索
有效成分 CAS 号	104632-25-9

化学分子结构式

商　品　属　性	本品为片剂。
适　用　症	适用于治疗特发性帕金森病的体征和症状，即在整个疾病过程中，包括疾病后期，当左旋多巴的疗效逐渐减弱或者出现变化和波动时（剂末现象或"开关"波动），都可以单独应用本品（无左旋多巴）或与左旋多巴联用。
药　理　作　用	本品是一种多巴胺受体激动剂，与多巴胺受体 D_2 亚家族结合有高度选择性和特异性，对其中的 D_3 受体有优先亲和力，并具有完全的内在活性。本品通过兴奋纹状体的多巴胺受体来减轻帕金森患者的运动障碍。
税　则　号　列	3004.9090

中 文 名	盐酸普拉克索片
英 文 名	Pramipexole Dihydrochloride Tablets
类 别	中枢神经系统用药（抗帕金森用药）
主 要 成 分	盐酸普拉克索
有效成分 CAS 号	104632-25-9

化学分子结构式

商 品 属 性	本品为片剂。
适 用 症	适用于治疗特发性帕金森病的体征和症状，即在整个疾病过程中，包括疾病后期，当左旋多巴的疗效逐渐减弱或者出现变化和波动时（剂末现象或"开关"波动），都可以单独应用本品（无左旋多巴）或与左旋多巴联用。
药 理 作 用	本品是一种多巴胺受体激动剂，与多巴胺受体 D_2 亚家族结合有高度选择性和特异性，对其中的 D_3 受体有优先亲和力，并具有完全的内在活性。本品通过兴奋纹状体的多巴胺受体来减轻帕金森患者的运动障碍。
税 则 号 列	3004.9090

中 文 名	盐酸司来吉兰片
英 文 名	Selegiline Hydrochloride Tablets
类 别	中枢神经系统用药（抗帕金森用药）
主 要 成 分	盐酸司来吉兰
有效成分 CAS 号	14611-52-0

化学分子结构式

商 品 属 性	本品为片剂。
适 用 症	适用于早期帕金森病。与左旋多巴或与左旋多巴及外周多巴脱羧酶抑制剂合用。与左旋多巴合用特别适用于治疗运动波动的病例，如由于大剂量左旋多巴治疗引起的剂末波动。
药 理 作 用	本药是一种选择性单胺氧化酶-B 抑制剂，抑制多巴胺的再摄取及突触前受体。这些作用促进脑内多巴胺的功能。在早期帕金森病治疗中，双盲临床验证显示，单用本药不加左旋多巴病人，比安慰剂组病人显著维持较长时间，而且单用组病人能维持高水平的工作能力。当加入左旋多巴后，本药能增加及延长左旋多巴的效果，所以可减少左旋多巴的剂量。与左旋多巴并用时，本药特别能减少帕金森病的波动。与传统的非选择性单胺氧化酶抑制剂不同，本品不会增加酪胺类物质的高血压（芝士效应）反应。
税 则 号 列	3004.9090

中　文　名	左旋多巴片
英　文　名	Levodopa Tablets
类　　　别	中枢神经系统用药（抗帕金森用药）
主　要　成　分	左旋多巴
有效成分 CAS 号	59-92-7

化学分子结构式

商　品　属　性　本品为白色或类白色片或薄膜衣片，除去包衣后显白色或类白色。

适　用　症　适用于帕金森病及帕金森综合征。

药　理　作　用　本品为拟多巴胺类抗帕金森病药，左旋多巴为体内合成多巴胺的前体物质，本身并无药理活性，通过血脑屏障进入中枢，经多巴脱羧酶作用转化成多巴胺而发挥药理作用，改善帕金森病症状。由于本品可以增加脑内多巴胺及去甲肾上腺素等神经递质，还可以提高大脑对氨的耐受，而用于治疗肝昏迷，改善中枢功能，使病人清醒，症状改善。

税　则　号　列　3004.9090

九、　抗精神病药

中　文　名	舒必利片
英　文　名	Sulpiride Tablets
类　　　别	中枢神经系统用药（抗精神病药）
主　要　成　分	舒必利
有效成分 CAS 号	15676-16-1

化学分子结构式

商　品　属　性　本品为白色片。

适　用　症　适用于精神分裂症单纯型、偏执型、紧张型及慢性精神分裂症的孤僻、退缩、淡漠症状。对抑郁症状有一定疗效。其他用途有止呕。

药　理　作　用　本品属苯甲酸胺类抗精神病药，作用特点是选择性阻断中脑边缘系统的多巴胺受体，对其他递质受体影响较小，抗胆碱作用较轻，无明显镇静和抗兴奋躁动作用。本品还具有强止吐和抑制胃液分泌作用。

税　则　号　列　3004.9010

中　文　名	氨磺必利片
英　文　名	Amisulpride Tablets
类　　　别	中枢神经系统用药（抗精神病药）
主　要　成　分	氨磺必利
有效成分 CAS 号	71675-85-9

化学分子结构式

商　品　属　性	本品为白色或类白色片。
适　用　症	适用于治疗精神疾患，尤其是伴有阳性症状（如谵妄、幻觉、认知障碍）和（或）阴性症状（如反应迟缓、情感淡漠及社会能力退缩）的急性或慢性精神分裂症，也包括以阴性症状为主的精神病患。
药　理　作　用	氨磺必利为苯胺替代物类精神抑制药，选择性地与边缘系统的 D_2、D_3 多巴胺能受体结合。本品不与血清素能受体或其他组胺、胆碱能受体，肾上腺素能受体结合。
税　则　号　列	3004.9090

中　文　名	丁二酸洛沙平胶囊
英　文　名	Loxapine Succinate Capsules
类　　　别	中枢神经系统用药（抗精神病药）
主　要　成　分	丁二酸洛沙平
有效成分 CAS 号	27833-64-3

化学分子结构式

商　品　属　性	本品为胶囊剂，内容物为白色或类白色粉末。
适　用　症	主要适用于精神分裂症。
药　理　作　用	丁二酸洛沙平是二苯骈氧氮杂䓬的三环化合物。目前认为丁二酸洛沙平的抗精神作用机制主要是阻断中枢多巴胺受体，有镇静和对攻击行为的抑制作用，尤其对兴奋、攻击性行为的精神分裂症有效。
税　则　号　列	3004.9090

中 文 名 富马酸喹硫平片
英 文 名 Quetiapine Fumarate Tablets
类 别 中枢神经系统用药（抗精神病药）
主 要 成 分 富马酸喹硫平
有效成分 CAS 号 111974-72-2

化学分子结构式

商 品 属 性 本品为白色结晶性粉末。
适 用 症 适用于治疗精神分裂症和治疗双相情感障碍的躁狂发作。
药 理 作 用 喹硫平是一种新型非典型抗精神病药。喹硫平作用机制尚不明确，可能是通过拮抗中枢 D_2 受体和 5-HT$_2$ 受体来发挥其抗精神分裂症作用和双相情感障碍的情绪稳定作用。其活性代谢物去甲喹硫平具有相似的对 D_2 受体的作用，但对 5-HT$_2$ 受体的作用更强。
税 则 号 列 3004.9090

中　文　名　氯氮平片
英　文　名　Clozapine Tablets
类　　　别　中枢神经系统用药（抗精神病药）
主 要 成 分　氯氮平
有效成分 CAS 号　5786-21-0

化学分子结构式

商 品 属 性　本品为淡黄色片。
适　用　症　本品不仅对精神病阳性症状有效，对阴性症状也有一定效果。适用于急性与慢性精神分裂症的各个亚型，对幻觉妄想型、青春型效果好。也可以减轻与精神分裂症有关的情感症状（如抑郁、负罪感、焦虑）。对一些用传统抗精神病药治疗无效或疗效不好的病人，改用本品可能有效。本品也用于治疗躁狂症或其他精神病性障碍的兴奋躁动和幻觉妄想。因导致粒细胞减少症，一般不宜作为首选药。
药 理 作 用　本品为二苯二氮杂䓬类抗精神病药。对脑内 5-羟色胺（5-HT$_2$A）受体和多巴胺（DA$_1$）受体阻滞作用较强，对多巴胺（DA$_4$）受体也有阻滞作用，对多巴胺（DA$_2$）受体的阻滞作用较弱，此外还有抗胆碱（M$_1$）、抗组胺（H$_1$）及抗 α-肾上腺素受体作用，极少见锥体外系反应，一般不引起血中泌乳素增高。能直接抑制脑干网状结构上行激活系统，具有强大镇静催眠作用。
税 则 号 列　3004.9090

中　文　名　氢溴酸西酞普兰片
英　文　名　Citalopram Hydrobromide Tablets
类　　　别　中枢神经系统用药（抗精神病药）
主 要 成 分　氢溴酸西酞普兰
有效成分 CAS 号　59729-32-7

化学分子结构式

商 品 属 性　本品为白色椭圆形薄膜衣片。
适　用　症　适用于治疗抑郁症。
药 理 作 用　氢溴酸西酞普兰是一种很强的、具有选择性的 5-羟色胺摄取抑制剂，具有抗抑郁作用。
税 则 号 列　3004.9090

中　文　名	盐酸硫必利片
英　文　名	Tiapride Hydrochloride Tablets
类　　　别	中枢神经系统用药（抗精神病药）
主　要　成　分	盐酸硫必利
有效成分 CAS 号	51012-33-0

化学分子结构式

H–Cl

商　品　属　性	本品为白色片。
适　用　症	适用于治疗舞蹈症、抽动-秽语综合征及老年性精神运动障碍。亦可用于顽固性头痛、痛性痉挛、坐骨神经痛、关节疼痛及乙醇中毒等。
药　理　作　用	本品属苯酰胺类抗精神病药，对中脑边缘系统多巴胺能神经功能亢进有抑制作用，对纹状体多巴胺能神经运动障碍有拮抗作用，从而产生安定、镇静作用。其特点为对感觉运动方面神经系统疾病及精神运动行为障碍具有良效。
税　则　号　列	3004.9090

中　文　名	盐酸氯丙嗪包衣片
英　文　名	Chlorpromazine Hydrochloride Film-Coated Tablets
类　　　别	中枢神经系统用药（抗精神病药）
主　要　成　分	盐酸氯丙嗪
有效成分 CAS 号	69-09-0

化学分子结构式

HCl

商　品　属　性	本品为糖衣片，除去包衣后显白色。
适　用　症	对兴奋躁动、幻觉妄想、思维障碍及行为紊乱等阳性症状有较好的疗效，用于精神分裂症、躁狂症或其他精神病性障碍。适用于止呕，各种原因所致的呕吐或顽固性呃逆。
药　理　作　用	本品为吩噻嗪类抗精神病药，其作用机制主要与其阻断中脑边缘系统及中脑皮层通路的多巴胺受体（DA_2）有关。对多巴胺（DA_1）受体、5-羟色胺受体、M-型乙酰胆碱受体、α-肾上腺素受体均有阻断作用，作用广泛。此外，本品小剂量时可抑制延脑催吐化学感受区的多巴胺受体，大剂量时直接抑制呕吐中枢，产生强大的镇吐作用。
税　则　号　列	3004.9090

中　文　名　盐酸氯丙嗪注射液

英　文　名　Chlorpromazine Hydrochloride Injection

类　　　别　中枢神经系统用药（抗精神病药）

主　要　成　分　盐酸氯丙嗪

有效成分 CAS 号　69-09-0

化学分子结构式

商　品　属　性　本品为无色或几乎无色的澄明液体。

适　用　症　对兴奋躁动、幻觉妄想、思维障碍及行为紊乱等阳性症状有较好的疗效。用于精神分裂症、躁狂症或其他精神病性障碍。适用于止呕，各种原因所致的呕吐或顽固性呃逆。

药　理　作　用　本品为吩噻嗪类抗精神病药，其作用机制主要与其阻断中脑边缘系统及中脑皮层通路的多巴胺受体（DA$_2$）有关。对多巴胺（DA$_1$）受体、5-羟色胺受体、M-型乙酰胆碱受体、α-肾上腺素受体均有阻断作用，作用广泛。此外，本品小剂量时可抑制延脑催吐化学感受区的多巴胺受体，大剂量时直接抑制呕吐中枢，产生强大的镇吐作用。

税　则　号　列　3004.9090

中　文　名　盐酸羟嗪片

英　文　名　Hydroxyzine Hydrochloride Tablets

类　　　别　中枢神经系统用药（抗精神病药）

主　要　成　分　盐酸羟嗪

有效成分 CAS 号　2192-20-3

化学分子结构式

商　品　属　性　本品为糖衣片，除去糖衣后显类白色。

适　用　症　适用于治疗神经症的焦虑、紧张、激动等症状；治疗躯体疾病的焦虑紧张症状。

药　理　作　用　具有中枢镇静、弱抗焦虑及肌肉松弛作用，并有抗组胺作用。

税　则　号　列　3004.9090

十、　抗焦虑药

中　文　名　　地西泮片

英　文　名　　Diazepam Tablets

类　　　别　　中枢神经系统用药（抗焦虑药）

主　要　成　分　　地西泮

有效成分 CAS 号　　439-14-5

化学分子结构式　　

商　品　属　性　　本品为白色片。

适　用　症　　主要适用于焦虑、镇静催眠，还可用于抗癫痫和抗惊厥；缓解炎症引起的反射性肌肉痉挛等；惊恐症；肌紧张性头痛；家族性、老年性和特发性震颤；可用于麻醉前给药。

药　理　作　用　　本品为长效苯二氮䓬类药。苯二氮䓬类为中枢神经系统抑制药，可引起中枢神经系统不同部位的抑制。本类药的作用部位与机制尚未完全阐明，认为可以加强或易化 γ-氨基丁酸（GABAA）的抑制性神经递质的作用，GABAA 在苯二氮䓬受体相互作用下，主要在中枢神经各个部位起突触前和突触后的抑制作用。苯二氮䓬类增加氯通道开发的频率，可能通过增强 GABAA 与其受体的结合或易化 GABAA 受体与氯离子通道的联系来实现。苯二氮䓬类还作用在 GABAA 依赖性受体。地西泮具有以下作用：抗焦虑、镇静催眠、抗惊厥、骨骼肌松弛。

税　则　号　列　　3004.9090

中 文 名	地西泮注射液
英 文 名	Diazepam Injection
类 别	中枢神经系统用药（抗焦虑药）
主 要 成 分	地西泮
有效成分 CAS 号	439-14-5

化学分子结构式

商 品 属 性 本品为几乎无色至黄绿色的澄明液体。

适 用 症 适用于抗癫痫和抗惊厥。静脉注射为治疗癫痫持续状态的首选药，对破伤风轻度阵发性惊厥也有效。静脉注射可用于全麻的诱导和麻醉前给药。

药 理 作 用 本品为长效苯二氮䓬类药。苯二氮䓬类为中枢神经系统抑制药，可引起中枢神经系统不同部位的抑制。本类药的作用部位与机制尚未完全阐明，认为可以加强或易化 γ-氨基丁酸（GABAA）的抑制性神经递质的作用，GABAA 在苯二氮䓬受体相互作用下，主要在中枢神经各个部位起突触前和突触后的抑制作用。苯二氮䓬类增加氯通道开发的频率，可能通过增强 GABAA 与其受体的结合或易化 GABAA 受体与氯离子通道的联系来实现。苯二氮䓬类还作用在 GABAA 依赖性受体。地西泮具有以下作用：抗焦虑、镇静催眠、抗惊厥、骨骼肌松弛。

税 则 号 列 3004.9090

十一、 多动症用药

中 文 名	盐酸托莫西汀胶囊
英 文 名	Atomoxetine Hydrochloride Capsules
类 别	中枢神经系统用药（多动症用药）
主 要 成 分	盐酸托莫西汀
有效成分 CAS 号	82248-59-7

化学分子结构式

H—Cl

商 品 属 性 本品为硬胶囊，内容物为白色至类白色粉末。

适 用 症 本品用于治疗儿童和青少年的注意缺陷、多动障碍。

药 理 作 用 本品是一种选择性去甲肾上腺素再摄取抑制剂。托莫西汀治疗注意缺陷、多动障碍的确切机制尚不清楚，但体外神经递质摄取和耗竭试验结果显示，可能与其选择性抑制突触前膜去甲肾上腺素转运体有关。

税 则 号 列 3004.9090

中　文　名　盐酸托莫西汀口服溶液
英　文　名　Atomoxetine Hydrochloride Oral Solution
类　　　别　中枢神经系统用药（多动症用药）
主 要 成 分　盐酸托莫西汀
有效成分 CAS 号　82248-59-7

化学分子结构式

商 品 属 性　本品为无色至几乎无色的澄明液体。
适 　 用 　 症　适用于治疗 6 岁及 6 岁以上儿童和青少年的注意缺陷、多动障碍。
药 理 作 用　本品是一种选择性去甲肾上腺素再摄取抑制剂，托莫西汀治疗注意缺陷、多动障碍的
　　　　　　　确切机制尚不清楚，但体外神经递质摄取和耗竭试验结果显示，可能与其选择性抑制
　　　　　　　突触前膜去甲肾上腺素转运体有关。
税 则 号 列　3004.9090

十二、　抗抑郁药

中　文　名　氟哌噻吨美利曲辛片
英　文　名　Flupentixol and Melitracen Tablets
类　　　别　中枢神经系统用药（抗抑郁药）
主 要 成 分　本品为复方制剂，有效成分为盐酸氟哌噻吨和盐酸美利曲辛
有效成分 CAS 号　盐酸氟哌噻吨 2413-38-9；盐酸美利曲辛 10563-70-9

化学分子结构式

商 品 属 性　本品为薄膜包衣片，除去包衣后显白色或类白色。
适 　 用 　 症　适用于轻、中度抑郁和焦虑。神经衰弱、心因性抑郁，抑郁性神经官能症，隐匿性抑
　　　　　　　郁，心身疾病伴焦虑和情感淡漠，更年期抑郁，嗜酒及药瘾者的焦躁不安及抑郁。
药 理 作 用　氟哌噻吨美利曲辛片是由氟哌噻吨和美利曲辛组成的复方制剂。氟哌噻吨是一种噻吨
　　　　　　　类神经阻滞剂，小剂量具有抗焦虑和抗抑郁作用。美利曲辛是一种三环类双相抗抑郁
　　　　　　　剂，低剂量应用时，具有兴奋特性。两种成分的复方制剂具有抗抑郁、抗焦虑和兴奋
　　　　　　　特性。
税 则 号 列　3004.3200

中 文 名	草酸艾司西酞普兰片
英 文 名	Escitalopram Oxalate Tablets
类 别	中枢神经系统用药（抗抑郁药）
主 要 成 分	草酸艾司西酞普兰
有效成分 CAS 号	219861-08-2

化学分子结构式

商 品 属 性　本品为白色薄膜衣片。

适 用 症　适用于治疗抑郁障碍，治疗伴有或不伴有广场恐怖症的惊恐障碍。

药 理 作 用　艾司西酞普兰是二环氢化酞类衍生物西酞普兰的单-S-对映体。艾司西酞普兰抗抑郁病作用的机制可能与抑制中枢神经系统神经元对 5-HT 的再摄取，从而增强中枢 5-羟色胺能神经的功能有关。体外试验及动物试验显示，艾司西酞普兰是一种高选择性的 5-HT 再摄取抑制剂（SSRI），对去甲肾上腺素和多巴胺的再摄取影响较小。在 5-HT 再摄取抑制方面，艾司西酞普兰的活性比 R-对映体至少强 100 倍。大鼠抑郁模型长期（达 5 周）给予艾司西酞普兰未见耐药性。艾司西酞普兰对 5-HT1-7 受体、α 受体、β 受体、D1-5 受体、H1-3 受体、M1-5 受体、苯二氮受体无亲和力，或仅具有较低的亲和力。艾司西酞普兰对 Na^+、K^+、Cl^-、Ca^{2+} 通道无亲和力，或仅具有较低的亲和力。

税 则 号 列　3004.9090

中 文 名	马来酸氟伏沙明片
英 文 名	Fluvoxamine Maleate Tablets
类 别	中枢神经系统用药（抗抑郁药）
主 要 成 分	马来酸氟伏沙明
有效成分 CAS 号	61718-82-9

化学分子结构式

商 品 属 性　本品为片剂。

适 用 症　适用于抑郁症及相关症状及强迫症症状的治疗。

药 理 作 用　马来酸氟伏沙明是作用于脑神经细胞的 5-羟色胺再摄取抑制剂，对非肾上腺素过程影响很小。同时受体结合实验表明，马来酸氟伏沙明对 α-肾上腺素能、β-肾上腺素能、组胺、M-胆碱能、多巴胺能或 5-羟色胺受体几乎不具亲和性。

税 则 号 列　3004.9090

中　文　名　米氮平片
英　文　名　Mirtazapine Tablets/Mirtazapine Orally Disintegrating Tablets
类　　　别　中枢神经系统用药（抗抑郁药）
主　要　成　分　米氮平
有效成分 CAS 号　61337-67-5

化学分子结构式

商　品　属　性　本品为红棕色椭圆形薄膜衣片，除去包衣后显白色或类白色。
适　用　症　适用于抑郁症治疗。
药　理　作　用　米氮平具有四环结构，属于哌嗪-䓬氮类化合物。米氮平治疗严重抑郁症的作用机制尚
不清楚，临床前试验显示本品可增强中枢去甲肾上腺素和 5-羟色胺活性，这可能与本
品为中枢突触前抑制性 α_2 肾上腺素受体拮抗剂相关。米氮平是 5-HT$_2$ 和 5-HT$_3$ 受体的
强拮抗剂，但对 5-HT$_1$A 和 5-HT$_1$B 受体没有明显的亲和力。米氮平是 H$_1$ 受体的强效
拮抗剂，这种属性可解释其明显的镇静作用；米氮平对 α_1 肾上腺素受体具有中等强度
的拮抗作用，这种属性可解释其使用中报道的偶发性直立性低血压有关；米氮平对 M
受体具有中等强度拮抗作用，这种属性可解释其相对低的抗胆碱能副作用发生率有关。
税　则　号　列　3004.9090

中　文　名　盐酸舍曲林片
英　文　名　Sertraline Hydrochloride Tablets
类　　　别　中枢神经系统用药（抗抑郁药）
主　要　成　分　盐酸舍曲林
有效成分 CAS 号　79559-97-0

化学分子结构式

商　品　属　性　本品为薄膜衣片，除去包衣后显白色或类白色。
适　用　症　适用于治疗抑郁症的相关症状，包括伴随焦虑、有或无躁狂史的抑郁症。疗效满意后，
继续服用舍曲林可有效地防止抑郁症的复发和再发。本品也用于治疗强迫症。疗效满
意后，舍曲林在治疗强迫症两年的时间内，仍保持它的有效性、安全性和耐受性。
药　理　作　用　盐酸舍曲林是一种选择性的 5-羟色胺重摄取抑制剂，其作用机制与其对中枢神经元 5-
羟色胺重摄取的抑制有关。在临床剂量下，舍曲林阻断人血小板对 5-羟色胺的摄取。
研究提示舍曲林是一种强效和选择性的神经元 5-羟色胺重摄取抑制剂，对去甲肾上腺
素和多巴胺仅有微弱影响。
税　则　号　列　3004.9090

中　文　名　盐酸阿米替林片
英　文　名　Amitriptyline Hydrochloride Tablets
类　　　别　中枢神经系统用药（抗抑郁药）
主　要　成　分　盐酸阿米替林
有效成分 CAS 号　549-18-8

化学分子结构式

HCl

商　品　属　性　本品为糖衣片或薄膜衣片，除去糖衣后显白色。
适　用　症　适用于治疗各种抑郁症，镇静作用较强，主要用于治疗焦虑性或激动性抑郁症。
药　理　作　用　本品为三环类抗抑郁药，其作用在于抑制 5-羟色胺和去甲肾上腺素的再摄取，对 5-羟色胺再摄取的抑制更强，镇静和抗胆碱作用亦较强。
税　则　号　列　3004.9090

中　文　名　盐酸安非他酮片
英　文　名　Bupropion Hydrochloride Tablets
类　　　别　中枢神经系统用药（抗抑郁药）
主　要　成　分　盐酸安非他酮
有效成分 CAS 号　31677-93-7

化学分子结构式

商　品　属　性　本品为黄色薄膜衣片，除去包衣后显类白色。
适　用　症　适用于治疗抑郁症。
药　理　作　用　安非他酮对去甲肾上腺素、5-HT、多巴胺再摄取有较弱的抑制作用，对单胺氧化酶无此作用。本品的抗抑郁作用机制尚不明确，可能与去甲肾上腺素和（或）多巴胺能作用相关。
税　则　号　列　3004.9090

中　文　名	盐酸度洛西汀肠溶胶囊
英　文　名	Duloxetine Hydrochloride Enteric Capsules
类　　　别	中枢神经系统用药（抗抑郁药）
主　要　成　分	盐酸度洛西汀
有效成分 CAS 号	136434-34-9

化学分子结构式

商　品　属　性	本品内容物为白色或类白色球状肠溶颗粒。
适　用　症	适用于治疗抑郁症、广泛性焦虑障碍和慢性肌肉骨骼疼痛。
药　理　作　用	度洛西汀是一种选择性的 5-羟色胺与去甲肾上腺素再摄取抑制剂（SSNRI）。度洛西汀抗抑郁与中枢镇痛作用的确切机制尚未明确，但认为与其增强中枢神经系统 5-羟色胺能与去甲肾上腺素能功能有关。临床前研究结果显示，度洛西汀是神经元 5-羟色胺去甲肾上腺素再摄取的强抑制剂，对多巴胺再摄取的抑制作用相对较弱。体外研究结果显示，度洛西汀与多巴胺能受体、肾上腺素能受体、胆碱能受体、组胺能受体、阿片受体、谷氨酸受体、GABAA 受体无明显亲和力。度洛西汀不抑制单胺氧化酶。
税　则　号　列	3004.9090

中　文　名	盐酸氟西汀分散片
英　文　名	Fluoxetine Hydrochloride Dispersible Tablets
类　　　别	中枢神经系统用药（抗抑郁药）
主　要　成　分	盐酸氟西汀
有效成分 CAS 号	56296-78-7

化学分子结构式

商　品　属　性	本品为白色椭圆形片。
适　用　症	适用于抑郁症、强迫症、神经性贪食症，作为心理治疗的辅助用药，以减少贪食和导泻行为。
药　理　作　用	氟西汀是一种选择性 5-羟色胺再摄取抑制剂，这可能解释其作用机制。氟西汀对其他受体，如 α1-、α2-和 β-肾上腺素能，5-羟色胺能，多巴胺能，组胺能 1，毒蕈碱能，GABAA受体几乎没有亲和力。
税　则　号　列	3004.9090

中 文 名	盐酸帕罗西汀片	
英 文 名	Paroxetine Hydrochloride Tablets	
类 别	中枢神经系统用药（抗抑郁药）	
主 要 成 分	盐酸帕罗西汀	
有效成分 CAS 号	78246-49-8	

化学分子结构式

商 品 属 性　本品为白色椭圆形、双面凸起的薄膜包衣片。

适 用 症　适用于治疗各种类型的抑郁症，包括伴有焦虑的抑郁症及反应性抑郁症。常见的抑郁症状：乏力、睡眠障碍、对日常活动缺乏兴趣和愉悦感、食欲减退。治疗强迫性神经症。常见的强迫症状：感受反复和持续的可引起明显焦虑的思想、冲动或想象，从而导致重复的行为或心理活动。治疗伴有或不伴有广场恐怖的惊恐障碍。常见的惊恐发作症状：心悸、出汗、气短、胸痛、恶心、麻刺感和濒死感。治疗社交恐怖症/社交焦虑症。常见的社交焦虑的症状：心悸、出汗、气短等。通常表现为继发于显著或持续地对一个或多个社交情景或表演场合的畏惧，从而导致回避。治疗疗效满意后，继续服用本品可防止抑郁症、惊恐障碍和强迫症的复发。

药 理 作 用　本品属抗抑郁症药，为强效、高选择性 5-羟色酸再摄取抑制剂，可使突触间隙中 5-羟色胶浓度升高，增强中枢 5-羟色胺能神经功能。仅微弱抑制去甲肾上腺素和多巴胺的再摄取，与毒蕈碱 1、2 受体或肾上腺素受体，多巴胺 2 受体，5-羟色胺 1、2 受体和组胺 H1 受体几乎没有亲和力。对单胺氧化酶也没有抑制作用。

税 则 号 列　3004.9090

中 文 名	盐酸曲唑酮片	
英 文 名	Trazodone Hydrochloride Tablets	
类 别	中枢神经系统用药（抗抑郁药）	
主 要 成 分	盐酸曲唑酮	
有效成分 CAS 号	25332-39-2	

化学分子结构式

商 品 属 性　本品为片剂。

适 用 症　适用于抑郁症的治疗，对于伴有或不伴有焦虑症的患者均有效。

药 理 作 用　曲唑酮是一种非典型的四环类抗抑郁药，其抗抑郁机制是选择性地抑制 5-羟色胺的重吸收。

税 则 号 列　3004.9090

中　文　名	盐酸文拉法辛缓释片
英　文　名	Venlafaxine Hydrochloride Sustained Release Tablets
类　　　别	中枢神经系统用药（抗抑郁药）
主　要　成　分	盐酸文拉法辛
有效成分 CAS 号	99300-78-4

化学分子结构式

商　品　属　性	本品为薄膜衣片，表面有一小孔，除去包衣后显白色或类白色。
适　用　症	适用于治疗各种类型抑郁症（包括伴有焦虑的抑郁症）及广泛性焦虑症。
药　理　作　用	非临床研究显示，文拉法辛及其活性代谢物 O-去甲基文拉法辛是 5-HT、NE 再摄取的强抑制剂，是多巴胺的弱抑制剂。体外试验未发现文拉法辛及 O-去甲基文拉法辛对 M 胆碱受体、H1 组胺受体、α1-肾上腺素能受体有明显的亲和力。文拉法辛及 O-去甲基文拉法辛无 MAO 抑制活性。
税　则　号　列	3004.9090

十三、　精神分裂用药

中　文　名	奥氮平口崩片
英　文　名	Olanzapine Orally Disintegrating Tablets
类　　　别	中枢神经系统用药（精神分裂用药）
主　要　成　分	奥氮平
有效成分 CAS 号	132539-06-1

化学分子结构式

商　品　属　性	本品为圆形黄色冻干片。
适　用　症	适用于治疗精神分裂症；对奥氮平初次治疗有效的患者，巩固治疗可以有效维持临床症状改善；奥氮平适用于治疗中到重度的躁狂发作；对奥氮平治疗有效的躁狂发作患者，奥氮平可以预防双相情感障碍的复发。
药　理　作　用	奥氮平是一种抗精神病药物，对多种受体系统具有药理作用。
税　则　号　列	3004.9090

中 文 名	奥氮平片
英 文 名	Olanzapine Tablets
类 别	中枢神经系统用药（精神分裂用药）
主 要 成 分	奥氮平
有效成分 CAS 号	132539-06-1

化学分子结构式

商 品 属 性　本品为薄膜衣片，除去薄膜衣后显淡黄色至黄色。

适 用 症　适用于治疗精神分裂症；初始治疗有效的患者，奥氮平在维持治疗期间能够保持临床效果。适用于治疗、重度躁狂发作；治疗有效的躁狂发作患者，奥氮平可用于预防双相情感障碍的复发。

药 理 作 用　本品系苯二氮䓬类抗精神病药。对脑内 5-羟色胺（5-HT2A）受体和多巴胺（DA1）受体阻滞作用较强，对多巴胺（DA4）受体也有阻滞作用，对多巴胺（DA2）受体的阻滞作用较弱，此外还有抗胆碱（M1）、抗组胺（H1）及抗 α-肾上腺素受体作用，极少见锥体外系反应，一般不引起血中泌乳素增高。能直接抑制脑干网状结构上行激活系统，具有强大镇静催眠作用。

税 则 号 列　3004.9090

中 文 名	利培酮片
英 文 名	Risperidone Tablets
类 别	中枢神经系统用药（精神分裂用药）
主 要 成 分	利培酮
有效成分 CAS 号	106266-06-2

化学分子结构式

商 品 属 性　本品为片剂。

适 用 症　适用于治疗急性和慢性精神分裂症以及其他各种精神病性状态的明显的阳性症状（如幻觉、妄想、思维紊乱、敌视、怀疑）和明显的阴性症状（如反应迟钝、情绪淡漠及社交淡漠、少语），也可减轻与精神分裂症有关的情感症状（如抑郁、负罪感、焦虑）。对于急性期治疗有效的患者，在维持期治疗中，本品可继续发挥其临床疗效。

药 理 作 用　利培酮是一种选择性的单胺能拮抗剂，对 $5-HT_2$ 受体、D_2 受体、α_1 及 α_2 受体和 1H 受体亲和力强。对其他受体亦有拮抗作用，但较弱。对 $5-HT_1c$、$5-HT_1D$ 和 $5-HT_1A$ 有低到中度的亲和力，对 D_1 及氟哌丁苯敏感的 α 受体亲和力弱，对 M 受体或 β_1 及 β_2 受体没有亲和作用。

税 则 号 列　3004.9090

中　文　名	棕榈帕利哌酮酯注射液
英　文　名	Paliperidone Palmitate Injection
类　　　别	中枢神经系统用药（精神分裂用药）
主　要　成　分	棕榈帕利哌酮酯
有效成分 CAS 号	199739-10-1

化学分子结构式

商　品　属　性	本品为注射剂，白色至灰白色的混悬液。
适　用　症	本品为 3 个月给药一次的注射液，用于接受过善思达［棕榈酸帕利哌酮注射液（1 个月剂型）］至少 4 个月充分治疗的精神分裂症患者。
药　理　作　用	棕榈帕利哌酮酯为非典型抗精神病药物，属于苯异恶锉衍生物，是（+）-棕榈帕利哌酮酯和（-）-棕榈帕利哌酮酯的外消旋混合物。
税　则　号　列	3004.9090

中　文　名	棕榈酸帕利哌酮注射液
英　文　名	Paliperidone Palmitate Injection
类　　　别	中枢神经系统用药（精神分裂用药）
主　要　成　分	棕榈酸帕利哌酮
有效成分 CAS 号	199739-10-1

化学分子结构式

商　品　属　性　本品为注射剂，白色至灰白色的混悬液。

适　　用　　症　适用于精神分裂症急性期和维持期的治疗。

药　理　作　用　棕榈酸帕利哌酮在体内水解为帕利哌酮，是利培酮的主要代谢产物。与其他抗精神分裂症药物一样，帕利哌酮的作用机制尚不清楚，认为是通过对中枢多巴胺 2（D2）受体和 5-羟色胺 2（2A5HT）受体拮抗的联合作用介导的。帕利哌酮也是 α1 和 α2 肾上腺素能受体以及 H1 组胺受体的拮抗剂，这可能是该药物某些其他作用的原因。帕利哌酮与胆碱能毒蕈碱受体或 β1-肾上腺受体和 β2-肾上腺受体无亲和力。在体外，（+）-帕利哌酮和（-）-帕利哌酮对映体的药理学作用是相似的。

税　则　号　列　3004.9090

十四、　抗老年痴呆药

中　文　名　盐酸美金刚口服液

英　文　名　Memantine Hydrochloride Oral Solution

类　　　别　中枢神经系统用药（抗老年痴呆药）

主　要　成　分　盐酸美金刚

有效成分 CAS 号　41100-52-1

化学分子结构式　

商　品　属　性　本品为黄色澄清液体。味甜，微苦。

适　用　症　本品用于治疗中重度至重度阿尔茨海默型痴呆。

药　理　作　用　越来越多的证据显示谷氨酸能神经递质功能障碍（尤其是 NMDA 受体功能损害时）会表现出神经退行性痴呆的临床症状和疾病进展。美金刚是一种电压依赖性、中等程度亲和力的非竞争性 NMDA 受体拮抗剂。它可以阻断谷氨酸浓度病理性升高导致的神经元损伤。

税　则　号　列　3004.9090

中　文　名　盐酸美金刚片

英　文　名　Memantine Hydrochloride Tablets

类　　　别　中枢神经系统用药（抗老年痴呆药）

主　要　成　分　盐酸美金刚

有效成分 CAS 号　41100-52-1

化学分子结构式

商　品　属　性　本品为薄膜衣片，除去包衣后显白色或类白色。

适　用　症　适用于治疗中重度至重度阿尔茨海默型痴呆。

药　理　作　用　越来越多的证据显示谷氨酸能神经递质功能障碍（尤其是 NMDA 受体功能损害时）会表现出神经退行性痴呆的临床症状和疾病进展。美金刚是一种电压依赖性、中等程度亲和力的非竞争性 NMDA 受体拮抗剂。它可以阻断谷氨酸浓度病理性升高导致的神经元损伤。

税　则　号　列　3004.9090

中　文　名	重酒石酸卡巴拉汀胶囊
英　文　名	Rivastigmine Hydrogen Tartrate Capsules
类　　　别	中枢神经系统用药（抗老年痴呆药）
主　要　成　分	重酒石酸卡巴拉汀
有效成分 CAS 号	129101-54-8

化学分子结构式

商　品　属　性	本品为胶囊，内容物为类白色至微黄色粉末。
适　用　症	适用于治疗轻、中度阿尔茨海默型痴呆，即可疑阿尔茨海默病或阿尔茨海默病。
药　理　作　用	阿尔茨海默病的病理改变主要累及从前脑基底部发出至大脑皮质和海马的胆碱能神经通路。已知这些通路与注意力、学习能力、记忆力及其他认知过程有关。重酒石酸卡巴拉汀是一种氨基甲酸类脑选择性乙酰胆碱酯酶抑制剂，通过延缓功能完整的胆碱能神经元对释放乙酰胆碱的降解而促进胆碱能神经传导。
税　则　号　列	3004. 9090

十五、 脑代谢改善药

中　文　名	阿尼西坦片
英　文　名	Aniracetam Tablets
类　　　别	中枢神经系统用药（脑代谢改善药）
主　要　成　分	阿尼西坦
有效成分 CAS 号	72432-10-1

化学分子结构式

商　品　属　性	本品为白色片。
适　用　症	适用于中老年记忆减退和脑血管病后的记忆减退。
药　理　作　用	本品为脑功能改善药，是 γ-氨基丁酸（GABAA）的环化衍生物。本品通过血脑屏障选择性作用于中枢神经系统。动物实验证明：本品对正常大鼠辨别学习的记忆再现过程有良好的促进作用，能对抗缺氧引起的记忆减退，有效改善某些原因引起的记忆障碍。
税　则　号　列	3004. 9090

中　文　名　艾地苯醌片
英　文　名　Idebenone Tablets
类　　　别　中枢神经系统用药（脑代谢改善药）
主　要　成　分　艾地苯醌
有效成分 CAS 号　58186-27-9

化学分子结构式

本品为糖衣片，除去糖衣后呈橙黄色。

商　品　属　性　本品为糖衣片，除去糖衣后呈橙黄色。
适　用　症　适用于慢性脑血管病及脑外伤等所引起的脑功能损害。能改善主观症状、语言、焦虑、抑郁、记忆减退、智能下降等精神行为障碍。
药　理　作　用　本品为脑代谢、精神症状改善药，可激活脑线粒体呼吸活性，改善脑缺血的脑能量代谢，改善脑内葡萄糖利用率，使脑内 ATP 产生增加，抑制脑线粒体生成过氧化脂质，抑制脑线粒体膜脂质过氧化作用所致的膜障碍。
税　则　号　列　3004.9090

中　文　名　吡拉西坦片
英　文　名　Piracetam Tablets
类　　　别　中枢神经系统用药（脑代谢改善药）
主　要　成　分　吡拉西坦
有效成分 CAS 号　7491-74-9

化学分子结构式

商　品　属　性　本品为白色或类白色片。
适　用　症　适用于脑动脉硬化症及脑血管意外所致的记忆和思维功能减退的治疗。
药　理　作　用　本品为脑代谢改善药，属 γ-氨基丁酸的环形衍生物。有抗物理因素、化学因素所致的脑功能损伤的作用。能促进脑内 ATP，可促进乙酰胆碱合成并增强神经兴奋的传导，具有促进脑内代谢作用。可以对抗由物理因素、化学因素所致的脑功能损伤。对缺氧所致的逆行性健忘有改进作用。可以增强记忆，提高学习能力。
税　则　号　列　3004.9090

中　文　名　吡拉西坦注射液

英　文　名　Piracetam Injection

类　　　别　中枢神经系统用药（脑代谢改善药）

主　要　成　分　吡拉西坦

有效成分 CAS 号　7491-74-9

化学分子结构式　

商　品　属　性　本品为无色的澄明液体。味苦。

适　用　症　适用于脑外伤、脑动脉硬化、脑血管疾病等所致记忆及思维功能减退。

药　理　作　用　本品为脑代谢改善药，属 γ-氨基丁酸的环形衍生物。有抗物理因素、化学因素所致的脑功能损伤的作用。能促进脑内 ATP，可促进乙酰胆碱合成并增强神经兴奋的传导，具有促进脑内代谢作用。可以对抗由物理因素、化学因素所致的脑功能损伤。对缺氧所致的逆行性健忘有改进作用。可以增强记忆，提高学习能力。

税　则　号　列　3004.9090

中　文　名　依达拉奉注射液

英　文　名　Edaravone Injection

类　　　别　中枢神经系统用药（脑代谢改善药）

主　要　成　分　依达拉奉

有效成分 CAS 号　89-25-8

化学分子结构式

商　品　属　性　本品为注射剂。

适　用　症　适用于改善急性脑梗死所致的神经症状，日常生活活动能力和功能障碍。

药　理　作　用　依达拉奉是一种脑保护剂（自由基清除剂），临床研究提示 N-乙酰门冬氨酸（NAA）是特异性的存活神经细胞的标志，脑梗死发病初期含量急剧减少。脑梗死急性期患者给予依达拉奉，可抑制梗塞周围局部脑血流量的减少，使发病后第 28 天脑中 NAA 含量较甘油对照组明显升高。临床前研究提示，大鼠在缺血/缺血再灌注后静脉给予依达拉奉，可阻止脑水肿和脑梗死的进展，并缓解所伴随的神经症状，抑制迟发性神经元死亡。机理研究提示，依达拉奉可清除自由基，抑制脂质过氧化，从而抑制脑细胞、血管内皮细胞、神经细胞的氧化损伤。

税　则　号　列　3004.9090

中　文　名	银杏叶提取物滴剂
英　文　名	Extract of Ginkgo Biloba Leaves Drops
类　　　别	中枢神经系统用药（脑代谢改善药）
主　要　成　分	银杏叶提取物
有效成分 CAS 号	90045-36-6
化学分子结构式	无
商　品　属　性	本品为滴剂。
适　用　症	主要适用于以下脑部、周围血流循环障碍。 1. 急慢性脑机能不全及其后遗症：脑卒中、注意力不集中、记忆力衰退、痴呆。2. 耳部血流及神经障碍：耳鸣、眩晕、听力减退、耳迷路综合征。3. 眼部血流及神经障碍：糖尿病引起的视网膜病变及神经障碍、老年黄斑变性、视力模糊、慢性青光眼。4. 周围循环障碍：各种动脉闭塞症、间歇性跛行症、手脚麻痹冰冷、四肢酸痛。
药　理　作　用	1. PAE 的拮抗作用：竞争性地与 PAE（血小板活化因子）的膜受体结合而拮抗 PAE 的作用，从而抑制血小板的凝集、内皮细胞渗透性、支气管平滑肌收缩和炎症反应。2. 自由基的清除作用：清除机体内过多的自由基，抑制细胞膜的脂质发生过氧化反应，从而保护细胞膜，防止自由基对机体造成的一系列伤害。3. 对循环系统的调整作用：通过刺激儿茶酚胺的释放和抑制降解，以及通过刺激前列环素和内皮舒张因子的生成而产生动脉舒张作用，共同保持动脉和静脉血管的张力。4. 血流动力学改善作用：具有降低全血黏稠度，增进红血球和白血球的可靶性，改善血液循环的作用。5. 组织保护作用：增加缺血组织对氧及葡萄糖的供应量，增加毒蕈碱样受体的数量和去甲肾上腺素的更新以及某些中枢胆碱能系统的功能。
税　则　号　列	3004.9090

中 文 名	银杏叶提取物片
英 文 名	Extract of Ginkgo Biloba Leaves Tablets
类 别	中枢神经系统用药（脑代谢改善药）
主 要 成 分	银杏叶浸膏
有效成分 CAS 号	90045-36-6
化学分子结构式	无
商 品 属 性	本品为片剂。
适 用 症	老年人慢性神经感觉和认知的病理性缺陷的症状治疗（不包括 Alzheimer 病和其他痴呆）。下肢慢性阻塞性动脉病的间歇性跛行（2 期）的症状治疗。
药 理 作 用	1. 血小板活化因子（PAE）的拮抗作用：竞争性地与 PAE 的膜受体结合而拮抗 PAE 的作用，从而抑制血小板的凝集、内皮细胞渗透性、支气管平滑肌收缩和炎症反应。2. 自由基的清除作用：清除机体内过多的自由基，抑制细胞膜的脂质发生过氧化反应，从而保护细胞膜，防止自由基对机体造成的一系列伤害。3. 对循环系统的调整作用：通过刺激儿茶酚胺的释放和抑制降解，以及通过刺激前列环素和内皮舒张因子的生成而产生动脉舒张作用，共同保持动脉和静脉血管的张力。4. 血流动力学改善作用：具有降低全血黏稠度，增进红血球和白血球的可靶性，改善血液循环的作用。5. 组织保护作用：增加缺血组织对氧及葡萄糖的供应量，增加毒蕈碱样受体的数量和去甲肾上腺素的更新以及某些中枢胆碱能系统的功能。
税 则 号 列	3004.9090

中 文 名	银杏叶提取物注射液
英 文 名	Extract of Ginkgo Biloba Leaves Injection
类 别	中枢神经系统用药（脑代谢改善药）
主 要 成 分	银杏叶提取物
有效成分 CAS 号	90045-36-6
化学分子结构式	无
商 品 属 性	本品为注射剂，黄色澄明液体。
适 用 症	主要适用于以下脑部、周围血流循环障碍。1. 急慢性脑功能不全及其后遗症：脑卒中、注意力不集中、记忆力衰退、痴呆。2. 耳部血流及神经障碍：耳鸣、眩晕、听力减退、耳迷路综合征。3. 眼部血流及神经障碍：糖尿病引起的视网膜病变及神经障碍、老年黄斑变性、视力模糊、慢性青光眼。4. 周围循环障碍：各种周围动脉闭塞症、间歇性跛行症、手脚麻痹冰冷、四肢酸痛。
药 理 作 用	1. 自由基的清除作用：清除机体内过多的自由基，抑制细胞膜的脂质发生过氧化反应，从而保护细胞膜，防止自由基对机体造成的一系列伤害。2. 对循环系统的调整作用：通过刺激儿茶酚胺的释放和抑制降解，以及通过刺激前列环素和内皮舒张因子的生成而产生动脉舒张作用，共同保持动脉和静脉血管的张力。3. 血液动力学改善作用：具有降低全血黏稠度，增进红血球和白血球的可塑性，改善血液循环的作用。4. 组织保护作用：增加缺血组织对氧气及葡萄糖的供应量，增加某些神经递质受体的数量，如毒蕈碱样、去甲肾上腺素以及五羟色胺受体。
税 则 号 列	3004.9090

十六、　骨骼肌松弛用药

中　文　名	丹曲林钠胶囊
英　文　名	Dantrolene Sodium Capsules
类　　　别	中枢神经系统用药（骨骼肌松弛用药）
主　要　成　分	丹曲林钠
有效成分 CAS 号	24868-20-0

化学分子结构式

商　品　属　性	本品为胶囊剂，内容物为橙黄色结晶性粉末。
适　用　症	适用于各种原因引起的上运动神经元损伤所遗留的痉挛性肌张力增高状态，如脑卒中、脑外伤、脊髓损伤、脑性瘫痪、多发性脑血管硬化等。
药　理　作　用	丹曲林钠是一种直接作用于骨骼肌的肌松剂。其主要作用部位是骨骼肌的肌浆网，通过抑制肌浆网释放钙离子而减弱肌肉收缩。
税　则　号　列	3004.9090

中　文　名	卡立普多
英　文　名	Carisoprodol
类　　　别	中枢神经系统用药（骨骼肌松弛用药）
主　要　成　分	卡立普多
有效成分 CAS 号	78-44-4

化学分子结构式

商　品　属　性	本品一般为片剂。
适　用　症	适用于痛性肌肉痉挛的短期辅助治疗。
药　理　作　用	本品的作用机制尚不清楚，可能与其镇静作用有关。
税　则　号　列	3004.9090

中　文　名	罗库溴铵注射液
英　文　名	Rocuronium Bromide Injection
类　　　别	中枢神经系统用药（骨骼肌松弛用药）
主　要　成　分	罗库溴铵
有效成分 CAS 号	119302-91-9

化学分子结构式

商　品　属　性	本品为无色至微黄色的澄明液体。
适　用　症	适用于常规诱导麻醉期间气管插管，以及维持术中骨骼肌松弛。
药　理　作　用	罗库溴铵是一起效迅速、中时效的非去极化神经肌肉阻滞剂，通过与运动终板处 N 型乙酰胆碱受体竞争性结合产生作用，其作用可被乙酰胆碱酯酶抑制剂如新斯的明、依酚氯铵和吡啶斯的明所拮抗。
税　则　号　列	3004.9090

中　文　名	米库氯铵注射液
英　文　名	Mivacurium Chloride Injection
类　　　别	中枢神经系统用药（骨骼肌松弛用药）
主　要　成　分	米库氯铵
有效成分 CAS 号	106861-44-3

化学分子结构式

商　品　属　性	本品为注射剂，无色或微黄色的澄明液体。
适　用　症	本品为非去极化型肌松药，其化学结构属苄异喹啉类化合物。静注后肌松超效快（2分钟），持续时间短（15分钟），随剂量增加而起效迅速，但作用持续时间延长不多。常用量时对心血管系统无影响。促使组胺释放和维持肌松。
药　理　作　用	米库氯铵是短效的非去极化骨骼肌松弛药物，可被血浆胆碱酯酶水解。米库氯铵与运动神经终板膜上的胆碱能受体竞争性结合，导致神经肌肉信号传递的阻滞。这种作用可以被胆碱酯酶抑制剂如新斯的明和依酚氯铵快速逆转。
税　则　号　列	3004.9090

十七、　中枢性肌松药

中　文　名	巴氯芬片	
英　文　名	Baclofen Tablets	
类　　　别	中枢神经系统用药（中枢性肌松药）	
主　要　成　分	巴氯芬	
有效成分 CAS 号	1134-47-0	

化学分子结构式

商　品　属　性	本品为白色或类白色片。
适　用　症	限适用于脊髓和大脑疾病或损伤引起的肌肉痉挛。
药　理　作　用	巴氯芬片是一种作用于脊髓部位的肌肉松弛剂。巴氯芬通过刺激 GABAB 受体，从而抑制兴奋性氨基酸谷氨酸和天门冬氨酸的释放，抑制脊髓内的单突触反射和多突触反射。
税　则　号　列	3004.9090

十八、　麻醉及麻醉辅助用药

中　文　名	注射用哌库溴铵
英　文　名	Pipecuronium Bromide for Injection
类　　　别	中枢神经系统用药（麻醉及麻醉辅助用药）
主　要　成　分	哌库溴铵
有效成分 CAS 号	52212-02-9

化学分子结构式

商　品　属　性	本品为注射剂，白色或几乎白色冻干物。
适　用　症	哌库溴铵主要使用于全身麻醉过程中肌肉松弛，多用于时间较长的手术（30 分钟以上）的麻醉。
药　理　作　用	哌库溴铵是非去极化型神经肌肉阻断剂。哌库溴铵通过与递质乙酰胆碱竞争性结合横纹肌运动终板区的烟碱样受体，阻断运动神经和横纹肌间的信号传递过程。
税　则　号　列	3004.3900

中 文 名	苯磺顺阿曲库铵注射液
英 文 名	Cisatracurium Besylate Injection
类 别	中枢神经系统用药（麻醉及麻醉辅助用药）
主 要 成 分	顺苯磺酸阿曲库铵
有效成分 CAS 号	96946-42-8

化学分子结构式

商 品 属 性　本品为注射剂。

适 用 症　适用于手术和其他操作以及重症监护治疗。作为全麻的辅助用药或在重症监护病房（ICU）起镇静作用，它可以松弛骨骼肌，使气管插管和机械通气易于进行。

药 理 作 用　顺苯磺酸阿曲库铵是一神经肌肉阻滞剂。苯磺顺阿曲库铵在运动终板上与胆碱能受体结合，以拮抗乙酰胆碱的作用，从而产生竞争性的神经肌肉传导阻滞作用。这种作用很容易被抗胆碱酶药物如新斯的明或腾喜龙所拮抗。苯磺顺阿曲库铵是中效的、非去极化的、具异喹啉鎓苄酯结构的骨骼肌肉松弛剂。人体临床研究表明，本品与剂量依赖的组胺释放无关。

税 则 号 列　3004.9090

中 文 名	苯佐卡因软膏
英 文 名	Benzocain Cream
类 别	中枢神经系统用药（麻醉及麻醉辅助用药）
主 要 成 分	苯佐卡因
有效成分 CAS 号	94-09-7

化学分子结构式

商 品 属 性　本品为软膏剂。

适 用 症　适用于小面积轻度创面、溃疡和痔疮的镇痛。

药 理 作 用　本品为局部麻醉药，外用起持久止痛、止痒作用。

税 则 号 列　3004.9090

中　文　名	地氟烷
英　文　名	Desflurane
类　　　别	中枢神经系统用药（麻醉及麻醉辅助用药）
主　要　成　分	地氟烷
有效成分 CAS 号	57041-67-5

化学分子结构式

商　品　属　性	本品为无色澄明液体，易挥发，不易燃，是一种需要通过挥发罐给药的吸入性全身麻醉剂。
适　用　症	适用于住院和门诊成年患者，作为麻醉诱导和（或）维持的吸入性药物。
药　理　作　用	挥发性吸入麻醉药（包括地氟烷）主要增强抑制性受体 γ-氨基丁酸 A 和甘氨酸的抑制作用，降低兴奋性受体 N-甲基-D-天冬氨酸和神经型烟碱乙酰胆碱的兴奋作用，激活双孔钾离子通道，抑制突触前的钠离子通道。
税　则　号　列	3004.9090

中　文　名	枸橼酸舒芬太尼注射液
英　文　名	Sufentanil Citrate Injection
类　　　别	中枢神经系统用药（麻醉及麻醉辅助用药）
主　要　成　分	枸橼酸舒芬太尼
有效成分 CAS 号	60561-17-3

化学分子结构式

商　品　属　性	本品为小容量注射剂。
适　用　症	适用于气管内插管，使用人工呼吸的全身麻醉；复合麻醉的镇痛用药；作为全身麻醉大手术的麻醉诱导和维持用药。
药　理　作　用	舒芬太尼是一种强效的阿片类镇痛药，也是一种特异性 μ-阿片受体激动剂。
税　则　号　列	3004.9090

中　文　名　马来酸咪达唑仑片
英　文　名　Midazolam Maleate Tablets
类　　　别　中枢神经系统用药（麻醉及麻醉辅助用药）
主　要　成　分　马来酸咪达唑仑
有效成分 CAS 号　59467-94-6

化学分子结构式

商　品　属　性　本品为片剂。
适　用　症　适用于睡眠障碍、失眠，特别适用于入睡困难者手术或诊断性操作前用药。
药　理　作　用　主要通过拮抗中枢神经系统内的 γ-氨基丁酸受体（GABAA）发挥作用。
税　则　号　列　3004.9090

中　文　名　咪达唑仑注射液
英　文　名　Midazolam Injection
类　　　别　中枢神经系统用药（麻醉及麻醉辅助用药）
主　要　成　分　咪达唑仑
有效成分 CAS 号　59467-64-0

化学分子结构式

商　品　属　性　本品为注射剂，无色至微黄色或微黄绿色的澄明液体。
适　用　症　适用于以下症状：

1. 肌内或静脉注射用于术前镇静/抗焦虑/记忆缺失。2. 静脉注射用于诊断、治疗、内窥镜手术（如支气管镜检查、胃镜检查、膀胱镜检查、冠状动脉造影、心脏导管插入术、肿瘤手术、放射过程、缝合撕裂伤和其他单独用药或与其他中枢神经系统抑制剂联合用药的过程）之前或操作过程中的镇静/抗焦虑/记忆缺失。3. 静脉注射用于其他麻醉剂给药之前的全麻诱导。在使用麻醉性前驱用药的情况下，能在相对狭窄的剂量范围和短时间内实现麻醉诱导。静脉注射咪达唑仑也可作为二氧化氮和氧的静脉补充（复合麻醉）。4. 持续静脉滴注咪达唑仑作为麻醉剂用于气管插管及机械通气患者的镇静，或是用于病危护理治疗中的镇静。

药　理　作　用　咪达唑仑是短效的苯二氮䓬类中枢神经系统抑制剂。
税　则　号　列　3004.9090

中　文　名	吸入用七氟烷
英　文　名	Sevoflurane for Inhalation
类　　　别	中枢神经系统用药（麻醉及麻醉辅助用药）
主　要　成　分	七氟烷
有效成分 CAS 号	28523-86-6

化学分子结构式

商　品　属　性	本品为无色澄清液体。易挥发，不易燃。
适　用　症	适用于成人和儿科患者的院内手术及门诊手术的全身麻醉的诱导和维持。应通过经特殊校准过的挥发器来使用，以便能准确地控制其浓度。
药　理　作　用	吸入性麻醉药经肺泡动脉入血到达脑组织，阻断其突触传递功能，引起全身麻醉。
税　则　号　列	3004.9090

中　文　名	盐酸利多卡因注射液
英　文　名	Lidocaine Hydrochloride Injection
类　　　别	中枢神经系统用药（麻醉及麻醉辅助用药）
主　要　成　分	盐酸利多卡因
有效成分 CAS 号	73-78-9

化学分子结构式

商　品　属　性	本品为无色的澄明液体。
适　用　症	本品为局麻药及抗心律失常药。
药　理　作　用	为中效酰胺类局麻药，通过抑制神经细胞膜的钠离子通道起到阻断神经兴奋与传导作用。
税　则　号　列	3004.9090

中　文　名　　盐酸氯胺酮注射液
英　文　名　　Ketamine Hydrochloride Injection
类　　　别　　中枢神经系统用药（麻醉及麻醉辅助用药）
主　要　成　分　　盐酸氯胺酮
有效成分 CAS 号　　33795-24-3

化学分子结构式

商　品　属　性　　本品为无色的澄明液体。
适　用　症　　适用于各种表浅、短小手术麻醉，不合作小儿的诊断性检查麻醉及全身复合麻醉。
药　理　作　用　　本品主要是选择性地抑制丘脑的内侧核，阻滞脊髓至网状结构的上行传导，兴奋边缘
系统，并对中枢神经和脊髓中的阿片受体有亲和力。产生麻醉作用，主要是抑制兴奋
性神经递质（乙酰胆碱、L-谷氨酸）及 N-甲基-D-天门冬酸受体的结果；镇痛作用主要
由于阻滞脊髓至网状结构对痛觉传入的信号及与阿片受体的结合，而对脊髓丘脑传导
无影响，故对内脏疼痛改善有限。
税　则　号　列　　3004.9090

中　文　名　　异氟烷
英　文　名　　Isoflurane
类　　　别　　中枢神经系统用药（麻醉及麻醉辅助用药）
主　要　成　分　　异氟烷
有效成分 CAS 号　　26675-46-7

化学分子结构式

商　品　属　性　　通常为注射剂。
适　用　症　　本品可用于全身麻醉的诱导和维持。尚无足够的数据确定它在产科麻醉中的应用。
药　理　作　用　　异氟烷为恩氟烷的异构体，属吸入性麻醉药，麻醉诱导和复苏均较快。麻醉时无交感
神经系统兴奋现象，可使心脏对肾上腺素的作用稍有增敏，有一定的肌松作用。本品
在肝脏的代谢率低，故对肝脏毒性小。
税　则　号　列　　3004.9090

第三节　主要作用于呼吸系统的药物

一、平喘药

中　文　名	布地奈德鼻喷雾剂
英　文　名	Budesonide Nasal Spray
类　　　别	呼吸系统用药（平喘药）
主要成分	布地奈德
有效成分 CAS 号	51333-22-3

化学分子结构式

商品属性	本品在具有定量阀门系统的密封容器中的药液为白色或类白色混悬液。
适　用　症	适用于治疗季节性和常年性过敏性鼻炎、常年性非过敏性鼻炎，预防鼻息内切除后鼻息肉的再生，对症治疗鼻息肉。
药理作用	糖皮质激素的抗炎作用，如抑制炎性介质的释放和抑制细胞因子介导的免疫反应，可能起着重要作用。
税则号列	3004.3200

中　文　名	硫酸沙丁胺醇吸入粉雾剂
英　文　名	Salbutamol Sulfate Inhalation Powder
类　　　别	呼吸系统用药（平喘药）
主　要　成　分	硫酸沙丁胺醇
有效成分 CAS 号	51022-70-9

化学分子结构式

$0.5H_2SO_4$

商　品　属　性	本品为多剂量贮库型吸入粉雾剂，内容物为白色或类白色均匀粉末，无臭味。
适　用　症	主要适用于缓解哮喘或慢性阻塞性肺病（可逆性气道阻塞疾病）患者的支气管痉挛及预防运动诱发的急性哮喘，或其他过敏原诱发的支气管痉挛。
药　理　作　用	沙丁胺醇是一种选择性 β2-肾上腺素受体激动剂。通过对 β2-肾上腺素受体的作用刺激细胞内的腺苷酸环化酶，提高环磷腺苷（CAMP）水平，使支气管中滑肌松弛，并抑制速发性超敏反应细胞（特别是肥大细胞）的介质释放。
税　则　号　列	3004.3900

中　文　名	沙丁胺醇气雾剂
英　文　名	Salbutamol Inhaler
类　　　别	呼吸系统用药（平喘药）
主　要　成　分	沙丁胺醇
有效成分 CAS 号	18559-94-9

化学分子结构式

商　品　属　性	内容物为白色或微黄色混悬液。
适　用　症	适用于治疗及预防支气管哮喘，治疗伴有可逆性气道阻塞。可适用于慢性支气管炎的维持治疗，缓解急性支气管炎痉挛和预防运动诱发哮喘。
药　理　作　用	本品为选择性 β2-肾上腺素受体激动剂，能选择性激动支气管平滑肌的 β2-肾上腺素受体，有较强的支气管扩张作用。
税　则　号　列	3004.3900

中　文　名	氨茶碱片
英　文　名	Aminophylline Tablets
类　　　别	呼吸系统用药（平喘药）
主　要　成　分	茶碱与乙二胺复盐（氨茶碱）
有效成分 CAS 号	317-34-0

化学分子结构式

商　品　属　性	本品为白色至微黄色片。
适　用　症	适用于支气管哮喘、喘息型支气管炎、阻塞性肺气肿等缓解喘息症状，也可适用于心源性肺水肿引起的哮喘。
药　理　作　用	本品为茶碱与乙二胺复盐，其药理作用主要来自茶碱，乙二胺使其水溶性增强。本品对呼吸道平滑肌有直接松弛作用。其作用机制比较复杂，过去认为，本品通过抑制磷酸二酯酶，使细胞内介导环-3',5'磷酸腺苷（cAMP）含量提高所致。近年来的实验认为，茶碱的支气管扩张作用部分是由于内源性肾上腺素与去甲肾上腺素释放的结果；此外，茶碱是嘌呤受体阻滞剂，能对抗腺嘌呤等对呼吸道的收缩作用。茶碱能增强膈肌收缩力，尤其在膈肌收缩无力时作用更显著，因此有益于改善呼吸功能。
税　则　号　列	3004.4900

中　文　名	氨茶碱栓
英　文　名	Aminophylline Suppositories
类　　　别	呼吸系统用药（平喘药）
主　要　成　分	茶碱与乙二胺复盐（氨茶碱）
有效成分 CAS 号	317-34-0

化学分子结构式

商　品　属　性	本品为微黄色的栓。
适　用　症	适用于支气管哮喘、喘息型支气管炎、阻塞性肺气肿等缓解喘息症状，也可用于心源性肺水肿引起的哮喘。
药　理　作　用	本品为茶碱与乙二胺复盐，其药理作用主要来自茶碱，乙二胺使其水溶性增强。本品对呼吸道平滑肌有直接松弛作用。其作用机制比较复杂，过去认为，本品通过抑制磷酸二酯酶，使细胞内 cAMP 含量提高所致。近年来的实验认为，茶碱的支气管扩张作用部分是由于内源性肾上腺素与去甲肾上腺素释放的结果；此外，茶碱是嘌呤受体阻滞剂，能对抗腺嘌呤等对呼吸道的收缩作用。茶碱能增强膈肌收缩力，尤其在膈肌收缩无力时作用更显著，因此有益于改善呼吸功能。
税　则　号　列	3004.4900

中　文　名　氨茶碱注射液
英　文　名　Aminophylline Injection
类　　　别　呼吸系统用药（平喘药）
主　要　成　分　茶碱与乙二胺复盐（氨茶碱）
有效成分 CAS 号　317-34-0

化学分子结构式

商　品　属　性　本品为无色至微黄色的澄明液体。
适　用　症　适用于支气管哮喘、喘息型支气管炎、阻塞性肺气肿等缓解喘息症状，也可用于心源性肺水肿引起的哮喘。
药　理　作　用　本品为茶碱与乙二胺复盐，其药理作用主要来自茶碱，乙二胺使其水溶性增强。本品对呼吸道平滑肌有直接松弛作用。其作用机制比较复杂，过去认为，本品通过抑制磷酸二酯酶，使细胞内 cAMP 含量提高所致。近年来的实验认为，茶碱的支气管扩张作用部分是由于内源性肾上腺素与去甲肾上腺素释放的结果；此外，茶碱是嘌呤受体阻滞剂，能对抗腺嘌呤等对呼吸道的收缩作用。茶碱能增强膈肌收缩力，尤其在膈肌收缩无力时作用更显著，因此有益于改善呼吸功能。
税　则　号　列　3004.4900

中　文　名　枸橼酸咖啡因注射液
英　文　名　Caffeine Citrate Injection
类　　　别　呼吸系统用药（平喘药）
主　要　成　分　枸橼酸咖啡因
有效成分 CAS 号　69-22-7

化学分子结构式

商　品　属　性　本品为无色澄明液体。
适　用　症　适用于治疗早产新生儿原发性呼吸暂停。
药　理　作　用　咖啡因结构上类似于甲基黄嘌呤类药物茶碱和可可碱。受体结合测定试验证实，其大部分作用归因于拮抗腺苷受体（包括 A1 和 A2A 两种亚型），并在接近于获得该适应证疗效的浓度时观察到这些作用。
税　则　号　列　3004.4900

中　文　名　噻托溴铵奥达特罗吸入喷雾剂
英　文　名　Tiotropium Bromide and Olodaterol Hydrochloride Inhalation Spray
类　　　别　呼吸系统用药（平喘药）
主　要　成　分　本品为复方制剂，有效成分为噻托溴铵和盐酸奥达特罗
有效成分 CAS 号　噻托溴铵 136310-93-5；盐酸奥达特罗 869477-96-3

化学分子结构式

商　品　属　性　本品为喷雾剂。
适　用　症　本品适用于慢性阻塞性肺疾病（COPD，简称"慢阻肺"，包括慢性支气管炎和肺气肿）患者的长期维持治疗。
药　理　作　用　本品为噻托溴铵与奥达特罗组成的复方制剂。噻托溴铵竞争性且可逆性抑制 M3 受体，抑制副交感神经末端所释放的乙酰胆碱的胆碱能作用，可引起平滑肌松弛。奥达特罗是长效 β2-肾上腺素受体激动剂（LABA），对人 β2-肾上腺素受体具有高亲和力和高选择性，局部吸入后可结合并活化 β2-肾上腺素受体，激活细胞内腺苷酸环化酶，cAMP 水平升高，从而松弛气道平滑肌。
税　则　号　列　3004.4900

中　文　名　噻托溴铵粉吸入剂
英　文　名　Tiotropium Bromide Powder for Inhalation
类　　　别　呼吸系统用药（平喘药）
主　要　成　分　噻托溴铵
有效成分 CAS 号　136310-93-5

化学分子结构式

商　品　属　性　本品为硬胶囊，内容物为白色粉末。
适　用　症　适用于慢性阻塞性肺疾病。
药　理　作　用　噻托溴铵是一种长效抗胆碱能药物。通过和支气管平滑肌上的毒蕈碱受体结合，可抑制副交感神经末端所释放的乙酰胆碱的胆碱能作用。其对毒蕈碱受体亚型 M1~M5 有相似的亲和力。在呼吸道中，噻托溴铵竞争性且可逆性抑制 M3 受体，可引起平滑肌松弛。噻托溴铵吸入给药时是局部（支气管）选择性的，由此可达到治疗效果且不至于产生全身性抗胆碱能作用。
税　则　号　列　3004.4900

中　文　名	吸入用复方异丙托溴铵溶液	
英　文　名	Compound，Ipratropium Bromide Solution for Inhalation	
类　　　别	呼吸系统用药（平喘药）	
主　要　成　分	本品为复方制剂，有效成分为异丙托溴铵和硫酸沙丁胺醇	
有效成分 CAS 号	异丙托溴铵 22254-24-6；硫酸沙丁胺醇 51022-70-9	

化学分子结构式

0.5H$_2$SO$_4$

商　品　属　性	本品为无色或几乎无色的澄清液体。
适　用　症	本品适用于需要多种支气管扩张剂联合应用的患者，用于治疗气道阻塞性疾病有关的可逆性支气管痉挛。
药　理　作　用	异丙托溴铵通过拮抗迷走神经释放的递质乙酰胆碱而抑制迷走神经的反射，吸入异丙托溴铵后，作用只限于肺部，因此扩张支气管，不作用于全身。沙丁胺醇为 β2-肾上腺素受体激动剂，其作用为舒张呼吸道平滑肌。它作用于从主气管至终端肺泡的所有平滑肌，并有拮抗支气管收缩作用。
税　则　号　列	3004.4900

中　文　名	硫酸沙丁胺醇注射液
英　文　名	Salbutamol Sulfate Injection
类　　　别	呼吸系统用药（平喘药）
主　要　成　分	硫酸沙丁胺醇
有效成分 CAS 号	51022-70-9

化学分子结构式

0.5H$_2$SO$_4$

商　品　属　性	本品为无色澄明液体。
适　用　症	本品适用于治疗支气管哮喘或喘息型支气管炎等伴有支气管痉挛的呼吸道疾病。
药　理　作　用	本品为选择性 β2-肾上腺素受体激动剂，能选择性激动支气管平滑肌的 β2-受体，有较强的支气管扩张作用。
税　则　号　列	3004.9090

中　文　名　　盐酸班布特罗片
英　文　名　　Bambuterol Hydrochloride Tablets
类　　　别　　呼吸系统用药（平喘药）
主　要　成　分　　盐酸班布特罗
有效成分 CAS 号　　81732-46-9

化学分子结构式

商　品　属　性　　本品为白色或类白色片。
适　用　症　　本品适用于支气管哮喘、慢性喘息性支气管炎、阻塞性肺气肿和其他伴有支气管痉挛的肺部疾病。
药　理　作　用　　本品在体内转化为特布他林。特布他林是一种肾上腺素能受体激动剂，选择性激动 β2-受体，舒张支气管平滑肌，改善通气功能，对运动诱发的哮喘和过敏性哮喘均有良好的预防和抑制发作的作用。特布他林能抑制内源性致痉物质的释放及内源性介质引起的支气管黏膜水肿，降低血清总 lgE，抑制变态反应。特布他林还能提高支气管黏膜纤毛廓清力，也可舒张子宫平滑肌。
税　则　号　列　　3004.9090

中　文　名　　猪肺磷脂注射液
英　文　名　　Poractant Alfa Injection
类　　　别　　呼吸系统用药（平喘药）
主　要　成　分　　猪肺磷脂
有效成分 CAS 号　　无
化学分子结构式　　无
商　品　属　性　　本品为注射剂，白色或乳白色混悬液。
适　用　症　　本品适用于治疗和预防早产婴儿的呼吸窘迫综合征（RDS）。
药　理　作　用　　本品的表面活性有助于其在肺内均匀分布，沿肺泡的气液交界面展开，本品表面活性物质缺乏的生理和治疗作用已经在不同的动物模型上得到了证实。
税　则　号　列　　3004.9090

二、 祛痰药

中 文 名	羧甲司坦片
英 文 名	Carbocysteine Tablets
类 别	呼吸系统用药（祛痰药）
主 要 成 分	羧甲司坦
有效成分 CAS 号	638-23-3

化学分子结构式

商 品 属 性　本品为白色片。

适 用 症　本品为祛痰药。用于治疗慢性支气管炎、支气管哮喘等疾病引起的痰液黏稠、咳痰困难患者。

药 理 作 用　本品为黏液调节剂，主要作用于支气管腺体的分泌，使低黏度的唾液黏蛋白分泌增加，高黏度的岩藻黏蛋白产生减少，因而使痰液的黏稠性降低而易于咳出。口服起效快，服用 4 小时可见明显疗效。

税 则 号 列　3004. 9090

中 文 名	羧甲司坦糖浆
英 文 名	Carbocisteine Syrup
类 别	呼吸系统用药（祛痰药）
主 要 成 分	羧甲司坦
有效成分 CAS 号	638-23-3

化学分子结构式

商 品 属 性　本品为棕黄色至浅棕色黏稠液体。味甜，气香。

适 用 症　本品适用于治疗慢性支气管炎、支气管哮喘等疾病引起的痰液黏稠、咳痰困难患者。

药 理 作 用　本品为黏液调节剂，主要作用于支气管腺体的分泌，使低黏度的唾液黏蛋白分泌增加，高黏度的岩藻黏蛋白产生减少，因而使痰液的黏稠性降低而易于咳出。

税 则 号 列　3004. 9090

中 文 名	盐酸溴己新干混悬剂
英 文 名	Bromhexine Hydrochloride for Oral Suspension
类 别	呼吸系统用药（祛痰药）
主 要 成 分	盐酸溴己新
有效成分 CAS 号	611-75-6

化学分子结构式

商 品 属 性	本品为淡橙黄色流动性颗粒。
适 用 症	主要适用于慢性支气管炎、哮喘等引起的黏痰不易咳出的患者。
药 理 作 用	直接作用于支气管腺体，能使黏液分泌细胞的溶酶体释出，从而使黏液中的黏多糖解聚，降低黏液的黏稠度；还能引起呼吸道分泌黏性低的小分子黏蛋白，使痰液变稀，易于咳出。
税 则 号 列	3004.9090

三、 哮喘药

中 文 名	倍氯米松福莫特罗吸入气雾剂
英 文 名	Beclometasone Dipropionate and Formoterol Inhalation Aerosol
类 别	呼吸系统用药（哮喘药）
主 要 成 分	本品为复方制剂，主要成分为丙酸倍氯米松和富马酸福莫特罗
有效成分 CAS 号	丙酸倍氯米松 5534-09-8；富马酸福莫特罗 43229-80-7

化学分子结构式

商 品 属 性	喷雾剂。
适 用 症	适用于哮喘规律治疗，吸入用倍氯米松福莫特罗气雾剂联合用药形式（吸入性糖皮质激素+长效 β2-受体激动剂）适用于以下情况：使用吸入性糖皮质激素和"按需"使用短效 β2-受体激动剂未获良好控制的患者；使用吸入性糖皮质激素和长效 β2-受体激动剂已获得控制的患者。
药 理 作 用	吸入用倍氯米松福莫特罗气雾剂为丙酸倍氯米松和富马酸福莫特罗组成的复方制剂。丙酸倍氯米松：为人工合成的强效肾上腺皮质激素类药物，是倍氯米松的二丙酸酯，具有抗炎、抗过敏等作用，能抑制支气管渗出物，消除支气管黏膜肿胀，解除支气管痉挛。富马酸福莫特罗：为长效选择性的 β2-受体激动剂，具有舒张支气管平滑肌、缓解支气管平滑肌痉挛及抗变态反应作用。体外研究已经表明，福莫特罗与 β2-受体的激动活性比 β1-受体高 200 倍。尽管在支气管平滑肌中 β2-受体是主要的肾上腺素能受体，且在心脏中，β1-受体也是主要的受体，但是，在人体心脏中，β2-受体占全部 β-肾上腺素能受体的 10%～50%。尚不明确这些受体的准确功能，即使是高选择性的 β2-受体激动剂也可能对心脏产生影响。
税 则 号 列	3004.3200

中　文　名	丙酸倍氯米松喷鼻剂
英　文　名	Beclometasone Dipropionate Aqueous Nasal Spray
类　　　别	呼吸系统用药（哮喘药）
主　要　成　分	丙酸倍氯米松
有效成分 CAS 号	5534-09-8

化学分子结构式

商　品　属　性	本品在耐压容器中的溶液应为白色不透明混悬液，不含任何肉眼可见异物。
适　用　症	本品用于预防和治疗常年性及季节性的过敏性鼻炎，也可用于治疗血管舒缩性鼻炎。
药　理　作　用	丙酸倍氯米松为人工合成的强效肾上腺皮质激素类药物，是倍氯米松的二丙酸酯，具有抗炎、抗过敏、止痒等作用，能抑制支气管渗出物，消除支气管黏膜肿胀，解除支气管痉挛。
税　则　号　列	3004.3200

中　文　名	丙酸倍氯米松气雾剂
英　文　名	Beclometasone Dipropionate Inhaler
类　　　别	呼吸系统用药（哮喘药）
主　要　成　分	丙酸倍氯米松
有效成分 CAS 号	5534-09-8

化学分子结构式

商　品　属　性	本品在耐压容器中的药液为白色混悬液，揿压阀门，药液即呈雾粒喷出。
适　用　症	本品用于缓解哮喘症状和过敏性鼻炎的治疗。
药　理　作　用	丙酸倍氯米松为人工合成的强效外用肾上腺皮质激素类药物。丙酸倍氯米松气雾剂外用具有以下作用： 1. 抗炎、抗过敏、止痒及减少渗出，能抑制支气管渗出物，消除支气黏膜肿胀，解除支气管痉挛。2. 减轻和防止组织对炎症的反应，能消除局部非感染性炎症引起的发热、发红及肿胀，从而减轻炎症的表现。3. 免疫抑制：防止或抑制细胞中介的免疫反应、延迟性过敏反应，并减轻原发免疫反应的扩展。
税　则　号　列	3004.3200

中 文 名	布地奈德吸入粉雾剂	
英 文 名	Budesonide Inhalation Powder	
类 别	呼吸系统用药（哮喘药）	
主 要 成 分	布地奈德	
有效成分 CAS 号	51333-22-3	

化学分子结构式

商 品 属 性 本品为粉雾剂，白色或类白色均匀粉末。

适 用 症 适用于需使用糖皮质激素维持治疗以控制基础炎症的轻度、中度和重度持续性哮喘患者。

药 理 作 用 布地奈德是一种局部应用的合成的非卤化皮质激素。动物诱发试验显示：布地奈德具有较强的抗过敏和抗炎作用，能缓解速发性即迟发性过敏反应引起的支气管阻塞。对气道高反应性患者，布地奈德能降低气道对组胺和乙酰胆碱的反应。

税 则 号 列 3004.3200

中 文 名	糠酸莫米松鼻喷雾剂	
英 文 名	Mometasone Furoate Nasal Spray	
类 别	呼吸系统用药（哮喘药）	
主 要 成 分	糠酸莫米松	
有效成分 CAS 号	83919-23-7	

化学分子结构式

商 品 属 性 本品为气雾剂。

适 用 症 本品用于治疗成人、青少年和 3~11 岁儿童季节性或常年性鼻炎，对于曾有中至重度季节性过敏性鼻炎症状的 12 岁以上的患者，主张在花粉季节开始前 2~4 周用本品作预防性治疗。

药 理 作 用 糠酸莫米松是一种局部用糖皮质激素，发挥局部抗炎作用的剂量并不引起全身作用。

税 则 号 列 3004.3200

中 文 名	吸入用丙酸倍氯米松混悬液

英 文 名 Beclometasone Dipropionate Suspension for Inhalation

类 别 呼吸系统用药（哮喘药）

主 要 成 分 丙酸倍氯米松

有效成分 CAS 号 5534-09-8

化学分子结构式

商 品 属 性 本品为白色或类白色混悬液。

适 用 症 本品为肾上腺皮质激素类药物，适用于治疗哮喘及改善支气管阻塞症状。

药 理 作 用 吸入用丙酸倍氯米松混悬液为人工合成的强效肾上腺皮质激素类药物，是倍氯米松的二丙酸酯，具有抗炎、抗过敏、止痒等作用。能抑制支气管渗出物，消除支气管黏膜肿胀，解除支气管痉挛。

税 则 号 列 3004.3200

中 文 名 吸入用异丙托溴铵溶液

英 文 名 Ipratropium Bromide Solution for Inhalation

类 别 呼吸系统用药（哮喘药）

主 要 成 分 异丙托溴铵

有效成分 CAS 号 22254-24-6

化学分子结构式

商 品 属 性 本品为无色或几乎无色的澄清液体。

适 用 症 治疗急性或慢性哮喘引起的可逆性气道阻塞。

药 理 作 用 异丙托溴铵可以抑制迷走神经诱发的支气管收缩反射。异丙托溴铵通过减少肥大细胞中环磷酸鸟苷（有肥大细胞稳定作用）而抑制介导支气管痉挛的介质的释放。吸入本品导致的支气管扩张作用是局部药物对支气管平滑肌的抗胆碱能作用而引起的，非全身性作用。

税 则 号 列 3004.4900

中　文　名　孟鲁司特钠咀嚼片

英　文　名　Montelukast Sodium Chewable Tablets

类　　　别　呼吸系统用药（哮喘药）

主 要 成 分　孟鲁司特钠

有效成分 CAS 号　151767-02-1

化学分子结构式

商 品 属 性　本品为片剂。

适　用　症　1. 本品适用于 2~14 岁儿童哮喘的预防和长期治疗，包括预防白天和夜间的哮喘症状，治疗对阿司匹林敏感的哮喘患者以及预防运动诱发的支气管收缩。2. 本品适用于减轻过敏性鼻炎引起的症状（2~14 岁儿童的季节性过敏性鼻炎和常年性过敏性鼻炎）。

药 理 作 用　1. 半胱氨酰白三烯（LTC_4、LTD_4、LTE_4）是强效的炎症介质，由包括肥大细胞和嗜酸性粒细胞在内的多种细胞释放。这些重要的哮喘前介质与半胱氨酰白三烯（CysLT）受体结合。I 型半胱氨酰白三烯（$CysLT_1$）受体分布于人体的气道（包括气道平滑肌细胞和气道巨噬细胞）和其他的前炎症细胞（包括嗜酸性粒细胞和某些骨髓干细胞）。CysLTs 与哮喘和过敏性鼻炎的病理、生理过程相关。2. 本品是一种能显著改善哮喘炎症指标的强效口服制剂。生物化学和药理学的生物测定显示，孟鲁司特对 $CysLT_1$ 受体有高度的亲和性和选择性（与其他有药理学重要意义的气道受体如类前列腺素、胆碱能和 β-肾上腺能受体相比）。孟鲁司特能有效地抑制 LTC_4、LTD_4 和 LTE_4 与 $CysLT_1$ 受体结合所产生的生理效应而无任何受体激动活性。

税 则 号 列　3004.9090

中　文　名	孟鲁司特钠颗粒
英　文　名	Montelukast Sodium Oral Granules
类　　　别	呼吸系统用药（哮喘药）
主　要　成　分	孟鲁司特钠
有效成分 CAS 号	151767-02-1

化学分子结构式

商　品　属　性　本品为颗粒剂。

适　用　症　本品适用于 1 岁以上儿童哮喘的预防和长期治疗，包括预防白天和夜间的哮喘症状，治疗对阿司匹林敏感的哮喘患者以及预防运动诱发的支气管收缩，减轻过敏性鼻炎引起的症状（2~5 岁儿童的季节性过敏性鼻炎和常年性过敏性鼻炎）。

药　理　作　用　1. 半胱氨酰白三烯（LTC_4、LTD_4、LTE_4）是强效的炎症介质，由包括肥大细胞和嗜酸性粒细胞在内的多种细胞释放。这些重要的哮喘前介质与半胱氨酰白三烯（CysLT）受体结合。I 型半胱氨酰白三烯（$CysLT_1$）受体分布于人体的气道（包括气道平滑肌细胞和气道巨噬细胞）和其他的前炎症细胞（包括嗜酸性粒细胞和某些骨髓干细胞）。CysLTs 与哮喘和过敏性鼻炎的病理、生理过程相关。2. 本品是一种能显著改善哮喘炎症指标的强效口服制剂。生物化学和药理学的生物测定显示，孟鲁司特对 $CysLT_1$ 受体有高度的亲和性和选择性（与其他有药理学重要意义的气道受体如类前列腺素、胆碱能和 β-肾上腺能受体相比）。孟鲁司特能有效地抑制 LTC_4、LTD_4 和 LTE_4 与 $CysLT_1$ 受体结合所产生的生理效应而无任何受体激动活性。

税　则　号　列　3004.9090

中 文 名	孟鲁司特钠片
英 文 名	Montelukast Sodium Tablets
类 别	呼吸系统用药（哮喘药）
主 要 成 分	孟鲁司特钠
有效成分 CAS 号	151767-02-1

化学分子结构式

商 品 属 性 本品为薄膜衣片，除去膜衣后显白色或类白色。

适 用 症 1. 本品适用于 15 岁及 15 岁以上成人哮喘的预防和长期治疗，包括预防白天和夜间的哮喘症状，治疗对阿司匹林敏感的哮喘患者以及预防运动诱发的支气管收缩。2. 减轻季节性过敏性鼻炎引起的症状（15 岁及 15 岁以上成人的季节性过敏性鼻炎和常年性过敏性鼻炎）。

药 理 作 用 1. 半胱氨酰白三烯（LTC_4、LTD_4、LTE_4）是强效的炎症介质，由包括肥大细胞和嗜酸性粒细胞在内的多种细胞释放。这些重要的哮喘前介质与半胱氨酰白三烯（CysLT）受体结合。I 型半胱氨酰白三烯（$CysLT_1$）受体分布于人体的气道（包括气道平滑肌细胞和气道巨噬细胞）和其他的前炎症细胞（包括嗜酸性粒细胞和某些骨髓干细胞）。CysLTs 与哮喘和过敏性鼻炎的病理、生理过程相关。2. 本品是一种能显著改善哮喘炎症指标的强效口服制剂。生物化学和药理学的生物测定显示，孟鲁司特对 $CysLT_1$ 受体有高度的亲和性和选择性（与其他有药理学重要意义的气道受体如类前列腺素、胆碱能和 β-肾上腺能受体相比）。孟鲁司特能有效地抑制 LTC_4、LTD_4 和 LTE_4 与 $CysLT_1$ 受体结合所产生的生理效应而无任何受体激动活性。

税 则 号 列 3004.9090

中　文　名	色甘酸钠气雾剂
英　文　名	Sodium Cyomoglicate Aerosol
类　　　别	呼吸系统用药（哮喘药）
主　要　成　分	色甘酸钠
有效成分 CAS 号	15826-37-6

化学分子结构式

商　品　属　性　本品在耐压容器中的药液为白色至微黄色的混悬液，揿压阀门，药液即呈雾粒喷出。

适　用　症　适用于预防和治疗支气管哮喘、过敏性哮喘及过敏性鼻炎。

药　理　作　用　其作用机制是能稳定肥大细胞的细胞膜，阻止肥大细胞脱颗粒，从而抑制组胺、5-羟色胺、慢反应物质等过敏反应介质的释放，进而阻抑过敏反应介质对组织的不良作用。其抑制过敏反应介质释放的作用，可能是通过抑制细胞内环磷腺苷磷酸二酯酶，致使细胞内环磷腺苷（cAMP）的浓度增加，阻止钙离子转运入肥大细胞内，从而稳定肥大细胞膜，阻止过敏反应介质释放。

税　则　号　列　3004.9090

四、　镇咳药

中　文　名	枸橼酸喷托维林片
英　文　名	Pentoxyverine Citrate Tablets
类　　　别	呼吸系统用药（镇咳药）
主　要　成　分	枸橼酸喷托维林
有效成分 CAS 号	23142-01-0

化学分子结构式

商　品　属　性　本品为白色或类白色结晶性或颗粒性粉末。无臭，味苦。易溶于水，可溶于乙醇，略溶于氯仿，几乎不溶于乙醚。

适　用　症　本品为镇咳药，用于各种原因引起的干咳。

药　理　作　用　本品具有中枢和外周性镇咳作用。其镇咳作用强度约为可待因的1/3，除对延髓的呼吸中枢有直接抑制作用外，还有轻度的阿托品作用，可使痉挛的支气管平滑肌松弛，减低气道阻力。

税　则　号　列　3004.9090

中　文　名	氢溴酸右美沙芬糖浆
英　文　名	Dextromethorphan Hydrobromide Syrups
类　　　别	呼吸系统用药（镇咳药）
主　要　成　分	氢溴酸右美沙芬
有效成分 CAS 号	6700-34-1

化学分子结构式

商　品　属　性	本品为澄清的黏稠液体。
适　用　症	适用于干咳，包括上呼吸道感染（如感冒和咽炎）、支气管炎等引起的咳嗽。
药　理　作　用	本品为中枢性镇咳药，可抑制延脑咳嗽中枢而产生镇咳作用，其镇咳作用与可待因相等或稍强。一般治疗剂量不抑制呼吸，长期服用无成瘾性和耐受性。
税　则　号　列	3004.9090

中　文　名	左羟丙哌嗪片
英　文　名	Levodropropizine Tablets
类　　　别	呼吸系统用药（镇咳药）
主　要　成　分	左羟丙哌嗪
有效成分 CAS 号	99291-25-5

化学分子结构式

商　品　属　性	本品为白色或类白色片或薄膜衣片，除去包衣后显白色或类白色。
适　用　症	适用于急性上呼吸道感染和急性支气管炎引起的干咳和持续性咳嗽。
药　理　作　用	本品为外周性镇咳药，通过对气管、支气管 C-纤维外周选择性抑制作用而发挥镇咳作用。它的作用部位在外周结后与感觉性神经肽相关的位点。它镇咳作用强，维持时间长。由于与 β 肾上腺素受体、M 胆碱受体和阿片受体均无作用，因此它的中枢抑制的不良反应较少，是一种高效安全的镇咳药物。
税　则　号　列	3004.9090

第四节 主要作用于消化系统的药物

一、 抗溃疡药

中 文 名	注射用生长抑素
英 文 名	Somatostatin for Injection
类 别	消化系统用药（抗溃疡药）
主 要 成 分	生长抑素醋酸盐
有效成分 CAS 号	38916-34-6

化学分子结构式

商 品 属 性　本品为注射剂，白色或类白色的疏松块状物或粉末。

适 用 症　适用于严重急性食道静脉曲张出血。适用于严重急性胃或十二指肠溃疡出血，或并发性急性糜烂性胃炎或出血性胃炎。适用于胰腺外科手术并发症的预防和治疗。适用于胰、胆和肠瘘的辅助治疗。适用于糖尿病酮症酸中毒的辅助治疗。

药 理 作 用　生长抑素是人工合成的环状十四氨基酸肽，其与天然生长抑素在化学结构和作用机制上完全相同。生理性生长抑素主要存在于丘脑下部和胃肠道。静脉注射本品可抑制生长激素、甲状腺刺激激素、胰岛素和胰高血糖素的分泌，并抑制胃酸的分泌。它还影响胃肠道的吸收、动力、内脏血流和营养功能。

税 则 号 列　3004.3900

中　文　名　法莫替丁片
英　文　名　Famotidine Tablets
类　　　别　消化系统用药（抗溃疡药）
主　要　成　分　法莫替丁
有效成分 CAS 号　76824-35-6

化学分子结构式

商　品　属　性　本品为白色片、糖衣片或薄膜衣片，除去包衣后，显白色或类白色。
适　用　症　适用于缓解胃酸过多所致的胃痛、胃灼热感（烧心）、反酸。
药　理　作　用　本品对胃酸分泌有明显的抑制作用，也可抑制胃蛋白酶的分泌。
税　则　号　列　3004.9010

中　文　名　柳氮磺吡啶肠溶片
英　文　名　Sulfasalazine Tablets
类　　　别　消化系统用药（抗溃疡药）
主　要　成　分　柳氮磺吡啶
有效成分 CAS 号　599-79-1

化学分子结构式

商　品　属　性　本品为肠溶糖衣片或薄膜衣片，除去包衣后，显黄色至棕黄色。
适　用　症　适用于治疗轻至中度的溃疡性结肠炎；在重度溃疡性结肠炎中可作为辅助治疗。亦可用于溃疡性结肠炎缓解期的维持治疗。适用于治疗活动期的克隆病，特别是那些累及结肠的患者。适用于对水杨酸类或其他非甾体抗炎药疗效不显著的成人类风湿性关节炎和对水杨酸类或其他非甾体抗炎药疗效不显著的幼年类风湿性关节炎（多关节型）。
药　理　作　用　柳氮磺吡啶及其代谢产物 5-氨基水杨酸和磺胺嘧啶的作用方式尚不明确，可能与其在动物和体外试验中表现出的抗炎和免疫调节作用有关。动物放射自显影研究表明，柳氮磺吡啶（SSZ）能与结缔组织亲和，并在浆液、肝脏和肠壁中处于相对较高水平。对溃疡性结肠炎患者分别直肠给予柳氮磺吡啶及其主要代谢物 5-氨基水杨酸和磺胺嘧啶的临床研究表明，产生主要治疗作用的可能是 5-氨基水杨酸。柳氮磺吡啶主要通过柳氮磺吡啶原药还是其主要代谢产物产生抗风湿性作用尚不明确。
税　则　号　列　3004.9010

中　文　名	奥美拉唑胶囊
英　文　名	Omeprazole Capsules
类　　　别	消化系统用药（抗溃疡药）
主要成分	奥美拉唑
有效成分 CAS 号	73590-58-6

化学分子结构式

商品属性	本品内容物为白色或类白色肠溶小丸或颗粒。
适　用　症	适用于消化性溃疡（胃、十二指肠溃疡）、反流性食管炎和胃泌素瘤，也可用于应激性溃疡、高酸性胃炎、急性胃黏膜出血。
药理作用	本品为质子泵抑制剂、脂溶性弱碱性药物，易浓集于酸性环境中，因此口服后可特异地分布于胃黏膜壁细胞的分泌小管中，并在此高酸环境下转化为亚磺酰胺的活性形式，然后通过二硫键与壁细胞分泌膜中的 H^+/K^+-ATP 酶（又称质子泵）的巯基呈不可逆性的结合，生成亚磺酰胺与质子泵的复合物，从而抑制该酶活性，阻断胃酸分泌的最后步骤，因此本品对各种原因引起的胃酸分泌具有强而持久的抑制作用。
税则号列	3004.9090

中　文　名	兰索拉唑胶囊
英　文　名	Lansoprazole Capsules
类　　　别	消化系统用药（抗溃疡药）
主要成分	兰索拉唑
有效成分 CAS 号	103577-45-3

化学分子结构式

商品属性	本品为胶囊，内容物为白色或类白色的肠溶球状颗粒。
适　用　症	适用于胃溃疡、十二指肠溃疡、反流性食管炎、卓-艾综合征（胃泌素瘤）、应激性溃疡。
药理作用	本药转移到胃黏膜壁细胞的酸分泌细管后，在酸性条件下，转变为活性体结构，此种活性物与质子泵的 SH 基结合，从而抑制该酶的活性，抑制胃酸分泌。
税则号列	3004.9090

中 文 名	硫糖铝片
英 文 名	Sucralfate Tablets
类 别	消化系统用药（抗溃疡药）
主 要 成 分	硫糖铝
有效成分 CAS 号	54182-58-0

化学分子结构式

商 品 属 性	本品为白色片。
适 用 症	适用于治疗胃、十二指肠溃疡及胃炎。
药 理 作 用	本品是胃黏膜保护剂，在酸性环境下，可解离出硫酸蔗糖复合离子，复合离子聚合成不溶性的带负电荷的胶体，能与溃疡或炎症处带正电荷的蛋白质渗出物相结合，形成一层保护膜，促进溃疡的愈合。硫糖铝还具有吸附胃蛋白酶、中和胃酸、胆汁酸的作用，并能促进内源性前列腺素 E 的合成以及吸附表皮生长因子，使之在溃疡或炎症处浓集，有利于黏膜再生。
税 则 号 列	3004.9090

中 文 名	美沙拉嗪肠溶片
英 文 名	Mesalazine Enteric-coated Tablets
类 别	消化系统用药（抗溃疡药）
主 要 成 分	美沙拉嗪（5-氨基水杨酸）
有效成分 CAS 号	89-57-6

化学分子结构式

商 品 属 性 本品为肠溶衣片，除去包衣后显淡棕色。

适 用 症 适用于溃疡性结肠炎的治疗，包括急性发作期的治疗和防止复发的维持治疗；适用于克罗恩病急性发作期的治疗。

药 理 作 用 美沙拉嗪为柳氮磺吡啶的主要活性成分，用于治疗溃疡性结肠炎。在结肠中细菌的作用下，柳氮磺吡啶被转化为等分子数的磺胺吡啶和美沙拉嗪。美沙拉嗪（和柳氮磺吡啶）的作用机制尚不清楚，可能主要通过局部而不是全身作用来产生药效。在患有慢性炎症性肠道疾病的患者，可通过环氧合酶途径（产生前列腺素类物质）和脂肪氧合酶途径（产生白三烯和羟基二十碳四烯酸），使局部黏膜中花生四烯酸代谢产物的生成增加，而美沙拉嗪可能通过抑制结肠中环氧合酶和前列腺素的生成而减轻其局部炎症。

税 则 号 列 3004.9090

中 文 名	美沙拉嗪灌肠液
英 文 名	Mesalazine Enemas
类 别	消化系统用药（抗溃疡药）
主 要 成 分	美沙拉嗪（5-氨基水杨酸）
有效成分 CAS 号	89-57-6

化学分子结构式

商 品 属 性 本品为乳白色至淡棕色的均匀混悬状液体。

适 用 症 适用于直肠乙状结肠型溃疡性结肠炎急性发作期的治疗。

药 理 作 用 美沙拉嗪的抗炎作用机制尚不完全清楚，体外研究显示美沙拉嗪对肠黏膜前列腺素的含量有一定影响，具有清除活性氧自由基的功能，对脂氧合酶可能起到一定的抑制作用。直肠给予本品后，美沙拉嗪主要局部作用于肠黏膜下层组织。

税 则 号 列 3004.9090

中 文 名	美沙拉嗪栓
英 文 名	Mesalazine Suppositories
类 别	消化系统用药（抗溃疡药）
主 要 成 分	美沙拉嗪（5-氨基水杨酸）
有效成分 CAS 号	89-57-6

化学分子结构式

商 品 属 性	本品为脂肪性基质制成的白色或淡黄色鱼雷形栓。
适 用 症	适用于治疗直肠型溃疡性结肠炎。
药 理 作 用	美沙拉嗪的抗炎作用机制尚不完全清楚，体外研究显示美沙拉嗪对肠黏膜前列腺素的含量有一定影响，具有清除活性氧自由基的功能，对脂氧合酶可能起到一定的抑制作用。直肠给予本品后，美沙拉嗪主要局部作用于肠黏膜下层组织。
税 则 号 列	3004.9090

中 文 名	氢氧化铝片
英 文 名	Aluminium Hydroxide Tablets
类 别	消化系统用药（抗溃疡药）
主 要 成 分	氢氧化铝
有效成分 CAS 号	21645-51-2

化学分子结构式

商 品 属 性	本品为白色片。
适 用 症	适用于胃和十二指肠溃疡病，以及反流性食管炎的治疗。与钙剂和维生素 D 合用时可治疗新生儿低钙血症（手足搐搦症）。尿毒症患者服用大剂量氢氧化铝可减少磷酸盐的吸收，减轻酸血症。
药 理 作 用	对胃酸的分泌无直接影响，对胃内已存在的胃酸起中和或缓冲的化学反应，可导致胃内 pH 值升高，从而使胃酸过多的症状得以缓解。
税 则 号 列	3004.9090

中　文　名	三硅酸镁片
英　文　名	Magnesium Trisilicate Tablets
类　　　别	消化系统用药（抗溃疡药）
主　要　成　分	硅酸镁水合物
有效成分 CAS 号	14987-04-3

化学分子结构式

商　品　属　性	本品为白色片。
适　用　症	适用于缓解胃酸过多引起的胃痛、胃灼热感（烧心）、反酸。治疗胃溃疡。
药　理　作　用	中和胃酸，使胃酸过多的症状得以缓解。
税　则　号　列	3004.9090

中　文　名	西咪替丁片
英　文　名	Cimetidine Tablets
类　　　别	消化系统用药（抗溃疡药）
主　要　成　分	西咪替丁
有效成分 CAS 号	51481-61-9

化学分子结构式

商　品　属　性	本品为白色片或加有着色剂的淡蓝色或浅绿色片，或为薄膜衣片。
适　用　症	适用于治疗十二指肠溃疡、胃溃疡、反流性食管炎、应激性溃疡及卓-艾综合征。
药　理　作　用	主要作用于壁细胞上 H2 受体，起竞争性抑制组胺作用，抑制基础胃酸分泌，也抑制由食物、组胺、五肽胃泌素、咖啡因与胰岛素等所刺激的胃酸分泌。
税　则　号　列	3004.9090

中 文 名	西咪替丁注射液
英 文 名	Cimetidine Injection
类 别	消化系统用药（抗溃疡药）
主 要 成 分	西咪替丁
有效成分 CAS 号	51481-61-9

化学分子结构式

商 品 属 性	本品为无色的澄明液。
适 用 症	适用于消化道溃疡。
药 理 作 用	主要作用于壁细胞上 H2 受体，起竞争性抑制组胺作用，抑制基础胃酸分泌，也抑制由食物、组胺、五肽胃泌素、咖啡因与胰岛素等所刺激的胃酸分泌。
税 则 号 列	3004.9090

中 文 名	盐酸雷尼替丁片
英 文 名	Ranitidine Hydrochloride Tablets
类 别	消化系统用药（抗溃疡药）
主 要 成 分	盐酸雷尼替丁
有效成分 CAS 号	71130-06-8

化学分子结构式

商 品 属 性	本品为糖衣片或薄膜衣片，除去包衣后显类白色或微黄色。
适 用 症	适用于缓解胃酸过多所致的胃痛、胃灼热感（烧心）、反酸。
药 理 作 用	本品为 H2 受体抑制剂，具有抑制胃酸分泌的作用。
税 则 号 列	3004.9090

中　文　名	盐酸雷尼替丁注射液
英　文　名	Ranitidine Hydrochloride Injection
类　　　别	消化系统用药（抗溃疡药）
主　要　成　分	盐酸雷尼替丁
有效成分 CAS 号	71130-06-8

化学分子结构式

商　品　属　性　本品为微黄色至淡黄色的澄明液体。

适　用　症　本品为抑酸药。主要用于消化性溃疡出血、弥漫性胃黏膜病变出血、吻合口溃疡出血、胃手术后预防再出血等；应激状态时并发的急性胃黏膜损害和阿司匹林引起的急性胃黏膜损伤；亦常用于预防重症疾病（如脑出血、严重创伤等）应激状态下应激性溃疡大出血的发生；全身麻醉或大手术后以及衰弱昏迷患者防止胃酸反流合并吸入性肺炎。

药　理　作　用　本品为 H2 受体拮抗剂，以呋喃环取代了西咪替丁的咪唑环，对 H2 受体具有更高的选择性，能显著抑制正常人和溃疡病人的基础和夜间胃酸分泌，以及五肽胃泌素、组胺和进餐引起的胃酸分泌，其抑制胃酸分泌的效价按摩尔计为西咪替丁的 5～12 倍。

税　则　号　列　3004.9090

中　文　名	注射用奥美拉唑钠
英　文　名	Omeprazole Sodium for Injection
类　　　别	消化系统用药（抗溃疡药）
主　要　成　分	奥美拉唑钠
有效成分 CAS 号	95510-70-6

化学分子结构式

商　品　属　性　本品为注射剂，白色疏松块状物或粉末。

适　用　症　主要适用于消化性溃疡出血、吻合口溃疡出血、应激状态时并发的急性胃黏膜损害，以及非甾体抗炎药引起的急性胃黏膜损伤；亦常用于预防重症疾病（如脑出血、严重创伤等）胃手术后预防再出血等；全身麻醉或大手术后以及衰弱昏迷患者防止胃酸反流合并吸入性肺炎。

药　理　作　用　本品为胃壁细胞质子泵抑制剂，能特异性地抑制壁细胞顶端膜构成的分泌性微管和胞浆内的管状泡上的 H^+/K^+-ATP 酶，从而有效地抑制胃酸的分泌。由于 H^+/K^+-ATP 酶是壁细胞泌酸的最后一个过程，故本品抑酸能力强大。它不仅能非竞争性地抑制促胃液素、组胺、胆碱及食物、刺激迷走神经等引起的胃酸分泌，而且能抑制不受胆碱或 H2 受体阻断剂影响的部分基础胃酸分泌，对 H2 受体拮抗剂不能抑制的由二丁基环腺苷酸（DCAMP）刺激引起的胃酸分泌也有强而持久的抑制作用。

税　则　号　列　3004.9090

中　文　名	注射用法莫替丁
英　文　名	Famotidine for Injection
类　　　别	消化系统用药（抗溃疡药）
主　要　成　分	法莫替丁
有效成分 CAS 号	76824-35-6

化学分子结构式

商　品　属　性	本品为注射剂，白色冻干块状固体。
适　用　症	主要适用于消化性溃疡出血、应激状态时并发的急性胃黏膜损害和非甾体抗炎药引起的消化道出血。
药　理　作　用	本品是胍基噻唑类的 H2 受体拮抗剂，具有对 H2 受体亲和力高的特点，对胃酸分泌有明显的抑制作用，对基础分泌及因给予各种刺激而引起的胃酸及胃蛋白酶增加有抑制作用。
税　则　号　列	3004.9090

二、 抑制胃酸分泌药

中　文　名	铝镁混悬液（Ⅱ）
英　文　名	Aluminium and Magnesium Suspension
类　　　别	消化系统用药（抑制胃酸分泌药）
主　要　成　分	本品为复方制剂，主要成分为氢氧化铝和氢氧化镁
有效成分 CAS 号	氢氧化铝 21645-51-2；氢氧化镁 1309-42-8

化学分子结构式

商　品　属　性	本品为白色黏稠混悬液体。
适　用　症	适用于缓解胃酸过多引起的胃痛、胃灼热感（烧心）、反酸，也可用于治疗慢性胃炎。
药　理　作　用	氢氧化铝与氢氧化镁均为抗酸药，能中和过多的胃酸，并可纠正两者单独使用所致的便秘和腹泻。
税　则　号　列	3004.9090

中 文 名	西咪替丁胶囊
英 文 名	Cimetidine Capsules
类 别	消化系统用药（抑制胃酸分泌药）
主 要 成 分	西咪替丁
有效成分 CAS 号	51481-61-9

化学分子结构式

商 品 属 性	本品为胶囊剂。
适 用 症	适用于缓解胃酸过多所致的胃痛、胃灼热感（烧心）、反酸。
药 理 作 用	本品能明显抑制昼夜基础胃酸分泌，也能抑制由食物、组胺、五肽胃泌素、咖啡因与胰岛素等所诱发的胃酸分泌。
税 则 号 列	3004.9090

三、 胃肠解痉药

中 文 名	丁溴东莨菪碱胶囊
英 文 名	Scopolamine Butylbromide Capsules
类 别	消化系统用药（胃肠解痉药）
主 要 成 分	东莨菪碱的丁基化季铵盐（溴化物）
有效成分 CAS 号	149-64-4

化学分子结构式

商 品 属 性	本品内容物为白色或几乎白色结晶性粉末。无臭或几乎无臭。
适 用 症	适用于胃、十二指肠、结肠内窥镜检查的术前准备，内镜逆行胰胆管造影，以及胃、十二指肠、结肠的气钡低张造影或腹部 CT 扫描的术前准备，可减少或抑制胃肠道蠕动；也用于各种病因引起的胃肠道痉挛、胆绞痛、肾绞痛或胃肠道蠕动亢进等。
药 理 作 用	本品为 M 胆碱受体阻滞药，对平滑肌解痉作用较阿托品为强，能选择性地缓解胃肠道、胆道及泌尿道平滑肌痉挛和抑制其蠕动，亦可解除血管平滑肌痉挛及改善微循环。
税 则 号 列	3004.4900

中 文 名	丁溴东莨菪碱注射液
英 文 名	Scopolamine Butylbromide Injection
类 别	消化系统用药（胃肠解痉药）
主 要 成 分	东莨菪碱的丁基化季铵盐（溴化物）
有效成分 CAS 号	149-64-4

化 学 分 子 结 构 式

商 品 属 性	本品为无色的澄明液体。
适 用 症	适用于胃、十二指肠、结肠内窥镜检查的术前准备，内镜逆行胰胆管造影，以及胃、十二指肠、结肠的气钡低张造影或腹部 CT 扫描的术前准备，可减少或抑制胃肠道蠕动；也用于各种病因引起的胃肠道痉挛、胆绞痛、肾绞痛或胃肠道蠕动亢进。
药 理 作 用	本品为 M 胆碱受体阻滞药，对平滑肌解痉作用较阿托品为强，能选择性地缓解胃肠道、胆道及泌尿道平滑肌痉挛和抑制其蠕动，亦可解除血管平滑肌痉挛及改善微循环。
税 则 号 列	3004.4900

中 文 名	马来酸曲美布汀片
英 文 名	Trimebutine Maleate Tablets
类 别	消化系统用药（胃肠解痉药）
主 要 成 分	马来酸曲美布汀
有效成分 CAS 号	34140-59-5

化 学 分 子 结 构 式

商 品 属 性	本品为薄膜衣片，除去包衣后显白色或类白色。
适 用 症	适用于治疗由于胃肠道功能紊乱引起的食欲不振、恶心、呕吐、嗳气、腹胀、腹痛、腹泻、便秘等症状的改善。亦可用于肠道易激惹综合征。
药 理 作 用	主要有以下作用：胃运动调节作用，对消化系统推进性运动诱发作用，对胃排空功能的改善，肠运动调节作用，食管下端括约压（LESP）的调节作用，对消化道平滑肌的直接作用。
税 则 号 列	3004.9090

中　文　名	盐酸美贝维林片
英　文　名	Mebeverine Hydrochloride Tablets
类　　　别	消化系统用药（胃肠解痉药）
主　要　成　分	盐酸美贝维林
有效成分 CAS 号	2753-45-9

化学分子结构式

商　品　属　性	本品为片剂。
适　用　症	适用于成人对症治疗由肠道易激惹综合征引起的腹痛痉挛、肠功能紊乱和肠部不适，对症治疗由于器质性疾病继发引起的肠痉挛。
药　理　作　用	本品是一亲肌性解痉药，直接作用于胃肠道平滑肌接触痉挛症状，同时不影响正常肠运动。该作用不通过自主神经系统，因此无抗胆碱能作用。
税　则　号　列	3004.9090

四、　促胃肠动力药

中　文　名	多潘立酮片
英　文　名	Demperidone Tablets
类　　　别	消化系统用药（促胃肠动力药）
主　要　成　分	多潘立酮
有效成分 CAS 号	57808-66-9

化学分子结构式

商　品　属　性	本品为白色片。
适　用　症	适用于消化不良、腹胀、嗳气、恶心、呕吐、腹部胀痛。
药　理　作　用	本品直接作用于胃肠壁，可增加胃肠道的蠕动和张力，促进胃排空，增加胃窦和十二指肠运动，协调幽门的收缩，同时也能增强食道的蠕动和食道下端括约肌的张力，抑制恶心、呕吐。
税　则　号　列	3004.9090

中　文　名　复方消化酶胶囊

英　文　名　Compound Digestive Enzyme Capsules

类　　　别　消化系统用药（促胃肠动力药）

主 要 成 分　本品为复方制剂，有效成分为胃蛋白酶、木瓜蛋白酶、淀粉酶、熊去氧胆酸、纤维素酶、胰蛋白酶、胰淀粉酶、胰脂肪酶

有效成分 CAS 号　胃蛋白酶 9001-75-6；木瓜蛋白酶 9001-73-4；淀粉酶 9000-92-4；熊去氧胆酸 128-13-2；纤维素酶 9012-54-8；胰蛋白酶 8049-47-6；胰脂肪酶 53608-75-6

化学分子结构式　无；无；无；；无；无；无；无

商 品 属 性　本品为无色透明硬胶囊，内含橙色、白色薄膜衣与绿色肠溶衣的三种柱形片。

适　用　症　适用于食欲缺乏、消化不良，包括腹部不适、嗳气、早饱、餐后腹胀、恶心、排气过多、脂肪便，也可用于胆囊炎、胆结石、胆囊切除患者的消化不良。

药 理 作 用　本品中胃蛋白酶能使蛋白质分解成及胨和多肽；木瓜蛋白酶可水解动植物蛋白，提高蛋白质利用率；淀粉酶能直接使淀粉分解为易于吸收的糊精与麦芽糖；熊去氧胆酸能增加胆汁酸分泌，提高胰蛋白酶活性，促进食物中脂肪乳化；纤维素酶能降解植物细胞壁，促进营养物质的消化吸收，并能激活胃蛋白酶；胰蛋白酶及胰脂肪酶能将脂肪降解为甘油和脂肪酸，将蛋白质分解为蛋白胨，将淀粉分解为糊精和糖，从而促进食物消化，驱除肠内气体、消除腹部胀满。

税 则 号 列　3004.9090

中　文　名	复方消化酶片
英　文　名	Compound Digestive Enzyme Tablets
类　　　别	消化系统用药（促胃肠动力药）
主　要　成　分	本品为复方制剂，主要成分为淀粉酶、脂肪酶、蛋白酶、纤维素酶、肠溶胰酶、熊去氧胆酸、二甲硅油
有效成分CAS号	淀粉酶 9000-92-4；脂肪酶 9001-62-1；蛋白酶 9001-92-7；纤维素酶 9012-54-8；熊去氧胆酸 128-13-2；二甲硅油 9006-65-9

化学分子结构式　无；无；无；无；无；

商　品　属　性	本品为绿色椭圆形薄膜衣片，除去包衣后为带有浅褐色斑点的类白色片。
适　用　症	适用于食欲缺乏、消化不良，包括腹部不适、嗳气、早饱、餐后腹胀、恶心、排气过多、脂肪便，也可用于胆囊炎、胆结石、胆囊切除患者的消化不良。
药　理　作　用	本品中胃蛋白酶能使蛋白质分解成蛋白胨和多肽；脂肪酶使脂肪分解为甘油和脂肪酸；淀粉酶能直接使淀粉分解为易于吸收的糊精与麦芽糖；熊去氧胆酸能增加胆汁酸分泌，提高胰酶活性，促进食物中脂肪乳化；纤维素酶能降解植物细胞壁，促进营养物质的消化吸收，并能激活胃蛋白酶；肠溶胰酶能将脂肪降解为甘油和脂肪酸，将蛋白质分解为蛋白胨，将淀粉分解为糊精和糖，从而促进食物消化，驱除肠内气体、消除腹部胀满。
税　则　号　列	3004.9090

中　文　名　甲氧氯普胺片

英　文　名　Metoclopramide Tablets

类　　　别　消化系统用药（促胃肠动力药）

主　要　成　分　甲氧氯普胺

有效成分 CAS 号　364-62-5

化学分子结构式

商　品　属　性　本品为白色片。

适　用　症　适用于化疗、放疗、手术、颅脑损伤、脑外伤后遗症、海空作业以及药物引起的呕吐；用于急性胃肠炎、胆道胰腺、尿毒症等各种疾患之恶心、呕吐症状的对症治疗；用于诊断性十二指肠插管前用，有助于顺利插管；用于胃肠钡剂 X 线检查，可减轻恶心、呕吐反应，促进钡剂通过。

药　理　作　用　本品为多巴胺 D2 受体拮抗剂，同时还具有 5-羟色胺 4（5-HT4）受体激动效应，对 5-HT3受体有轻度抑制作用。可作用于延髓催吐化学感受区（CTZ）中多巴胺受体而提高 CTZ 的阈值，具有强大的中枢性镇吐作用。本品亦能阻断下丘脑多巴胺受体，抑制催乳素抑制因子，促进泌乳素的分泌，故有一定的催乳作用。对中枢其他部位的抑制作用较微，有较弱的安定作用，较少引起催眠作用。对于胃肠道的作用主要在上消化道，促进胃及上部肠段的运动；提高静息状态胃肠道括约肌的张力，增加下食管括约肌的张力和收缩的幅度，使食管下端压力增加，阻滞胃食道反流，加强胃和食管蠕动，并增强对食管内容物的廓清能力，促进胃的排空，促进幽门、十二指肠及上部空肠的松弛，形成胃窦、胃体与上部小肠间的功能协调。这些作用也可增强本品的镇吐效应。

税　则　号　列　3004.9090

中　文　名　马来酸替加色罗片
英　文　名　Tegaserod Maleate Tablets
类　　　别　消化系统用药（促胃肠动力药）
主　要　成　分　马来酸替加色罗
有效成分 CAS 号　189188-57-6

化学分子结构式

商　品　属　性　本品为类白色圆形片。
适　用　症　适用于女性便秘型肠易激综合征患者缓解症状的短期治疗。
药　理　作　用　马来酸替加色罗是吲哚类选择性 5-HT4 受体部分激动剂，通过激动胃肠道 5-HT4 受体刺激胃肠蠕动反射和肠道分泌，并抑制内脏的敏感性。马来酸替加色罗与人体 5-HT4 受体有高亲和力，但与 5-HT3 受体或多巴胺受体没有明显亲和力。马来酸替加色罗作为神经元 5-HT4 受体的部分激动剂，激发神经递质如降血钙素基因相关肽从感觉神经元的进一步释放。体内实验显示马来酸替加色罗可以增强胃肠道基础运动，纠正整个胃肠道的异常动力，减轻结肠、直肠膨胀时内脏的敏感性。
税　则　号　列　3004.9090

中　文　名　匹维溴铵片
英　文　名　Pinaverium Bromide Tablets
类　　　别　消化系统用药（促胃肠动力药）
主　要　成　分　匹维溴铵
有效成分 CAS 号　53251-94-8

化学分子结构式

商　品　属　性　本品为片剂。
适　用　症　对症治疗与肠道功能紊乱有关的疼痛、排便异常和胃肠不适，对症治疗与胆道功能紊乱有关的疼痛，为钡灌肠做准备。
药　理　作　用　匹维溴铵是作用于胃肠道的解痉剂。匹维溴铵是一种钙拮抗剂，通过抑制钙离子流入肠道平滑肌细胞发挥作用。动物试验中可见匹维溴铵直接或间接地减低敏感影响的刺激作用。匹维溴铵未见明显的抗胆碱能作用，对心血管系统也未见明显影响。
税　则　号　列　3004.9090

中　文　名	盐酸甲氧氯普胺注射液
英　文　名	Metoclopramide Dihydrochloride Injection
类　　　别	消化系统用药（促胃肠动力药）
主　要　成　分	盐酸甲氧氯普胺
有效成分 CAS 号	54143-57-6

化学分子结构式

商　品　属　性　本品为无色的澄明液体。

适　用　症　适用于化疗、放疗、手术、颅脑损伤、脑外伤后遗症、海空作业以及药物引起的呕吐；适用于急性胃肠炎、胆道胰腺、尿毒症等各种疾患之恶心、呕吐症状的对症治疗；适用于诊断性十二指肠插管前用，有助于顺利插管；用于胃肠钡剂 X 线检查，可减轻恶心、呕吐反应，促进钡剂通过。

药　理　作　用　本品为多巴胺 D2 受体拮抗剂，同时还具有 5-HT4 受体激动效应，对 5-HT3 受体有轻度抑制作用。可作用于延髓催吐化学感受区（CTZ）中多巴胺受体而提高 CTZ 的阈值，具有强大的中枢性镇吐作用。本品亦能阻断下丘脑多巴胺受体，抑制催乳素抑制因子，促进泌乳素的分泌，故有一定的催乳作用。对中枢其他部位的抑制作用较微，有较弱的安定作用，较少引起催眠作用。对于胃肠道的作用主要在上消化道，促进胃及上部肠段的运动；提高静息状态胃肠道括约肌的张力，增加下食管括约肌的张力和收缩的幅度，使食管下端压力增加，阻滞胃食道反流，加强胃和食管蠕动，并增强对食管内容物的廓清能力，促进胃的排空，促进幽门、十二指肠及上部空肠的松弛，形成胃窦、胃体与上部小肠间的功能协调。这些作用也可增强本品的镇吐效应。

税　则　号　列　3004.9090

五、　止泻药

中　文　名	蒙脱石散
英　文　名	Diosmectite Powder
类　　　别	消化系统用药（止泻药）
主　要　成　分	蒙脱石
有效成分 CAS 号	1318-93-0
化学分子结构式	无
商　品　属　性	本品为口服固体制剂。
适　用　症	适用于治疗成人及儿童急性腹泻，且需要口服补液；适用于治疗慢性腹泻；适用于治疗食道及胃十二指肠和腹痛所引起的相关疼痛。
药　理　作　用	口服本品后，药物可均匀地覆盖在整个肠腔表面，可吸附多种病原体，将其固定在肠腔表面，而后随肠蠕动排出体外，从而避免肠细胞被病原体损伤。
税　则　号　列	3004.9090

中　文　名　消旋卡多曲胶囊
英　文　名　Racecadotril Capsules
类　　　别　消化系统用药（止泻药）
主　要　成　分　消旋卡多曲
有效成分 CAS 号　81110-73-8

化学分子结构式

商　品　属　性　本品为胶囊剂。
适　用　症　适用于成人急性腹泻的对症治疗。
药　理　作　用　消旋卡多曲是一种脑啡肽酶抑制剂。脑啡肽酶可降解脑啡肽。本品可选择性、可逆性地抑制脑啡肽酶，从而保护内源性脑啡肽免受降解。延长消化道内源性脑啡肽的生理活性，减少水和电解质的过度分泌。口服消旋卡多曲作用于外周脑啡肽酶，不影响中枢神经系统的脑啡肽酶活性，且对胃肠道蠕动和肠道基础分泌无明显影响。
税　则　号　列　3004.9090

中 文 名	消旋卡多曲散
英 文 名	Racecadoril Powder
类 别	消化系统用药（止泻药）
主 要 成 分	消旋卡多曲
有效成分 CAS 号	81110-73-8

化学分子结构式

商 品 属 性　本品为袋装，散剂。

适 用 症　适用于成人急性腹泻的对症治疗，还可治疗 1 月以上婴儿和儿童的急性腹泻，必要时与口服补液或静脉补液联合使用。

药 理 作 用　消旋卡多曲是一种脑啡肽酶抑制剂。口服后水解为活性物质（硫泛），后者可选择性、可逆性地抑制脑啡肽酶，从而保护内源性脑啡肽免受降解，延长消化道内源性脑啡肽的生理活性，减少水和电解质的过度分泌。本药作用于外周脑啡肽酶，不影响中枢神经系统的脑啡肽酶活性，不增加肠道通过时间，且对胃肠道蠕动和肠道基础分泌无明显影响。

税 则 号 列　3004.9090

中 文 名	消旋卡多曲散片
英 文 名	Racecadotril Tablets
类 别	消化系统用药（止泻药）
主 要 成 分	消旋卡多曲
有效成分 CAS 号	81110-73-8

化学分子结构式

商 品 属 性　本品为片剂。

适 用 症　本品适用于儿童急性腹泻。

药 理 作 用　消旋卡多曲是一个脑啡肽酶抑制剂，脑啡肽酶可降解脑啡肽，本品可选择性、可逆性地抑制脑啡肽酶，从而保护内源性脑啡肽免受降解，延长消化道内源性脑啡肽的生理活性，减少水和电解质的过度分泌。口服消旋卡多曲作用于外周脑啡肽酶，不影响中枢神经系统的脑啡肽酶活性，且对肠道蠕动和肠道基础分泌无明显影响。

税 则 号 列　3004.9090

中　文　名	盐酸洛哌丁胺胶囊
英　文　名	Loperamide Hydrochloride Capsules
类　　　别	消化系统用药（止泻药）
主　要　成　分	盐酸洛哌丁胺
有效成分 CAS 号	34552-83-5
化学分子结构式	无
商　品　属　性	本品内容物为白色粉末。
适　用　症	适用于各种原因引起的非感染性急、慢性腹泻的对症治疗。
药　理　作　用	本品作用于肠壁的阿片受体，阻止乙酰胆碱和前列腺素的释放，从而抑制肠蠕动，延长肠内容物的滞留时间。可增加肛门括约肌的张力，因此可抑制大便失禁和便急。
税　则　号　列	3004.9090

中　文　名	米曲菌胰酶片
英　文　名	Oryz-aspergillus Enzyme and Pancreatin Tablets
类　　　别	消化系统用药（止泻药）
主　要　成　分	本品为复方制剂，主要成分为米曲菌霉提取物和胰酶
有效成分 CAS 号	胰酶 8049-47-6
化学分子结构式	无
商　品　属　性	每片本品含米曲菌霉提取物 24mg，胰酶 220mg。片剂。
适　用　症	适用于消化酶减少引起的消化不良。
药　理　作　用	本品为米曲菌霉提取物和胰酶的复方制剂，可以补充人体所需的消化酶。本品中米曲菌纤维素酶在胃中先期分解难以消化的植物细胞壁和骨架；淀粉酶将食物中的碳水化合物分解，并使得蛋白质在小肠内可以继续进行消化。
税　则　号　列	3004.9090

中　文　名	胰酶肠溶胶囊
英　文　名	Pancreatin Enteric-coated Capsules
类　　　别	消化系统用药（止泻药）
主　要　成　分	胰酶
有效成分 CAS 号	8049-47-6
化学分子结构式	无
商　品　属　性	本品为胶囊剂。
适　用　症	适用于消化不良。
药　理　作　用	本品是胰蛋白酶、胰淀粉酶、胰脂肪酶的混合物。在中性或弱碱性条件下活性较强，胰蛋白酶能使蛋白质转化为蛋白胨，胰淀粉酶能使淀粉转化为糖，胰脂肪酶则能使脂肪分解为甘油及脂肪酸，从而促进消化、增进食欲。
税　则　号　列	3004.9090

六、 利胆药

中 文 名	丁二磺酸腺苷蛋氨酸肠溶片
英 文 名	Ademetionine 1,4-Butanedisulfonate Enteric Coated Tablets
类 别	消化系统用药（利胆药）
主 要 成 分	丁二磺酸腺苷蛋氨酸
有效成分 CAS 号	101020-79-5

化学分子结构式

商 品 属 性	本品为肠溶薄膜衣片，除去包衣后显白色或类白色。
适 用 症	适用于肝硬化前和肝硬化所致肝内胆汁淤积、妊娠期肝内胆汁淤积。
药 理 作 用	腺苷蛋氨酸是人体组织和体液中普遍存在的一种生理活性分子。它作为甲基供体（转甲基作用）和生理性巯基化合物（如半胱氨酸、牛磺酸、谷胱甘肽和辅酶 A 等）的前体（转硫基作用）参与体内重要的生化反应。在肝内，通过使质膜磷脂甲基化而调节肝脏细胞膜的流动性，而且通过转硫基反应可以促进解毒过程中硫化产物的合成。只要肝内腺苷蛋氨酸的生物利用度在正常范围内，这些反应就有助于防止肝内胆汁淤积。
税 则 号 列	3004.9090

中 文 名	鹅去氧胆酸胶囊	
英 文 名	Ursodeoxycholic Acid Capsule	
类 别	消化系统用药（利胆药）	
主 要 成 分	鹅去氧胆酸	
有效成分 CAS 号	474-25-9	

化学分子结构式

商 品 属 性	本品为胶囊剂，内容物为白色或淡黄色结晶性粉末。有异臭。
适 用 症	适用于胆固醇性胆结石症，对胆色素性结石和混合性结石也有一定疗效。
药 理 作 用	鹅去氧胆酸（CDCA）主要作用是降低胆汁内胆固醇的饱和度，绝大多数患者服用 CDCA 后（当 CDCA 占胆汁中胆盐的 70% 时），脂类恢复微胶粒状态，胆固醇就处于不饱和状态，从而使结石中的胆固醇溶解、脱落。大剂量的 CDCA（每日 10mg/kg～15mg/kg）可以抑制胆固醇的合成，并增加胆石症患者胆汁的分泌，但其中的胆盐和磷脂分泌量维持不变。
税 则 号 列	3004.9090

中 文 名	羟甲香豆素片
英 文 名	Hymecromone Tablets
类 别	消化系统用药（利胆药）
主 要 成 分	羟甲香豆素
有效成分 CAS 号	90-33-5

化学分子结构式

商 品 属 性	本品为白色或类白色片。
适 用 症	适用于胆囊炎、胆石症、胆道感染、胆囊术后综合征。
药 理 作 用	羟甲香豆素为香豆素衍生物，能松弛奥狄括约肌，具有较强的解痉、镇痛作用，同时也能温和、持续地促进胆汁分泌，加强胆囊收缩和抑菌作用，具有明显的利胆作用，有利于结石排出，对胆总管结石有一定排石效果。部分原有丙氨酸氨基转移酶升高的患者，服药后随炎症的消除而恢复正常。本品毒性低，小鼠急性毒性 LD50 为 5375mg/kg。
税 则 号 列	3004.9090

中　文　名　熊去氧胆酸胶囊
英　文　名　Ursodeoxycholic Acid Capsule
类　　　别　消化系统用药（利胆药）
主　要　成　分　熊去氧胆酸
有效成分 CAS 号　128-13-2

化学分子结构式

商　品　属　性　本品为硬胶囊，内容物为白色的颗粒或粉末。
适　用　症　适用于胆囊胆固醇结石，必须是 X 射线能穿透的结石，同时胆囊收缩功能须正常；胆汁淤积性肝病，如原发性胆汁性肝硬化；胆汁反流性胃炎。
药　理　作　用　口服熊去氧胆酸后，通过抑制胆固醇在肠道内的重吸收和降低胆固醇向胆汁中的分泌，从而降低胆汁中胆固醇的饱和度。可能由于胆固醇的分散和液体晶体的形成，胆固醇结石逐渐溶解。
税　则　号　列　3004.9090

中　文　名　熊去氧胆酸片
英　文　名　Ursodeoxycholic Acid Tablets
类　　　别　消化系统用药（利胆药）
主　要　成　分　熊去氧胆酸
有效成分 CAS 号　128-13-2

化学分子结构式

商　品　属　性　本品为片剂。
适　用　症　适用于治疗胆固醇型胆结石形成及胆汁缺乏性脂肪泻，也可用于预防药物性结石形成及治疗脂肪痢（回肠切除术后）。
药　理　作　用　口服熊去氧胆酸后，通过抑制胆固醇在肠道内的重吸收和降低胆固醇向胆汁中的分泌，从而降低胆汁中胆固醇的饱和度。可能由于胆固醇的分散和液体晶体的形成，胆固醇结石逐渐溶解。
税　则　号　列　3004.9090

七、 肝胆辅助用药

中 文 名	谷胱甘肽片
英 文 名	Reduced Glutathione Tablets
类 别	消化系统用药（肝胆辅助用药）
主 要 成 分	谷胱甘肽
有效成分 CAS 号	70-18-8

化学分子结构式

商 品 属 性　本品为糖衣片或薄膜衣片，除去包衣后显白色。

适 用 症　本品为肝病辅助用药，适用于慢性乙肝的保肝治疗。

药 理 作 用　谷胱甘肽是含有巯基（SH）的三肽类化合物，在人体内具有活化氧化还原系统，激活
SH 酶、解毒作用等重要生理活性。谷胱甘肽参与体内三羧酸循环和糖代谢，促进体内
产生高能量，起到辅酶作用。谷胱甘肽既是甘油醛磷酸脱氢酶的辅基，又是乙二醛酶
及磷酸丙糖脱氢酶的辅酶。谷胱甘肽能激活体内的 SH 酶等，促进碳水化合物、脂肪
及蛋白质的代谢，以调节细胞膜的代谢过程。谷胱甘肽参与多种外源性、内源性有毒
物质结合生成减毒物质。

税 则 号 列　3004.9090

中 文 名	肌醇片
英 文 名	Inosital Tablets
类 别	消化系统用药（肝胆辅助用药）
主 要 成 分	肌醇
有效成分 CAS 号	87-89-8

化学分子结构式

商 品 属 性　本品为白色片。

适 用 症　适用于促进肝及其他组织中的脂肪代谢，也用于脂肪肝、高血压症的辅助治疗。

药 理 作 用　本品有降脂作用，能促进肝中脂肪的代谢。

税 则 号 列　3004.9090

八、 其他消化系统用药

中 文 名	西甲硅油乳剂
英 文 名	Simethicone Emulsion
类 别	消化系统用药（其他消化系统用药）
主 要 成 分	西甲硅油
有效成分 CAS 号	8050-81-5

化学分子结构式

商 品 属 性 本品为乳白色均匀的乳剂，略带香蕉味。

适 用 症 适用于治疗由胃肠道中聚集了过多气体而引起的不适症状，或者可作为腹部影像学检查的辅助用药（如 X-线、超声胃镜）以及作为双重对比显示的造影剂悬液的添加剂。

药 理 作 用 本品所含药理学活性成分西甲硅油为一种稳定的表面活性剂，即聚二甲基硅氧烷。它可改变消化道中存在于食糜和黏液内的气泡的表面张力，并使之分解。释放出的气体就可以被肠壁吸收，并通过肠蠕动而排出。西甲硅油的作用是纯粹的物理性作用，没有涉及化学反应，而且其为药理学和生理学惰性物质。西甲硅油并不从肠道被吸收，因此其不可能产生全身毒性。大鼠的亚急性毒性实验表明西甲硅油没有毒性作用。

税 则 号 列 3004.9090

第五节　主要作用于心脑血管系统的药物

一、 β-受体阻滞剂

中　文　名	卡维地洛片
英　文　名	Carvedilol Tablets
类　　　别	心脑血管系统用药（β-受体阻滞剂）
主　要　成　分	卡维地洛
有效成分 CAS 号	72956-09-3

化学分子结构式

商 品 属 性　本品为白色或类白色片或薄膜衣片，除去包衣后显白色或类白色。

适　用　症　适用于原发性高血压，可单独使用或与其他抗高血压药特别是噻嗪类利尿剂联合使用；治疗有症状的充血性心力衰竭，适用于治疗有症状的充血性心力衰竭可降低死亡率以及心血管事件的住院率，改善病人的一般情况并减慢疾病进展；可作为标准治疗的附加治疗，也可用于不耐受 ACEI 或没有使用洋地黄、肼苯哒嗪、硝酸盐类药物治疗的病人。

药 理 作 用　卡维地洛是一种有多种作用的神经体液拮抗剂包括非选择性的 β 阻滞、α 阻滞和抗氧化特性。血管扩张作用主要是有选择性的 α1 肾上腺能受体阻滞剂作用产生。卡维地洛通过血管扩张作用减少外周阻力和通过 β 阻滞抑制肾素-血管紧张素-醛固酮系统。血浆肾素活性降低并很少发生液体潴留。卡维地洛没有心得安的内在拟交感活性，它具有膜稳定特性。卡维地洛是一种两个立体异构体的外消旋混合物。卡维地洛是一种强的抗氧化物和强的反应性的氧自由基清除剂。卡维地洛和它的代谢物的抗氧化特性已被体内和体外动物试验及体外多种人体细胞试验所证实。

税 则 号 列　3004.9090

二、 钙通道阻滞剂

中 文 名	氨氯地平阿托伐他汀钙片
英 文 名	Amlodipine Besylate and Atorvastatin Calcium Tablets
类 别	心脑血管系统用药（钙通道阻滞剂）
主 要 成 分	本品为复方制剂，有效成分为苯磺酸氨氯地平和阿托伐他汀钙
有效成分 CAS 号	苯磺酸氨氯地平 111470-99-6；阿托伐他汀钙 134523-03-8

化学分子结构式

商 品 属 性 本品为白色薄膜衣片。

适 用 症 适用于需氨氯地平和阿托伐他汀联合治疗的患者。前者用于高血压和冠心病，后者用于高胆固醇血症和冠心病。

药 理 作 用 本品为氨氯地平和阿托伐他汀的复方剂型。氨氯地平（抗高血压和抗心绞痛药物）是二氢吡啶类钙（离子）拮抗剂（钙离子拮抗剂或慢通道阻滞剂）。阿托伐他汀（降胆固醇药物）是一种 3-羟基-3-甲基戊二酰辅酶 A（HMG-CoA）还原酶抑制剂。本品中的氨氯地平成分可抑制钙离子跨膜内向进入血管平滑肌和心肌，而其中的阿托伐他汀成分是 HMG-CoA 还原酶（他汀）的选择性、竞争性抑制剂。HMG-CoA 的作用是将羟甲基戊二酸单酰辅酶 A 转化成甲羟戊酸，即包括胆固醇在内的固醇前体。

税 则 号 列 3004.9090

三、 抗高血压药

中 文 名	复方利血平片
英 文 名	Compound Reserpine Tablets
类 别	心脑血管系统用药（抗高血压药）
主 要 成 分	本品为复方制剂，有效成分为利血平、氢氯噻嗪、维生素 B_6、混旋泛酸钙、三硅酸镁、氯化钾、维生素 B_1、硫酸双肼屈嗪、盐酸异丙嗪
有效成分 CAS 号	利血平 50-55-5；氢氯噻嗪 58-93-5；维生素 B_6 8059-24-3；混旋泛酸钙 6381-63-1；三硅酸镁 14987-04-3；氯化钾 7447-40-7；维生素 B_1 59-43-8；硫酸双肼屈嗪 7327-87-9；盐酸异丙嗪 58-33-3

化学分子结构式

商 品 属 性	本品为糖衣片，除去包衣后，显微黄色。
适 用 症	适用于早期和中期高血压病。
药 理 作 用	利血平为肾上腺素能神经抑制药，可阻止肾上腺素能神经末梢内介质的贮存，将囊泡中具有升压作用的介质耗竭。硫酸双肼屈嗪为血管扩张药，可松弛小动脉平滑肌，降低外周阻力。氢氯噻嗪则为利尿降压药。三药联合应用有显著的协同作用，促进血压下降，提高疗效，从而降低各药的剂量和不良反应。同时，氢氯噻嗪能增加利血平和硫酸双肼屈嗪的降压作用，还能降低它们的水钠潴留的副作用。
税 则 号 列	3004.4900

中　文　名　雷米普利氢氯噻嗪片
英　文　名　Ranipril Hidrochlorotiazide Tablets
类　　　别　心脑血管系统用药（抗高血压药）
主　要　成　分　本品为复方制剂，有效成分为雷米普利和氢氯噻嗪
有效成分 CAS 号　雷米普利 87333-19-5；氢氯噻嗪 58-93-5

化学分子结构式

商　品　属　性　本品为片剂。
适　用　症　适用于原发性高血压。
药　理　作　用　本品为血管紧张素转化酶抑制剂、利尿剂类型的抗高血压药。
税　则　号　列　3004.9010

中　文　名　氯沙坦钾氢氯噻嗪片
英　文　名　Losartan Potassium and Hydrochlorothiazide Tablets
类　　　别　心脑血管系统用药（抗高血压药）
主　要　成　分　氯沙坦钾、氢氯噻嗪
有效成分 CAS 号　氯沙坦钾 124750-99-8；氢氯噻嗪 58-93-5

化学分子结构式

商　品　属　性　本品为黄色椭圆形薄膜包衣片，除去包衣后显白色。
适　用　症　适用于治疗高血压，也适用于联合用药治疗的患者。
药　理　作　用　本品为血管紧张素Ⅱ受体（AT1 受体）拮抗剂和利尿剂的复方制剂，对降低血压有相加
　　　　　　　作用。
税　则　号　列　3004.9010

中　文　名	缬沙坦氢氯噻嗪片
英　文　名	Valsartan and Hydrochlorothiazide Tablets
类　　　别	心脑血管系统用药（抗高血压药）
主　要　成　分	本品为复方制剂，有效成分为缬沙坦、氢氯噻嗪
有效成分 CAS 号	缬沙坦 137862-53-4；氢氯噻嗪 58-93-5

化学分子结构式

商　品　属　性　本品为复方制剂。为薄膜包衣片，除去包衣后显白色或类白色。

适　用　症　本品用于治疗单一药物不能充分控制血压的轻、中度原发性高血压。不适用于高血压的初始治疗。

药　理　作　用　缬沙坦：血管紧张素 Ⅰ 在血管紧张素转化酶（ACE）作用下形成血管紧张素 Ⅱ（Ang Ⅱ）。Ang Ⅱ 是肾素-血管紧张素-醛固酮系统（RAAS）的重要活性成分，与各种组织细胞膜上的特异受体结合发挥广泛的生理作用，包括直接或间接参与血压调节。Ang Ⅱ 是一种强的缩血管物质，可发挥直接的升压效应，还可促进钠的重吸收，刺激醛固酮分泌。缬沙坦是一种口服有效的特异性的 Ang Ⅱ 受体拮抗剂，它选择性地作用于 AT1 受体亚型，与 AT1 受体的亲和力比 AT2 受体的亲和力强 20000 倍。AT1 受体亚型介导 Ang Ⅱ 的生理反应，AT2 受体亚型与心血管作用无关，缬沙坦对 AT1 受体没有部分激动剂的活性。氢氯噻嗪：噻嗪类利尿剂的主要作用部位是在远曲小管近端。研究表明，在肾皮质存在着高亲和力的受体，其为噻嗪类利尿剂的主要结合部位和作用部位，抑制远曲小管近端的氯化钠转运。噻嗪类的作用方式为抑制钠和氯离子的共转运。竞争氯离子作用部位能影响电解质的重吸收，这将直接增加钠和氯的排泄，并间接减少血浆容积，继而增加血浆肾素活性，醛固酮分泌和钾排泄，使血清钾降低。因为肾素-醛固酮系统是 Ang Ⅱ 依赖性的，联合使用 Ang Ⅱ 受体拮抗剂可减少与噻嗪类相关的钾丢失。

税　则　号　列　3004.9010

中　文　名	奥美沙坦酯片
英　文　名	Olmesartan Medoxomil Tablets
类　　别	心脑血管系统用药（抗高血压药）
主　要　成　分	奥美沙坦酯
有效成分 CAS 号	144689-78-1

化学分子结构式

商　品　属　性	本品为白色薄膜衣片，除去包衣后显白色。
适　用　症	适用于高血压的治疗。
药　理　作　用	在血管紧张素转化酶（ACE，激酶Ⅱ）的催化下，血管紧张素Ⅰ（Ang Ⅰ）转化形成Ang Ⅱ。Ang Ⅱ是肾素-血管紧张素系统的主要升压因子，其作用包括收缩血管、促进醛固酮的合成和释放、刺激心脏以及促进肾脏对钠的重吸收。奥美沙坦酯是一种前体药物，经胃肠道吸收水解为奥美沙坦。奥美沙坦为选择性 Ang Ⅱ 1 型受体（AT1）拮抗剂，通过选择性阻断 Ang Ⅱ 与血管平滑肌 AT1 受体的结合而阻断 Ang Ⅱ 的收缩血管作用，因此它的作用独立于 Ang Ⅱ 合成途径之外。奥美沙坦与 AT1 的亲和力比与 AT2 的亲和力大 12500 多倍。利用 ACE 抑制剂阻断肾素-血管紧张素系统（RAS）是许多治疗高血压药物的一个机制，但 ACE 抑制剂也同时抑制了缓激肽的降解，而奥美沙坦酯并不抑制 ACE，因此它不影响缓激肽，这种区别是否有临床相关性尚不清楚。对 Ang Ⅱ 受体的阻断，抑制了 Ang Ⅱ 对肾素分泌的负反馈调节机制。但是，由此产生的血浆肾素活性增高和循环 Ang Ⅱ 浓度上升并不影响奥美沙坦的降压作用。
税　则　号　列	3004.9090

中　文　名	地巴唑片
英　文　名	Bendazol Tablets
类　　别	心脑血管系统用药（抗高血压药）
主　要　成　分	地巴唑
有效成分 CAS 号	621-72-7

化学分子结构式

商　品　属　性	本品为白色片。
适　用　症	适用于轻度高血压、脑血管痉挛、胃肠平滑肌痉挛，脊髓灰质炎后遗症，外周颜面神经麻痹。也适用于妊娠后高血压综合征。
药　理　作　用	本品对血管平滑肌有直接松弛作用，使外周阻力降低而使血压下降。对胃肠平滑肌有解痉作用。
税　则　号　列	3004.9090

中　文　名　厄贝沙坦片
英　文　名　Irbesartan Tablets
类　　　别　心脑血管系统用药（抗高血压药）
主　要　成　分　厄贝沙坦
有效成分 CAS 号　138402-11-6

化学分子结构式

商　品　属　性　本品为薄膜衣片，除去包衣后显白色或类白色。
适　用　症　适用于治疗原发性高血压。
药　理　作　用　本品为一种有效的、口服活性的选择性 Ang Ⅱ 受体抑制剂，能抑制 Ang Ⅰ 转化为 Ang Ⅱ，能特异性地拮抗血管紧张素转换酶 1 受体（AT1），对 AT1 的拮抗作用大，通过选择性地阻断 Ang Ⅱ 与 AT1 受体的结合，抑制血管收缩和醛固酮的释放，产生降压作用。本品不抑制血管紧张素转换酶（ACE）、肾素、其他激素受体，也不抑制与血压调节和钠平衡有关的离子通道。
税　则　号　列　3004.9090

中　文　名　福辛普利钠片
英　文　名　Sodium Fosinopril Tablets
类　　　别　心脑血管系统用药（抗高血压药）
主　要　成　分　福辛普利钠
有效成分 CAS 号　88889-14-9

化学分子结构式

商　品　属　性　本品为白色或类白色片。
适　用　症　适用于治疗高血压或心力衰竭，可单独应用或与其他药物（如利尿药）合用。
药　理　作　用　本品为抗高血压药，是血管紧张素转换酶抑制药。在体内转变成具有药理活性的福辛普利拉，后者能抑制血管紧张素转换酶，降低 Ang Ⅱ 和醛固酮的浓度，使外周血管扩张，血管阻力降低，而产生降压效应。
税　则　号　列　3004.9090

中 文 名	甲基多巴片
英 文 名	Methyldopa Tablets
类 别	心脑血管系统用药（抗高血压药）
主 要 成 分	甲基多巴
有效成分 CAS 号	555-30-6

化学分子结构式

商 品 属 性	本品为糖衣片，除去包衣后显白色。
适 用 症	适用于高血压。
药 理 作 用	甲基多巴为芳香氨酸脱羧酶抑制剂。仅 α-甲基多巴的左旋异构体对人有抗高血压活性，消旋体（DL-α-甲基多巴）需要 2 倍剂量方可达到相同的降压作用。其抗高血压作用可能是通过其活性代谢产物 α-甲基去甲肾上腺素刺激中枢的抑制性 α-肾上腺素受体和假性神经递质，减少血浆肾素活性，从而降低动脉血压。甲基多巴可以降低组织中 5-羟色胺、多巴胺、去甲基肾上腺素、甲基肾上腺素浓度。
税 则 号 列	3004.9090

中 文 名	坎地沙坦酯片
英 文 名	Candesartan Cilexetil Tablets
类 别	心脑血管系统用药（抗高血压药）
主 要 成 分	坎地沙坦酯
有效成分 CAS 号	145040-37-5

化学分子结构式

商 品 属 性	本品为白色或类白色片。
适 用 症	适用于治疗原发性高血压。
药 理 作 用	坎地沙坦酯在体内迅速被水解成代谢物坎地沙坦。坎地沙坦为 Ang Ⅱ 受体（AT1）拮抗剂，通过与血管平滑肌 AT1 受体结合而拮抗 Ang Ⅱ 的血管收缩作用，从而降低末梢血管阻力。另有认为：坎地沙坦可通过抑制肾上腺分泌醛固酮而发挥一定的降压作用。在高血压患者进行的试验显示：患者多次服用本品可致血浆肾素活性、Ang Ⅰ 浓度及 Ang Ⅱ 浓度升高；本品 2~8mg 每日 1 次连续用药，可使收缩压、舒张压下降，左室心肌重量、末梢血管阻力减少，而对心排出量、射血分数、肾血管阻力、肾血流量、肾小球滤过率无明显影响；有脑血管障碍的原发性高血压患者，对脑血流量无影响。
税 则 号 列	3004.9090

中　文　名　赖诺普利胶囊
英　文　名　Lisinopril Capsule
类　　　别　心脑血管系统用药（抗高血压药）
主 要 成 分　赖诺普利
有效成分 CAS 号　83915-83-7

化学分子结构式

商 品 属 性　本品为胶囊剂，内容物为白色或类白色颗粒或粉末。
适 用 症　适用于治疗原发性高血压及肾血管性高血压，可单独使用或与其他类的抗高血压药如利尿药联合使用。充血性心力衰竭患者，在用洋地黄或利尿剂效果不好时，可加用本品。
药 理 作 用　赖诺普利是一种合成的肽衍生物为一个口服的长效血普紧张素转换酶抑制剂。使血管紧张素和醛固酮的浓度降低，导致外周血管扩张，血管吼力降低，从而降低血压。
税 则 号 列　3004.9090

中　文　名　雷米普利片
英　文　名　Ramipril Tablets
类　　　别　心脑血管系统用药（抗高血压药）
主 要 成 分　雷米普利
有效成分 CAS 号　87333-19-5

化学分子结构式

商 品 属 性　本品为白色或类白色片或粉色片。
适 用 症　适用于原发性高血压；急性心肌梗死（2~9d）后出现的轻到中度心力衰竭（NYHA Ⅱ/Ⅲ）；非糖尿病肾病患者（肌酐清除率 1g/d），尤其是伴有动脉高血压的患者；在心血管危险增加的患者，如明显冠心病病史、糖尿病同时有至少一个额外危险因素、外周动脉闭塞性疾病或者脑卒中，降低心肌梗死、脑卒中或者心血管死亡的可能性。
药 理 作 用　雷米普利为一种前体药物，经胃肠道吸收后在肝脏水解成有活性的血管紧张素转化酶（ACE）抑制剂——雷米普利拉而发挥作用。服用雷米普利可导致血浆肾素活性的升高，AngⅡ 及醛固酮血浆浓度的下降。因为 AngⅡ 的减少，ACE 抑制剂可导致外周血管扩张和血管阻力下降，从而产生有益的血流动力学效应。血管紧张素转化酶同激肽酶Ⅱ一样也能降解缓激肽。雷米普利拉引起的 ACE 抑制，对激肽释放酶-激肽-前列腺素系统能产生某些效应。这一机制可能参与了雷米普利的降压和代谢作用。
税 则 号 列　3004.9090

中　文　名	氯沙坦钾片
英　文　名	Losartan Potassium Tablets
类　　　别	心脑血管系统用药（抗高血压药）
主　要　成　分	氯沙坦钾
有效成分 CAS 号	124750-99-8

化学分子结构式

商　品　属　性	本品为薄膜衣片，除去包衣后显白色或类白色。
适　用　症	适用于治疗原发性高血压。
药　理　作　用	本品为 Ang Ⅱ 受体（AT1 型）拮抗剂。可以阻断内源性及外源性的 Ang Ⅱ 所产生的各种药理作用，包括促使血管收缩、醛固酮释放等。
税　则　号　列	3004.9090

中　文　名	培哚普利氨氯地平片（Ⅲ）
英　文　名	Perindopril Arginine and Amlodipine Besylate Tablets（Ⅲ）
类　　　别	心脑血管系统用药（抗高血压药）
主　要　成　分	本品为复方制剂，主要成分为精氨酸培哚普利和苯磺酸氨氯地平
有效成分 CAS 号	精氨酸培哚普利 82834-16-0；苯磺酸氨氯地平 111470-99-6

化学分子结构式

商　品　属　性	本品为片剂。
适　用　症	适用于单药治疗不能充分控制高血压的成人患者；或者作为替代疗法用于在相同剂量水平的培哚普利和氨氯地平联合治疗下病情得以控制的原发性高血压。
药　理　作　用	培哚普利氨氯地平是培哚普利和氨氯地平组成的复方制剂，其药理作用来自单药和二者联合的协同。培哚普利是一种血管紧张素转换酶抑制剂。血管紧张素转换酶能使 Ang Ⅰ 转化成有收缩血管作用的 Ang Ⅱ。此外，该酶能刺激肾皮质分泌醛固酮，还能使具有舒张血管功能的缓激肽降解为无活性的七肽。培哚普利通过它的活性代谢物培哚普利拉发挥作用。氨氯地平是二氢吡啶类钙离子内流抑制剂（慢通道阻滞剂或钙离子拮抗剂），可抑制钙离子向心肌和血管平滑肌细胞的跨膜内流。氨氯地平抗高血压作用的机制为直接松弛血管平滑肌。
税　则　号　列	3004.9090

中 文 名 替米沙坦氨氯地平片
英 文 名 Telmisartan and Amlodipine Tablets
类 别 心脑血管系统用药（抗高血压药）
主 要 成 分 本品为复方制剂，有效成分为替米沙坦和苯磺酸氨氯地平
有效成分 CAS 号 替米沙坦 144701-48-4；苯磺酸氨氯地平 111470-99-6

化学分子结构式

商 品 属 性 本品为片剂。
适 用 症 适用于治疗原发性高血压。
药 理 作 用 本品为替米沙坦和氨氯地平的复方制剂，替米沙坦是一种特异性血管紧张素 II 受体（AT1 型）拮抗剂。替米沙坦在 AT1 受体位点无任何激动剂效应，替米沙坦选择性与 AT1 受体结合，该结合作用持久。氨氯地平可抑制血管平滑肌钙离子内流，外周阻力减少，血压下降。
税 则 号 列 3004.9090

中 文 名 替米沙坦片
英 文 名 Telmisartan Tablets
类 别 心脑血管系统用药（抗高血压药）
主 要 成 分 替米沙坦
有效成分 CAS 号 144701-48-4

化学分子结构式

商 品 属 性 本品为白色或类白色片。
适 用 症 适用于高血压的治疗。
药 理 作 用 替米沙坦是一种特异性血管紧张素 II 受体（AT1 型）拮抗剂。替米沙坦在 AT1 受体位点无任何激动剂效应，替米沙坦选择性与 AT1 受体结合，该结合作用持久。
税 则 号 列 3004.9090

中　文　名	缬沙坦分散片	
英　文　名	Valsartan Dispersible Tablets	
类　　　别	心脑血管系统用药（抗高血压药）	
主　要　成　分	缬沙坦	
有效成分 CAS 号	137862-53-4	

化学分子结构式

商　品　属　性　本品为白色片。

适　用　症　本品用于治疗轻、中度原发性高血压。

药　理　作　用　1. 肾素-血管紧张素-醛固酮系统（RAAS）的激活剂是 Ang Ⅱ，是由 Ang Ⅰ在血管紧张素转化酶（ACE）作用下形成的。Ang Ⅱ与各种组织细胞膜上的特异受体结合。它有多种生理效应，包括直接或间接参与血压调节。Ang Ⅱ是一种强力缩血管物质，具有直接的升压效应，同时还可促进钠的重吸收，刺激醛固酮分泌。2. 缬沙坦是一种口服有效的特异性 AT2 受体拮抗剂，它选择性作用于 AT1 受体亚型，产生所有已知的效应。AT2 受体亚型与心血管效应无关。缬沙坦对 AT1 受体没有任何部分激动剂的活性。缬沙坦与 AT1 受体的亲和力比 AT2 受体强 20000 倍。3. ACE 将 Ang Ⅰ转化成 Ang Ⅱ，并降解缓激肽。Ang Ⅱ受体拮抗剂缬沙坦对 ACE 没有抑制作用，不引起缓激肽或 P 物质的潴留，所以不会引起咳嗽。比较缬沙坦与 ACE 抑制剂的临床试验证实缬沙坦组干咳的发生率（2.6%）显著低于 ACE 抑制剂组（7.9%）（$p < 0.05$）。从一项对曾接受 ACE 抑制剂治疗后发生干咳症状的患者进行的临床试验中发现，缬沙坦组、利尿剂组、ACEI 组分别有 19.5%、19.0%、68.5% 的患者出现咳嗽（$p < 0.05$）。缬沙坦对其他已知的在心血管调节中起重要作用的激素受体或离子通道无影响。

税　则　号　列　3004.9090

中 文 名	依普沙坦片
英 文 名	Eprosartan Tablets
类 别	心脑血管系统用药（抗高血压药）
主 要 成 分	依普沙坦
有效成分 CAS 号	133040-01-4

化学分子结构式

商 品 属 性	本品为片剂。
适 用 症	适用于治疗原发性高血压。
药 理 作 用	根据安慰剂对照的临床研究中患者血清钾浓度显著升高的现象以及其他能够影响肾素-血管紧张素-醛固酮系统的药品的用药经验，伴随使用保钾利尿剂、钾补充剂、含钾的盐替代品或其他能够升高血清钾水平的药物（如肝素）能够使血清钾水平升高。其他抗高血压药物能够增强本品的降压效果。
税 则 号 列	3004.9090

四、 抗心绞痛药

中 文 名	单硝酸异山梨酯片
英 文 名	Isosorbide Mononitrate Tablets
类 别	心脑血管系统用药（抗心绞痛）
主 要 成 分	单硝酸异山梨酯
有效成分 CAS 号	16051-77-7

化学分子结构式

商 品 属 性	本品为白色或类白色片。
适 用 症	适用于冠心病的长期治疗、预防血管痉挛型和混合型心绞痛，也适用于心肌梗死后的治疗及慢性心力衰竭的长期治疗。
药 理 作 用	单硝酸异山梨酯（ISMN）为二硝酸异山梨酯的主要生物活性代谢物，与其他有机硝酸酯一样，主要药理作用是松弛血管平滑肌。ISMN 释放氧化氮（NO），NO 与内皮舒张因子相同，激活鸟苷酸环化酶，使平滑肌细胞内的环鸟苷酸（cGMP）增多，从而松弛血管平滑肌，使外周动脉和静脉扩张，对静脉的扩张作用更强。静脉扩张使血液潴留在外周，回心血量减少，左室舒张末压和肺毛细血管楔嵌压·（前负荷）减低；动脉扩张使外周血管阻力、收缩期动脉压和平均动脉压（后负荷）减低；冠状动脉扩张，使冠脉灌注量增加。总的效应是使心肌耗氧量减少，供氧量增多，心绞痛得以缓解。
税 则 号 列	3004.9090

中　文　名	尼可地尔片
英　文　名	Nicorandil Tablets
类　　　别	心脑血管系统用药（抗心绞痛）
主　要　成　分	尼可地尔
有效成分 CAS 号	65141-46-0

化学分子结构式

商　品　属　性　本品为白色或类白色片。

适　用　症　适用于冠心病、心绞痛的治疗。

药　理　作　用　本品属硝酸酯类化合物，具有阻止细胞内钙离子游离，增加细胞膜对钾离子的通透性、扩张冠状血管，持续性增加冠状动脉血流量，抑制冠状动脉痉挛的作用。在扩张冠状血管时，并不影响血压、心率、心肌收缩力以及心肌耗氧量。本品还具有抑制血小板聚集防止血栓形成的作用。

税　则　号　列　3004.9090

中　文　名	硝苯地平片
英　文　名	Nifedipine Tablets
类　　　别	心脑血管系统用药（抗心绞痛）
主　要　成　分	硝苯地平
有效成分 CAS 号	21829-25-4

化学分子结构式

商　品　属　性　本品为糖衣片或薄膜衣片，除去包衣后显黄色。

适　用　症　适用于变异型心绞痛、不稳定型心绞痛、慢性稳定型心绞痛，高血压。

药　理　作　用　硝苯地平通过阻碍心肌及血管平滑肌钙离子的膜转运，抑制钙离子向细胞内的流入，引起心肌的收缩性降低和血管扩张。

税　则　号　列　3004.9090

五、 抗心律失常药

中 文 名	腺苷注射液
英 文 名	Adenosine Injection
类 别	心脑血管系统用药（抗心律失常药）
主 要 成 分	腺苷
有效成分 CAS 号	58-61-7

化学分子结构式

商 品 属 性 腺苷注射液为无色澄明液体。

适 用 症 适用于治疗阵发性室上性心动过速。腺苷不能转复心房扑动、心房颤动或室性心动过速为窦性心律，但房室传导的减慢有助于诊断心房活动。

药 理 作 用 腺苷是一种强血管扩张剂，通过激活嘌呤受体松弛平滑肌和调节交感神经传递减少血管张力而产生药理作用。腺苷明显增加正常冠状动脉血流，而对狭窄动脉血流增加很小或没有增加，造成心肌供血重新分布，与核素显像或超声心动图等方法相结合，可用于冠心病诊断，具有较高的敏感性和特异性。

税 则 号 列 3004.9090

中　文　名	盐酸胺碘酮胶囊
英　文　名	Amiodarone Hydrochlorid Capsules
类　　　别	心脑血管系统用药（抗心律失常药）
主　要　成　分	盐酸胺碘酮
有效成分 CAS 号	19774-82-4

化学分子结构式

HCl

商　品　属　性　本品为胶囊剂，内容物为类白色粉末。

适　用　症　适用于危及生命的阵发室性心动过速及室颤的预防，也可用于其他药物无效的阵发性室上性心动过速、阵发心房扑动、心房颤动，包括合并预激综合征者及持续心房颤动、心房扑动电转复后的维持治疗。可用于持续房颤、房扑时室率的控制。除有明确指征外，一般不宜用于治疗房性、室性早搏。

药　理　作　用　本品属Ⅲ类抗心律失常药。主要电生理效应是延长各部心肌组织的动作电位及有效不应期，有利于消除折返激动；同时具有轻度非竞争性的 α 及 β 肾上腺素受体阻滞和轻度Ⅰ及Ⅳ类抗心律失常药性质；减低窦房结自律性。对静息膜电位及动作电位高度无影响；对房室旁路前向传导的抑制大于逆向。由于复极过度延长，口服后心电图有 QT 间期延长及 T 波改变，可以减慢心率 15%~20%，使 PR 和 Q-T 间期延长 10%左右。对冠状动脉及周围血管有直接扩张作用。可影响甲状腺素代谢。本品特点为半衰期长，故服药次数少，治疗指数大，抗心律失常谱广。

税　则　号　列　3004.9090

中　文　名	盐酸维拉帕米注射液
英　文　名	Verapamil Hydrochloride Injection
类　　　别	心脑血管系统用药（抗心律失常药）
主要成分	盐酸维拉帕米
有效成分 CAS 号	152-11-4

化学分子结构式

商品属性	本品为无色的澄明液体。
适用症	适用于快速阵发性室上性心动过速的转复，心房扑动或心房颤动心室率的暂时控制。
药理作用	盐酸维拉帕米为钙离子拮抗剂。通过调节心肌传导细胞、心肌收缩细胞以及动脉血管平滑肌细胞细胞膜上的钙离子内流，发挥其药理学作用，但不改变血清钙浓度。盐酸维拉帕米扩张心脏正常部位和缺血部位的冠状动脉主干和小动脉，拮抗自发的或麦角新碱诱发的冠状动脉痉挛，增加了冠状动脉痉挛病人心肌氧的递送，解除和预防冠状动脉痉挛；维拉帕米减少总外周阻力，降低心肌耗氧量。可用于治疗变异型心绞痛和不稳定型心绞痛。维拉帕米减少钙离子内流，延长房室结的有效不应期，减慢传导，可降低慢性心房颤动和心房扑动病人的心室率；减少阵发性室上性心动过速发作的频率。维拉帕米通过降低体循环的血管阻力产生降低血压作用，一般不引起体位性低血压或反射性心动过速。维拉帕米减轻后负荷，抑制心肌收缩，可改善左室舒张功能。动物试验提示维拉帕米的局部麻醉作用，是普鲁卡因等摩尔的 1.6 倍。
税则号列	3004.9090

六、　拟肾上腺素能药

中　文　名	盐酸去氧肾上腺素注射液
英　文　名	Phenylephrine Hydrochloride Injection
类　　　别	心脑血管系统用药（拟肾上腺素能药）
主要成分	盐酸去氧肾上腺素
有效成分 CAS 号	61-76-7

化学分子结构式

商品属性	盐酸去氧肾上腺素注射液为无色的澄明液体。
适用症	适用于治疗休克及麻醉时维持血压，也用于控制阵发性室上性心动过速的发作。
药理作用	本品主要具有 α 肾上腺素能活性，在常用量下，对中枢不产生兴奋作用。与去甲肾上腺素相比，其加压作用较弱，但持续时间较长。注射后，使周围血管收缩，升高动脉压；反射性地引起心动过缓；还可降低皮肤和肾的血流量。局部或口服常用于减轻鼻充血，还加入组方中治疗感冒和咳嗽。本品还可局部用于扩瞳。
税则号列	3004.9090

七、 强心药

中　文　名　地高辛片
英　文　名　Digoxin Tablets
类　　　别　心脑血管系统用药（强心药）
主　要　成　分　地高辛
有效成分 CAS 号　20830-75-5

化学分子结构式

商　品　属　性　本品为白色片。
适　用　症　适用于高血压、瓣膜性心脏病、先天性心脏病等急性和慢性心功能不全，尤其适用于伴有快速心室率的心房颤动的心功能不全；对于肺源性心脏病、心肌严重缺血、活动性心肌炎及心外因素如严重贫血、甲状腺功能低下及维生素 B_1 缺乏症的心功能不全疗效差。还用于控制伴有快速心室率的心房颤动、心房扑动患者的心室率及室上性心动过速。
药　理　作　用　正性肌力作用，增加心肌收缩力；负性频率作用，减慢心率；心脏电生理作用，缩短心房有效不应期。
税　则　号　列　3004.9090

中　文　名　地高辛注射液
英　文　名　Digoxin Injection
类　　　别　心脑血管系统用药（强心药）
主　要　成　分　地高辛
有效成分 CAS 号　20830-75-5

化学分子结构式

商　品　属　性　本品为无色或几乎无色澄明液体。
适　用　症　适用于急性和慢性心功能不全，也用于控制伴有快速心室率的心房颤动、心房扑动患者的心室率及室上性心动过速。
药　理　作　用　正性肌力作用，增加心肌收缩力；负性频率作用，减慢心率；心脏电生理作用，缩短心房有效不应期。
税　则　号　列　3004.9090

八、 肾上腺受体阻滞剂

中 文 名	富马酸比索洛尔片
英 文 名	Bisoprolol Fumarate Tablets
类 别	心脑血管系统用药（肾上腺受体阻滞剂）
主 要 成 分	富马酸比索洛尔
有效成分 CAS 号	104344-23-2

化学分子结构式

商 品 属 性	本品为白色片。
适 用 症	适用于高血压、冠心病（心绞痛）。伴有心室收缩功能减退（射血分数≤35%，根据超声心动图确定）的中度至重度慢性稳定性心力衰竭。在使用本品前，需要遵医嘱接受ACE抑制剂、利尿剂和选择性使用强心苷类药物治疗。
药 理 作 用	本品是一种高选择性的β1-肾上腺受体拮抗剂，无内在拟交感活性和膜稳定活性。对支气管和血管平滑肌的β1-受体有高亲和力，对支气管和血管平滑肌和调节代谢的β2-受体仅有很低的亲和力。因此，通常不会影响呼吸道阻力和β2-受体调节的代谢效应，在超出治疗剂量时仍具有β1-受体选择性作用。
税 则 号 列	3004.9090

九、 升压药

中 文 名	盐酸米多君
英 文 名	Midodrine Hydrochloride
类 别	心脑血管系统用药（升压药）
主 要 成 分	盐酸米多君
有效成分 CAS 号	3092-17-9

化学分子结构式

商 品 属 性	本品为片剂。
适 用 症	适用于下肢静脉充血时血循环体位性功能失调而造成的低血压症，外科术后、产后失血以及气候变化、晨间起床后的疲乏所致的低血压症等；女性压力性尿失禁。
药 理 作 用	盐酸米多君是一种前体药，经酶促水解，代谢为药理学上有活性的物质脱甘氨酸米多君。脱甘氨酸米多君选择性地刺激外周α1-肾上腺素能受体。此药对心肌β-肾上腺素能受体无作用。其作用基本相当于其他拟α-交感神经药的作用。在此药的作用下，收缩压和舒张压均升高，并出现反射性心动过缓。血压的升高主要是因小静脉以及在较小的程度上小动脉的收缩（外周阻力增高）所致。脱甘氨酸米多君可使心输出量和肾血流量的轻度减少。本品还可使膀胱内括约肌张力增高，延迟排尿。
税 则 号 列	3004.9090

十、 调节血脂药

中 文 名	瑞舒伐他汀钙片
英 文 名	Rosuvastatin Calcium Tablets
类 别	心脑血管系统用药（调节血脂药）
主 要 成 分	瑞舒伐他汀钙
有效成分 CAS 号	147098-20-2

化学分子结构式

0.5Ca^{2+}

商 品 属 性 本品为薄膜衣片，除去薄膜衣后显白色或类白色。

适 用 症 适用于经饮食控制和其他非药物治疗，也适用于纯合子家族性高胆固醇血症的患者。

药 理 作 用 瑞舒伐他汀是一种选择性、竞争性的 HMG-CoA 还原酶抑制剂。HMG-CoA 还原酶是 3-羟-3-甲戊二酰辅酶 A 转变成甲羟戊酸过程中的限速酶，甲羟戊酸是胆固醇的前体。动物试验与细胞培养试验结果显示，瑞舒伐他汀被肝脏摄取率高，并具有选择性，肝脏是降低胆固醇的作用靶器官。体内、体外试验结果显示，瑞舒伐他汀能增加细胞表面的肝 LDL 受体数量，由此增强对 LDL 的摄取和分解代谢，并抑制肝脏 VLDL 合成，从而减少 VLDL 和 LDL 颗粒的总数量。

税 则 号 列 3004.9010

中　文　名	阿托伐他汀钙胶囊
英　文　名	Atorvastatin Calcium Capsules
类　　　别	心脑血管系统用药（调节血脂药）
主　要　成　分	阿托伐他汀钙
有效成分 CAS 号	134523-03-8

化学分子结构式

商　品　属　性	本品为硬胶囊，内容物为白色颗粒或粉末。
适　用　症	适用于原发性高胆固醇血症患者，包括家族性高胆固醇血症（杂合子型）或混合性高脂血症患者，如果饮食治疗和其他非药物治疗效果不满意，应用本品可治疗其总胆固醇升高、低密度脂蛋白胆固醇升高、载脂蛋白 B 升高和甘油三酯升高。对纯合子家族性高胆固醇血症患者，阿托伐他汀钙可与其他降脂疗法合用或单独使用（当无其他治疗手段时），以降低总胆固醇和低密度脂蛋白胆固醇。
药　理　作　用	阿托伐他汀是 HMG-CoA 还原酶的选择性、竞争性抑制剂；HMG-CoA 的作用是将羟甲基戊二酸单酰辅酶 A 转化成甲羟戊酸，即包括胆固醇在内的固醇前体。临床研究、病理研究和流行病学研究显示，总胆固醇（TC）、低密度脂蛋白胆固醇（LDL-C）和载脂蛋白 B（ApoB）血浆水平升高促进人动脉粥样硬化形成，是心血管疾病发生的危险因素，而高密度脂蛋白胆固醇水平升高则与心血管疾病风险的降低相关。
税　则　号　列	3004.9090

中　文　名	阿托伐他汀钙片
英　文　名	Atorvastatin Calcium Tablets
类　　　别	心脑血管系统用药（调节血脂药）
主　要　成　分	阿托伐他汀钙
有效成分 CAS 号	134523-03-8

化学分子结构式

商　品　属　性　本品为白色薄膜衣片，除去薄膜衣片后显白色。

适　用　症　适用于原发性高胆固醇血症患者，包括家族性高胆固醇血症（杂合子型）或混合性高脂血症（相当于 Fredrickson 分类法的 II a 和 II b 型）患者，如果饮食治疗和其他非药物治疗疗效不满意，应用本品可治疗其总胆固醇（TC）升高、低密度脂蛋白胆固醇（LDL-C）升高、载脂蛋白 B（ApoB）升高和甘油三酯（TG）升高。对纯合子家族性高胆固醇血症患者，阿托伐他汀钙可与其他降脂疗法（如低密度脂蛋白血浆透析法）合用或单独使用（当无其他治疗手段时），以降低总胆固醇（TC）和低密度脂蛋白胆固醇（LDL-C）。适用于冠心病或冠心病等危症（如糖尿病，症状性动脉粥样硬化性疾病等）合并高胆固醇血症或混合型血脂异常的患者，降低非致死性心肌梗死的风险、降低致死性和非致死性卒中的风险、降低血管重建术的风险、降低因充血性心力衰竭而住院的风险、降低心绞痛的风险。

药　理　作　用　阿托伐他汀是 HMG-CoA 还原酶的选择性、竞争性抑制剂；HMG-CoA 的作用是将羟甲基戊二酸单酰辅酶 A 转化成甲羟戊酸，即包括胆固醇在内的固醇前体。临床研究、病理研究和流行病学研究显示，总胆固醇（TC）、低密度脂蛋白胆固醇（LDL-C）和载脂蛋白 B（ApoB）血浆水平升高促进人动脉粥样硬化形成，是心血管疾病发生的危险因素，而高密度脂蛋白胆固醇水平升高则与心血管疾病风险的降低相关。

税　则　号　列　3004.9090

中　文　名	苯扎贝特片
英　文　名	Bezafibrate Tablets
类　　　别	心脑血管系统用药（调节血脂药）
主　要　成　分	苯扎贝特
有效成分 CAS 号	41859-67-0

化学分子结构式

商　品　属　性	本品为内色或类白色片或薄膜衣片，除去包衣后显白色或类白色。
适　用　症	适用于治疗高甘油三酯血症、高胆固醇血症、混合型高脂血症。
药　理　作　用	本品为氯贝丁酸衍生物类血脂调节药。其降血脂作用有两种机制，一是本品增高脂蛋白脂酶和肝脂酶活性，促进极低密度脂蛋白的分解代谢，使血甘油三酯的水平降低。二是本品使极低密度脂蛋白的分泌减少。本品降低血低密度脂蛋白和胆固醇，可能通过加强对受体结合的低密度脂蛋白的清除。本品降低血甘油三酯的作用比降低血胆固醇强，也使高密度脂蛋白升高。此外，本品尚可降低血纤维蛋白原。
税　则　号　列	3004.9090

中　文　名	多烯酸乙酯软胶囊
英　文　名	Ethyl Polyenoate Soft Capsules
类　　　别	心脑血管系统用药（调节血脂药）
主　要　成　分	本品为复方制剂，有效成分为二十碳五烯酸乙酯、二十二碳六烯酸乙酯
有效成分 CAS 号	二十碳五烯酸乙酯 84494-70-2；二十二碳六烯酸乙酯 81926-94-5

化学分子结构式

商　品　属　性	本品为微黄色至黄色的澄清油状液体。略有鱼腥味。
适　用　症	适用于高脂血症。
药　理　作　用	本品主要成分为二十碳五烯酸乙酯和二十二碳六烯酸乙酯，二者含不饱和键较多，有较强的调整血脂作用，另尚有扩张血管及抗血栓形成作用。作用机制为促进中性或酸性胆固醇自粪排出，抑制肝内脂质及脂蛋白合成，降低血浆中胆固醇、甘油三酯、LDL、VLDL，增加 HDL。
税　则　号　列	3004.9090

中　文　名	非诺贝特胶囊
英　文　名	Fenofibrate Capsules
类　　　别	心脑血管系统用药（调节血脂药）
主　要　成　分	非诺贝特
有效成分 CAS 号	49562-28-9

化学分子结构式

商　品　属　性	本品为硬胶囊，内容物为白色粉末。
适　用　症	供成人使用，适用于治疗成人饮食控制疗法效果不理想的高胆固醇血症（Ⅱa型）、内源性高甘油三酯血症、单纯型（Ⅳ型）和混合型（Ⅱb和Ⅲ型），特别是饮食控制后血中胆固醇仍持续升高，或是有其他并发的危险因素时。在服药过程中应继续控制饮食。目前，尚无长期临床对照研究证明非诺贝特在动脉粥样硬化并发症一级和二级预防方面的有效性。尚未证明非诺贝特能够降低Ⅱ型糖尿病患者的冠心病发病率和死亡率。
药　理　作　用	非诺贝特可降低血清胆固醇 20%～25%，降低甘油三酯 40%～50%。
税　则　号　列	3004.9090

中　文　名	非诺贝特片
英　文　名	Fcnofibratc Tablets
类　　　别	心脑血管系统用药（调节血脂药）
主　要　成　分	非诺贝特
有效成分 CAS 号	49562-28-9

化学分子结构式

商　品　属　性	本品为白色或类白色片。
适　用　症	适用于治疗成人饮食控制疗法效果不理想的高脂血症，其降甘油三酯及混合型高脂血症作用较胆固醇作用明显。
药　理　作　用	本品为氯贝丁酸衍生物类血脂调节药，通过抑制极低密度脂蛋白和甘油三酯的生成并同时使其分解代谢增多，降低血低密度脂蛋白、胆固醇和甘油三酯；还使载脂蛋白 A1 和 A11 生成增加，从而增加高密度脂蛋白。本品尚有降低正常人及高尿酸血症患者的血尿酸作用。动物实验表明，非诺贝特具有致畸性和致癌性。
税　则　号　列	3004.9090

中　文　名	非诺贝特片（Ⅲ）
英　文　名	Fenofibrate Tablets（Ⅲ）
类　　　别	心脑血管系统用药（调节血脂药）
主　要　成　分	非诺贝特
有效成分 CAS 号	49562-28-9

化学分子结构式

商　品　属　性	本品为白色或类白色片。
适　用　症	供成人使用，适用于治疗成人饮食控制疗法效果不理想的高胆固醇血症（Ⅱa 型）、内源性高甘油三酯血症、单纯型（Ⅳ型）和混合型（Ⅱb 和Ⅲ型）。特别是饮食控制后血中胆固醇仍持续升高，或是有其他并发的危险因素时。在服药过程中应继续控制饮食。目前，尚无长期临床对照研究证明非诺贝特在动脉粥样硬化并发症一级和二级预防方面的有效性。
药　理　作　用	非诺贝特可降低血清胆固醇 20%~25%，降低甘油三酯 40%~50%。
税　则　号　列	3004.9090

中　文　名	氟伐他汀钠胶囊
英　文　名	Fluvastatin Sodium Capsules
类　　　别	心脑血管系统用药（调节血脂药）
主　要　成　分	氟伐他汀钠
有效成分 CAS 号	93957-55-2

化学分子结构式

商　品　属　性	本品为胶囊剂，内容物为类白色至微黄色颗粒状粉末。
适　用　症	适用于饮食未能完全控制的原发性高胆固醇血症和原发性混合型血脂异常。
药　理　作　用	本品是一个全合成的降胆固醇药物，为 HMG-CoA 还原酶抑制剂，可将 HMG-CoA 转化为 3-甲基-3,5-二羟戊酸。本品的作用部位在肝脏，具有抑制内源性胆固醇的合成，降低肝细胞内胆固醇的含量，刺激低密度脂蛋白（LDL）受体的合成，提高 LDL 微粒的摄取，降低血浆总胆固醇浓度的作用。
税　则　号　列	3004.9090

中 文 名	环丙贝特片
英 文 名	Ciprofibrate Tablets
类 别	心脑血管系统用药（调节血脂药）
主 要 成 分	环丙贝特
有效成分 CAS 号	52214-84-3

化学分子结构式

商 品 属 性　本品为淡奶油色固体。

适 用 症　适用于治疗成人内源性高胆固醇及高甘油三酯血症，可单用或与其他药物合用。对于饮食疗法疗效不佳、血中胆固醇水平高或有出现并发症危险的患者，效果更为明显。

药 理 作 用　本品为降血脂药。降血脂作用较非诺贝特强，使用非诺贝特 1/4～1/2 剂量可见血胆固醇和甘油三酯下降，使致动脉粥样化的低密度部分 VLDL 和 LCL 下降，此种下降是由于肝内胆固醇生物合成受抑制；同时，可使具有保护作用的胆固醇 HDL 上升，这两种作用有助于明显改变血胆固醇的分布，大大降低动脉粥样化时过高的（VLDL + LDL）/HDL。

税 则 号 列　3004.9090

中 文 名	吉非罗齐胶囊
英 文 名	Gemfibrozil Capsules
类 别	心脑血管系统用药（调节血脂药）
主 要 成 分	吉非罗齐
有效成分 CAS 号	25812-30-0

化学分子结构式

商 品 属 性　本品为胶囊剂，内容物为白色粉末。

适 用 症　本品适用于严重Ⅳ型或Ⅴ型高脂蛋白血症、冠心病危险性大而饮食控制、减轻体重等治疗无效者；也适用于Ⅱb 型高脂蛋白血症、冠心病危险性大而饮食控制、减轻体重、其他血脂调节药物治疗无效者。鉴于本品对人类有潜在致癌的危险性，使用时应严格限制在指定的适应证范围内，且疗效不明显时应及时停药。

药 理 作 用　本品为氯贝丁酸类血脂调节药，其作用机制尚未完全明了，可能涉及周围脂肪分解，减少肝脏摄取游离脂肪酸而减少肝内甘油三酯形成，抑制极低密度脂蛋白载脂蛋白的合成而减少极低密度脂蛋白的生成。本品降低血甘油三酯而增高血高密度脂蛋白浓度，虽可轻度降低血低密度脂蛋白胆固醇血浓度，但对Ⅳ型高脂蛋白血症可能使低密度脂蛋白有所增高。5 年安慰剂对照研究显示本品能减少冠心病猝死或心肌梗死的发生。以 10 倍人类用剂量长期给大鼠，可见肝恶性肿瘤与良性睾丸肿瘤发生率增加。

税 则 号 列　3004.9090

中　文　名　洛伐他汀片
英　文　名　Lovastatin Tablets
类　　　别　心脑血管系统用药（调节血脂药）
主　要　成　分　洛伐他汀
有效成分 CAS 号　75330-75-5

化学分子结构式

商　品　属　性　本品为白色或类白色片。
适　用　症　适用于治疗高胆固醇血症和混合型高脂血症。
药　理　作　用　本品在体内竞争性地抑制胆固醇合成过程中的限速 HMG-CoA 还原酶，使胆固醇的合成减少，也使低密度脂蛋白受体合成增加，主要作用部位在肝脏，从而使血胆固醇和低密度脂蛋白胆固醇水平降低，对动脉粥样硬化和冠心病起到防治作用。本品还可降低血清甘油三酯水平，增高血高密度脂蛋白水平。
税　则　号　列　3004.9090

中　文　名　匹伐他汀钙片
英　文　名　Pitavastatin Calcium Tablets
类　　　别　心脑血管系统用药（调节血脂药）
主　要　成　分　匹伐他汀钙
有效成分 CAS 号　147526-32-7

化学分子结构式

0.5Ca^{2+}

商　品　属　性　本品为白色薄膜衣片，除去薄膜衣后显白色或类白色。
适　用　症　适用于高胆固醇血症、家族性高胆固醇血症。
药　理　作　用　匹伐他汀钙是通过拮抗性抑制合成胆固醇途径所必需的限速酶——HMG-CoA 还原酶，从而阻止肝脏内胆固醇的合成。其结果促进了肝脏内的 LDL 受体表达，使从血中到肝脏的 LDL 摄取增加，因此血浆总胆固醇下降。另外，由于肝脏内持续的胆固醇合成障碍，也导致了向血液中分泌的 VLDL 减少，从而血浆中的甘油三酯下降。
税　则　号　列　3004.9090

中　文　名　普伐他汀钠片
英　文　名　Pravastatin Sodium Tablets
类　　　别　心脑血管系统用药（调节血脂药）
主 要 成 分　普伐他汀钠
有效成分 CAS 号　81131-70-6

化学分子结构式

商 品 属 性　本品为白色或类白色椭圆形片。
适 用 症　适用于饮食限制仍不能控制的原发性高胆固醇血症（Ⅱa 和Ⅱb 型）。
药 理 作 用　本品为 HMG-CoA 还原酶的竞争性抑制剂，HMG-CoA 还原酶是胆固醇生物合成初期阶段的限速酶，本品可逆性地抑制 HMG-CoA 还原酶，从而抑制胆固醇的生物合成。本品从两方面发挥其降脂作用：一是通过可逆性抑制 HMG-CoA 还原酶的活性使细胞内胆固醇的量有一定程度的降低，导致细胞表面低密度脂蛋白（LDL）受体数的增加，从而加强了由受体介导的 LDL-C 的分解代谢及血液中 LDL-C 的清除；二是通过抑制 LDL-C 的前体——极低密度脂蛋白（VLDL-C）在肝脏中的合成从而抑制 LDL-C 的生成。
税 则 号 列　3004.9090

中　文　名　辛伐他汀滴丸
英　文　名　Simvastatin Pills
类　　　别　心脑血管系统用药（调节血脂药）
主 要 成 分　辛伐他汀
有效成分 CAS 号　79902-63-9

化学分子结构式

商 品 属 性　本品为类白色丸剂。
适 用 症　本品为降血脂药。
药 理 作 用　辛伐他汀是一种前药，给药后水解为活性形式 β-羟基酸，即辛伐他汀酸。辛伐他汀是特异性的 HMG-CoA 还原酶抑制剂，该酶作为胆固醇生物合成的限速酶，催化 HMG-CoA 转化为甲羟戊酸。辛伐他汀能降低血浆极低密度脂蛋白（VLDL）和甘油三酯（TG）浓度，升高血浆高密度脂蛋白胆固醇（HDL-C）的浓度。
税 则 号 列　3004.9090

中　文　名	辛伐他汀胶囊
英　文　名	Simvastatin Capsules
类　　　别	心脑血管系统用药（调节血脂药）
主　要　成　分	辛伐他汀
有效成分 CAS 号	79902-63-9

| 化学分子结构式 | |

商　品　属　性	本品为胶囊剂。
适　用　症	适用于治疗高胆固醇血症和混合型高脂血症；冠心病和脑中风的防治。
药　理　作　用	辛伐他汀是一种前药，给药后水解为活性形式 β-羟基酸，即辛伐他汀酸。辛伐他汀是特异性的 HMG-CoA 还原酶抑制剂，该酶作为胆固醇生物合成的限速酶，催化 HMG-CoA 转化为甲羟戊酸。辛伐他汀能降低血浆极低密度脂蛋白（VLDL）和甘油三酯（TG）浓度，升高血浆高密度脂蛋白胆固醇（HDL-C）的浓度。
税　则　号　列	3004.9090

中　文　名	辛伐他汀片
英　文　名	Simvastatin Tablets
类　　　别	心脑血管系统用药（调节血脂药）
主　要　成　分	辛伐他汀
有效成分 CAS 号	79902-63-9

| 化学分子结构式 | |

商　品　属　性	本品为薄膜衣片，除去薄膜衣后显白色或类白色。
适　用　症	适用于治疗高胆固醇血症和冠心病。
药　理　作　用	本品本身无活性，口服吸收后的水解产物在体内竞争性地抑制胆固醇合成过程中的限速 HMG-CoA 还原酶，使胆固醇的合成减少，也使低密度脂蛋白受体合成增加，主要作用部位在肝脏，从而使血胆固醇和低密度脂蛋白胆固醇水平降低，中度降低血清甘油三酯水平和增高血高密度脂蛋白水平，对动脉粥样硬化和冠心病的防治起到作用。
税　则　号　列	3004.9090

中 文 名	依折麦布片
英 文 名	Ezetimibe Tablets
类 别	心脑血管系统用药（调节血脂药）
主 要 成 分	依折麦布
有效成分 CAS 号	163222-33-1

化学分子结构式

商 品 属 性	本品为片剂。
适 用 症	适用于治疗原发性高胆固醇血症、纯合子家族性高胆固醇血症和纯合子谷甾醇血症。
药 理 作 用	本品是一种口服、强效的降脂药物，其作用机制与其他降脂药物不同。本品附着于小肠绒毛刷状缘，抑制胆固醇的吸收，从而降低小肠中的胆固醇向肝脏中转运，使得肝脏胆固醇贮量降低，从而有效清除血液中胆固醇。
税 则 号 列	3004.9090

中 文 名	依折麦布辛伐他汀片
英 文 名	Ezetimibe and Simvastatin Tablets
类 别	心脑血管系统用药（调节血脂药）
主 要 成 分	本品为复方制剂，主要成分为依折麦布和辛伐他汀
有效成分 CAS 号	依折麦布 163222-33-1；辛伐他汀 79902-63-9

化学分子结构式

商 品 属 性	本品为片剂。
适 用 症	适用于原发性高胆固醇血症治疗。
药 理 作 用	血浆胆固醇来自小肠的吸收和内源性胆固醇合成。依折麦布辛伐他汀片为含有依折麦布和辛伐他汀两种作用机制互补的降脂药，通过抑制胆固醇的吸收和合成，从而降低血浆总胆固醇（T-C）、低密度脂蛋白胆固醇（LDL-C）、载脂蛋白 B（ApoB）、甘油三酯（TG）和非高密度脂蛋白胆固醇（non-HDL-C）的水平，并能提高高密度脂蛋白胆固醇（HDL-C）水平。
税 则 号 列	3004.9090

十一、　脑血管扩张药

中　文　名	己酮可可碱缓释片
英　文　名	Pentoxifylline Sustained Release Tablets
类　　　别	心脑血管系统用药（脑血管扩张药）
主　要　成　分	己酮可可碱
有效成分 CAS 号	6493-05-6

化学分子结构式

商　品　属　性	本品为薄膜衣片，除去薄膜衣后显白色或类白色。
适　用　症	适用于缺血性中风后脑循环的改善，同时可用于周围血管病如伴有间歇性的跛行的慢性闭塞性脉管炎等的治疗。
药　理　作　用	本品为非特异性外周血管扩张剂，可舒张离体犬基底动脉。静脉注射可增加犬大脑血容量，降低大脑血管阻力，促进大脑氧和葡萄糖代谢。本品可增强大鼠红细胞变形能力，降低血液黏度，增加毛细血管流量。口服可抑制激光诱导的大鼠肠系膜动脉血栓形成。
税　则　号　列	3004.4900

十二、　脑血液循环改善药

中　文　名	尼莫地平片
英　文　名	Nimodipine Tablets
类　　　别	心脑血管系统用药（脑血液循环改善药）
主　要　成　分	尼莫地平
有效成分 CAS 号	66085-59-4

化学分子结构式

商　品　属　性	本品为薄膜衣片或糖衣片，除去包衣后显类白色至淡黄色。
适　用　症	适用于各种原因的蛛网膜下腔出血后的脑血管痉挛和急性脑血管病恢复期的血液循环改善。
药　理　作　用	尼莫地平是一种 Ca^{2+} 通道阻滞剂，正常情况下，平滑肌的收缩依赖于 Ca^{2+} 进入细胞内，引起跨膜电流的去极化。尼莫地平通过有效地阻止 Ca^{2+} 进入细胞内，抑制平滑肌收缩，达到解除血管痉挛之目的。动物实验证明，尼莫地平对脑动脉的作用远较全身其他部位动脉的作用强许多，并且由于它具有很高的嗜脂性特点，易透过血脑屏障。当用于蛛网膜下腔出血的治疗时，脑脊液中的浓度可达 12.5mg/mL。由此推论，临床上可用于预防蛛网膜下腔出血后的血管痉挛，然而在人体应用该药的作用机制仍不清楚。此外尚具有保护和促进记忆、促进智力恢复的作用。所以可选择性地作用于脑血管平滑肌，扩张脑血管，增加脑血流量，显著减少血管痉挛引起的缺血性脑损伤。
税　则　号　列	3004.9090

十三、 血管紧张素转化酶抑制剂

中　文　名	马来酸依那普利胶囊
英　文　名	Enalapril Maleate Capsules
类　　　别	心脑血管系统用药（血管紧张素转化酶抑制剂）
主　要　成　分	马来酸依那普利
有效成分 CAS 号	76095-16-4

化学分子结构式

商　品　属　性	本品为硬胶囊，内容物为白色或类白色粉末和颗粒。
适　用　症	适用于治疗原发性高血压。
药　理　作　用	本品为血管紧张素转换酶抑制剂。口服后在体内水解成依那普利拉（Enalaprilat），可以强烈抑制血管紧张素转换酶，降低 AngⅡ 含量，造成全身血管舒张，引起血压下降。
税　则　号　列	3004.9090

中　文　名	马来酸依那普利片
英　文　名	Enalapril Maleate Tablets
类　　　别	心脑血管系统用药（血管紧张素转化酶抑制剂）
主　要　成　分	马来酸依那普利
有效成分 CAS 号	76095-16-4

化学分子结构式

商　品　属　性	本品为白色或类白色片。
适　用　症	适用于高血压及充血性心力衰竭。
药　理　作　用	本品为血管紧张素转换酶抑制剂。口服后在体内水解成依那普利拉（Enalaprilat），后者强烈抑制血管紧张素转换酶，降低 AngⅡ 含量，造成全身血管舒张，引起血压下降。
税　则　号　列	3004.9090

十四、　血管扩张药

中　文　名	卡托普利片	
英　文　名	Captopril Tablets	
类　　　别	心脑血管系统用药（血管扩张药）	
主　要　成　分	卡托普利	
有效成分 CAS 号	62571-86-2	

化学分子结构式

商　品　属　性　本品为白色或类白色糖衣片，除去糖衣后显白色或类白色。

适　用　症　适用于高血压和心力衰竭。

药　理　作　用　本品为竞争性血管紧张素转换酶抑制剂，使 Ang I 不能转化为 Ang II，从而降低外周血管阻力，并通过抑制醛固酮分泌，减少水钠潴留。本品还可通过干扰缓激肽的降解扩张外周血管。对心力衰竭患者，本品也可降低肺毛细血管楔压及肺血管阻力，增加心输出量及运动耐受时间。

税　则　号　列　3004.9090

中　文　名　盐酸罂粟碱注射液

英　文　名　Papaverine Hydrochloride Injection

类　　　别　血液及造血系统用药（血管扩张药）

主　要　成　分　盐酸罂粟碱

有效成分 CAS 号　61-25-6

化学分子结构式　无

商　品　属　性　本品为无色至淡黄色的澄明液体。

适　用　症　适用于治疗脑、心及外周血管痉挛所致的缺血，肾、胆或胃肠道等内脏痉挛。

药　理　作　用　罂粟碱对血管、心脏或其他平滑肌有直接的非特异性松弛作用，其作用可能是抑制环核苷酸磷酸二酯酶引起。

税　则　号　列　3004.4900

第六节 主要作用于血液及造血系统的药物

一、 促凝血药

中 文 名	氨基己酸片
英 文 名	Aminocaproic Acid Tablets
类 别	血液及造血系统用药（促凝血药）
主 要 成 分	6-氨基己酸
有效成分 CAS 号	60-32-2

化学分子结构式

$$H_2N \diagup \diagdown \diagup \diagdown \overset{\displaystyle O}{\underset{\displaystyle OH}{\diagdown}}$$

商 品 属 性　本品为白色片。

适 用 症　适用于预防及治疗血纤维蛋白溶解亢进引起的各种出血。

1. 前列腺、尿道、肺、肝、胰、脑、子宫、肾上腺、甲状腺等富有纤溶酶原激活物脏器的外伤或手术出血，组织纤溶酶原激活物（t-PA）、链激酶或尿激酶过量引起的出血。2. 可作为血友病患者拔牙或口腔手术后出血或月经过多的辅助治疗。3. 可用于上消化道出血、咯血、原发性血小板减少性紫癜和白血病等各种出血的对症治疗，对一般慢性渗血效果显著。

药 理 作 用　本品是抗纤维蛋白溶解药。纤溶酶原通过其分子结构中的赖氨酸结合部位特异性地与纤维蛋白结合，然后在激活物作用下变为纤溶酶，该酶能裂解纤维蛋白中精氨酸和赖氨酸肽键，形成纤维蛋白降解产物，使血凝块溶解。本品的化学结构与赖氨酸相似，与纤溶酶原和纤溶酶上的赖氨酸结合点结合，由此阻抑纤溶酶原与纤维蛋白结合，防止其激活，从而抑制纤维蛋白溶解；高浓度则直接抑制纤溶酶活力，达到止血效果。

税 则 号 列　3004.9090

中　文　名　氨甲环酸胶囊
英　文　名　Tranexamic Acid Capsules
类　　　别　血液及造血系统用药（促凝血药）
主　要　成　分　对氨甲基环己烷甲酸
有效成分 CAS 号　701-54-2

化学分子结构式

商　品　属　性　本品为胶囊剂。
适　用　症　1. 本品主要用于纤维蛋白溶解亢进所致的各种出血。2. 适用于前列腺、尿道、肺、脑、子宫、肾上腺、甲状腺等富有纤溶酶原激活物的脏器外伤或手术出血。3. 用作组织型纤溶酶原激活物（t-PA）、链激酶及尿激酶过量致出血的拮抗剂。4. 适用于人工流产、胎盘的过早分离等引起的纤溶性出血。5. 适用于中枢神经系统的轻症出血（如蛛网膜下腔出血和颅内动脉瘤出血）。6. 适用于治疗遗传性血管神经性水肿，可减少其发作频率，降低其严重程度。7. 适用于防止或减轻凝血因子Ⅷ或凝血因子Ⅸ缺乏的血友病患者口腔手术后的出血。8. 适用于治疗溶栓过量所致的严重出血。
药　理　作　用　本品为抗纤维蛋白溶酶，其化学结构与赖氨酸相似，能竞争性地阻抑纤溶酶原在纤维蛋白上吸附，从而防止其激活，保护纤维蛋白不被纤溶酶所降解和溶解，最终达到止血效果。
税　则　号　列　3004.9090

中　文　名　氨甲环酸片
英　文　名　Tranexamic Acid Tablets
类　　　别　血液及造血系统用药（促凝血药）
主　要　成　分　对氨甲基环己烷甲酸
有效成分 CAS 号　701-54-2

化学分子结构式

商　品　属　性　本品为白色薄膜衣片，除去薄膜衣后显白色。
适　用　症　1. 本品主要用于纤维蛋白溶解亢进所致的各种出血。2. 适用于前列腺、尿道、肺、脑、子宫、肾上腺、甲状腺等富有纤溶酶原激活物的脏器外伤或手术出血。3. 用作组织型纤溶酶原激活物（t-PA）、链激酶及尿激酶过量致出血的拮抗剂。4. 适用于人工流产、胎盘的过早分离等引起的纤溶性出血。5. 适用于中枢神经系统的轻症出血（如蛛网膜下腔出血和颅内动脉瘤出血）。6. 适用于治疗遗传性血管神经性水肿，可减少其发作频率，降低其严重程度。7. 适用于防止或减轻凝血因子Ⅷ或凝血因子Ⅸ缺乏的血友病患者口腔手术后的出血。8. 适用于治疗溶栓过量所致的严重出血。
药　理　作　用　纤溶现象与机体在生理或病理状态下的纤维蛋白分解、血管通透性增加等有关，亦与纤溶引起的机体反应、各种出血症状及变态反应等的发生发展和治愈相关联。氨甲环酸可抑制这种纤溶酶的作用，而显示止血、抗变态反应、消炎效果。
税　则　号　列　3004.9090

中　文　名　酚磺乙胺片

英　文　名　Etamsylate Tablets

类　　　别　血液及造血系统用药（促凝血药）

主 要 成 分　酚磺乙胺

有效成分 CAS 号　2624-44-4

化学分子结构式

商 品 属 性　本品为白色片。

适　用　症　适用于预防和治疗手术出血过多及血管因素所致的出血。

药 理 作 用　本品为止血药，动物实验证实本品能降低毛细血管通透性，使血管收缩，出血时间缩短。本品又能增强血小板聚集性和黏附性，促进血小板释放凝血活性物质，缩短凝血时间，但确切疗效有待进一步肯定。也有学者认为本品有促使血小板由骨髓向外周血释放的作用。

税 则 号 列　3004.9090

中　文　名　亚硫酸氢钠甲萘醌注射液

英　文　名　Menadione Sodium Bisulfite Injection

类　　　别　血液及造血系统用药（促凝血药）

主 要 成 分　亚硫酸氢钠甲萘醌

有效成分 CAS 号　130-37-0

化学分子结构式

商 品 属 性　本品为无色澄明液体。遇光易分解。

适　用　症　适用于维生素 K 缺乏所引起的出血性疾病，如新生儿出血、肠道吸收不良所致维生素 K 缺乏及低凝血酶原血症等。

药 理 作 用　维生素 K 是肝脏合成因子 Ⅱ、Ⅶ、Ⅸ、Ⅹ 所必需的物质。维生素 K 缺乏可引起这些凝血因子合成障碍或异常，临床可见出血倾向和凝血酶原时间延长。

税 则 号 列　3004.9090

二、抗凝血药

中 文 名	达比加群酯胶囊
英 文 名	Dabigatran Etexilate Capsules
类 别	血液及造血系统用药（抗凝血药）
主 要 成 分	达比加群酯
有效成分 CAS 号	211915-06-9

化学分子结构式

商 品 属 性 本品为胶囊剂，内容物为黄色颗粒。

适 用 症 适用于预防存在以下一个或多个危险因素的成人非瓣膜性房颤患者的卒中和全身性栓塞（SEE）。

1. 先前曾有卒中、短暂性脑缺血发作或全身性栓塞。2. 左心室射血分数小于 40%。3. 伴有症状的心力衰竭，纽约心脏病协会（NYHA）心功能分级 ≥2 级。4. 年龄大于等于75 岁。5. 年龄大于等于 65 岁，且伴有以下任一疾病，糖尿病、冠心病或高血压。

药 理 作 用 口服给药后，达比加群酯迅速且完全转化为达比加群，后者是本品在血浆中的活性成分。前体药物达比加群酯通过酯酶催化水解形成有效成分达比加群。

税 则 号 列 3004.9090

中 文 名	多磺酸黏多糖乳膏
英 文 名	Mucopolysaccharide Polysulfate Cream
类 别	血液及造血系统用药（抗凝血药）
主 要 成 分	多磺酸黏多糖
有效成分 CAS 号	无
化学分子结构式	无

商 品 属 性 本品为白色乳膏。

适 用 症 适用于下列适应证的局部治疗：形成和没有形成血肿的钝器挫伤；无法通过按压治疗的浅表性静脉炎。

药 理 作 用 多磺酸黏多糖通过作用于血液凝固和纤维蛋白溶解系统而具有抗血栓形成作用。另外，它通过抑制各种参与分解代谢的酶以及影响前列腺素和补体系统而具有抗炎作用。多磺酸黏多糖还能通过促进间叶细胞的合成以及恢复细胞间物质保持水分的能力从而促进结缔组织的再生。因此，本品能防止浅表血栓的形成，促进它们的吸收，阻止局部炎症的发展和加速血肿的吸收。多磺酸黏多糖促进正常结缔组织的再生。

税 则 号 列 3004.9090

中　文　名	肝素钠注射液
英　文　名	Heparin Sodium Injection
类　　　别	血液及造血系统用药（抗凝血药）
主　要　成　分	肝素钠
有效成分 CAS 号	9041-08-1

化学分子结构式

商　品　属　性　　本品为无色至淡黄色的澄明液体。

适　用　症　　适用于防治血栓形成或栓塞性疾病（如心肌梗死、血栓性静脉炎、肺栓塞等），各种原因引起的弥漫性血管内凝血（DIC）；也用于血液透析、体外循环、导管术、微血管手术等操作中及某些血液标本或器械的抗凝处理。

药　理　作　用　　由于本品具有带强负电荷的理化特性，能干扰血凝过程的许多环节，在体内外都有抗凝血作用。其作用机制比较复杂，主要通过与抗凝血酶Ⅲ（AT-Ⅲ）结合，而增强后者对活化的Ⅱ、Ⅸ、Ⅹ、Ⅺ和Ⅻ凝血因子的抑制作用。其后果涉及阻止血小板凝集和破坏，妨碍凝血激活酶的形成；阻止凝血酶原变为凝血酶；抑制凝血酶，从而妨碍纤维蛋白原变成纤维蛋白。

税　则　号　列　　3004.9090

中　文　名	磺达肝癸钠注射液
英　文　名	Fondaparinux Sodium Injection
类　　　别	血液及造血系统用药（抗凝血药）
主　要　成　分	磺达肝癸钠
有效成分 CAS 号	114870-03-0

化学分子结构式

10Na

商 品 属 性　本品为预充式玻璃注射器，内含无色的澄明液体。

适 用 症　适用于进行下肢重大骨科手术如髋关节骨折、重大膝关节手术或者髋关节置换术等患者，预防静脉血栓栓塞事件的发生。用于无指征进行紧急（小于 120 分钟）侵入性治疗（PCI）的不稳定性心绞痛或非 ST 段抬高心肌梗死（UA/NSTEMI）患者的治疗。用于使用溶栓或初始不接受其他形式再灌注治疗的 ST 段抬高心肌梗死患者的治疗。

药 理 作 用　磺达肝癸钠是一种人工合成的、活化因子 X 选择性抑制剂。其抗血栓活性是抗凝血酶 Ⅲ（ATⅢ）介导的对因子 Xa 选择性抑制的结果。通过选择性结合于 ATⅢ，磺达肝癸钠增强了（大约 300 倍）ATⅢ对因子 Xa 原来的中和活性。而对因子 Xa 的中和作用打断了凝血级联反应，并抑制了凝血酶的形成和血栓的增大。磺达肝癸钠不能灭活凝血酶（活化因子Ⅱ），并对血小板没有作用。

税 则 号 列　3004.9090

中　文　名	硫酸氢氯吡格雷片
英　文　名	Clopidogrel Bisulfate Tablets
类　　　别	血液及造血系统用药（抗凝血药）
主　要　成　分	硫酸氢氯吡格雷
有效成分 CAS 号	135046-48-9

化学分子结构式

商　品　属　性　本品为白色或类白色圆形薄膜衣片，除去包衣后显白色或类白色。

适　用　症　适用于以下患者的预防动脉粥样硬化血栓形成事件：
1. 近期心肌梗死患者（从几天到 35 天），近期缺血性卒中患者（从 7 天到 6 个月）或确诊外周动脉性疾病的患者。2. 急性冠脉综合征的患者，包括非 ST 段抬高性急性冠脉综合征（包括不稳定性心绞痛或非 Q 波心肌梗死），包括经皮冠状动脉介入术后置入支架的患者，与阿司匹林合用；用于 ST 段抬高性急性冠脉综合征患者，与阿司匹林联合，在溶栓治疗中使用。

药　理　作　用　氯吡格雷是前体药物，其代谢产物之一是血小板聚集抑制剂。氯吡格雷必须通过 CYP450 酶代谢，生成能抑制血小板聚集的活性代谢物。氯吡格雷的活性代谢产物选择性地抑制二磷酸腺苷（ADP）与其血小板 P2Y12 受体的结合及继发的 ADP 介导的糖蛋白 GP Ⅱ b/ Ⅲ a 复合物的活化，因此可抑制血小板聚集。由于结合不可逆，暴露于氯吡格雷的血小板的剩余寿命（7~10 天）受到影响，而血小板正常功能的恢复速率同血小板的更新一致。通过阻断释放的 ADP 诱导的血小板活化聚集途径也可抑制除 ADP 以外的其他激动剂诱导的血小板抑制。

税　则　号　列　3004. 9090

中　文　名	那屈肝素钙注射液
英　文　名	Nadroparin Calcium Injection
类　　　别	血液及造血系统用药（抗凝血药）
主　要　成　分	那屈肝素钙
有效成分 CAS 号	37270-89-6
化学分子结构式	无

商　品　属　性　本品为澄清或略显乳浊的无色或淡黄色澄明液体。

适　用　症　在外科手术中，适用于静脉血栓形成中度或高度危险的情况，预防静脉血栓栓塞性疾病，治疗已形成的深静脉血栓。联合阿司匹林用于不稳定性心绞痛和非 Q 波性心肌梗死急性期的治疗。在血液透析中，预防体外循环中的血凝块形成。

药　理　作　用　那屈肝素钙为低分子量肝素制剂，可使抗凝血因子Ⅹa 与Ⅱa 活力的比值大于 4，从而发挥很强的抗血栓形成功能和一定的溶血栓作用。推荐剂量下总的凝血指标无明显变化，血小板聚集时间及与纤维蛋白原的结合也无变化。尽管低分子量肝素（LMWH）适用于所有分子量小于 8000Da 的肝素片段，但每一片段的效应仍取决于分子量。体外将那屈肝素钙（分子量为 4000Da~6000Da）和未分离肝素进行对比的研究显示，根据各自的分子量，与未分离肝素的作用相比较，那屈肝素钙对凝血酶的抑制作用降低。体内研究也显示皮下应用肝素，激活的部分凝血活酶时间（APTT）显著长于皮下应用那屈肝素钙。

税　则　号　列　3004. 9090

中　文　名　曲克芦丁

英　文　名　Troxerutin

类　　　别　血液及造血系统用药（抗凝血药）

主　要　成　分　曲克芦丁

有效成分 CAS 号　7085-55-4

化学分子结构式

商　品　属　性　本品为片剂。

适　用　症　用作抗凝血药，有防止血栓形成的作用，适用于脑血栓形成和脑栓塞所致的偏瘫、失语及心肌梗死、动脉硬化等。

药　理　作　用　本品是芦丁经羟乙基化制成的半合成黄酮化合物，具有抑制红细胞和血小板凝聚作用，防止血栓形成，同时能增加血中氧的含量，改善微循环，促进新血管生成以增进侧支循环。它对内皮细胞有保护作用，能对抗 5-羟色胺和缓激肽引起的血管损伤，增加毛细血管的抵抗力，降低毛细血管的通透性，有防止因血管通透性升高而引起水肿的作用，并有抗放射性损伤、抗炎症、抗过敏、抗溃疡等作用。

税　则　号　列　3004.9090

中　文　名	舒洛地特软胶囊
英　文　名	Sulodexide Soft Capsules
类　　　别	血液及造血系统用药（抗凝血药）
主　要　成　分	舒洛地特
有效成分 CAS 号	57821-29-1

化学分子结构式

商　品　属　性	本品为砖红色软胶囊，内含白色至灰色微细颗粒的混悬物。
适　用　症	适用于有血栓形成危险的血管疾病。
药　理　作　用	舒洛地特是一种对动脉和静脉均有较强抗血栓形成作用的葡糖胺聚糖。舒洛地特的抗血栓效果主要是与剂量依赖性地抑制一些凝血因子，特别是抑制活化的第 X 因子有关。因为其对凝血酶的干扰很小，因此基本上避免了一般的抗凝作用所导致的后果。舒洛地特的抗血栓作用还通过抗血小板聚集，激活循环的和血管壁的纤溶系统而发挥。舒洛地特还可以通过降低纤维蛋白原的水平使有血栓形成危险的血管病变患者的血液黏度参数恢复正常。舒洛地特的药理作用还包括激活脂蛋白脂肪酶，从而使患者的脂质水平恢复正常。
税　则　号　列	3004.9090

中　文　名	盐酸普拉格雷
英　文　名	Prasugrel Hydrochloride
类　　　别	血液及造血系统用药（抗凝血药）
主　要　成　分	盐酸普拉格雷
有效成分 CAS 号	389574-19-0

化学分子结构式

HCl

商　品　属　性	本品常用剂型为片剂。
适　用　症	适用于防治心肌梗死、缺血性脑血栓、闭塞性脉管炎和动脉粥样硬化及血栓栓塞引起的并发症；有发生近期卒中、心肌梗死或确诊外周动脉疾病的患者，治疗后可减少动脉粥样硬化事件（如心肌梗死、卒中和血管性死亡）的发生。
药　理　作　用	尚不明确。
税　则　号　列	3004.9090

中　文　名	盐酸沙格雷酯片
英　文　名	Sarpogrelate Hydrochloride Tablets
类　　　别	血液及造血系统用药（抗凝血药）
主　要　成　分	盐酸沙格雷酯
有效成分 CAS 号	135159-51-2

化学分子结构式

商　品　属　性	本品为白色薄膜衣片，除去薄膜衣后显白色。
适　用　症	适用于改善慢性动脉闭塞症所引起的溃疡、疼痛以及冷感等缺血性诸症状。
药　理　作　用	盐酸沙格雷酯对于血小板以及血管平滑肌的 5-HT2 受体具有特异性拮抗作用。因而显示抗血小板以及抑制血管收缩的作用。盐酸沙格雷酯对血小板以及血管平滑肌的 5-HI2 受体具有特异性拮抗作用。试验结果显示，盐酸沙格雷酯可抑制体内给予 5-羟色胺和胶原蛋白所导致的血小板的凝聚、体外胶原蛋白所导致的血小板凝聚以及 ADP 或肾上腺素所导致的继发性凝聚，可抑制血管内皮损伤导致的小鼠动脉血栓模型、聚乙烯管置换大鼠动脉血栓模型的血栓形成。体外试验显示盐酸沙格雷酯可抑制 5-羟色胺导致的大鼠血管平滑肌收缩。此外，盐酸沙格雷酯可使慢性动脉闭塞症患者的透皮性组织氧分压以及皮肤表面温度升高，可改善在大鼠侧支血行循环障碍模型的循环障碍。
税　则　号　列	3004.9090

三、抗贫血药

中　文　名	硫酸亚铁叶酸片
英　文　名	Compound Ferrous Sulfate and Folic Acid Tablets
类　　　别	血液及造血系统用药（抗贫血药）
主　要　成　分	本品为复方制剂，有效成分为硫酸亚铁和叶酸
有效成分 CAS 号	硫酸亚铁 7720-78-7；叶酸 59-30-3

化学分子结构式

商　品　属　性	本品为糖衣片，除去糖衣后显黄褐色。
适　用　症	适用于治疗缺铁性贫血。
药　理　作　用	本品为铁元素补充剂。作为造血原料，铁可促进血红蛋白合成及红细胞成熟。
税　则　号　列	3004.5000

中　文　名　亚叶酸钙注射液
英　文　名　Calcium Folinate Injection
类　　　别　血液及造血系统用药（抗贫血药）
主　要　成　分　亚叶酸钙
有效成分 CAS 号　1492-18-8

化学分子结构式

商　品　属　性　本品为淡黄色至黄色的澄明液体。
适　用　症　本品临床常用于预防甲氨蝶呤过量或大剂量治疗后所引起的严重毒性作用。当口服叶酸疗效不佳时，也用于口炎性腹泻、营养不良、妊娠期或婴儿期引起的巨幼细胞性贫血，但对维生素 B_{12} 缺乏性贫血并不适用。
药　理　作　用　亚叶酸为四氢叶酸的甲酰衍生物。亚叶酸作为协同因素参与很多代谢反应，包括嘌呤合成、嘧啶合成及氨基酸转化。亚叶酸钙在细胞毒治疗中用作叶酸拮抗剂（如甲氨蝶呤）的解毒剂，叶酸拮抗剂通过与二氢叶酸还原酶结合阻断叶酸转化成四氢叶酸。
税　则　号　列　3004.5000

中　文　名　地拉罗司分散片
英　文　名　Deferasirox Dispersible Tablets
类　　　别　血液及造血系统用药（抗贫血药）
主　要　成　分　地拉罗司
有效成分 CAS 号　201530-41-8

化学分子结构式

商　品　属　性　本品为类白色圆形扁平片。
适　用　症　适用于治疗年龄大于 6 岁的 β-地中海贫血患者因频繁输血（每月浓缩红细胞的给予量大于等于 7mL/kg）所致慢性铁过载；对于 6 岁以下儿童以及其他输血依赖性疾病所致的铁过载，本品中国患者的安全有效性数据有限，建议遵医嘱使用。
药　理　作　用　地拉罗司是口服的活性螯合剂，与铁（Fe^{3+}）具有高度选择性。它是具有三个突起的配基，以 2 : 1 的比例与铁高亲和性结合。尽管地拉罗司与锌和铜的亲和力非常低，但是给药后血清中这些痕量金属的浓度仍有不同程度的下降。尚不明确这些金属浓度降低的临床意义。
税　则　号　列　3004.9090

中　文　名　硫酸亚铁片
英　文　名　Ferrous Sulfate Tablets
类　　　别　血液及造血系统用药（抗贫血药）
主　要　成　分　硫酸亚铁
有效成分 CAS 号　7720-78-7

化学分子结构式

商　品　属　性　本品为糖衣片，除去糖衣后显淡蓝绿色。
适　用　症　适用于各种原因（如慢性失血、营养不良、妊娠、儿童发育期等）引起的缺铁性贫血。
药　理　作　用　铁是红细胞中血红蛋白的组成元素。缺铁时，红细胞合成血红蛋白量减少，致使红细胞体积变小，携氧能力下降，形成缺铁性贫血。口服本品可补充铁元素，纠正缺铁性贫血。
税　则　号　列　3004.9090

中　文　名　葡萄糖酸亚铁糖浆
英　文　名　Ferrous Gluconate Syrup
类　　　别　血液及造血系统用药（抗贫血药）
主　要　成　分　葡萄糖酸亚铁
有效成分 CAS 号　22830-45-1

化学分子结构式

商　品　属　性　本品为淡黄棕色澄清的浓厚液体。带调味剂的芳香。
适　用　症　适用于缺铁性贫血。
药　理　作　用　铁是红细胞中血红蛋白的组成元素，缺铁时，红细胞合成血红蛋白量减少，致使红细胞体积变小，携氧能力下降，形成缺铁性贫血。口服本品可补充铁元素，纠正缺铁性贫血。
税　则　号　列　3004.9090

中 文 名	右旋糖酐铁颗粒	
英 文 名	Iron Dextran Granules	
类 别	血液及造血系统用药（抗贫血药）	
主 要 成 分	右旋糖酐铁	
有效成分 CAS 号	9004-66-4	

化学分子结构式

商 品 属 性　　本品为棕褐色颗粒。味香甜。

适 用 症　　适用于慢性失血、营养不良、妊娠、儿童发育期等引起的缺铁性贫血。

药 理 作 用　　本品是右旋糖酐和铁的络合物，为可溶性铁。铁是红细胞中血红蛋白的组成元素。缺铁时，红细胞合成血红蛋白量减少，致使红细胞体积变小，携氧能力下降，形成缺铁性贫血。口服本品可补充铁元素，纠正缺铁性贫血。

税 则 号 列　　3004.9090

中 文 名	右旋糖酐铁片	
英 文 名	Iron Dextran Tablets	
类 别	血液及造血系统用药（抗贫血药）	
主 要 成 分	右旋糖酐铁	
有效成分 CAS 号	9004-66-4	

化学分子结构式

商 品 属 性　　本品为片剂。

适 用 症　　适用于慢性失血、营养不良、妊娠、儿童发育期等引起的缺铁性贫血。

药 理 作 用　　本品是右旋糖酐和铁的络合物，为可溶性铁。铁是红细胞中血红蛋白的组成元素。缺铁时，红细胞合成血红蛋白量减少，致使红细胞体积变小，抗氧能力下降，形成缺铁性贫血。口服本品可补充铁元素，纠正缺铁性贫血。

税 则 号 列　　3004.9090

中　文　名　右旋糖酐铁注射液
英　文　名　Iron Dextran Injection
类　　　别　血液及造血系统用药（抗贫血药）
主　要　成　分　右旋糖酐铁
有效成分 CAS 号　9004-66-4

化学分子结构式

Fe

商　品　属　性　本品为深褐色胶体溶液。
适　用　症　适用于不能口服铁剂或口服铁剂治疗效果不满意的缺铁病人。
药　理　作　用　本品为抗贫血药。铁为血红蛋白及肌红蛋白的主要组成成分；血红蛋白为红细胞中主要携氧者；肌红蛋白是肌肉细胞贮存氧的部位，以助肌肉运动时供氧需要。与三羧酸循环有关的大多数酶均含铁，或仅在铁存在时才能发挥作用。所以对缺铁患者积极补充铁剂后，除血红蛋白合成加速外，与组织缺铁和含铁酶活性降低的有关症状如生长迟缓、行动异常、体力不足、黏膜组织变化以及皮肤指甲病变也均能逐渐得以纠正。
税　则　号　列　3004.9090

中　文　名　蔗糖铁注射液
英　文　名　Iron Sucrose Injection
类　　　别　血液及造血系统用药（抗贫血药）
主　要　成　分　蔗糖铁
有效成分 CAS 号　8047-67-4

化学分子结构式

商　品　属　性　本品为棕褐色胶体溶液。
适　用　症　适用于正在补充促红细胞生成素的长期血液透析的病人缺铁性贫血治疗。
药　理　作　用　蔗糖铁注射液为多核氢氧化铁（Ⅲ）-蔗糖复合物溶液。多核氢氧化铁（Ⅲ）核心表面被大量非共价结合的蔗糖分子所包围，从而形成一个平均分子量为 43kDa 的复合物。这种大分子结构可以避免被从肾脏中消除。这种复合物结构稳定，在生理条件下不会释放出铁离子。多核核心的铁被环绕的结构与生理状态下的铁蛋白结构相似。使用本品会引起人体生理的改变，包括对铁的摄入。
税　则　号　列　3004.9090

四、 抗高钾血症药

中 文 名	环硅酸锆钠散
英 文 名	Sodium Zirconium Cyclosilicate Powder
类 别	血液及造血系统用药（抗高钾血症药）
主 要 成 分	锆硅酸钠水合物
有效成分 CAS 号	无
化学分子结构式	无
商 品 属 性	本品为白色至灰色粉末。
适 用 症	适用于治疗成人高钾血症。
药 理 作 用	环硅酸锆钠是一种不吸收的硅酸锆，优先捕获钾，置换出氢和钠。体外试验中，即便存在钙和镁等其他阳离子，环硅酸锆钠仍对钾离子有较高亲和力。环硅酸锆钠在胃肠道内通过结合钾增加粪便中钾的排泄。钾结合后可降低胃肠道内游离钾的浓度，从而降低血清钾的水平。
税 则 号 列	3004.9090

五、 抗血小板药

中 文 名	芦丁片
英 文 名	Rutin Tablets
类 别	血液及造血系统用药（抗血小板药）
主 要 成 分	芦丁
有效成分 CAS 号	153-18-4

化学分子结构式

商 品 属 性	本品为黄色片或黄绿色片。
适 用 症	适用于脆性增加的毛细血管出血症，也用于高血压脑病、脑出血、视网膜出血、出血性紫癜、急性出血性肾炎、再发性鼻出血、创伤性肺出血、产后出血等的辅助治疗。
药 理 作 用	本品为维生素 P 属的一种，是一种脱氢黄素酮的糖苷，在食物中常与维生素 C 共存。维生素 P 是一种氢的传递体，可能参与体内氧化还原酶的作用，能影响甲状腺的活动，并使肾上腺素免于氧化，在体内，能增强维生素 C 的作用和促进维生素 C 在体内蓄积，体内缺乏时毛细血管脆性增加，其主要药理作用是维持血管弹性，增强毛细血管抵抗力，降低其脆性与通透性，并促进其细胞增生和防止血细胞凝集。也有抗炎和抗过敏作用。
税 则 号 列	3004.9090

中　文　名	西洛他唑胶囊
英　文　名	Cilostazol Capsules
类　　　别	血液及造血系统用药（抗血小板药）
主　要　成　分	西洛他唑
有效成分 CAS 号	73963-72-1

化学分子结构式

商　品　属　性　本品为胶囊剂，内容物为白色粉末和颗粒。

适　用　症　适用于改善慢性动脉硬化性闭塞症引起的慢性溃疡、疼痛、发冷及间歇性跛行等症状。

药　理　作　用　本品改善间歇性跛行症状的作用机制尚不完全清楚。本品的代谢产物是环磷腺苷酸（cAMP）磷酸二酯酶Ⅲ抑制剂（PDEⅢ抑制剂），可以通过抑制磷酸二酯酶活性而减少 cAMP 的降解，从而升高血小板和血管内 cAMP 水平，发挥抑制血小板聚集和舒张血管的作用。本品能够可逆性地抑制凝血酶、ADP、胶原、花生四烯酸、肾上腺素等引起的血小板聚集。国外临床研究显示，病人口服本品 100mg/次，一天两次，连续 12 周后，甘油三酯水平下降约 15%，高密度脂蛋白水平升高约 10%。

税　则　号　列　3004.9090

中　文　名	注射用奥扎格雷钠
英　文　名	Ozagrel Sodium for Injection
类　　　别	血液及造血系统用药（抗血小板药）
主　要　成　分	奥扎格雷钠
有效成分 CAS 号	130952-46-4

化学分子结构式

商　品　属　性　本品为注射剂，白色或类白色疏松块状物。

适　用　症　适用于治疗急性血栓性脑梗死和脑梗死所伴随的运动障碍。

药　理　作　用　本品为高效、选择性血栓素合成酶抑制剂，通过抑制血栓 A2（TXA2）的产生及促进前列环素（PGI2）的生成而改善两者间的平衡失调，具有抗血小板聚集和扩张血管作用。能抑制大脑血管痉挛，增加大脑血流量，改善大脑内微循环障碍和能量代谢异常，从而改善蛛网膜下腔出血术后患者的大脑局部缺血症状和脑血栓（急性期）患者的运动失调。

税　则　号　列　3004.9090

六、 血浆及代血浆

中　文　名　聚明胶肽注射液
英　文　名　Polygeline Injection
类　　　别　血液及造血系统用药（血浆及代血浆）
主　要　成　分　明胶多肽
有效成分 CAS 号　66455-30-9
化学分子结构式　无
商　品　属　性　本品为淡黄色澄明液体。稍带黏性，有时显轻微的乳光。
适　用　症　适用于外伤引起的失血性休克者，严重烧伤、败血症、胰腺炎等引起的失体液性休克者，也可用于预防较大手术前可能出现的低血压，以及用于体外循环、血液透析时的容量补充。
药　理　作　用　本品为明胶多肽溶液，平均分子量（Mw）应为 27500～39500，其渗透压与血浆相等，可保持血管内液与组织间液的平衡，不引起组织脱水及肺水肿，具有维持血容量和提升血压作用。输注本品可导致血液稀释，降低血液黏度，从而改善微循环。
税　则　号　列　3004.9090

第七节　主要作用于内分泌系统的药物

一、 激素调节类药

中　文　名　倍他米松片
英　文　名　Betamethasone Tablets
类　　　别　内分泌系统用药（激素调节类）
主　要　成　分　倍他米松
有效成分 CAS 号　378-44-9

化学分子结构式

商　品　属　性　本品为白色片。
适　用　症　主要适用于过敏性与自身免疫性炎症性疾病。现多用于活动性风湿病、类风湿性关节炎、红斑狼疮、严重支气管哮喘、严重皮炎、急性白血病等，也用于某些感染的综合治疗。
药　理　作　用　本品为糖皮质激素类药物。具有抗炎、抗过敏和抑制免疫等多种药理作用，临床应用非常广泛。抗炎作用：糖皮质激素减轻和防止组织对炎症的反应，从而减轻炎症的表现。免疫抑制作用：防止或抑制细胞中介的免疫反应，延迟性的过敏反应，减少 T 淋巴细胞、单核细胞嗜酸性细胞的数目，降低免疫球蛋白与细胞表面受体的结合能力，并抑制白介素的合成与释放，从而降低 T 细胞向淋巴母细胞转化，并减轻原发免疫反应的扩展。抗毒、抗休克作用：糖皮质激素能对抗细菌内毒素对机体的刺激反应，减轻细胞损伤，发挥保护机体的作用。
税　则　号　列　3004.3200

中　文　名	醋酸泼尼松龙片
英　文　名	Prednisolone Acetate Tablets
类　　　别	内分泌系统用药（激素调节类）
主　要　成　分	醋酸泼尼松龙
有效成分 CAS 号	52-21-1

化学分子结构式

商　品　属　性　本品为白色片。

适　用　症　适用于治疗过敏性与自身免疫性炎症疾病，胶原性疾病，如风湿病、类风湿性关节炎、红斑狼疮、严重支气管哮喘、肾病综合征、血小板减少性紫癜、粒细胞减少症、急性淋巴性白血病、各种肾上腺皮质功能不足症、剥脱性皮炎、无疱疮神经性皮炎、类湿疹等。

药　理　作　用　本品为具有抗炎、抗过敏和抑制免疫等多种药理作用。抗炎作用：糖皮质激素减轻和防止组织对炎症的反应，从而减轻炎症的表现。免疫抑制作用：防止或抑制细胞中介的免疫反应、延迟性的过敏反应，并减轻原发免疫反应的扩展。抗毒、抗休克作用：糖皮质激素能对抗细菌内毒素对机体的刺激反应，减轻细胞损伤，发挥保护机体的作用。

税　则　号　列　3004.3200

中　文　名	地塞米松磷酸钠注射液
英　文　名	Dexamethasone Sodium Phosphate Injection
类　　　别	内分泌系统用药（激素调节类）
主　要　成　分	地塞米松磷酸钠
有效成分 CAS 号	2392-39-4

化学分子结构式

商　品　属　性　本品为无色的澄明液体。

适　用　症　主要适用于过敏性与自身免疫性炎症性疾病。多用于结缔组织病、活动性风湿病、类风湿性关节炎、红斑狼疮、严重支气管哮喘、严重皮炎、溃疡性结肠炎、急性白血病等，也用于某些严重感染及中毒、恶性淋巴瘤的综合治疗。

药　理　作　用　本品为肾上腺皮质激素类药。具有抗炎、抗过敏、抗风湿、免疫抑制的作用，其作用机制如下。抗炎作用：本品能够减轻和防止组织对炎症的反应，从而减轻炎症的表现。能够抑制炎症细胞，包括巨噬细胞和白细胞在炎症部位的集聚，并抑制吞噬作用、溶酶体酶的释放以及炎症化学中介物的合成和释放。免疫抑制作用：包括防止或抑制细胞介导的免疫反应、延迟性的过敏反应，减少 T 淋巴细胞、单核细胞、嗜酸性细胞的数目，降低免疫球蛋白与细胞表面受体的结合能力，并抑制白介素的合成与释放，从而降低 T 淋巴细胞向淋巴母细胞转化，并减轻原发免疫反应的扩展。本品还降低免疫复合物通过基底膜，并能减少补体成分及免疫球蛋白的浓度。

税　则　号　列　3004.3200

中　文　名　地塞米松片
英　文　名　Dexamethasone Tablets
类　　　别　内分泌系统用药（激素调节类）
主　要　成　分　地塞米松
有效成分 CAS 号　50-02-2

化学分子结构式

商　品　属　性　本品为白色片。味微甜带苦。
适　用　症　主要适用于过敏性与自身免疫性炎症性疾病，如结缔组织病、严重的支气管哮喘、皮炎等过敏性疾病、溃疡性结肠炎、急性白血病、恶性淋巴瘤等。
药　理　作　用　肾上腺皮质激素类药，其抗炎、抗过敏、抗休克作用比泼尼松更显著，而对水钠潴留和促进排钾作用很轻，对垂体-肾上腺抑制作用较强。抗炎作用：本产品可减轻和防止组织对炎症的反应，从而减轻炎症的表现。激素抑制炎症细胞，包括巨噬细胞和白细胞在炎症部位的集聚，并抑制吞噬作用、溶酶体酶的释放以及炎症化学中介物的合成和释放。可以减轻和防止组织对炎症的反应，从而减轻炎症的表现。免疫抑制作用：包括防止或抑制细胞介导的免疫反应，延迟性的过敏反应，减少 T 淋巴细胞、单核细胞、嗜酸性细胞的数目，降低免疫球蛋白与细胞表面受体的结合能力，并抑制白介素的合成与释放，从而降低 T 淋巴细胞向淋巴母细胞转化，并减轻原发免疫反应的扩展。可减少免疫复合物通过基底膜，并能减少补体成分、降低免疫球蛋白的浓度。
税　则　号　列　3004.3200

中　文　名　复方倍他米松注射液
英　文　名　Compound Betamethasone Injection
类　　　别　内分泌系统用药（激素调节类）
主　要　成　分　本品为复方制剂，有效成分为二丙酸倍他米松和倍他米松磷酸钠
有效成分 CAS 号　二丙酸倍他米松 5593-20-4；倍他米松磷酸钠 151-73-5

化学分子结构式

商　品　属　性　本品为无色至淡黄色的略黏稠液体，含白色或类白色易悬浮颗粒。
适　用　症　适用于治疗对糖皮质激素敏感的急性和慢性疾病。
药　理　作　用　本品是一种可溶性倍他米松酯和微溶性倍他米松酯的复方制剂，可在治疗对糖皮质激素奏效的疾病中发挥强力的抗炎、抗风湿和抗过敏作用。可溶性倍他米松磷酸钠在注射后很快被吸收，迅速起效。微溶性的二丙酸倍他米松注射后，成为一个供缓慢吸收的贮库，持续产生作用，从而长时间控制症状。二丙酸倍他米松的晶粒微小，可通过细小针头（细至 26 号针头）进行皮内和皮损内注射给药。
税　则　号　列　3004.3200

中　文　名	甲泼尼龙片
英　文　名	Methylprednisolone Tablets
类　　　别	内分泌系统用药（激素调节类）
主　要　成　分	甲泼尼龙
有效成分 CAS 号	83-43-2

化学分子结构式

商 品 属 性　本品为片剂。

适 用 症　主要适用于甲状腺炎、银屑病、脂溢性皮炎、多形红斑、皮炎、风湿性心脏病、风湿性多肌痛、皮肌炎、系统性红斑狼疮、骨关节炎、痛风、腱鞘炎、滑囊炎、强直性脊柱炎、类风湿性关节炎、过敏性鼻炎、支气管哮喘、接触性皮炎、先天性肾上腺皮质增生症、结核性脑膜炎、溃疡性结肠炎、肾病综合征、淋巴瘤、急性白血病、白血病、溶血性贫血、特发性血小板减少性紫癜、肺结核、角膜炎、过敏性结膜炎、视网膜炎、角膜溃疡、异位性皮炎、银屑病、关节炎。

药 理 作 用　甲泼尼龙属于合成的糖皮质激素。糖皮质激素扩散透过细胞膜，并与胞浆内特异的受体结合。此结合物随后进入细胞核内与 DNA 结合，启动 mRNA 的转录，继而合成各种酶蛋白，据认为全身给药的糖皮质激素最终通过这些酶发挥多种作用。糖皮质激素不仅对炎症和免疫过程有重要影响，影响碳水化合物、蛋白质和脂肪代谢，而且对心血管系统、骨髓和肌肉系统及中枢神经系统也有作用。

税 则 号 列　3004.3200

中 文 名	强的松龙片	
英 文 名	Prednisolone Tablets	
类 别	内分泌系统用药（激素调节类）	
主 要 成 分	强的松龙	
有效成分 CAS 号	83-43-2	

化学分子结构式

商 品 属 性 本品为白色片。

适 用 症 适用于过敏性与自身免疫性炎症疾病，胶原性疾病，如风湿病、类风湿性关节炎、红斑狼疮、严重支气管哮喘、肾病综合征、血小板减少性紫癜、粒细胞减少症、急性淋巴性白血病、各种肾上腺皮质功能不足症、剥脱性皮炎、无疱疮神经性皮炎、类湿疹等。

药 理 作 用 本品为肾上腺皮质激素类药物。超生理量的糖皮质激素具有抗炎、抗过敏和抑制免疫等多种药理作用。抗炎作用：糖皮质激素减轻和防止组织对炎症的反应，从而减轻炎症的表现。免疫抑制作用：防止或抑制细胞中介的免疫反应，延迟性的过敏反应，减少 T 淋巴细胞、单核细胞嗜酸性细胞的数目，降低免疫球蛋白与细胞表面受体的结合能力，并抑制白介素的合成与释放，从而降低 T 细胞向淋巴母细胞转化，并减轻原发免疫反应的扩展。抗毒、抗休克作用：糖皮质激素能对抗细菌内毒素对机体的刺激反应，减轻细胞损伤，发挥保护机体的作用。

税 则 号 列 3004.3200

中　文　名　氢化可的松注射液
英　文　名　Hydrocortisone Injection
类　　　别　内分泌系统用药（激素调节类）
主　要　成　分　氢化可的松
有效成分 CAS 号　50-23-7

化学分子结构式

商　品　属　性　本品为微细颗粒的混悬液，静置后微细颗粒下沉，振摇后成均匀的乳白色混悬液。
适　用　症　适用于肾上腺皮质功能减退症及垂体功能减退症，也用于过敏性和炎症性疾病，抢救危重中毒性感染。
药　理　作　用　本品为肾上腺皮质激素类药物，具有抗炎、免疫抑制、抗毒素和抗休克的作用。抗炎作用：对除病毒外的各种病因引起的炎症均有作用，糖皮质激素减轻和防止组织对炎症的反应，从而减轻炎症的症状，亦可抑制炎症后期组织的修复，减少后遗症。免疫抑制作用：防止或抑制细胞中介的免疫反应、延迟性的过敏反应，并减轻原发免疫反应的扩展。抗毒、抗休克作用：糖皮质激素能提高机体的耐受能力，减轻细胞损伤，发挥保护机体的作用。还有扩张血管、增强心肌收缩力、改善微循环的作用。
税　则　号　列　3004.3200

中　文　名　曲安奈德注射液
英　文　名　Triamcinolone Acetonide Injection
类　　　别　内分泌系统用药（激素调节类）
主　要　成　分　曲安奈德
有效成分 CAS 号　76-25-5

化学分子结构式

商　品　属　性　本品为微细颗粒的混悬液，静置后微细颗粒下沉，振摇后成均匀的乳白色混悬液。
适　用　症　适用于风湿性、类风湿性关节炎；支气管哮喘、过敏性鼻炎、荨麻疹；急性扭伤、肩周炎、腱鞘炎、滑囊炎、慢性腰腿痛；各种皮肤病（如神经性皮炎、湿疹、牛皮癣、疤痕疙瘩、肥厚性疤痕等）。
药　理　作　用　本品为合成的皮质类固醇，具有抗炎和免疫抑制作用。
税　则　号　列　3004.3200

中 文 名　曲安西龙片
英 文 名　Triamcinolone Tablets
类　　　别　内分泌系统用药（激素调节类）
主 要 成 分　曲安西龙
有效成分 CAS 号　124-94-7

化学分子结构式

商 品 属 性　本品为白色片。

适 用 症　应用其较强的免疫抑制作用，适用于治疗各种变态反应性炎症、各种自身免疫性疾病。由于它的主要药理作用和醋酸泼尼松（强的松）相同，因此其适应证和强的松的基本相同，主要包括系统性红斑狼疮等结缔组织病、肾病综合征等免疫性肾脏疾病、特发性血小板减少性紫癜等免疫性病、醋酸泼尼松所适用的其他疾病。

药 理 作 用　本品为糖皮质激素类药物。对免疫器官的影响：糖皮质激素可使胸腺、淋巴结和脾脏重量减轻，体积缩小，使外周血液和骨髓中淋巴细胞迅速减少。影响淋巴细胞的分布：小鼠应用氢化可的松后，T 细胞向骨髓转移。在临床亦可见到用药后淋巴细胞重分布现象，炎症渗出物中单核-巨噬细胞明显减少，主要由于糖皮质激素抑制了它们的转移，并非由于细胞溶解。对细胞免疫的作用：糖皮质激素抑制 T 淋巴细胞对有丝分裂原 ConA、PHA 及抗原引起的增殖反应，还可抑制同种混合淋巴细胞反应。糖皮质激素抑制 Tc 细胞活化，抑制其细胞毒作用。对体液免疫的作用：皮质激素对敏感动物的抗体生成有明显的抑制作用而对人类的抗体水平影响不一致，对 IgG 及 IgA 的抑制强于 IgM。有报道哮喘患者在结束皮质激素治疗后，血清 IgE 水平有提高。对巨噬细胞的作用：巨噬细胞对糖皮质激素最为敏感，抑制巨噬细胞趋化作用的浓度仅为抑制中性粒细胞的 1/30，并使巨噬细胞的杀菌作用能力减弱。单核细胞产生的细胞因子如白细胞介素 1（IL-1）及纤维蛋白溶酶原（Plasminogen）激活因子的产生均可被皮质激素所抑制。抗炎作用：糖皮质激素的强大抗炎作用可能是多种因素的综合结果；包括抑制花生四烯酸代谢产生前列腺素及抑制白三烯的合成；增加血管张力和降低毛细血管通透性；抑制吞噬细胞在炎症部位的积聚，并抑制其加工处理抗原和产生 IL-1 的功能；干扰补体激活，减少炎症介质的产生；稳定溶酶体膜，防止溶酶体酶的释放；抑制成纤维细胞增殖与分泌，延迟肉芽组织形成及伤口愈合时间。

税 则 号 列　3004.3200

中　文　名	注射用甲泼尼龙琥珀酸钠
英　文　名	Methylprednisolone Sodium Succinate for Injection
类　　　别	内分泌系统用药（激素调节类）
主　要　成　分	甲泼尼龙琥珀酸钠
有效成分 CAS 号	2375-03-3

化学分子结构式

商 品 属 性　本品为注射剂，白色至类白色的疏松块状物。

适 用 症　适用于抗炎治疗，用于风湿性疾病、胶原疾病（免疫复合物疾病）、皮肤疾病、过敏状态、眼部疾病、胃肠道疾病、呼吸道疾病等；免疫抑制治疗，用于器官移植、血液疾病、肿瘤等；治疗休克；内分泌失调等。

药 理 作 用　本品为可供静脉及肌内注射用的甲泼尼龙，是一种合成的糖皮质激素。这种高浓度的水溶液特别适用于需用作用强、起效快的激素治疗的疾病状态。甲泼尼龙具有很强的抗炎、免疫抑制及抗过敏活性。糖皮质激素扩散透过细胞膜，并与胞浆内特异的受体相结合。此结合物随后进入细胞核内与 DNA 结合，启动信使核糖核酸（mRNA）的转录，继而合成各种酶蛋白，糖皮质激素最终通过这些酶发挥其多种全身作用。糖皮质激素不仅对炎症和免疫过程有重要作用，影响碳水化合物、蛋白质和脂肪代谢，而且对心血管系统、骨骼肌肉系统及中枢神经系统也有作用。

税 则 号 列　3004.3200

中　文　名	注射用氢化可的松琥珀酸钠
英　文　名	Hydrocortisone Sodium Succinate for Injection
类　　　别	内分泌系统用药（激素调节类）
主　要　成　分	氢化可的松琥珀酸钠
有效成分 CAS 号	125-04-2

化学分子结构式

商　品　属　性	本品为注射剂，白色或几乎白色的疏松块状物。
适　用　症	适用于抢救危重病人，如中毒性感染、过敏性休克、严重的肾上腺皮质功能减退症、结缔组织病、严重的支气管哮喘等过敏性疾病，并可用于预防和治疗移植物急性排斥反应。
药　理　作　用	本品为肾上腺皮质激素类药。氢化可的松琥珀酸钠是氢化可的松的盐类化合物。具有抗炎、抗过敏和抑制免疫等多种药理作用。抗炎作用：糖皮质激素减轻和防止组织对炎症的反应，从而减轻炎症的表现。免疫抑制作用：防止或抑制细胞中介的免疫反应，延迟性的过敏反应，并减轻原发免疫反应的扩展。抗毒、抗休克作用：糖皮质激素能对抗细菌内毒素对机体的刺激反应，减轻细胞损伤，发挥保护机体的作用。
税　则　号　列	3004.3200

中　文　名	雌二醇凝胶
英　文　名	Estradiol Gel
类　　　别	内分泌系统用药（激素调节类）
主　要　成　分	雌二醇
有效成分 CAS 号	50-28-2

化学分子结构式

商　品　属　性	本品为乳白色凝胶。
适　用　症	适用于绝经期综合征如潮热、出汗、失眠、急躁等症状（自然绝经、手术或药物绝经）；各种原因所致卵巢功能失调，雌激素水平低落；对雌激素水平下降的妇女有预防尿钙丢失、保护骨量、减少骨质疏松发生和降低骨折率的作用。
药　理　作　用	雌二醇是育龄妇女卵巢分泌的受体水平活性较高的雌激素。绝经后，卵巢功能衰竭，雌二醇的生成几乎停止，从而引起血管运动障碍，体温调节不稳定，临床表现为潮热、出汗、睡眠障碍、泌尿生殖系统萎缩及骨质疏松等症状。雌二醇吸收入血后，使血中雌二醇浓度升高到卵泡早期水平，作用于靶器官，从而使上述症状明显减轻或消失。
税　则　号　列	3004.3900

中　文　名	雌二醇片/雌二醇地屈孕酮片复合包装
英　文　名	Complex Packing Estradiol Tablets/Estradiol and Dydrogesterone Tablets
类　　　别	内分泌系统用药（激素调节类）
主　要　成　分	雌二醇片有效成分为雌二醇；雌二醇地屈孕酮片有效成分为雌二醇和地屈孕酮
有效成分 CAS 号	雌二醇 50-28-2；地屈孕酮 152-62-5

化学分子结构式

商　品　属　性	本品为片剂。
适　用　症	适用于治疗自然或术后绝经所致的围绝经期综合征。
药　理　作　用	雌二醇：本品活性组分雌二醇片具有与人体内源性雌二醇相同的化学和生物特性。因此被归入人体雌激素。雌二醇是一种重要的雌激素，也是最具活性的卵巢激素。内源性雌激素参与作用子宫和附件的某些功能，包括引起子宫内膜增生以及宫颈和阴道的周期性变化。已知雌激素对骨和脂肪代谢起重要作用。雌激素还影响自主神经系统的活动，也可通过间接作用调整精神活动。地屈孕酮：因雌激素促进子宫内膜的生长，如果不添加使用孕激素，将会增加子宫内膜增生过长和癌症的风险。尽管孕激素可大大降低这一风险，但在非子宫切除女性中添加使用孕激素并不能完全防止雌激素诱导的风险。
税　则　号　列	3004. 3900

中　文　名	地诺前列酮栓
英　文　名	Dinoprostone Suppositories
类　　　别	内分泌系统用药（激素调节类）
主　要　成　分	地诺前列酮（前列腺素 E2）
有效成分 CAS 号	363-24-6

化学分子结构式

商　品　属　性　本品为淡黄色、半透明的长椭圆形片状栓剂，置于一个可帮助栓体从人体内拉出的绳状聚酯网袋一端。

适　用　症　适用于妊娠足月（从妊娠第 38 周开始）时促宫颈成熟，其宫颈成熟度评分小于等于 6 分，单胎头先露，有引产指征且无母婴禁忌证。

药　理　作　用　地诺前列酮（PGE2）是在机体大多数组织中以低浓度存在的天然形成的化合物，有局部激素的功能。跟大多数局部激素一样，PGE2 在其合成的组织中很快就被代谢（半衰期为 2.5~5 分钟），其灭活的限速步骤由前列腺素脱氢酶（PGDH）调控，任何逃逸局部灭活的 PGE2 在第一次通过肺循环时被迅速清除，清除率达 95%。PGE2 在宫颈成熟时的一系列复杂的生物化学和结构变化过程中发挥重要作用。宫颈成熟包括明显的宫颈肌纤维松弛，须从僵硬变为柔软结构，形态上变为扩张，才允许胎儿从产道娩出，该过程可激活使胶原断裂的胶原酶。对宫颈局部给予地诺前列酮促使宫颈成熟，诱发后续反应完成分娩。

税　则　号　列　3004.3900

中　文　名　地屈孕酮片
英　文　名　Dydrogesterone Tablets
类　　　别　内分泌系统用药（激素调节类）
主　要　成　分　地屈孕酮
有效成分 CAS 号　152-62-5

化学分子结构式

商　品　属　性　本品为白色薄膜衣片，除去包衣后显白色。
适　用　症　适用于治疗内源性孕酮不足引起的疾病。
药　理　作　用　本品是一种口服孕激素，可使子宫内膜进入完全的分泌相，从而可防止由雌激素引起
　　　　　　　的子宫内膜增生和癌变风险；可用于内源性孕激素不足的各种疾病；无雌激素、雄激
　　　　　　　素及肾上腺皮质激素作用；不产热，且对脂代谢无影响。
税　则　号　列　3004.3900

中　文　名　黄体酮软胶囊
英　文　名　Progesterone Soft Capsules
类　　　别　内分泌系统用药（激素调节类）
主　要　成　分　黄体酮
有效成分 CAS 号　57-83-0

化学分子结构式

商　品　属　性　本品为浅黄色圆形或浅黄色椭圆形不透明软胶囊，内容物为均匀的白色糊状混悬液。
适　用　症　适用于治疗由黄体酮缺乏引起的机能障碍：排卵机能障碍引起的月经失调、痛经及经
　　　　　　　前期综合征、出血（由纤维瘤等所致）、绝经前紊乱、绝经（用于补充雌激素治疗）。
　　　　　　　本品也有助于妊娠。在使用黄体酮治疗所有适应证时，因黄体酮能引起诸如嗜睡、头
　　　　　　　晕目眩等不良反应，可以用阴道给药代替口服给药。
药　理　作　用　本品的特性与天然黄体酮的特性有可比性，尤其是妊娠、抗雌激素、弱抗雄激素、抗
　　　　　　　醛甾酮。
税　则　号　列　3004.3900

中　文　名　黄体酮阴道缓释凝胶

英　文　名　Progesterone Sustained Released Vaginal Gel

类　　　别　内分泌系统用药（激素调节类）

主　要　成　分　黄体酮

有效成分 CAS 号　57-83-0

化学分子结构式

商　品　属　性　本品为白色或类白色乳状黏稠体。

适　用　症　适用于辅助生育技术中黄体酮的补充治疗。

药　理　作　用　黄体酮是由卵巢、胎盘和肾上腺分泌的一种天然类固醇激素。当具有足够的雌激素时，黄体酮可使子宫内膜由增殖期改变为分泌期。黄体酮是蜕膜组织发育中的主要物质，有关黄体酮对腺上皮细胞和间质分化的作用已经进行了广泛的研究。黄体酮是增加子宫内膜对孕卵着床接受性必不可少的成分，在受精卵着床后，黄体酮还起到维持妊娠的作用。口服雌二醇和肌肉注射黄体酮可以使功能性无生殖腺妇女在 50~60 岁产生正常或几乎正常的子宫内膜应答反应。

税　则　号　列　3004.3900

中　文　名　黄体酮注射液

英　文　名　Progesterone Injection

类　　　别　内分泌系统用药（激素调节类）

主　要　成　分　黄体酮

有效成分 CAS 号　57-83-0

化学分子结构式

商　品　属　性　本品为无色或淡黄色的澄明油状液体。

适　用　症　主要用于月经失调，如闭经和功能性子宫出血、黄体功能不足、先兆流产和习惯性流产（因黄体不足引起者）、经前期紧张综合征的治疗。

药　理　作　用　本品为孕激素类药物，具有孕激素的一般作用。在月经周期后期能使子宫内膜分泌期改变，为孕卵着床提供有利条件；在受精卵植入后，胎盘形成，可减少妊娠子宫的兴奋性，使胎儿能安全生长；在与雌激素共同作用时，可促使乳房发育，为产乳做准备。本品可通过对下丘脑的负反馈，抑制垂体前叶促黄体生成激素的释放，使卵泡不能发育成熟，抑制卵巢的排卵过程。

税　则　号　列　3004.3900

中　文　名	己酸羟孕酮注射液
英　文　名	Hydroxyprogesterone Caproate Injection
类　　　别	内分泌系统用药（激素调节类）
主　要　成　分	己酸羟孕酮
有效成分 CAS 号	630-56-8

化学分子结构式

商　品　属　性	本品为淡黄色或黄色的灭菌油状液体。
适　用　症	适用于治疗习惯性流产、月经不调、子宫内膜异位症、功能性子宫出血等。
药　理　作　用	本品为孕激素类药物。其作用与黄体酮相似，但药理作用比后者强 7 倍。能使子宫内膜转变为分泌期内膜，促进乳腺小叶及腺体的发育，降低妊娠子宫的兴奋性，抑制其活动。有利于受精卵的着床和胚胎发育。本品可便于子宫内膜完整脱落，防止其生长和增生，减少子宫内膜细胞雌激素受体，加速雌激素代谢和排泄；抑制内膜腺上皮细胞核分裂活动，可防止子宫内膜增生。
税　则　号　列	3004.3900

中 文 名	卡前列素氨丁三醇注射液
英 文 名	Carboprost Tromethamine Injection
类 别	内分泌系统用药（激素调节类）
主 要 成 分	卡前列素氨丁三醇
有效成分 CAS 号	58551-69-2

化学分子结构式

商 品 属 性 本品为无色澄明液体。是含有天然前列腺素 F2α 的（15S)-15 甲基衍生物氨丁三醇盐的无菌水溶液，用于肌肉注射。

适 用 症 适用于妊娠期为 13~20 周的流产，此妊娠期从正常末次月经的第 1 天算起，亦适用于下述与中期流产有关的情况：其他方法不能将胎儿排出；采用宫内方法时，由于胎膜早破导致药物流失，子宫收缩乏力；需要进行子宫内药物重复滴注的流产；尚无生存活力的胎儿出现意外的或自发性胎膜早破，但无力将胎儿排出。本药适用于常规处理方法无效的子宫收缩弛缓引起的产后出血现象。常规处理方法应包括静注催产素、子宫按摩以及肌肉注射非禁忌使用的麦角类制剂。研究显示，在这些病例中，本药的使用可满意地控制出血。但此效果是否与先前使用催宫素的后继作用有关尚不明确。在大多数病例中，以此种方式给药可终止致命性的出血，且可避免进行紧急手术。

药 理 作 用 肌肉注射卡前列素氨丁三醇可刺激妊娠子宫肌层收缩，类似足月妊娠末的分娩收缩。大多数情况下，这些收缩均可使妊娠产物排出。目前尚无法确定这些收缩是否由于卡前列素直接作用于子宫肌层而引起。产后妇女使用后，子宫肌肉收缩可在胎盘部位发挥止血作用。卡前列素氨丁三醇亦可刺激人胃肠道的平滑肌，当用于终止妊娠或产后时，可引起呕吐和（或）腹泻。动物和人体使用后可使体温升高。动物和人体使用大剂量的卡前列素氨丁三醇后能引起血压升高，这可能与其引起血管平滑肌收缩有关。某些患者使用卡前列素氨丁三醇后可引起短暂的气管收缩。

税 则 号 列 3004.3900

中 文 名	米非司酮片
英 文 名	Mifepristone Tablets
类 别	内分泌系统用药（激素调节类）
主 要 成 分	米非司酮
有效成分 CAS 号	84371-65-3

化学分子结构式

商 品 属 性	本品为微黄色片。无臭无味。
适 用 症	本品与前列腺素药物序贯合并使用，可用于终止停经 49 天内的妊娠。
药 理 作 用	米非司酮为受体水平抗孕激素类药物，具有终止早孕、抗着床、诱导月经及促进宫颈成熟等作用，与孕酮竞争受体而达到拮抗孕酮的作用，与糖皮质激素受体亦有一定结合力。米非司酮能明显增高妊娠子宫对前列腺素的敏感性。小剂量米非司酮序贯合并前列腺素类药物，可得到满意的终止早孕效果。
税 则 号 列	3004.3900

中 文 名	炔雌醇片
英 文 名	Ethinylestradiol Tablets
类 别	内分泌系统用药（激素调节类）
主 要 成 分	炔雌醇
有效成分 CAS 号	57-63-6

化学分子结构式

商 品 属 性	本品为糖衣片剂。
适 用 症	适用于补充雌激素不足，治疗女性性腺功能不良、闭经、更年期综合征等；用于晚期乳腺癌（绝经期后妇女）、晚期前列腺癌的治疗；与孕激素类药合用，能抑制排卵，可作避孕药。
药 理 作 用	本品为雌激素类药，炔雌醇对下丘脑和垂体有正、负反馈作用。小剂量可刺激促性腺素分泌；大剂量则抑制其分泌，从而抑制卵巢的排卵，达到抗生育作用。
税 则 号 列	3004.3900

中　文　名	替勃龙片
英　文　名	Tibolone Tablets
类　　　别	内分泌系统用药（激素调节类）
主　要　成　分	替勃龙
有效成分 CAS 号	5630-53-5

化学分子结构式

商　品　属　性　本品为片剂。

适　用　症　适用于治疗妇女自然绝经和手术绝经引起的低雌激素症状。

药　理　作　用　本品能够稳定妇女在更年期卵巢功能衰退后的下丘脑-垂体系统，这一中枢作用是本品
所具有的多种激素特性的综合结果，即本品兼有雌激素活性、孕激素活性和弱雄激素
的活性。本品口服后迅速代谢成三种化合物导致其药理作用的发生。3α-OH 及 3β-OH
代谢物主要具有雌激素活性，△4-异构体和母体化合物主要具有孕激素和雄激素活性。
本品具有明显的组织特异性作用，在骨、大脑的体温中枢（潮热）和阴道表现为温和
雌激素和孕激素作用；在乳房组织表现为明显的孕激素和抗雌激素作用；在子宫内膜
表现为温和雄激素和孕激素作用。

税　则　号　列　3004.3900

中　文　名	戊酸雌二醇片
英　文　名	Estradiol Valerate Tablets
类　　　别	内分泌系统用药（激素调节类）
主　要　成　分	戊酸雌二醇
有效成分 CAS 号	979-32-8

化学分子结构式

商　品　属　性　本品为淡黄色糖衣片，除去包衣后显白色。

适　用　症　与孕激素联合使用，建立人工月经周期中用于补充主要与自然或人工绝经相关的雌激
素缺乏：血管舒缩性疾病（潮热），生殖泌尿道营养性疾病（外阴阴道萎缩、性交困
难、尿失禁）以及精神性疾病（睡眠障碍，衰弱）；改善宫颈黏液。

药　理　作　用　本品为天然雌二醇的戊酸盐，具有雌激素的药理作用，能促进和调节女性生殖器官和
副性征的正常发育，参与卵巢轴功能的调节。

税　则　号　列　3004.3900

中　文　名	注射用高纯度尿促性素
英　文　名	Highly Purified Menotrophin for Injection
类　　　别	内分泌系统用药（激素调节类）
主　要　成　分	高纯度人绝经促性腺激素
有效成分 CAS 号	61489-71-2

化学分子结构式

商　品　属　性	本品为白色或类白色冻干块状物或粉末。
适　　用　　症	适用于低促性腺激素性或正常促性腺激素性的卵巢功能不足所导致的女性不孕症，刺激卵泡生长。适用于控制性超促排卵可以再辅助生育技术，如体外受精和胞浆内单精子注射中有道多卵泡发育。
药　理　作　用	本品是促性腺激素类药，HMG 可直接影响卵巢。HMG 具有促配子和促类固醇生长的作用。在卵巢中，HMG 中的 FSH 成分导致生长中的卵泡数目增多，并刺激其发育。FSH 也可刺激鞘细胞，使其产生雄激素。在 LH 成分的影响下，粒细胞把这些雄激素转化为雌二醇。
税　则　号　列	3004.3900

肝炎用药

中 文 名		复方甘草酸苷片
英 文 名		Compound Glycyrrhizin Tablets
类 别		内分泌系统用药（肝炎用药）
主 要 成 分		本品为复方制剂，有效成分为甘草酸苷、甘氨酸和蛋氨酸
有效成分 CAS 号		甘草酸苷 53956-04-0；甘氨酸 56-40-6；蛋氨酸 59-51-8

化学分子结构式

商 品 属 性　本品为白色糖衣片。

适 用 症　适用于慢性肝病，改善肝功能异常，也可用于治疗湿疹、皮肤炎、斑秃。

药 理 作 用　抗炎症作用，包括抗过敏作用和对花生四烯酸代谢酶的阻碍作用。免疫调节作用，甘草酸苷在体外试验具有以下免疫调节作用：对 T 细胞活化的调节作用；对 γ 干扰素的诱导作用；活化 NK 细胞作用；促进胸腺外 T 淋巴细胞分化作用。对实验性肝细胞损伤的抑制作用，在体外试验初代培养的大白鼠肝细胞系，甘草酸苷有抑制由四氯化碳所致的肝细胞损伤作用。肝细胞增殖促进作用，甘草酸苷和甘草次酸对大白鼠初代培养肝细胞体外实验显示有对肝细胞增殖的促进作用。抑制病毒增殖和对病毒的灭活作用。

税 则 号 列　3004.9090

中　文　名	复方甘草酸苷注射液

英　文　名　Compound Glycyrrhizin Injection

类　　　别　内分泌系统用药（肝炎用药）

主　要　成　分　本品为复方制剂，有效成分为甘草酸苷、甘氨酸和盐酸半胱氨酸

有效成分 CAS 号　甘草酸苷 53956-04-0；甘氨酸 56-40-6；盐酸半胱氨酸 7048-04-6

化学分子结构式

商　品　属　性　本品为无色澄明液体。

适　用　症　适用于治疗慢性肝病。湿疹、皮肤炎、荨麻疹改善肝功能异常。

药　理　作　用　抗炎症作用，包括抗过敏作用和对花生四烯酸代谢酶的阻碍作用；免疫调节作用，甘草酸苷在体外试验具有以下免疫调节作用：对 T 细胞活化的调节作用；对 γ 干扰素的诱导作用；活化 NK 细胞作用；促进胸腺外 T 淋巴细胞分化作用。对实验性肝细胞损伤的抑制作用，在体外试验初代培养的大白鼠肝细胞系，甘草酸苷有抑制由四氯化碳所致的肝细胞损伤作用。肝细胞增殖促进作用，甘草酸苷和甘草次酸对大白鼠初代培养肝细胞体外实验显示有对肝细胞增殖的促进作用。抑制病毒增殖和对病毒的灭活作用。

税　则　号　列　3004.9090

中 文 名	门冬氨酸鸟氨酸注射液	
英 文 名	Ornithine Aspartate Injection	
类 别	内分泌系统用药（肝炎用药）	
主 要 成 分	门冬氨酸鸟氨酸	
有效成分 CAS 号	3230-94-2	

化学分子结构式

商 品 属 性　本品为淡黄色澄明液体。

适 用 症　适用于治疗因急、慢性肝病（如各型肝炎、肝硬化、脂肪肝、肝炎后综合征）引发的血氨升高及治疗肝性脑病，如伴发或继发于肝脏解毒功能受损（如肝硬化）的潜在性或发作期肝性脑病，尤其适用于治疗肝昏迷早期或肝昏迷期的意识模糊状态。

药 理 作 用　在体内，门冬氨酸鸟氨酸通过产生两种氨基酸——鸟氨酸和门冬氨酸，作用于两个主要的氨解毒途径——尿素合成和谷酰胺合成。尿素合成发生在门脉周围的肝细胞内，鸟氨酸同时作为两种酶——鸟氨酸氨基甲酰转移酶和氨基甲酰-磷酸盐合成酶的催化剂和底物，参与氨合成尿素的过程。谷酰胺的合成发生在肝静脉周围的肝细胞内，尤其是在病理的状态下，门冬氨酸盐和其他二羧化物（如鸟氨酸的代谢产物），被肝静脉周围的肝细胞摄入，合成谷酰胺，并以谷酰胺的形式结合氨。在生理和病理状态下，谷酰胺都作为一种能结合氨的氨基酸，它不仅能让氨以无毒的形式排出，同时也能激活重要的尿素循环（即细胞间的谷酰胺交换）。在生理状态下，门冬氨酸鸟氨酸的作用不仅限于尿素合成，动物实验发现谷酰胺的合成增加有降低血氨水平的作用，一些临床试验还发现其有改善支链氨基酸和芳香氨基酸比例的作用。

税 则 号 列　3004.9090

三、 骨质疏松症用药

中　文　名	鲑鱼降钙素注射液
英　文　名	Salmon Calcitonin Injection
类　　　别	内分泌系统用药（骨质疏松症用药）
主　要　成　分	鲑鱼降钙素（由 32 个氨基酸组成的单链）
有效成分 CAS 号	47931-85-1

化学分子结构式

商　品　属　性　本品为无色澄明液体。

适　用　症　适用于预防突然固定引起的急性骨丢失，如近期出现过骨质疏松性骨折的患者。为了防止骨质进行性丢失，使用本品的同时应根据个体需要给予适量的钙和维生素 D。适用于其他药物治疗无效或不适于接受其他药物治疗的 Paget 氏骨病（变形性骨炎）患者的治疗。适用于由以下原因引起的高钙血症和高钙血症危象患者的治疗，继发于乳腺癌、肺癌、肾癌，骨髓瘤或其他恶性肿瘤疾病的肿瘤性骨溶解；甲状旁腺功能亢进，制动或维生素 D 中毒。适用于神经营养障碍-Sudeck 氏病，由不同病因和诱因所致，诸如创伤后痛性骨质疏松症、反射性神经营养不良、肩臂综合征、外周神经受伤所致的灼痛、药物引起的神经营养不良。

药　理　作　用　所有的降钙素结构类似，为一条由 32 个氨基酸组成的单链，其 N-末端呈环状排列的 7 个氨基酸的排列顺序因物种不同而不同。由于鲑鱼降钙素与受体结合部位有很高的亲和力，所以比哺乳类降钙素的效果更好、作用时间更长。鲑鱼降钙素通过其特异性受体，抑制破骨细胞活性。在骨吸收率增加的情况下，如骨质疏松症时，它能明显降低骨转换至正常水平。已证明鲑鱼降钙素对动物模型和人类有止痛作用，可能是直接作用于中枢系统的结果。本品单剂量给药就可在人体内产生明显的临床生物学效应。用药后尿中钙、磷和钠（通过减少肾小管再吸收）的排泄增加，尿羟脯氨酸排泄显著下降。长期非肠道应用本品可致骨转换标志物如胶原吡啶交联和骨碱性磷酸同工酶等明显降低。降钙素抑制胃和胰腺的分泌。由于具有这些特性，本品对急性胰腺炎的治疗有益。

税　则　号　列　3004.3900

中　文　名	依降钙素注射液
英　文　名	Elcatonin Injection
类　　　别	内分泌系统用药（骨质疏松症用药）
主　要　成　分	依降钙素
有效成分 CAS 号	60731-46-6

化学分子结构式

商　品　属　性	本品为注射剂。
适　用　症	适用于骨质疏松症引起的疼痛。
药　理　作　用	本品为人工合成的鳗鱼降钙素多肽衍生物，可以抑制骨细胞活性，减少骨的吸收，防止骨钙丢失。本品可促进骨骼从血中摄取钙，导致血钙降低。
税　则　号　列	3004.3900

中　文　名　阿仑膦酸钠维 D_3 片（Ⅰ）

英　文　名　Alendronate Sodium and Vitamin D_3 Tablets（Ⅰ）

类　　　别　内分泌系统用药（骨质疏松症用药）

主　要　成　分　本品为复方制剂，有效成分为阿仑膦酸钠和维生素 D_3

有效成分 CAS 号　阿仑膦酸钠 121268-17-5；维生素 D_3 67-97-0

化学分子结构式

商　品　属　性　本品含阿仑膦酸钠（以阿仑膦酸计）70mg 和维生素 D_3 2800IU。

适　用　症　适用于治疗骨质疏松症。

药　理　作　用　阿仑膦酸钠是骨代谢调节剂，为氨基二磷酸盐，与骨内羟磷灰石有强亲和力。能进入骨基质羟磷灰石晶体中，当破骨细胞溶解晶体，药物被释放，能抑制破骨细胞活性，并通过成骨细胞间接起抑制骨吸收作用。其特点是抗骨吸收活性强，无骨矿化抑制作用。皮肤和饮食中的维生素 D_3（吸收入乳糜微粒）在肝脏转换为 25-羟基维生素 D_3，在甲状旁腺素和低磷血症的刺激下，进一步在肾脏转化为具有钙调节活性的 1,25-二羟基维生素 D_3（骨化三醇）。1,25-二羟基维生素 D_3 的基本作用是增加肠道对钙磷的重吸收，以及调节血清钙、肾脏钙和磷排泄、骨形成和骨吸收。正常骨形成需要维生素 D_3，当缺乏阳光照射或营养不良时会引起维生素 D 不足，维生素 D 不足与负钙平衡、骨量丢失、骨折危险性增高相关。严重时，维生素 D 缺乏会引起继发性甲状旁腺功能亢进症、低磷血症、近端肌肉乏力、骨软化，进一步增加骨质疏松症患者跌倒和骨折的风险。

税　则　号　列　3004.5000

中 文 名	阿仑膦酸钠维 D_3 片（Ⅱ）	
英 文 名	Alendronate Sodium and Vitamin D_3 Tablets （Ⅱ）	
类 别	内分泌系统用药（骨质疏松症用药）	
主 要 成 分	本品为复方制剂，有效成分为阿仑膦酸钠、维生素 D_3	
有效成分 CAS 号	阿仑膦酸钠 121268-17-5；维生素 D_3 67-97-0 67-97-0	

化学分子结构式

商 品 属 性　每片含阿仑膦酸钠 70mg（以阿仑膦酸计）和维生素 D_3 5600IU（相当于 140μg）。

适 用 症　适用于治疗骨质疏松症。

药 理 作 用　阿仑膦酸钠是骨代谢调节剂，为氨基二磷酸盐，与骨内羟磷灰石有强亲和力。能进入骨基质羟磷灰石晶体中，当破骨细胞溶解晶体，药物被释放，能抑制破骨细胞活性，并通过成骨细胞间接起抑制骨吸收作用。其特点是抗骨吸收活性强，无骨矿化抑制作用。皮肤和饮食中的维生素 D_3（吸收入乳糜微粒）在肝脏转换为 25-羟基维生素 D_3，在甲状旁腺素和低磷血症的刺激下，进一步在肾脏转化为具有钙调节活性的 1,25-二羟基维生素 D_3（骨化三醇）。1,25-二羟基维生素 D_3 的基本作用是增加肠道对钙磷的重吸收，以及调节血清钙、肾脏钙和磷排泄、骨形成和骨吸收。正常骨形成需要维生素 D_3，当缺乏阳光照射或营养不良时会引起维生素 D 不足，维生素 D 不足与负钙平衡、骨量丢失、骨折危险性增高相关。严重时，维生素 D 缺乏会引起继发性甲状旁腺功能亢进症、低磷血症、近端肌肉乏力、骨软化，进一步增加骨质疏松症患者跌倒和骨折的风险。

税 则 号 列　3004.5000

中　文　名	阿仑膦酸钠片
英　文　名	Alendronate Sodium Tablets
类　　　别	内分泌系统用药（骨质疏松症用药）
主 要 成 分	阿仑膦酸钠
有效成分 CAS 号	121268-17-5

化学分子结构式

$$Na^+ \quad O=P(O^-)(OH)\text{-}C(OH)(PO(OH)_2)\text{-}CH_2CH_2CH_2\text{-}NH_2 \qquad 3H_2O$$

商 品 属 性	本品为白色或类白色片。
适　用　症	适用于治疗骨质疏松症。
药 理 作 用	本品是骨代谢调节剂，为氨基二膦酸盐，与骨内羟磷灰石有强亲和力。能进入骨基质羟磷灰石晶体中，当破骨细胞溶解晶体，药物被释放，能抑制破骨细胞活性，并通过成骨细胞间接起抑制骨吸收作用。其特点是抗骨吸收活性强、无骨矿化抑制作用。
税 则 号 列	3004.9090

四、　降糖药

中　文　名	艾塞那肽注射液
英　文　名	Exenatide Injection
类　　　别	内分泌系统用药（降糖药）
主 要 成 分	艾塞那肽
有效成分 CAS 号	141758-74-9
化学分子结构式	无
商 品 属 性	本品为无色澄明液体。
适　用　症	适用于改善 II 型糖尿病患者的血糖控制，适用于单用二甲双胍、磺酰脲类以及二甲双胍合用磺酰脲类血糖仍控制不佳的患者。
药 理 作 用	艾塞那肽是合成肽类，具有肠促胰岛素分泌激素类似物效应，最初在钝尾毒蜥中发现。本品促进胰腺 β 细胞葡萄糖依赖性地分泌胰岛素，抑制胰高血糖素过量分泌，并且能够延缓胃排空。与胰岛素、磺酰脲类（包括苯丙氨酸衍生物和氯茴苯酸类）、双胍类、噻唑烷二酮类和 α-葡萄糖苷酶抑制剂相比，艾塞那肽具有不同的化学结构和药理作用。
税 则 号 列	3004.3900

中 文 名	注射用艾塞那肽微球
英 文 名	Exenatide Microspheres for Injection
类 别	内分泌系统用药（降糖药）
主 要 成 分	艾塞那肽
有效成分 CAS 号	141758-74-9
化学分子结构式	无
商 品 属 性	本品为白色至类白色粉末。
适 用 症	适用于改善 Ⅱ 型糖尿病患者的血糖控制，适用于单用二甲双胍、磺脲类以及二甲双胍合用磺脲类血糖仍控制不佳的患者。
药 理 作 用	艾塞那肽是一种胰高血糖素样肽-1（GLP-1）受体激动剂。GLP-1 是内源性肠促胰岛素激素。艾塞那肽与 GLP-1 受体特异性地相互作用，抑制胰高血糖素的过量分泌，并延缓胃排空。
税 则 号 列	3004.3900

中 文 名	格列本脲片
英 文 名	Glibenclamide Tablets
类 别	内分泌系统用药（降糖药）
主 要 成 分	格列本脲
有效成分 CAS 号	10238-21-8

化学分子结构式

商 品 属 性	本品为白色片。
适 用 症	本品为降血糖药，适用于单用饮食控制疗效不满意的轻、中度 Ⅱ 型糖尿病，病人胰岛 β 细胞有一定的分泌胰岛素功能，并且无严重的并发症。
药 理 作 用	刺激胰腺胰岛 β 细胞分泌胰岛素，先决条件是胰岛 β 细胞还有一定的合成和分泌胰岛素的功能；通过增加门静脉胰岛素水平或对肝脏直接作用，抑制肝糖原分解和糖原异生作用，使肝生成和输出葡萄糖减少；也可能增加胰外组织对胰岛素的敏感性和糖的利用（可能主要通过受体后作用）。因此，总的作用是降低空腹血糖和餐后血糖。
税 则 号 列	3004.9010

中 文 名　格列吡嗪控释片
英 文 名　Glipizide Controlled Release Tablets
类　　别　内分泌系统用药（降糖药）
主 要 成 分　格列吡嗪
有效成分 CAS 号　29094-61-9

化学分子结构式

商 品 属 性　本品为白色薄膜衣片，除去包衣后显红棕色和浅红色双层片芯。
适 用 症　适用于在充分进行饮食控制的基础上，治疗Ⅱ型糖尿病患者的高血糖及其相关症状。
药 理 作 用　本品为磺酰脲类口服降糖药物。格列吡嗪通过刺激胰腺分泌胰岛素达到其快速降血糖作用，本品的作用依赖胰岛 β 细胞的功能。胰腺外效应在磺脲类口服降糖药物的作用机制中也起部分作用，增加胰岛素敏感性和减少肝脏葡萄糖生成的胰外作用在格列吡嗪的作用机制中较为重要。但是长期使用格列吡嗪降血糖的作用机制尚不十分清楚。重要的是，格列吡嗪可刺激膳食反应性胰岛素的分泌。本品可增强糖尿病患者的食物促胰岛素分泌作用。
税 则 号 列　3004.9010

中 文 名　格列美脲胶囊
英 文 名　Glimepiride Capsules
类　　别　内分泌系统用药（降糖药）
主 要 成 分　格列美脲
有效成分 CAS 号　93479-97-1

化学分子结构式

商 品 属 性　本品为胶囊剂，内容物为白色粉末。
适 用 症　适用于单用饮食控制疗效不满意的轻、中度Ⅱ型糖尿病，病人胰岛 β 细胞有一定的分泌胰岛素功能，并且无严重的并发症。
药 理 作 用　本品为第二代磺酰脲类口服降血糖药，其降血糖作用的主要机理是刺激胰岛 β 细胞分泌胰岛素，部分提高周围组织对胰岛素的敏感性。本品与胰岛素受体结合及离解的速度较格列本脲为快，较少引起较重低血糖。
税 则 号 列　3004.9010

中　文　名　格列齐特片
英　文　名　Gliclazide Tablets
类　　　别　内分泌系统用药（降糖药）
主　要　成　分　格列齐特
有效成分 CAS 号　21187-98-4

化学分子结构式

商　品　属　性　本品为白色片。
适　用　症　适用于治疗非胰岛素依赖型糖尿病。
药　理　作　用　本品是第二代磺脲类降血糖药，其作用机制是选择性地作用于胰岛 β 细胞，促进胰岛素分泌，并提高进食葡萄糖后的胰岛素释放，使肝糖生成和输出受到抑制。能降低血小板的聚集和黏附力，有助于糖尿病微血管病变的防治。
税　则　号　列　3004.9010

中　文　名　阿卡波糖胶囊
英　文　名　Acarbose Capsules
类　　　别　内分泌系统用药（降糖药）
主　要　成　分　阿卡波糖
有效成分 CAS 号　56180-94-0

化学分子结构式

商　品　属　性　本品为胶囊剂。
适　用　症　适用于治疗糖尿病，降低糖耐量低减者的餐后血糖。
药　理　作　用　本品是一种生物合成的假性四糖。动物试验结果表明：本品对小肠壁细胞刷状缘的 α-葡萄糖苷酶的活性具有抑制作用，肠道内多糖、寡糖或双糖从而降解，使来自碳水化合物的葡萄糖的降解和吸收入血速度变缓，降低了餐后血糖的升高，平均血糖值下降。
税　则　号　列　3004.9090

中　文　名　阿卡波糖咀嚼片
英　文　名　Acarbose Chewable Tablets
类　　　别　内分泌系统用药（降糖药）
主　要　成　分　阿卡波糖
有效成分 CAS 号　56180-94-0

化学分子结构式

商　品　属　性　本品为类白色或淡黄色片。
适　用　症　适用于治疗糖尿病，降低糖耐量低减者的餐后血糖。
药　理　作　用　本品是一种生物合成的假性四糖。动物试验结果表明：本品对小肠壁细胞刷状缘的 α-葡萄糖苷酶的活性具有抑制作用，肠道内多糖、寡糖或双糖降解，使来自碳水化合物的葡萄糖的降解和吸收入血速度变缓，降低了餐后血糖的升高，平均血糖值下降。
税　则　号　列　3004.9090

中　文　名　阿卡波糖片
英　文　名　Acarbose Tablets
类　　　别　内分泌系统用药（降糖药）
主　要　成　分　阿卡波糖
有效成分 CAS 号　56180-94-0

化学分子结构式

商　品　属　性　本品为类白色或淡黄色片。
适　用　症　适用于配合饮食控制，治疗糖尿病，或降低糖耐量低减者的餐后血糖。
药　理　作　用　本品是一种生物合成的假性四糖。动物试验结果表明：本品对小肠壁细胞刷状缘的 α-葡萄糖苷酶的活性具有抑制作用，肠道内多糖、寡糖或双糖降解，使来自碳水化合物的葡萄糖的降解和吸收入血速度变缓，降低了餐后血糖的升高，平均血糖值下降。
税　则　号　列　3004.9090

中　文　名	达格列净片
英　文　名	Dapagliflozin Tablets
类　　　别	内分泌系统用药（降糖药）
主　要　成　分	达格列净
有效成分 CAS 号	461432-26-8

化学分子结构式

商 品 属 性　本品为黄色、双凸、菱形薄膜衣片。

适 用 症　适用Ⅱ型糖尿病患者辅助饮食和运动改善血糖控制。

药 理 作 用　达格列净通过抑制钠-葡萄糖转运蛋白 2（SGLT2）——肾内的一种使葡萄糖被重新吸收到血液中的蛋白质而发挥作用。这使得多余的葡萄糖通过尿液被排出体外，从而在不增加胰岛素分泌的情况下改善血糖控制。

税 则 号 列　3004.9090

中　文　名	磷酸西格列汀片
英　文　名	Sitagliptin Phosphate Tablets
类　　　别	内分泌系统用药（降糖药）
主　要　成　分	磷酸西格列汀
有效成分 CAS 号	654671-78-0

化学分子结构式

商 品 属 性　本品为粉红色薄膜衣片，除去包衣后显白色或类白色。

适 用 症　适用于改善Ⅱ型糖尿病患者的血糖控制。

药 理 作 用　西格列汀二肽基肽酶 4（DPP-4）抑制剂，肠促胰岛激素包括胰高糖素样多肽-1（GLP-1）和葡萄糖依赖性促胰岛素分泌多肽（GIP），由肠道全天释放，并且在进餐后水平升高。肠促胰岛激素是参与葡萄糖内环境稳态生理学调控的内源性系统的一部分。当血糖浓度正常或升高时，GLP-1 和 GIP 可通过涉及环磷腺苷的细胞内信号途径增加胰腺 β 细胞合成并释放胰岛素。此外，GLP-1 还可以抑制胰腺 α 细胞分泌胰高糖素。胰高糖素浓度的降低和胰岛素水平的升高可降低肝葡萄糖生成，从而降低血糖水平。GLP-1 和 GIP 的作用具有葡萄糖依赖性，当血糖浓度较低时，GLP-1 不会促进胰岛素释放，也不会抑制胰高糖素分泌；当葡萄糖水平高于正常浓度时，GLP-1 和 GIP 促进胰岛素释放的作用增强。此外，GLP-1 不会损伤机体对低血糖的正常胰高糖素释放反应。GLP-1 和 GIP 的活性受到 DPP-4 酶的限制，后者可以快速水解肠促胰岛激素，产生非活性产物。西格列汀能够防止 DPP-4 水解肠促胰岛激素，从而增加活性形式的 GLP-1 和 GIP 的血浆浓度。通过增加活性肠促胰岛激素水平，西格列汀能够以葡萄糖依赖的方式增加胰岛素释放并降低胰高糖素水平。

税 则 号 列　3004.9090

中 文 名	罗格列酮
英 文 名	Rosiglitazone
类 别	内分泌系统用药（降糖药）
主 要 成 分	罗格列酮
有效成分 CAS 号	122320-73-4

化学分子结构式

商 品 属 性 本品常用剂型有片剂、胶囊剂、分散片等。

适 用 症 本品仅适用于其他降糖药无法达到血糖控制目标的Ⅱ型糖尿病患者。单一服用本品，并辅以饮食控制和运动，可控制Ⅱ型糖尿病患者的血糖。对于饮食控制和运动加服本品或单一抗糖尿病药物，而血糖控制不佳的Ⅱ型糖尿病患者，本品可与二甲双胍或磺酰脲类药物联合应用。对服用最大推荐剂量二甲双胍或磺酰脲类药物，且血糖控制不佳的患者，本品不可替代原抗糖尿病药物，则需在其基础上联合应用。饮食控制是Ⅱ型糖尿病治疗的措施之一。限制热量、减轻体重和增加运动均有助于提高胰岛素的敏感性，因而其不仅是Ⅱ型糖尿病治疗的基本治疗，且可有效地保持药物疗效。在开始服用本品前，应诊治影响血糖控制的病症，如感染。

药 理 作 用 本品属噻唑烷二酮类抗糖尿病药，通过提高胰岛素的敏感性而有效地控制血糖。本品为过氧化物酶体增殖激活受体 γ（PPAR-γ）的高选择性、强效激动剂。人类的 PPAR 受体存在于胰岛素的主要靶组织如肝脏、脂肪和肌肉组织。本品激活 PPAR-γ 核受体，可对参与葡萄糖生成、转运和利用的胰岛素反应基因的转录进行调控。此外，PPAR-γ 反应基因也参与脂肪酸代谢的调节。在本品临床研究中，空腹血糖（FPG）和 HbAlc 的检测结果表明，本品可改善血糖控制情况，同时伴有血胰岛素和 C 肽水平降低，也可使餐后血糖和胰岛素水平下降。本品对血糖控制的改善作用较持久，可维持达 52 周。Ⅱ型糖尿病的主要病例生理学特征为胰岛素抵抗。本品的抗糖尿病作用已在Ⅱ型糖尿病的动物模型（由于靶组织的胰岛素抵抗而出现高血糖症和/或糖耐量下降）中得到证实。

税 则 号 列 3004.9090

中 文 名	米格列醇片
英 文 名	Miglitol Tablets
类 别	内分泌系统用药（降糖药）
主 要 成 分	米格列醇
有效成分 CAS 号	72432-03-2

化学分子结构式

商 品 属 性 本品为薄膜衣片，除去包衣后显白色或类白色。

适 用 症 米格列醇单独使用可以作为配合饮食控制的辅助手段，以改善单纯饮食控制不佳的Ⅱ型糖尿病患者（NIDDM）的血糖控制。如果饮食疗法单独配合米格列醇或者磺酰脲类无法达到满意的血糖控制效果时，米格列醇也可与磺酰脲类药物合用。当二者配合使用时，会产生累加效应，这可能是因为二者的作用机制不同。在Ⅱ型糖尿病患者治疗的开始阶段，节制饮食是首选的治疗手段。限制热量摄取，控制体重对于肥胖糖尿病患者是必需的。单纯合理的饮食控制就可控制血糖以及高血糖症状，同时也应重视恰当的身体锻炼。如果这种治疗无效，可考虑使用米格列醇。但医生和患者都应注意米格列醇是作为配合饮食疗法的一种辅助手段而非其替代品，也就是说它不能作为一种避免节制饮食的方便方法来使用。

药 理 作 用 米格列醇属去氧化野尻霉素衍生物，它可延迟摄入的糖分的消化吸收，从而导致餐后血糖浓度只有轻微升高，因此能降低血糖。米格列醇可降低Ⅱ型糖尿病患者的糖化血红蛋白水平。糖化血红蛋白代表既往一段时间的平均血糖浓度，它反映了全身的非酶蛋白糖基化作用。作用机制：与磺酰脲类药不同，米格列醇不刺激胰岛素分泌。米格列醇的抗高血糖作用机制为可逆性抑制肠黏膜上的 α-葡萄糖苷酶。小肠刷状缘的 α-葡萄糖苷酶将低聚糖和二糖水解为葡萄糖和其他单糖类。对糖尿病患者，通过抑制此酶的作用延迟了糖的吸收，降低了餐后高血糖。因为米格列醇作用机制不同于磺酰脲类，故二者合用时，可增强降低血糖的作用。

税 则 号 列 3004.9090

中　文　名　西格列汀二甲双胍片
英　文　名　Sitagliptin Phosphate/Metformin Hydrochloride Tablets
类　　　别　内分泌系统用药（降糖药）
主　要　成　分　本品为复方制剂，主要成分为磷酸西格列汀和盐酸二甲双胍
有效成分 CAS 号　磷酸西格列汀 654671-78-0；盐酸二甲双胍 1115-70-4

化学分子结构式

商　品　属　性　本品为淡粉色异形薄膜衣片。目前，西格列汀二甲双胍临床在售的制剂主要包括三种：西格列汀二甲双胍Ⅰ、西格列汀二甲双胍Ⅱ和西格列汀二甲双胍Ⅲ，三种规格都含有 50mg 的西格列汀，不同之处在于二甲双胍的剂量。西格列汀二甲双胍Ⅰ含有的二甲双胍剂量为 500mg，西格列汀二甲双胍Ⅱ含有的二甲双胍剂量为 850mg，西格列汀二甲双胍Ⅲ含有的二甲双胍剂量为 1000mg。
适　用　症　适用于治疗Ⅱ型糖尿病。
药　理　作　用　本品是将两种作用机制互补的降血糖药物联合起来，用于改善Ⅱ型糖尿病患者的血糖控制：药物成分中的磷酸西格列汀是一种二肽基肽酶4（DPP-4）抑制剂，而盐酸二甲双胍是一种双胍类降血糖药物。
税　则　号　列　3004.9090

中　文　名　盐酸二甲双胍片
英　文　名　Metflrmin Hydrochloride Tablets
类　　　别　内分泌系统用药（降糖药）
主　要　成　分　盐酸二甲双胍
有效成分 CAS 号　15537-72-1

化学分子结构式

商　品　属　性　本品为糖衣或薄膜衣片，除去包衣后显白色。
适　用　症　适用于治疗单纯饮食控制或运动疗法血糖水平未得到满意控制的Ⅱ型糖尿病；可作为单用磺脲类或盐酸二甲双胍治疗，血糖水平未得到满意控制的Ⅱ型糖尿病病人的二线用药。
药　理　作　用　本品可降低Ⅱ型糖尿病患者空腹及餐后高血糖，机制可能是增加周围组织对胰岛素的敏感性，增加胰岛素介导的葡萄糖利用；增加非胰岛素依赖的组织对葡萄糖的利用，如脑、血细胞、肾髓质、肠道、皮肤等；抑制肝糖原异生作用，降低肝糖输出；抑制肠壁细胞摄取葡萄糖；抑制胆固醇的生物合成和贮存，降低血甘油三酯、总胆固醇水平。
税　则　号　列　3004.9090

五、 甲状腺功能用药

中 文 名 左甲状腺素钠片
英 文 名 Levothyroxine Sodium Tablets
类 别 内分泌系统用药（甲状腺功能用药）
主 要 成 分 左甲状腺素钠
有效成分 CAS 号 55-03-8

化学分子结构式

商 品 属 性 本品为片剂。
适 用 症 适用于各种原因的甲状腺功能低减的替代治疗；预防甲状腺功能正常的甲状腺肿手术
后甲状腺肿复发；治疗甲状腺功能正常的良性甲状腺肿；抗甲状腺药物治疗甲亢，当
甲状腺功能正常时可和抗甲状腺药物合用；甲状腺癌手术后，抑制肿瘤生长和补充体
内缺乏的甲状腺激素；甲状腺功能抑制试验。
药 理 作 用 左甲状腺素钠片活性成分为左甲状腺素（T4），它与人体甲状腺分泌的激素作用一致，
部分在肝脏和肾脏内转化为三碘甲状腺氨酸（T3），进入细胞内发挥作用，其特有的
作用是参与机体的生长、发育和代谢。
税 则 号 列 3004.3900

中　文　名　骨化三醇注射液
英　文　名　Calcitriol Injection
类　　　别　内分泌系统用药（甲状腺功能用药）
主 要 成 分　骨化三醇
有效成分 CAS 号　32222-06-3

化学分子结构式

商 品 属 性　本品为无色澄明液体。
适 用 症　适用于治疗慢性肾透析患者的低钙血症和（或）继发性甲状旁腺功能亢进。
药 理 作 用　骨化三醇是维生素 D_3（胆骨化醇）的活性形式。人体主要依靠紫外线照射皮肤将 7-脱氢胆固醇转化为维生素 D_3。维生素 D_3 在其靶组织进行完全活化之前必须在肝脏和肾脏活化。首次转化需由肝脏的维生素 D_3-25-羟化酶催化，生成 25-(OH)D_3（骨化二醇）。后者在肾组织的线粒体中进行水解，通过肾的 25-羟化维生素 D_3-I-α-羟化酶激活，生成维生素 D_3 的活化形式 1,25-(OH)$_2$ D_3（骨化三醇）。骨化三醇的作用部位是小肠、骨、肾和甲状旁腺。在维生素 D_3 的衍生物中，以骨化三醇刺激小肠转运钙的作用力最强。在骨组织，骨化三醇与甲状旁腺激素结合后可刺激钙吸收；在肾脏，骨化三醇可直接抑制肾小管中钙的重吸收。体内外研究显示骨化三醇可直接抑制甲状旁腺激素的分泌和合成。

税 则 号 列　3004.5000

中　文　名	帕立骨化醇注射液
英　文　名	Paricalcitol Injection
类　　　别	内分泌系统用药（甲状腺功能用药）
主　要　成　分	帕立骨化醇
有效成分 CAS 号	131918-61-1

化学分子结构式

商　品　属　性	本品为无色澄明溶液。
适　用　症	适用于治疗接受血液透析的慢性肾功能衰竭患者的继发性甲状旁腺功能亢进。
药　理　作　用	帕立骨化醇是一种人工合成的具有生物活性的维生素 D 类似物，对骨化三醇侧链（D2）和 A 环（19-nor）进行了修饰。临床前研究及体外试验研究显示，帕立骨化醇需通过与维生素 D 受体（VDR）结合，引发维生素 D 反应通路的选择性活化产生生物学作用。维生素 D 与帕立骨化醇可以通过抑制甲状旁腺激素（PTH）的合成与分泌，降低 PTH 水平。
税　则　号　列	3004.5000

中　文　名	甲巯咪唑片
英　文　名	Thiamazole Tablets
类　　　别	内分泌系统用药（甲状腺功能用药）
主　要　成　分	甲巯咪唑
有效成分 CAS 号	60-56-0

化学分子结构式

商　品　属　性	本品为片剂。
适　用　症	适用于各种类型的甲状腺功能亢进症。
药　理　作　用	本品作用机制为抑制甲状腺内过氧化物酶，阻碍摄入甲状腺内碘化物的氧化及酪氨酸的耦联，阻碍甲状腺素（T4）和三碘甲状腺原氨酸（T3）的合成。
税　则　号　列	3004.9090

六、 避孕药

中 文 名	复方孕二烯酮片
英 文 名	Compound Gestodene Tablets
类 别	内分泌系统用药（避孕药）
主 要 成 分	本品为复方制剂，有效成分为炔雌醇和孕二烯酮
有效成分CAS号	炔雌醇 57-63-6；孕二烯酮 60282-87-3

化学分子结构式

商 品 属 性	本品为白色片。无臭，无味。
适 用 症	适用于女性口服避孕。
药 理 作 用	本品所含炔雌醇能抑制促性腺激素分泌，从而抑制卵巢排卵。孕二烯酮为孕激素，在较大剂量时能显著抑制促性腺激素和性激素分泌，从而具有抗早孕、抗着床以及使宫颈黏液变稠的作用。两药并用可发挥协同作用，提高避孕效果。
税 则 号 列	3006.6010

中 文 名	去氧孕烯炔雌醇片
英 文 名	Desogestrel and Ethinylestradiol Tablets
类 别	内分泌系统用药（避孕药）
主 要 成 分	去氧孕烯（孕激素）和炔雌醇（雌激素）
有效成分CAS号	去氧孕烯（孕激素）54024-22-5；炔雌醇（雌激素）57-63-6

化学分子结构式

商 品 属 性	本品为片剂。
适 用 症	适用于避孕。
药 理 作 用	本品是炔雌醇和去氧孕烯复方制剂。其主要避孕作用是通过抑制排卵，以及改变宫颈黏液，阻止精子穿入。
税 则 号 列	3006.6010

七、 其他内分泌失调用药

中 文 名	醋酸加尼瑞克注射液
英 文 名	Ganirelix Injection
类 别	内分泌系统用药（其他内分泌失调用药）
主 要 成 分	醋酸加尼瑞克
有效成分 CAS 号	123246-29-7

化学分子结构式

商 品 属 性　本品为注射剂，无色澄明溶液。

适 用 症　本品在接受辅助生殖技术（ART）控制性卵巢刺激（COS）方案的妇女中使用，用于预防过早出现促黄体激素（LH）峰。

药 理 作 用　促性腺激素释放激素（GnRH）的脉冲式释放能够刺激 LH 和 FSH 的合成和分泌。卵泡期中期和后期的 LH 脉冲频率大约是每小时 1 次。这些脉冲体现在血清 LH 的瞬时上升。在月经中期，GnRH 的大量释放造成 LH 激增。月经中期的 LH 激增能引起数个生理反应，包括排卵、卵母细胞减数分裂恢复和黄体形成。黄体形成造成血清黄体酮水平上升，同时雌二醇水平下降。醋酸加尼瑞克是 GnRH 拮抗剂，可竞争性地阻断垂体促性腺细胞上的 GnRH 受体，以及其后的转导通路；产生一种快速、可逆的促性腺激素分泌抑制作用。醋酸加尼瑞克对脑垂体 LH 分泌的抑制作用强于对 FSH 的抑制作用。醋酸加尼瑞克不能引起内源性促性腺激素的首次释放，这与拮抗作用一致。醋酸加尼瑞克停药后 48 小时内，垂体 LH 和 FSH 水平可完全恢复。

税 则 号 列　3004.3900

中　文　名　甲磺酸溴隐亭片

英　文　名　Bromocriptine Mesilate Tablets

类　　　别　内分泌系统用药（其他内分泌失调用药）

主　要　成　分　甲磺酸溴隐亭

有效成分 CAS 号　22260-51-1

化学分子结构式

商　品　属　性　本品为片剂。

适　用　症　适用于：（1）内分泌系统疾病：泌乳素依赖性月经周期紊乱和不育症（伴随高或正常泌乳素血症）、闭经（伴有或不伴有泌乳）、月经过少、黄体功能不足和药物诱导的高泌乳激素症（抗精神病药物和高血压治疗药物）；（2）非催乳素依赖性不育症：多囊性卵巢综合征、与抗雌激素联合运用（如氯底酚胺）治疗无排卵症；（3）高泌乳素瘤：垂体小腺瘤的保守治疗，在手术前抑制腺瘤生长或减少腺瘤的体积，使切除容易进行；术后可用于降低仍然较高的泌乳素水平；（4）肢端肥大症：单独应用或联合放疗、手术等可降低生长激素的血浆水平；（5）抑制生理性泌乳：分娩或流产后通过抑制泌乳来抑制乳腺充血、肿胀，从而可预防产后乳腺炎；（6）良性乳腺疾病：缓和或减轻经前综合征及乳腺结节（或囊性）乳腺疾病相关性乳腺疼痛；（7）神经系统疾病：用于各期自发性和脑炎后所致帕金森病的单独治疗，或与其他抗帕金森病药物联合使用。

药　理　作　用　甲磺酸溴隐亭为下丘脑和垂体中多巴胺受体激动剂，能降低泌乳激素分泌，阻止和减少乳汁分泌。对于肢端肥大症患者，甲磺酸溴隐亭可降低其生长激素水平和泌乳素水平。甲磺酸溴隐亭的多巴胺能活性，能够促进已经活化的突触前黑质纹状体神经元释放内源性多巴胺，并能选择性地刺激突触后受体，用于帕金森病的治疗。

税　则　号　列　3004.4900

中　文　名　　盐酸利托君片

英　文　名　　Ritodrine Hydrochloride Tablets

类　　　别　　内分泌系统用药（其他内分泌失调用药）

主 要 成 分　　盐酸利托君

有效成分 CAS 号　23239-51-2

化学分子结构式

本品为片剂。

适　用　症　　适用于预防妊娠 20 周以后的早产。目前本品用于子宫颈开口大于 4cm 或开全 80% 以上时的有效性和安全性尚未确立。

药 理 作 用　　药理研究表明，盐酸利托君作用于子宫平滑肌的 β2-受体，从而抑制子宫平滑肌的收缩频率和强度。本品是一种口服、肌肉和静脉注射均有效延长妊娠、阻止早产的药物。

税 则 号 列　　3004.4900

中　文　名　　盐酸利托君注射液

英　文　名　　Ritodrine Hydrochloride Injection

类　　　别　　内分泌系统用药（其他内分泌失调用药）

主 要 成 分　　盐酸利托君

有效成分 CAS 号　23239-51-2

化学分子结构式

商 品 属 性　　本品为注射剂，无色至微黄色的澄明液体。

适　用　症　　适用于预防妊娠 20 周以后的早产。目前本品用于子宫颈开口大于 4cm 或开全 80% 以上时的有效性和安全性尚未确立。

药 理 作 用　　药理研究表明，盐酸利托君作用于子宫平滑肌的 β2-受体，从而抑制子宫平滑肌的收缩频率和强度。本品是一种口服、肌肉和静脉注射均有效延长妊娠、阻止早产的药物。

税 则 号 列　　3004.4900

中　文　名	聚乙二醇钠钾散
英　文　名	Macrogol Sodium Potassium Powder
类　　　别	内分泌系统用药（其他内分泌失调用药）
主要成分	本品为复方制剂，有效成分为聚乙二醇、氯化钠、氯化钾、碳酸氢钠
有效成分CAS号	聚乙二醇 25322-68-3；氯化钠 7647-14-5；氯化钾 7447-40-7；碳酸氢钠 144-55-8

化学分子结构式

商品属性	本品为袋装，口服粉剂。
适　用　症	适用于治疗慢性便秘，粪便嵌塞。
药理作用	聚乙二醇 3350 是借由其在肠道的渗透作用而产生缓泻的效果，其作用时间依粪便嵌塞或慢性便秘之严重度而异。电解质等成分乃为确保钠、钾水的平衡。
税则号列	3004.9090

中　文　名	注射用醋酸西曲瑞克
英　文　名	Cetrorelix Acetate Power for Injection
类　　　别	内分泌系统用药（其他内分泌失调用药）
主要成分	醋酸西曲瑞克
有效成分CAS号	120287-85-6

化学分子结构式

商品属性	本品为注射剂，白色冻干块状物。
适　用　症	适用于进行控制性卵巢刺激的患者，防止提前排卵，进而进行采卵和辅助生殖技术治疗。在临床试验中，本品与人绝经期促性腺激素（HMG）联合使用。本品与重组人促卵泡激素（r-hFSH）联合使用的有限经验表明，其疗效与前者相似。
药理作用	本品是黄体激素释放激素（LHRH）拮抗剂。LHRH 可与垂体细胞的膜受体结合。西曲瑞克与内源性 LHRH 竞争性地结合这些受体，从而控制促性腺激素（LH 和 FSH）的分泌。
税则号列	3004.3900

中 文 名	乳果糖口服溶液
英 文 名	Lactulose Oral Solution
类 别	内分泌系统用药（其他内分泌失调用药）
主 要 成 分	乳果糖
有效成分 CAS 号	4618-18-2

化学分子结构式

商 品 属 性	本品规格有 10mL，5g；100mL，50g；100mL，66.7g 等。袋装或瓶装。为无色至淡棕黄色澄明黏稠液体，微显乳光。
适 用 症	适用于慢性便秘，肝性脑病（PSE），用于治疗和预防肝昏迷或昏迷前状态。
药 理 作 用	乳果糖在结肠中被消化道菌丛转化成有机酸，导致肠道内 pH 值下降，并通过保留水分，增加粪便体积。上述作用刺激结肠蠕动，保持大便通畅，缓解便秘，同时恢复结肠的生理节律。
税 则 号 列	3004.9090

中 文 名	唑来膦酸注射液
英 文 名	Zoledronic Acid Injection
类 别	内分泌系统用药（其他内分泌失调用药）
主 要 成 分	唑来膦酸
有效成分 CAS 号	118072-93-8

化学分子结构式

商 品 属 性	本品为注射剂，无色澄明液体。
适 用 症	适用于恶性肿瘤溶骨性骨转移引起的骨痛。
药 理 作 用	唑来膦酸的药理作用主要是抑制骨吸收，其作用机制尚不完全清楚，可能与多方面作用有关。唑来膦酸在体外可抑制破骨细胞活动，诱导破骨细胞凋亡，还可通过与骨的结合阻断破骨细胞对矿化骨和软骨的吸收。唑来膦酸还可以抑制由肿瘤释放的多种刺激因子引起的破骨细胞活动增强和骨钙释放。
税 则 号 列	3004.9090

第八节　主要作用于生殖系统和泌尿系统的药物

一、生殖系统用药

中　文　名	雌三醇栓
英　文　名	Estriol Suppositories
类　　　别	生殖系统用药
主　要　成　分	雌三醇
有效成分 CAS 号	50-27-1

化学分子结构式

商　品　属　性	本品为脂肪性基质制成的白色或乳白色圆柱形栓剂。
适　用　症	适用于治疗妇女绝经后因雌激素缺乏而引起的泌尿生殖道萎缩和萎缩性阴道炎（即老年性阴道炎）。表现为外阴或阴道干燥、瘙痒、灼热、阴道分泌物异常及性交疼痛或尿频、尿急、尿失禁等症状。
药　理　作　用	雌三醇是体内雌二醇的代谢产物，主要存在于尿中的一种天然雌激素。其作用比雌二醇弱，主要作用于外阴和子宫颈，使阴道上皮增生变厚并恢复阴道的生理 pH 值，有利于绝经后因雌激素缺乏所致的泌尿生殖道萎缩和萎缩性阴道炎的治疗。
税　则　号　列	3004.3900

二、 泌尿系统用药

中　文　名　非那雄胺分散片
英　文　名　Finasteride Dispersible Tablets
类　　　别　泌尿系统用药
主　要　成　分　非那雄胺
有效成分 CAS 号　98319-26-7

化学分子结构式

商　品　属　性　本品为白色或类白色片。
适　用　症　适用于治疗已有症状的良性前列腺增生症（BPH）：改善症状，降低发生急性尿潴留的危险性，降低需进行经尿道切除前列腺（TURP）和前列腺切除术的危险性。
药　理　作　用　非那雄胺是一种合成的甾体类化合物，它是雄激素睾酮代谢成为双氢睾酮过程中的细胞内酶-Ⅱ型 5α-还原酶的特异性抑制剂。非那雄胺对雄激素受体没有亲和力，也没有雄激素样、抗雄激素样、雌激素样、抗雌激素样或促孕作用。对该酶的抑制能阻碍外周组织中睾酮向雄激素双氢睾酮的转化，使血清及组织中双氢睾酮浓度显著下降。与安慰剂相比，可使血循环中睾酮的水平升高 10%～15%，但仍在生理范围内。非那雄胺能使血清中双氢睾酮浓度迅速下降，在给药后 24 小时内使之显著减少。
税　则　号　列　3004.3900

中　文　名　非那雄胺胶囊
英　文　名　Finasteride Capsules
类　　　别　泌尿系统用药
主　要　成　分　非那雄胺
有效成分 CAS 号　98319-26-7

化学分子结构式

商　品　属　性　本品为胶囊剂，内容物为白色粉末。
适　用　症　适用于治疗已有症状的良性前列腺增生症（BPH）：改善症状；降低发生急性尿潴留的危险性；降低需进行经尿道切除前列腺（TURP）和前列腺切除术的危险性。
药　理　作　用　本品为一种 4-氮杂甾体化合物，它是睾酮代谢成为更强的雄激素双氢睾酮（DHT）过程中的细胞内酶-Ⅱ型 5α-还原酶的特异性抑制剂。而良性前列腺增生（BPH）或称作前列腺肥大取决于前列腺中睾酮向 DHT 的转化。本品能非常有效地减少血液和前列腺内 DHT。非那雄胺对雄激素受体没有亲和力。
税　则　号　列　3004.3900

中　文　名　非那雄胺片
英　文　名　Finasteride Tablets
类　　　别　泌尿系统用药
主　要　成　分　非那雄胺
有效成分 CAS 号　98319-26-7

化学分子结构式

商　品　属　性　本品为薄膜衣片，除去薄膜衣后显白色或类白色。
适　用　症　适用于治疗和控制良性前列腺增生（BPH）以及预防泌尿系统事件，降低发生急性尿潴留的危险性，降低需进行经尿道切除前列腺（TLRP）和前列腺切除术的危险性。本品可使肥大的前列腺缩小改善尿流及改善前列腺增生有关的症状，前列腺肥大患者适用于本品治疗。
药　理　作　用　本品属 4-氮甾体激素类化合物，为特异性 Ⅱ 型 5α-还原酶竞争抑制剂，抑制外周睾酮转化为二氢睾酮，降低血液和前列腺、皮肤等组织中二氢睾酮水平。前列腺的生长发育和良性增生依赖于二氢睾酮，非那雄胺通过降低血液和前列腺组织中的二氢睾酮水平而抑制前列腺增生，改善良性前列腺增生的相关临床症状。
税　则　号　列　3004.3900

中　文　名　复方呋塞米片
英　文　名　Compound Furosemide Tablets
类　　　别　泌尿系统用药
主　要　成　分　本品为复方制剂，有效成分为呋塞米和盐酸阿米洛利
有效成分 CAS 号　呋塞米 54-31-9；盐酸阿米洛利 2016-88-8

化学分子结构式

商　品　属　性　本品为类白色至微黄色片。
适　用　症　主要用于心源性水肿、肾性水肿、肝性水肿（肝硬化腹水）。
药　理　作　用　由呋塞米和盐酸阿米洛利组成，呋塞米主要抑制髓袢升支的髓质部及皮质部对 Cl^-、Na^+ 的再吸收而利尿、排 K^+、Na^+、Cl^-；盐酸阿米洛利作用于远曲小管及皮质集合管，抑制 H^+ 的分泌及 Na^+-K^+ 交换而保钾利尿，钠负荷大鼠利尿实验表明，本品利尿排钠作用强于呋塞米，且可显著抑制尿钾排出。
税　则　号　列　3004.9010

中 文 名	盐酸坦洛新缓释胶囊	
英 文 名	Tamsulosin Hydrochloride Sustained Release Capsules	
类 别	泌尿系统用药	
主 要 成 分	盐酸坦洛新	
有效成分 CAS 号	106463-17-6	

化学分子结构式

商 品 属 性 本品为硬胶囊，内容物为类白色球形小丸。

适 用 症 适用于治疗前列腺增生所致的异常排尿症状，如尿频、夜尿增多、排尿困难等。

药 理 作 用 对交感神经 α1 受体的阻断作用：本品可选择性阻断 α1 受体，其作用比盐酸哌唑嗪强 0.5~22 倍，比甲磺酸酚妥拉明强 45~140 倍。此外，本品对 α1 受体的亲和力比 α2 受体的强 5400~24000 倍。对尿道、膀胱及前列腺的作用：因本品为 α1 受体亚型 α1A 的特异性拮抗剂，而尿道、膀胱颈部及前列腺存在的 α1 受体主要为 α1A 受体，因此本品对尿道、膀胱颈部及前列腺平滑肌具有高选择性的阻断作用，使平滑肌松弛，尿道压迫降低，其抑制尿道内压上升的能力是抑制血管舒张压上升的 13 倍。改善排尿障碍的作用：本品可降低尿道内压曲线中的前列腺压力，而对节律性膀胱收缩和膀胱内压曲线无影响。

税 则 号 列 3004.9010

中　文　名	盐酸坦洛新缓释片
英　文　名	Tamsulosin Hydrochloride Sustained Release Tablets
类　　　别	泌尿系统用药
主　要　成　分	盐酸坦洛新
有效成分 CAS 号	106463-17-6

化学分子结构式

商　品　属　性　本品为片剂。

适　用　症　适用于因前列腺增生所致的排尿障碍等症状，如尿频、夜尿增多、排尿困难等。由于本品是通过改善尿道、膀胱颈及前列腺部位平滑肌功能而达到治疗目的的，并非缩小增生腺体，故适用于轻、中度患者及未导致严重排尿障碍者，如已发生严重尿潴留时不应单独服用本品。

药　理　作　用　对交感神经 α1 受体的阻断作用：本品可选择性阻断 α1 受体，其作用比盐酸哌唑嗪强 0.5~22 倍，比甲磺酸酚妥拉明强 45~140 倍。此外，本品对 α1 受体的亲和力比 α2 受体的强 5400~24000 倍。对尿道、膀胱及前列腺的作用：因本品为 α1 受体亚型 α1A 的特异性拮抗剂，而尿道、膀胱颈部及前列腺存在的 α1 受体主要为 α1A 受体，因此本品对尿道、膀胱颈部及前列腺平滑肌具有高选择性的阻断作用，使平滑肌松弛，尿道压迫降低，其抑制尿道内压上升的能力是抑制血管舒张压上升的 13 倍。改善排尿障碍的作用：本品可降低尿道内压曲线中的前列腺压力，而对节律性膀胱收缩和膀胱内压曲线无影响。

税　则　号　列　3004.9010

中　文　名	呋塞米片
英　文　名	Furosemide Tablets
类　　　别	泌尿系统用药
主　要　成　分	呋塞米
有效成分 CAS 号	54-31-9

化学分子结构式

商　品　属　性	本品为白色片。
适　用　症	适用于水肿性疾病，包括充血性心力衰竭、肝硬化、肾脏疾病（肾炎、肾病及各种原因所致的急、慢性肾功能衰竭），尤其是应用其他利尿药效果不佳时，应用本类药物仍可能有效，与其他药物合用治疗急性肺水肿和急性脑水肿等；高血压在高血压的阶梯疗法中，不作为治疗原发性高血压的首选药物，但当噻嗪类药物疗效不佳，尤其当伴有肾功能不全或出现高血压危象时，本类药物尤为适用；预防急性肾功能衰竭用于各种原因导致肾脏血流灌注不足，如失水、休克、中毒、麻醉意外以及循环功能不全等，在纠正血容量不足的同时及时应用，可减少急性肾小管坏死的机会；高钾血症及高钙血症；稀释性低钠血症尤其是当血钠浓度低于 120mmol/L 时；抗利尿激素分泌过多症（SIADH）；急性药物毒物中毒如巴比妥类药物中毒等。
药　理　作　用	本品为强效利尿剂。呋塞米能抑制前列腺素分解酶的活性，使前列腺素 E2 含量升高，从而具有扩张血管的作用。
税　则　号　列	3004.9010

中 文 名 呋塞米注射液
英 文 名 Furosemide Injection
类 别 泌尿系统用药
主 要 成 分 呋塞米
有效成分 CAS 号 54-31-9

化学分子结构式

商 品 属 性 本品为无色或几乎无色的澄明液体。
适 用 症 适用于水肿性疾病，包括充血性心力衰竭、肝硬化、肾脏疾病（肾炎、肾病及各种原因所致的急、慢性肾功能衰竭），尤其是应用其他利尿药效果不佳时，应用本类药物仍可能有效。与其他药物合用治疗急性肺水肿和急性脑水肿等；高血压在高血压的阶梯疗法中，不作为治疗原发性高血压的首选药物，但当噻嗪类药物疗效不佳，尤其当伴有肾功能不全或出现高血压危象时，本类药物尤为适用；预防急性肾功能衰竭用于各种原因导致肾脏血流灌注不足，例如失水、休克、中毒、麻醉意外以及循环功能不全等，在纠正血容量不足的同时及时应用，可减少急性肾小管坏死的机会；高钾血症及高钙血症；稀释性低钠血症尤其是当血钠浓度低于 120mmol/L 时；抗利尿激素分泌过多症（SIADH）；急性药物毒物中毒如巴比妥类药物中毒等。
药 理 作 用 本品为强效利尿剂，其作用机制如下：对水和电解质排泄的作用。对血流动力学的影响。呋塞米能抑制前列腺素分解酶的活性，使前列腺素 E2 含量升高，从而具有扩张血管作用。
税 则 号 列 3004.9010

中 文 名 枸橼酸氢钾钠颗粒
英 文 名 Potassium Sodium Hydrogen Citrate Granules
类 别 泌尿系统用药
主 要 成 分 枸橼酸氢钾钠
有效成分 CAS 号 55049-48-4

化学分子结构式

K^+ Na^+ H_2O K^+ Na^+ Na^+

商 品 属 性 本品为淡橙色颗粒。有芳香气味，味咸。
适 用 症 适用于溶解尿酸结石和防止新结石的形成。作为胱氨酸结石和胱氨酸尿的维持治疗。
药 理 作 用 口服枸橼酸氢钾钠颗粒可增加尿液 pH 值和枸橼酸根的排泄，减少尿液的钙离子浓度。这种由枸橼酸氢钾钠颗粒诱发的变化使尿液中形成结石的盐易形成结晶。所致的钙离子浓度的减少能降低尿液中形成结石的钙盐饱和度。pH 值的升高能增加尿酸和胱氨酸结石的可溶性。
税 则 号 列 3004.9090

中　文　名　螺内酯片
英　文　名　Spirorolactone Tablets
类　　　别　泌尿系统用药
主　要　成　分　螺内酯
有效成分 CAS 号　52-01-7

化学分子结构式

商　品　属　性　本品为白色片。
适　用　症　适用于水肿性疾病，与其他利尿药合用，治疗充血性水肿、肝硬化腹水、肾性水肿等水肿性疾病，其目的在于纠正上述疾病时伴发的继发性醛固酮分泌增多，并对抗其他利尿药的排钾作用。也用于特发性水肿的治疗。高血压作为治疗高血压的辅助药物。原发性醛固酮增多症螺内酯可用于此病的诊断和治疗。低钾血症的预防与噻嗪类利尿药合用，增强利尿效应和预防低钾血症。
药　理　作　用　本药结构与醛固酮相似，为醛固酮的竞争性抑制剂。作用于远曲小管和集合管，阻断 Na^+-K^+ 和 Na^+-H^+ 交换，结果 Na^+-Cl^- 和水排泄增多，K^+、Mg^{2+} 和 H^+ 排泄减少，对 Ca^{2+} 和 PO_4^{3-} 的作用不定。由于本药仅作用于远曲小管和集合管，对肾小管其他各段无作用，故利尿作用较弱。另外，本药对肾小管以外的醛固酮靶器盲也有作用。
税　则　号　列　3004.9090

中　文　名　盐酸特拉唑嗪片
英　文　名　Terazosin Hydrochloride Tablets
类　　　别　泌尿系统用药
主　要　成　分　盐酸特拉唑嗪
有效成分 CAS 号　63074-08-8

化学分子结构式

商　品　属　性　本品为类白色片。
适　用　症　适用于治疗高血压，可单独使用或与其他抗高血压药同时使用；用于治疗良性前列腺增生患者的排尿症状，如尿频、尿急、尿线变细、排尿困难、夜尿增多、排尿不尽感等。
药　理　作　用　本品为选择性 α1 受体阻滞剂，能降低外周血管阻力，对收缩压和舒张压都有降低作用；具有松弛膀胱和前列腺平滑肌的作用，可缓解良性前列腺肥大而引起的排尿困难症状。
税　则　号　列　3004.9090

中 文 名 注射用甲磺酸去铁胺
英 文 名 Desferrioxamine Mesilate for Injection
类 别 泌尿系统用药
主 要 成 分 甲磺酸去铁胺
有效成分 CAS 号 138-14-7

化学分子结构式

商 品 属 性 本品为白色至类白色疏松块状物或粉末。
适 用 症 适用于治疗慢性铁过载，治疗急性铁中毒。治疗晚期肾功能衰竭（维持透析）患者的慢性铝过载。
药 理 作 用 去铁胺是一种螯合剂，主要与三价铁离子和三价铝离子形成螯合物，其螯合物形成常数分别为 1031 和 1025。去铁胺对二价离子诸如亚铁离子（Fe^{2+}）、铜离子（Cu^{2+}）、锌离子（Zn^{2+}）、钙离子（Ca^{2+}）的亲和力很低（螯合物形成常数为 1014 或更低）。螯合作用以 1∶1 摩尔比进行。因此，理论上 1g 甲磺酸去铁胺可结合 85mg 三价铁离子或 41mg 三价铝离子（Al^{3+}）。
税 则 号 列 3004.9090

中 文 名 左卡尼汀注射液
英 文 名 Levocarnitine Injection
类 别 泌尿系统用药
主 要 成 分 左旋卡尼汀
有效成分 CAS 号 541-15-1

化学分子结构式

商 品 属 性 本品为无色的澄明液体。
适 用 症 适用于治疗慢性肾衰长期血透病人因继发性肉碱缺乏产生的一系列并发症状，临床表现如心肌病、骨骼肌病、心律失常、高脂血症以及低血压和透析中肌痉挛等。
药 理 作 用 左旋卡尼汀是哺乳动物能量代谢中必需的体内天然物质，其主要功能是促进脂类代谢。左旋卡尼汀是肌肉细胞尤其是心肌细胞的主要能量来源，脑、肾等许多组织器官亦主要靠脂肪酸氧化供能。卡尼汀还能增加 NADH 细胞 C 色素还原酶、细胞色素氧化酶的活性、加速 ATP 的产生，参与某些药物的解毒作用。对于各种组织缺血缺氧，左旋卡尼汀通过增加能量产生而提高组织器官的供能。
税 则 号 列 3004.9090

中 文 名	盐酸坦索罗辛缓释胶囊
英 文 名	Tamsulosin Hydrochloride Capsules
类 别	泌尿系统用药
主 要 成 分	盐酸坦索罗辛
有效成分 CAS 号	106463-17-6

化学分子结构式

商 品 属 性	本品为胶囊剂，内容物为类白色球形颗粒。
适 用 症	适用于前列腺增生症引起的排尿障碍。
药 理 作 用	本品属治疗良性前列腺增生症（BPH）用药，为选择性 α1 肾上腺素受体阻断剂；其主要作用机制是选择性地阻断前列腺中的 α1A 肾上腺素受体，松弛前列腺平滑肌，从而改善良性前列腺增生所致的排尿困难等症状。
税 则 号 列	3004.9010

中 文 名	十一酸睾酮软胶囊
英 文 名	Testosterone Undecanoate Soft Capsules
类 别	泌尿系统用药
主 要 成 分	十一酸睾酮
有效成分 CAS 号	5949-44-0

化学分子结构式

商 品 属 性	本品为胶囊剂。
适 用 症	适用于男性原发性或继发性性腺功能低下的睾酮补充疗法。
药 理 作 用	睾酮是男性性器官和第二性征（刺激毛发生长、变声和产生性欲）生长和发育必不可少的重要内源性激素。性腺功能减退男性口服本品后，可使血循环中达到生理量的睾酮水平。此外，还可导致双氢睾酮和雌二醇的血浆浓度呈有临床意义的增加，以及 SHBG（性激素结合球蛋白）血浆水平降低。原发性性腺功能低下（促性腺激素分泌过多）男子使用本品治疗，可以使促性腺激素水平恢复正常。
税 则 号 列	3004.3900

中　文　名	缩宫素注射液
英　文　名	Oxytocin Injection
类　　　别	泌尿系统用药
主　要　成　分	催产素（缩宫素）
有效成分 CAS 号	50-56-6

化学分子结构式

商　品　属　性	本品为无色澄明或几乎澄明的液体。
适　用　症	适用于引产、催产、产后及流产后因宫缩无力或缩复不良而引起的子宫出血。
药　理　作　用	本品刺激子宫平滑肌收缩，模拟正常分娩的子宫收缩作用，导致子宫颈扩张，子宫对缩宫素的反应在妊娠过程中逐渐增加，足月时达到高峰。也能刺激乳腺的平滑肌收缩，有助于乳汁自乳房排出。
税　则　号　列	3004.3900

中　文　名	枸橼酸西地那非片
英　文　名	Sildenafil Citrate Tablets
类　　　别	泌尿系统用药
主　要　成　分	枸橼酸西地那非
有效成分 CAS 号	171599-83-0

化学分子结构式

商　品　属　性	本品为片剂。
适　用　症	适用于治疗勃起功能障碍。
药　理　作　用	本品是治疗勃起功能障碍的口服药物，它是西地那非的枸橼酸盐，一种环磷酸鸟苷（cGMP）特异的 5 型磷酸二酯酶（PDE5）的选择性抑制剂。作用机制为阴茎勃起的生理机制涉及性刺激过程中阴茎海绵体内一氧化氮（NO）的释放。NO 激活鸟苷酸环化酶，导致环磷酸鸟苷（cGMP）水平增高，使得海绵体内平滑肌松弛，血液流入。西地那非对离体人海绵体无直接松弛作用，但能够通过抑制海绵体内分解 cGMP 的 PDE5 来增强 NO 的作用。当性刺激引起局部 NO 释放时，西地那非抑制 PDF5 可增加海绵体内 cGMP 水平，松弛平滑肌，血液流入海绵体。在没有性刺激时，推荐剂量的西地那非不起作用。
税　则　号　列	3004.9010

中 文 名	咪喹莫特乳膏
英 文 名	Imiquimod Cream
类 别	泌尿系统用药
主 要 成 分	咪喹莫特
有效成分 CAS 号	99011-02-6

化学分子结构式

商 品 属 性	本品为白色或类白色乳膏。
适 用 症	适用于成人外生殖器疣和肛周疣、尖锐湿疣。
药 理 作 用	本品为免疫反应调节剂。在治疗部位，本品能促进多种细胞因子如白介素 IL-1、IL-6、IL-8 的产生，提高 α-干扰素和肿瘤免疫反应而产生抗病毒作用。
税 则 号 列	3004.9090

中 文 名	他达拉非片
英 文 名	Tadalafil Tablets
类 别	泌尿系统用药
主 要 成 分	他达拉非
有效成分 CAS 号	171596-29-5

化学分子结构式

商 品 属 性	本品为黄色，杏仁状片剂。
适 用 症	适用于治疗勃起功能障碍。
药 理 作 用	性刺激过程中，阴茎因阴茎动脉和阴茎海绵体平滑肌松弛引起阴茎血流增加而勃起。这一反应是通过神经末梢和内皮细胞释放的一氧化氮（NO）介导的，NO 刺激平滑肌细胞合成环磷鸟苷（cGMP）。cGMP 导致平滑肌松弛，增加了流入阴茎海绵体的血流。抑制磷酸二酯酶 5（PDE5），可以通过增加 cGMP 的量增强勃起功能。他达拉非能抑制 PDE5。由于需要性刺激激发局部释放一氧化氮，因此如无性刺激，他达拉非就不会对 PDE5 产生抑制。体外研究显示，他达拉非是 PDE5 的选择性抑制剂。PDE5 存在于阴茎海绵体平滑肌、血管和内脏平滑肌、骨骼肌、血小板、肾脏、肺、小脑和胰腺中。
税 则 号 列	3004.9090

中　文　名	盐酸达泊西汀片
英　文　名	Dapoxetine Hydrochloride Tablets
类　　　别	泌尿系统用药
主　要　成　分	盐酸达泊西汀
有效成分 CAS 号	119356-77-3

化学分子结构式

商　品　属　性	本品为灰色薄膜衣片，除去包衣后显白色或类白色。
适　用　症	适用于治疗符合下列所有条件的 18~64 岁男性早泄（PE）患者：阴茎在插入阴道之前、过程当中或者插入后不久，以及未获性满足之前仅仅由于极小的性刺激即发生持续的或反复的射精；因早泄（PE）而导致的显著性个人苦恼或人际交往障碍；射精控制能力不佳。
药　理　作　用	达泊西汀治疗早泄的作用机制可能与其抑制神经元对 5-羟色胺的再吸收，从而影响神经递质作用于细胞突触前后受体的电位差有关。
税　则　号　列	3004.9090

第九节　主要作用于传出神经系统的药物

传出神经系统用药

中 文 名　盐酸肾上腺素注射液

英 文 名　Adrenaline Hydrochloride Injection

类　　 别　传出神经系统用药

主 要 成 分　盐酸肾上腺素

有效成分 CAS 号　55-31-2

化学分子结构式

商 品 属 性　本品为无色或几乎无色的澄明液体。

适 用 症　本品主要适用于因支气管痉挛所致的严重呼吸困难的治疗，也可迅速缓解药物等引起的过敏性休克，亦可用于延长浸润麻醉用药的作用时间，是各种原因引起的心脏骤停进行心肺复苏的主要抢救用药。

药 理 作 用　本品兼有 α 受体和 β 受体激动作用。α 受体激动引起皮肤、黏膜、内脏血管收缩。β 受体激动引起冠状血管扩张，骨骼肌、心肌兴奋，心率加快，支气管平滑肌、胃肠道平滑肌松弛。对血压的影响与剂量有关。常用剂量使收缩压上升而舒张压不升或略降，大剂量使收缩压、舒张压均升高。

税 则 号 列　3004.3900

中　文　名	硫酸阿托品注射液
英　文　名	Atropine Sulfate Injection
类　　　别	传出神经系统用药
主　要　成　分	硫酸阿托品
有效成分 CAS 号	5908-99-6

化学分子结构式

$0.5H_2SO_4$

$0.5H_2O$

商　品　属　性　本品为无色澄明液体。

适　用　症　本品用于各种内脏绞痛，如胃肠绞痛及膀胱刺激症状；全身麻醉前给药、严重盗汗和流涎症；迷走神经过度兴奋所致的窦房阻滞、房室阻滞等缓慢型心律失常，也可用于继发于窦房结功能低下而出现的室性异位节；抗休克；解救有机磷酸酯类中毒。

药　理　作　用　本品为典型的 M 胆碱受体阻滞剂。除一般的抗 M 胆碱作用解除胃肠平滑肌痉挛、抑制腺体分泌、扩大瞳孔、升高眼压、视力调节麻痹、心率加快、支气管扩张等外，大剂量时能作用于血管平滑肌，扩张血管、解除痉挛性收缩，改善微循环。此外，本品能兴奋或抑制中枢神经系统，具有一定的剂量依赖性。对心脏、肠和支气管平滑肌作用比其他颠茄生物碱更强、更持久。

税　则　号　列　3004.4900

中　文　名	酒石酸托特罗定缓释片
英　文　名	Tolterodine Tartrate Sustained Release Tablets
类　　　别	传出神经系统用药
主　要　成　分	酒石酸托特罗定
有效成分 CAS 号	124937-52-6

化学分子结构式

商　品　属　性　本品为薄胶衣片，除去包衣后显白色或类白色。

适　用　症　本品适用于因膀胱过度活动引起的尿频、尿急和（或）急迫性尿失禁症状的治疗。

药　理　作　用　1. 本品用于缓解膀胱过度活动所致的尿频、尿急和急迫性尿失禁症状，为竞争性 M 胆碱受体阻滞剂。动物试验结果提示，本品对膀胱的选择性高于唾液腺，但尚未得到临床的证实。2. 本品口服后经肝脏代谢成起主要药理作用的活性代谢产物 5-羟甲基衍生物，其抗胆碱活性与本品相近。两者对 M 胆碱受体均具有高选择性，对其他神经递质的受体和潜在的细胞靶点（如钙通道）的作用或亲和力很弱。

税　则　号　列　3004.9090

中　文　名	马来酸噻吗洛尔滴眼液
英　文　名	Timolol Maleate Eye Drops
类　　　别	传出神经系统用药
主 要 成 分	马来酸噻吗洛尔
有效成分 CAS 号	26839-77-0

化学分子结构式

商 品 属 性　本品为无色的澄明液体。

适 用 症　本品对原发性开角型青光眼具有良好的降低眼内压疗效。对于某些继发性青光眼、高眼压症、部分原发性闭角型青光眼，以及其他药物和手术无效的青光眼，加用本品滴眼可进一步增强降眼压效果。

药 理 作 用　马来酸噻吗洛尔是一种非选择性 β-肾上腺能受体阻滞剂，没有明显的内源性拟交感活性和局麻作用，对心肌无直接抑制作用。本品为马来酸噻吗洛尔滴眼剂，对高眼压患者和正常人均有降低眼内压作用。其降低眼内压的确切机理尚不清楚，眼压描记和房水荧光光度研究提示本品的降眼压作用与减少房水生成有关。

税 则 号 列　3004.9090

中　文　名	米拉贝隆缓释片
英　文　名	Mirabegron Sustained-release Tabelts
类　　　别	传出神经系统用药
主 要 成 分	2-（2-氨基-1，3-噻唑-4-基）-N-［4（2｛［（2R）-2-羟基-2-苯基乙基］氨基｝乙基）苯基］乙酰胺
有效成分 CAS 号	223673-61-8

化学分子结构式

商 品 属 性　本品为片剂。

适 用 症　本品用于成年膀胱过度活动症（OAB）患者尿急、尿频和（或）急迫性尿失禁症状的治疗。

药 理 作 用　米拉贝隆为选择性 β3 肾上腺素受体激动剂，通过作用于膀胱组织，使膀胱平滑肌松弛。

税 则 号 列　3004.9090

中 文 名　舒更葡糖钠注射液
英 文 名　Sugammadex Sodium Injection
类　　 别　传出神经系统用药
主 要 成 分　舒更葡糖钠
有效成分 CAS 号　343306-79-6

化学分子结构式

商 品 属 性　本品为注射剂，无色至微黄色澄明溶液。
适 用 症　本品在成人中拮抗罗库溴铵或维库溴铵诱导的神经肌肉阻滞。在儿童和青少年中，仅推荐本品用于常规拮抗罗库溴铵诱导的阻滞（2~17 岁）。
药 理 作 用　舒更葡糖是一种经修饰的 γ-环糊精，可以选择性地结合神经肌肉形成复合物，阻断神经肌肉阻滞药物罗库溴铵或维库溴铵，进而降低在神经肌肉接头处与烟碱受体相结合的神经肌肉阻滞药物的数量，由此拮抗由罗库溴铵或维库溴铵诱导的神经肌肉阻滞。
税 则 号 列　3004.9090

中 文 名　溴吡斯的明片
英 文 名　Pyridostigmine Bromide Tablets
类　　 别　传出神经系统用药
主 要 成 分　溴吡斯的明
有效成分 CAS 号　101-26-8

化学分子结构式

商 品 属 性　本品为糖衣片，除去糖衣后显白色。
适 用 症　本品适用于重症肌无力、手术后功能性肠胀气及尿潴留等症状。
药 理 作 用　本品属于可逆性的抗胆碱酯酶药，能抑制胆碱酯酶的活性，使胆碱能神经末梢释放的乙酰胆碱破坏减少，突触间隙中乙酰胆碱积聚，出现毒蕈碱样（M）和烟碱样（N）胆碱受体兴奋作用。此外，对运动终板上的烟碱样胆碱受体（N2 受体）有直接兴奋作用，并能促进运动神经末梢释放乙酰胆碱，从而提高胃肠道、支气管平滑肌和全身骨骼肌的肌张力，作用虽较溴化新斯的明弱但维持时间较久。
税 则 号 列　3004.9090

中　文　名	溴丙胺太林片
英　文　名	Propantheline Bromide Tablets
类　　　别	传出神经系统用药
主　要　成　分	溴丙胺太林
有效成分 CAS 号	50-34-0

化学分子结构式

商　品　属　性	本品为糖衣片，除去糖衣后显白色。
适　用　症	本品适用于胃肠痉挛性疼痛症状。
药　理　作　用	本品能选择性地缓解胃肠道平滑肌痉挛，作用较强、较持久。
税　则　号　列	3004.9090

中　文　名	盐酸倍他洛尔滴眼液
英　文　名	Betaxolol Hydrochloride Eye Drops
类　　　别	传出神经系统用药
主　要　成　分	盐酸倍他洛尔
有效成分 CAS 号	63659-19-8

化学分子结构式

商　品　属　性	本品为乳白色混悬液。
适　用　症	本品适用于慢性开角型青光眼、高眼压症。
药　理　作　用	1. 盐酸倍他洛尔属于心脏选择性 β-受体阻滞剂，不具细胞膜稳定作用，故不影响角膜的敏感性；也不具内在拟交感活性。正常人及心脏病患者口服 β-受体阻滞剂会使心输出量减低，但对心肌功能极度障碍者，β-受体阻滞剂会抑制维持心脏功能的交感神经兴奋作用。2. 眼内压升高易导致视力丧失，眼内压越高视神经损害及视野丧失概率越大。通过测定眼内压及房水荧光检测可知倍他洛尔使房水生成减少而有降眼压的作用；无论是对高眼压还是青光眼患者，0.25%盐酸倍他洛尔滴眼液均会使升高的眼压下降。
税　则　号　列	3004.9090

中　文　名	盐酸萘甲唑林滴鼻液
英　文　名	Naphazoline Hydrochloride Nasal Drops
类　　别	传出神经系统用药
主　要　成　分	盐酸萘甲唑林
有效成分 CAS 号	835-31-4

化学分子结构式

商　品　属　性　本品为无色的澄明液体。

适　用　症　本品适用于过敏性及炎症性鼻出血，急慢性鼻炎。

药　理　作　用　本品属于肾上腺素受体激动药，有较强的收缩血管作用。可收缩鼻黏膜的血管、减少黏液的分泌，所以使用后可以起到减轻鼻塞、通畅鼻腔的效果。

税　则　号　列　3004.9090

中　文　名	盐酸普萘洛尔片
英　文　名	Propranolol Hydrochloride Tablets
类　　别	传出神经系统用药
主　要　成　分	盐酸普萘洛尔
有效成分 CAS 号	318-98-9

化学分子结构式

HCl

商　品　属　性　本品为白色片。

适　用　症　1. 本品可作为二级预防，降低心肌梗死死亡率。2. 高血压（单独或与其他抗高血压药合用）。3. 劳力型心绞痛。4. 控制室上性快速心律失常、室性心律失常，特别是与儿茶酚胺有关或洋地黄引起的心律失常。可用于洋地黄疗效不佳的房扑、房颤心室率的控制，也可用于顽固性期前收缩，改善患者的症状。5. 减低肥厚型心肌病流出道压差，减轻心绞痛、心悸与昏厥等症状。6. 配合 α 受体阻滞剂用于嗜铬细胞瘤病人控制心动过速。7. 用于控制甲状腺机能亢进症的心率过快，也可用于治疗甲状腺危象。

药　理　作　用　1. 普萘洛尔为非选择性竞争抑制肾上腺素 β 受体阻滞剂，阻断心脏上的 β1、β2 受体，拮抗交感神经兴奋和儿茶酚胺作用，降低心脏的收缩力与收缩速度，同时抑制血管平滑肌收缩，降低心肌耗氧量，使缺血心肌的氧供需关系在低水平上恢复平衡，可用于治疗心绞痛。2. 本品能抑制心脏起搏点电位的肾上腺素能兴奋，用于治疗心律失常；亦可通过中枢、肾上腺素能神经元阻滞，抑制肾素释放以及心排出量降低等作用，用于治疗高血压。3. 竞争性拮抗异丙肾上腺素和去甲肾上腺素的作用，阻断 β2 受体，降低血浆肾素活性；可致支气管痉挛；抑制胰岛素分泌，使血糖升高，掩盖低血糖症状，延迟低血糖的恢复。4. 有明显的抗血小板聚集作用，这主要与药物的膜稳定作用及抑制血小板膜 Ca^{2+} 转运有关。

税　则　号　列　3004.9090

中　文　名	长春西汀片
英　文　名	Vinpocetine Tablets
类　　　别	传出神经系统用药
主　要　成　分	长春西汀
有效成分 CAS 号	42971-09-5

化学分子结构式

商　品　属　性　本品为片剂。

适　用　症　本品适用于改善脑梗死后遗症、脑出血后遗症、动脉硬化症等诱发的各种症状。

药　理　作　用　本品为脑血管扩张药，能抑制磷酸二酯酶活性，增加血管平滑肌松弛的信使 c-GMP 作用，选择性地增加脑血流量。此外还能抑制血小板凝集，降低人体血液黏度，增强红细胞变形力，改善血液流动性和微循环，促进脑组织摄取葡萄糖，增加脑耗氧量，改善脑代谢。

税　则　号　列　3004.4900

中　文　名	注射用长春西汀
英　文　名	Vinpocetine for Injection
类　　　别	传出神经系统用药
主　要　成　分	长春西汀
有效成分 CAS 号	42971-09-5

化学分子结构式

商　品　属　性　本品是注射剂，为白色或类白色疏松块状物。

适　用　症　本品适用于改善脑梗死后遗症、脑出血后遗症、脑动脉硬化症等诱发的各种症状。

药　理　作　用　本品为脑血管扩张药，能抑制磷酸二酯酶活性，增加血管平滑肌松弛的信使 C-GMP 作用，选择性地增加脑血流量。此外还能抑制血小板凝集，减低人体血液黏度，增强红细胞变形力，改善血液流动性和微循环，促进脑组织摄取葡萄糖，增加脑耗氧量，改善脑代谢。

税　则　号　列　3004.4900

中 文 名		盐酸倍他司汀片
英 文 名		Betahistine Hydrochlonde Tablets
类 别		传出神经系统用药
主 要 成 分		盐酸倍他司汀
有效成分 CAS 号		5579-84-0

化学分子结构式

HCl   HCl

商 品 属 性		本品为片剂。
适 用 症		本品适用于内耳眩晕症（美尼埃综合征）、脑供血不足引起的眩晕、头晕、呕吐或耳鸣等症状。
药 理 作 用		本品对脑血管、心血管，特别是对椎底动脉系统有较明显的扩张作用，显著增加心、脑及周围循环血流量，改善血循环，并降低全身血压。此外能增加耳蜗和前庭血流量，从而消除内耳性眩晕，耳鸣和耳闭感，还能增加毛细血管通透性，促进细胞外液的吸收，消除淋巴内水肿；能对抗儿茶酚胺的收缩血管作用及降低动脉压，并有抑制血浆凝固及 ADP 诱导的血小板凝集作用，能延长大白鼠体外血栓形成时间，还有轻微的利尿作用。
税 则 号 列		3004.9090

中 文 名		注射用曲克芦丁
英 文 名		Troxerutin for Injection
类 别		传出神经系统用药
主 要 成 分		曲克芦丁
有效成分 CAS 号		7085-55-4

化学分子结构式

商 品 属 性		本品是注射剂，为黄色或黄绿色疏松块状物或粉末。
适 用 症		本品适用于缺血性脑血管病（如脑血栓形成、脑栓塞）、血栓性静脉炎、中心性视网膜炎、血管通透性增高所致水肿等。
药 理 作 用		本品能抑制血小板的聚集，有效防止血栓的形成。同时，能对抗 5-羟色胺、缓激肽引起的血管损伤，增加毛细血管抵抗力，降低毛细血管通透性，防止血管通透性升高引起的水肿。
税 则 号 列		3004.9090

中　文　名	注射用盐酸倍他司汀
英　文　名	Betahistine Hydrochloride for Injection
类　　　别	传出神经系统用药
主　要　成　分	盐酸倍他司汀
有效成分 CAS 号	5579-84-0

化学分子结构式

HCl　　HCl

商　品　属　性　本品是注射剂，为白色疏松块或粉末状。

适　用　症　本品主要用于梅尼埃病，亦可用于动脉硬化、缺血性脑血管疾病及高血压所致体位性眩晕、耳鸣。

药　理　作　用　本品为双胺氧化酶抑制剂，对脑血管、心血管，特别是对椎底动脉系统有较明显的扩张作用，显著增加心、脑及周围循环血流量，改善血循环，并降低全身血压。此外能增加耳蜗和前庭血流量，从而消除内耳性眩晕，耳鸣和耳闭感，还能增加毛细血管通透性，促进细胞外液的吸收，消除淋巴内水肿；能对抗儿茶酚胺的收缩血管作用及降低动脉压，并有抑制血浆凝固及 ADP 诱导的血小板凝集作用，能延长大白鼠体外血栓形成时间，还有轻微的利尿作用。

税　则　号　列　3004.9090

第十节 主要影响变态反应和免疫功能的药物

一、 抗组胺药物

中 文 名	地氯雷他定片
英 文 名	Desloratadine Tablets
类 别	抗组胺药物
主 要 成 分	地氯雷他定
有效成分 CAS 号	100643-71-8

化学分子结构式

商 品 属 性	本品为淡蓝色薄膜衣片，除去包衣后显白色。
适 用 症	适用于快速缓解过敏性鼻炎的相关症状。
药 理 作 用	地氯雷他定是一种非镇静性的长效组胺拮抗剂，具有强效、选择性的拮抗外周组胺 H1 受体的作用。已证实地氯雷他定具有抗过敏、抗组胺及抗炎作用。因为地氯雷他定口服后不进入中枢神经系统，故可选择性阻断外周组胺 H1 受体。
税 则 号 列	3004.9090

中 文 名	富马酸酮替芬片
英 文 名	Ketotifen Fumarate Tablets
类 别	抗组胺药物
主 要 成 分	富马酸酮替芬
有效成分 CAS 号	34580-14-8

化学分子结构式

商 品 属 性	本品为白色或类白色片。
适 用 症	适用于过敏性鼻炎、过敏性支气管哮喘。
药 理 作 用	本品兼有组胺 H1 受体拮抗作用和抑制过敏反应介质释放作用，不仅抗过敏作用较强，而且药效持续时间较长，故对预防各种支气管哮喘发作及外源性哮喘的疗效比对内源性哮喘更佳。
税 则 号 列	3004.9090

中 文 名	氯雷他定片
英 文 名	Loratadine Tablets
类 别	抗组胺药物
主 要 成 分	氯雷他定
有效成分 CAS 号	79794-75-5

化学分子结构式

商 品 属 性	本品为白色片。
适 用 症	适用于缓解过敏性鼻炎有关的症状，如喷嚏、流涕、鼻痒、鼻塞以及眼部痒及烧灼感，亦适用于缓解慢性荨麻疹、瘙痒性皮肤病及其他过敏性皮肤病的症状及体征。
药 理 作 用	本品属于长效三环类抗组胺药，竞争性地抑制组胺 H1 受体，抑制组胺所引起的过敏症状。
税 则 号 列	3004.9090

中 文 名	马来酸氯苯那敏片
英 文 名	Chlorphenamine Meleate Tablets
类 别	抗组胺药物
主 要 成 分	马来酸氯苯那敏
有效成分 CAS 号	113-92-8

化学分子结构式

商 品 属 性	本品为白色片。
适 用 症	适用于皮肤过敏症：荨麻疹、湿疹、皮炎、药疹、皮肤瘙痒症、神经性皮炎、虫咬症、日光性皮炎，也可适用于过敏性鼻炎、血管舒缩性鼻炎、药物及食物过敏。
药 理 作 用	作为组胺 H1 受体拮抗剂，本品能对抗过敏反应（组胺）所致的毛细血管扩张，降低毛细血管的通透性，缓解支气管平滑肌收缩所致的喘息。本品抗组胺作用较持久，也具有明显的中枢抑制作用，能增加麻醉药、镇痛药、催眠药和局麻药的作用。
税 则 号 列	3004.9090

中　文　名　马来酸氯苯那敏注射液
英　文　名　Chlorphenamine Maleate Injection
类　　　别　抗组胺药物
主 要 成 分　马来酸氯苯那敏
有效成分 CAS 号　113-92-8

化学分子结构式

商 品 属 性　本品为无色的澄明液体。
适　用　症　可治疗过敏性鼻炎：对过敏性鼻炎和上呼吸道感染引起的鼻充血有效；可适用于感冒、鼻窦炎及皮肤黏膜的过敏，对荨麻疹、枯草热、血管运动性鼻炎均有效，并能缓解虫咬所导致的皮肤瘙痒和水肿；也可用于控制药疹和接触性皮炎，但同时必须停用或避免接触致敏药物。
药 理 作 用　1. 抗组胺作用：通过拮抗 H1 受体而对抗组胺的过敏效应；本品不影响组胺的代谢，也不阻止体内组胺的释放。2. 抗 M 胆碱受体作用。3. 中枢抑制作用。
税 则 号 列　3004.9090

中　文　名　盐酸苯海拉明片
英　文　名　Diphenhydramine Hydrochloride Tablets
类　　　别　抗组胺药物
主 要 成 分　盐酸苯海拉明
有效成分 CAS 号　147-24-0

化学分子结构式

商 品 属 性　本品为糖衣片，除去糖衣后显白色。
适　用　症　适用于皮肤过敏症，如荨麻疹、湿疹、皮炎、药疹、瘙痒、神经性皮炎、虫咬症、日光性皮炎、过敏性鼻炎及食物过敏。
药 理 作 用　本品为乙醇胺的衍生物，可与组织中释放出来的组胺竞争效应细胞上的 H1 受体，从而制止过敏反应的发作，解除组胺的致痉和充血等作用。
税 则 号 列　3004.9090

中　文　名	盐酸非索非那定片
英　文　名	Fexofenadine Hydrochloride Tablets
类　　　别	抗组胺药物
主　要　成　分	盐酸非索非那定
有效成分 CAS 号	153439-40-8

化学分子结构式

商　品　属　性	本品为薄膜衣片，除去包衣后显白色或类白色。
适　用　症	1. 季节性过敏性鼻炎。适用于缓解成人和 6 岁及以上年龄儿童的季节性过敏性鼻炎相关的症状，如打喷嚏，流鼻涕，鼻、腭、喉部发痒，眼睛发痒、潮湿、发红。2. 慢性特发性荨麻疹。适用于治疗成人和 6 岁及以上年龄儿童的慢性特发性荨麻疹的皮肤症状，能够显著减轻瘙痒和风团的数量。
药　理　作　用	盐酸非索非那定是具有选择性外周 H1 受体拮抗作用的抗组胺药物。盐酸非索非那定在大鼠中抑制组胺从腹膜肥大细胞释放。在实验动物中，没有观察到抗胆碱、α1-肾上腺素或 β-肾上腺素受体阻断作用，也未观察到镇静或其他中枢神经系统作用。本品不能通过血脑屏障。
税　则　号　列	3004.9090

中　文　名	盐酸曲普利啶胶囊
英　文　名	Triprolidine Hydrochloride Capsules
类　　　别	抗组胺药物
主　要　成　分	盐酸曲普利啶
有效成分 CAS 号	6138-79-0

化学分子结构式

商　品　属　性	内容物为白色粉末。
适　用　症	适用于治疗各种过敏性疾病，包括过敏性鼻炎、荨麻疹、过敏性结膜炎、皮肤瘙痒症等。
药　理　作　用	本品为哌啶类抗组胺药，在体内与组胺竞争效应细胞上的 H1 受体，使组胺类物质完全丧失同 H1 受体结合的机会，从而抑制过敏反应的发生，具有抗组胺、抗胆碱及镇静的作用。
税　则　号　列	3004.9090

中　文　名	盐酸赛庚啶片
英　文　名	Cyproheptadine Hydrochloride Tablets
类　　　别	抗组胺药物
主　要　成　分	盐酸赛庚啶
有效成分 CAS 号	41354-29-4

化学分子结构式

H−Cl
1.5H$_2$O

商　品　属　性	本品为白色片。
适　用　症	适用于治疗过敏性疾病，如荨麻疹、丘疹性荨麻疹、湿疹、皮肤瘙痒。
药　理　作　用	本品可与组织中释放出来的组胺竞争效应细胞上的 H1 受体，从而阻止过敏反应的发作，解除组胺的致痉和充血等作用。
税　则　号　列	3004.9090

中　文　名	盐酸西替利嗪滴剂
英　文　名	Cetirizine Dihydrochloride Oral Drops
类　　　别	抗组胺药物
主　要　成　分	盐酸西替利嗪
有效成分 CAS 号	83881-52-1

化学分子结构式

HCl　HCl

商　品　属　性	本品为滴剂，为无色至微黄色的澄清液体。
适　用　症	本品适用于治疗季节性鼻炎、常年性过敏性鼻炎以及非鼻部症状结膜炎、过敏引起的瘙痒和荨麻疹症状。
药　理　作　用	本品为口服选择性组胺 H1 受体拮抗剂。无明显抗胆碱和抗 5-羟色胺的作用，中枢抑制作用较小。
税　则　号　列	3004.9090

中　文　名	盐酸西替利嗪胶囊
英　文　名	Cetirizine Hydrochloride Capsules
类　　　别	抗组胺药物
主　要　成　分	盐酸西替利嗪
有效成分 CAS 号	83881-52-1

化学分子结构式

商　品　属　性	本品为硬胶囊，内容物为白色或类白色颗粒或粉末。
适　用　症	本品适用于季节性或常年性过敏性鼻炎及荨麻疹。
药　理　作　用	本品为选择性组胺 H1 受体拮抗剂，本品无明显抗胆碱或抗 5-羟色胺作用，中枢抑制作用较小。
税　则　号　列	3004.9090

中　文　名	盐酸西替利嗪片
英　文　名	Cetirizine Hydrochloride Tablets
类　　　别	抗组胺药物
主　要　成　分	盐酸西替利嗪
有效成分 CAS 号	83881-52-1

化学分子结构式

商　品　属　性	本品为白色或类白色片。
适　用　症	本品适用于季节性或常年性过敏性鼻炎、由过敏原引起的荨麻疹及皮肤瘙痒。
药　理　作　用	本品为选择性组胺 H1 受体拮抗剂。
税　则　号　列	3004.9090

中　文　名	盐酸西替利嗪糖浆
英　文　名	Cetirizine Hydrochloride Syrup
类　　　别	抗组胺药物
主　要　成　分	盐酸西替利嗪
有效成分 CAS 号	83881-52-1

化学分子结构式

商　品　属　性	本品为无色至微黄色澄清黏稠状液体，有芳香气味。
适　用　症	本品适用于治疗季节性或常年性过敏性鼻炎，以及由过敏原引起的荨麻疹及皮肤瘙痒。
药　理　作　用	本品为口服选择性组胺 H1 受体拮抗剂。无明显抗胆碱和抗 5-羟色胺的作用，中枢抑制作用较小。
税　则　号　列	3004.9090

中　文　名	盐酸异丙嗪片
英　文　名	Promethazine Hydrochloride Tablets
类　　　别	抗组胺药物
主　要　成　分	盐酸异丙嗪
有效成分 CAS 号	58-33-3

化学分子结构式

商　品　属　性	本品为糖衣片，除去包衣后显白色至微黄色。
适　用　症	1. 皮肤黏膜过敏：适用于长期的、季节性的过敏性鼻炎、血管舒缩性鼻炎、过敏性结膜炎，以及荨麻疹、食物过敏、皮肤划痕症。2. 晕动症：晕车、晕船、晕飞机。3. 恶心、呕吐。
药　理　作　用	作为组胺 H1 受体拮抗剂，本品能针对抗过敏反应所致的毛细血管扩张，降低毛细血管的通透性，缓解支气管平滑肌收缩所致的喘息。本品抗组胺作用较持久，也具有明显的中枢抑制作用，能增加麻醉药、镇痛药、催眠药和局麻药的作用。
税　则　号　列	3004.9090

中　文　名	盐酸异丙嗪糖浆
英　文　名	Promethazine Hydrochloride Syrup
类　　　别	抗组胺药物
主　要　成　分	盐酸异丙嗪
有效成分 CAS 号	58-33-3

化学分子结构式

H–Cl

商　品　属　性	本品为亮黄色澄清液体。
适　用　症	适用于各种过敏症（如哮喘、荨麻疹等）、孕期呕吐、乘船等引起的眩晕。
药　理　作　用	本品为吩噻嗪类抗组胺药，能阻断平滑肌、毛细血管壁等组织的 H1 受体，亦具有明显的中枢抑制作用，能加强麻醉药、催眠药及抑制的作用，并能降低体温和镇吐。
税　则　号　列	3004.9090

中　文　名	盐酸异丙嗪注射液
英　文　名	Promethazine Hydrochloride Injection
类　　　别	抗组胺药物
主　要　成　分	盐酸异丙嗪
有效成分 CAS 号	58-33-3

化学分子结构式

H–Cl

商　品　属　性	本品为无色的澄明液体。
适　用　症	1. 适用于皮肤黏膜的过敏：适用于长期的、季节性的过敏性鼻炎，血管运动性鼻炎，过敏性结膜炎，荨麻疹，血管神经性水肿，对血液或血浆制品的过敏反应，皮肤划痕症。2. 适用于晕动症：防治晕车、晕船、晕飞机。3. 适用于麻醉和手术前后的辅助治疗，包括镇静、催眠、镇痛、止吐。4. 适用于防治放射病性或药源性恶心、呕吐。
药　理　作　用	异丙嗪是吩噻嗪类抗组胺药，也可适用于镇吐、抗晕动以及镇静催眠。 1. 抗组胺作用：与组织释放的组胺竞争 H1 受体，能拮抗组胺对胃肠道、气管、支气管或细支气管平滑肌的收缩或挛缩作用，解除组胺对支气管平滑肌的致痉和充血作用。 2. 止吐作用：可能与抑制了延髓的催吐化学感受区有关。3. 抗晕动症：可能通过中枢性抗胆碱性能，作用于前庭和呕吐中枢及中脑髓质感受器，主要是阻断前庭核区胆碱能突触迷路冲动的兴奋。4. 镇静催眠作用：可能由于间接降低了脑干网状上行激活系统的应激性。
税　则　号　列	3004.9090

中　文　名　　盐酸左西替利嗪分散片

英　文　名　　Levocetirizine Dihydrochloride Dispersible Tablets

类　　　别　　抗组胺药物

主　要　成　分　　盐酸左西替利嗪

有效成分 CAS 号　　130018-87-0

化学分子结构式

商　品　属　性　　本品为片剂。

适　用　症　　本品用于治疗下述疾病的过敏相关症状，如季节性过敏性鼻炎、常年性过敏性鼻炎、慢性特发性荨麻疹。

药　理　作　用　　本品为口服选择性组胺 H1 受体拮抗剂，无明显抗胆碱和抗 5-羟色胺的作用，中枢抑制作用较小。

税　则　号　列　　3004.9090

中　文　名　　盐酸左西替利嗪胶囊

英　文　名　　Levocetirizine Dihydrochloride Capsules

类　　　别　　抗组胺药物

主　要　成　分　　盐酸左西替利嗪

有效成分 CAS 号　　130018-87-0

化学分子结构式

商　品　属　性　　本品为胶囊剂。

适　用　症　　本品适用于治疗下述疾病的过敏相关症状，如季节性过敏性鼻炎、常年性过敏性鼻炎、慢性特发性荨麻疹。

药　理　作　用　　本品为口服选择性组胺 H1 受体拮抗剂，无明显抗胆碱和抗 5-羟色胺的作用，中枢抑制作用较小。

税　则　号　列　　3004.9090

中　文　名	盐酸左西替利嗪片
英　文　名	Levocetirizine Dihydrochloride Tablets
类　　　别	抗组胺药物
主 要 成 分	盐酸左西替利嗪
有效成分 CAS 号	130018-87-0

化学分子结构式

商 品 属 性	本品为片剂。
适 用 症	本品用于治疗下述疾病的过敏相关症状，如过敏性鼻炎（包括季节性持续过敏性鼻炎和常年性持续性过敏性鼻炎）及慢性特发性荨麻疹。
药 理 作 用	本品为口服选择性组胺 H1 受体拮抗剂。无明显抗胆碱和抗 5-羟色胺的作用，中枢抑制作用较少。
税 则 号 列	3004.9090

中　文　名	依巴斯汀片
英　文　名	Ebastine Tablets
类　　　别	抗组胺药物
主 要 成 分	依巴斯汀
有效成分 CAS 号	90729-43-4

化学分子结构式

商 品 属 性	本品为片剂。
适 用 症	适用于伴有或不伴有过敏性结膜炎的过敏性鼻炎（季节性和常年性）、慢性特发性荨麻疹的对症治疗。
药 理 作 用	依巴斯汀具有迅速而长效的抗组胺作用，并且对组胺 H1 受体具有超强亲和力。口服给药，依巴斯汀及其代谢产物均不能穿过脑血屏障。这解释了为什么依巴斯汀对于中枢神经系统仅有轻微的镇静作用。试验数据表明，依巴斯汀是一种长效、高选择的组胺 H1 受体阻断剂，且无抗胆碱作用。
税 则 号 列	3004.9090

二、 免疫系统用药

中 文 名	环孢素软胶囊
英 文 名	Cyclosporine Soft Capsules
类 别	免疫系统用药
主 要 成 分	环孢素
有效成分 CAS 号	59865-13-3

化学分子结构式

商 品 属 性 本品内容物为浅黄色至黄色的油状液体。

适 用 症 适用于器官移植、骨髓移植及内源性葡萄膜炎、类风湿性关节炎、异位性皮炎、银屑病等自身免疫性疾病、肾病综合征。

药 理 作 用 环孢素能抑制细胞介导反应的发生，包括异体移植物免疫、迟发型皮肤超敏反应、实验性过敏性脑脊髓膜炎、弗氏佐剂关节炎、移植物抗宿主病（GVHD）和 T 细胞依赖的抗体的产生。环孢素能抑制淋巴因子，包括白细胞介素-2 的产生和释放。环孢素还可阻断细胞生长周期，使静止淋巴细胞停留在期，抑制抗原激活的 T 细胞释放淋巴因子。

税 则 号 列 3002.1500

中　文　名　吗替麦考酚酯分散片
英　文　名　Mycophenolate Mofetil Dispersible Tablets
类　　　别　免疫系统用药
主　要　成　分　吗替麦考酚酯
有效成分 CAS 号　115007-34-6

化学分子结构式

商　品　属　性　本品为片剂。
适　用　症　适用于接受同种异体肾脏或肝脏移植的患者中预防器官的排斥反应，用于微小病变型肾病、局灶节段性肾小球硬化的替代治疗，狼疮肾病的首选治疗方案，重症肌无力、自身免疫性肝病、紫癜性肾炎、银屑病等。
药　理　作　用　吗替麦考酚酯（MMF）口服后可迅速吸收并水解为麦考酚酸（MPA）。MPA 是强效的、选择性的、非竞争性和可逆性的次黄嘌呤单核苷酸脱氢酶（IMPDH）抑制剂。MPA 能够抑制鸟嘌呤核苷的从头合成途径使之不能形成 DNA，抑制淋巴细胞增殖、抑制有丝分裂原和同种特异性刺激物引起的 T 和 B 淋巴细胞增殖，抑制 B 淋巴细胞产生抗体，抑制淋巴细胞和单核细胞糖蛋白的糖基化；可以抑制白细胞进入炎症和移植物排斥反应的部位。
税　则　号　列　3004.2090

中　文　名　吗替麦考酚酯胶囊
英　文　名　Mycophenolate Mofetil Capsules
类　　　别　免疫系统用药
主　要　成　分　吗替麦考酚酯
有效成分 CAS 号　115007-34-6

化学分子结构式

商　品　属　性　本品为胶囊剂，内容物为白色粉末。
适　用　症　适用于预防同种肾移植病人的排斥反应，以及治疗难治性排斥反应，吗替麦考酚酯片可与环孢素和肾上腺皮质激素同时应用。
药　理　作　用　MMF 是 MPA 的 2-乙基酯类衍生物，MPA 是高效、选择性、非竞争性、可逆性的次黄嘌呤单核苷酸脱氢酶（IMPDH）抑制剂，可抑制鸟嘌呤核苷酸的经典合成途径。MPA 对淋巴细胞具有高度选择作用。吗替麦考酚酯片对肾移植后排斥反应的预防和难治性排斥的治疗极其有效。
税　则　号　列　3004.2090

中 文 名　　吗替麦考酚酯片
英 文 名　　Mycophenolate Mofetil Tablets
类　　别　　免疫系统用药
主 要 成 分　　吗替麦考酚酯
有效成分 CAS 号　　115007-34-6

化学分子结构式

商 品 属 性　　本品为白色至类白色片。
适 用 症　　适用于预防同种肾移植病人的排斥反应，以及治疗难治性排斥反应，吗替麦考酚酯片可与环孢素和肾上腺皮质激素同时使用。
药 理 作 用　　MMF 是 MPA 的 2-乙基酯类衍生物，MPA 是高效、选择性、非竞争性、可逆性的次黄嘌呤单核苷酸脱氢酶（IMPDH）抑制剂，可抑制鸟嘌呤核苷酸的经典合成途径。MPA 对淋巴细胞具有高度选择作用。吗替麦考酚酯片对肾移植后排斥反应的预防和难治性排斥的治疗极其有效。
税 则 号 列　　3004.2090

中 文 名　　他克莫司滴眼液
英 文 名　　Tacrolimus Eye Drops
类　　别　　免疫系统用药
主 要 成 分　　他克莫司
有效成分 CAS 号　　104987-11-3

化学分子结构式

商 品 属 性　　本品为白色的悬浊液。
适 用 症　　适用于抗过敏治疗效果不明显的春季角结膜炎患者，应在观察到眼睑结膜巨大乳头增殖时使用。
药 理 作 用　　他可莫司属于免疫抑制性大环内脂类。在分子水平，他克莫司的作用似乎是由细胞质内与之结合的蛋白 FKBP12 介导的。FKBP12 使得本品进入细胞内，并形成复合物，该复合物竞争性地与钙调素特异性地结合并抑制钙调素，后者介导 T 细胞内-钙依赖性抑制性信号传递系统，从而阻止一系列淋巴因子基因转录。
税 则 号 列　　3004.2090

中　文　名	他克莫司胶囊
英　文　名	Tacrolimus Capsules
类　　　别	免疫系统用药
主　要　成　分	他克莫司
有效成分 CAS 号	104987-11-3

化学分子结构式

商　品　属　性　本品内容物为白色或类白色粉末。

适　用　症　适用于预防肝脏或肾脏移植术后的移植物排斥反应，治疗肝脏或肾脏移植术后应用其他免疫抑制药物无法控制的移植物排斥反应。

药　理　作　用　他可莫司属于免疫抑制性大环内脂类。在分子水平，异力抗的作用似乎是由细胞质内与之结合的蛋白 FKBP12 介导的。FKBP12 使得异力抗进入细胞内，并形成复合物，该复合物竞争性地与钙调素特异性地结合并抑制钙调素，后者介导 T 细胞内-钙依赖性抑制性信号传递系统，从而阻止一系列淋巴因子基因转录。

税　则　号　列　3004.2090

中　文　名	他克莫司软膏
英　文　名	Tacrolimus Ointment
类　　　别	免疫系统用药
主　要　成　分	他克莫司
有效成分 CAS 号	104987-11-3

化学分子结构式

商　品　属　性　本品为白色至淡黄色软膏。

适　用　症　适用于因非免疫受损的潜在危险而不宜使用传统疗法、对传统疗法反应不充分、无法耐受传统疗法的中到重度特应性皮炎患者，作为短期或间歇性长期治疗。0.03% 和 0.1% 浓度的本品均可用于成人，但只有 0.03% 浓度的本品可用于 2 岁及以上的儿童。

药　理　作　用　他克莫司治疗特应性皮炎的作用机制还不清楚，虽然对他克莫司的作用机制已有一定了解，但是这些发现与特应性皮炎的临床关系还不明确。他克莫司已被证实可以抑制 T 淋巴细胞活化，首先与细胞内蛋白 FKBP-12 结合，形成由他克莫司-FKBP-12、钙、钙调蛋白和钙调磷酸酶构成的复合物，从而抑制钙调磷酸酶的磷酸酶活性，阻止活化 T 细胞核转录因子（NF-AT）的去磷酸化和易位，NF-AT 这种核成分会启动基因转录形成淋巴因子（如 IL-2，γ 干扰素）。他克莫司还可以抑制编码 IL-3、IL-4、IL-5、GM-CSF 和 TNF-的基因的转录，所有这些因子都参与早期阶段的 T 细胞活化。此外，他克莫司可以抑制皮肤肥大细胞和嗜碱性粒细胞内已合成介质的释放，下调朗格罕细胞表面 FCεRI 的表达。

税　则　号　列　3004.2090

中　文　名	他克莫司注射液
英　文　名	Tacrolimus Injection
类　　　别	免疫系统用药
主　要　成　分	他克莫司
有效成分 CAS 号	109581-93-3

化学分子结构式

商　品　属　性	本品为无色澄清液体。
适　用　症	适用于预防肝脏或肾脏移植术后的移植物排斥反应。治疗肝脏或肾脏移植术后应用其他免疫抑制药物无法控制的移植物排斥反应。
药　理　作　用	他可莫司属于免疫抑制性大环内脂类。在分子水平，异力抗的作用似乎是由细胞质内与之结合的蛋白 FKBP12 介导的。FKBP12 使得异力抗进入细胞内，并形成复合物，该复合物竞争性地与钙调素特异性地结合并抑制钙调素，后者介导 T 细胞内-钙依赖性抑制性信号传递系统，从而阻止一系列淋巴因子基因转录。
税　则　号　列	3004.2090

中　文　名	西罗莫司胶囊
英　文　名	Sirolimus Capsules
类　　　别	免疫系统用药
主　要　成　分	西罗莫司
有效成分 CAS 号	53123-88-9

化学分子结构式

商　品　属　性　本品为胶囊剂。

适　用　症　适用于接受肾移植的患者，预防器官排斥。建议与环孢素和皮质类固醇类联合使用。

药　理　作　用　西罗莫司抑制由抗原和细胞因子激发的 T 淋巴细胞的活化和增殖，此作用机制与其他免疫抑制剂截然不同。西罗莫司亦抑制抗体的产生。在细胞中，西罗莫司与免疫嗜素，即 FK 结合蛋白-12（FKBP-12）结合，生成一个免疫抑制复合物。此西罗莫司 FKBP-12 复合物对钙调磷酸酶的活性未见影响。此复合物与哺乳动物的西罗莫司靶分子（mTOR，一种关键的调节激酶）结合，并抑制其活性。此种抑制阻遏了细胞因子驱动的 T 细胞的增殖，即抑制细胞周期中 G1 期向 S 期的发展。

税　则　号　列　3004. 2090

中　文　名	西罗莫司片
英　文　名	Sirolimus Tablets
类　　　别	免疫系统用药
主　要　成　分	西罗莫司
有效成分 CAS 号	53123-88-9

化学分子结构式

商　品　属　性　本品为三角形糖衣片，除去包衣后显类白色。

适　用　症　适用于接受肾移植的患者，预防器官排斥，建议与环孢素和皮质类固醇联合使用。

药　理　作　用　西罗莫司抑制由抗原和细胞因子（白介素 IL-2、IL-4 和 IL-15）激发的 T 淋巴细胞的活化和增殖。西罗莫司亦抑制抗体的产生。在细胞中，西罗莫司与免疫嗜素，即 FK 结合蛋白-12（FKBP-12）结合，生成一个免疫抑制复合物。此西罗莫司 FKBP-12 复合物对钙调磷酸酶的活性无影响。此复合物与哺乳动物的西罗莫司靶分子（mTOR，一种关键的调节激酶）结合，并抑制其活性。此种抑制阻遏了细胞因子驱动的 T 细胞的增殖，即抑制细胞周期中 G1 期向 S 期的发展。

税　则　号　列　3004. 2090

中 文 名	注射用胸腺法新
英 文 名	Thymalfasin for Injection
类 别	免疫系统用药
主 要 成 分	胸腺法新
有效成分 CAS 号	62304-98-7
化学分子结构式	无
商 品 属 性	本品为注射剂，白色或类白色疏松块状物。
适 用 症	适用于慢性乙型肝炎。可作为免疫损害病者的疫苗免疫应答增强剂。免疫系统功能受到抑制者，包括接受慢性血液透析和老年病患者，本品可增强病者对病毒性疫苗，例如流感疫苗或乙肝疫苗的免疫应答。
药 理 作 用	促进 T 细胞分化成熟，增加 NK 细胞活性，增强树突状细胞的抗原提呈，从而调节机体免疫
税 则 号 列	3004.3900

中 文 名	巴瑞替尼片
英 文 名	Baricitinib Tablets
类 别	免疫系统用药
主 要 成 分	巴瑞替尼
有效成分 CAS 号	1187594-09-7

化学分子结构式

商 品 属 性	本品为片剂。
适 用 症	适用于对一种或多种改善病情抗风湿药（DMARD）疗效不佳或不耐受的中重度活动性类风湿性关节炎成年患者。
药 理 作 用	巴瑞替尼是一种可逆的选择性酪氨酸蛋白激酶 JAK1 和 JAK2 抑制剂。JAK 是涉及造血作用、炎症和免疫功能相关的细胞因子和生长因子细胞表面受体转导细胞内信号的酶。细胞内信号转导途径中，JAK 使信号转导因子和转录活化因子（STATs）磷酸化和活化，激活细胞内的基因表达。巴瑞替尼能够通过抑制 JAK1 和 JAK2 酶活性调节这些信号转导途径，进而降低 STATs 的磷酸化和活化。
税 则 号 列	3004.9010

中 文 名	辅酶 Q10 软胶囊
英 文 名	Ubidecarenone Soft Capsules
类 别	免疫系统用药
主 要 成 分	辅酶 Q10
有效成分 CAS 号	303-98-0

化学分子结构式

商 品 属 性	本品为胶囊剂。
适 用 症	适用于增强免疫力。
药 理 作 用	本品具有促进氧化磷酸化反应和保护生物膜结构完整性的功能。本品是生物体内广泛存在的脂溶性醌类化合物，不同来源的辅酶 Q10 其侧链异戊烯单位的数目不同，人类和哺乳动物是 10 个异戊烯单位，故称辅酶 Q10。辅酶 Q10 在体内呼吸链中质子移位及电子传递中起重要作用，它是细胞呼吸和细胞代谢的激活剂，也是重要的抗氧化剂和非特异性免疫增强剂。
税 则 号 列	3004.9090

中 文 名	枸橼酸托法替布片
英 文 名	Tofacitinib Citrate Tablets
类 别	免疫系统用药
主 要 成 分	枸橼酸托法替布
有效成分 CAS 号	540737-29-9

化学分子结构式

商 品 属 性	本品为片剂。
适 用 症	托法替布适用于甲氨蝶呤疗效不足或对其无法耐受的中度至重度活动性类风湿性关节炎（RA）成年患者，可与甲氨蝶呤或其他非生物改善病情抗风湿药（DMARD）联合使用。 使用限制：不建议将托法替布与生物 DMARD 类药物或强效免疫抑制剂（如硫唑嘌呤和环孢霉素）联用。
药 理 作 用	托法替布是一种选择性酪氨酸蛋白激酶（JAK）抑制剂。JAK 属于胞内酶，可传导细胞膜上的细胞因子或生长因子-受体相互作用所产生的信号，从而影响细胞造血过程和细胞免疫功能。在该信号转导通路内，JAK 磷酸化并激活信号转导因子和转录激活因子（STAT），从而调节包括基因表达在内的细胞内活动。托法替布在 JAK 这一点对该信号转导通路进行调节，防止 STAT 磷酸化和激活。JAK 酶通过配对 JAK（如，JAK1/JAK3，JAK1/JAK2，JAK1/TyK2，JAK2/JAK2）传递细胞因子信号。托法替布抑制 JAK1/JAK2、JAK1/JAK3 和 JAK2/JAK2 组合酶的体外活性，IC50 分别为 406、56 和 1377 nM。但特定 JAK 组合酶与治疗有效性的相关性尚未明确。
税 则 号 列	3004.9090

中 文 名	硫唑嘌呤片
英 文 名	Azathioprine Tablets
类 别	免疫系统用药
主 要 成 分	硫唑嘌呤
有效成分 CAS 号	446-86-6

化学分子结构式

商 品 属 性 本品为淡黄色片剂。

适 用 症 适用于急慢性白血病，对慢性粒细胞型白血病近期疗效较好，作用快，但缓解期短；后天性溶血性贫血，特发性血小板减少性紫癜，系统性红斑狼疮；慢性类风湿性关节炎、慢性活动性肝炎（与自体免疫有关的肝炎）、原发性胆汁性肝硬化；慢性非特异性溃疡性结肠炎、节段性肠炎、多发性神经根炎、狼疮性肾炎、增殖性肾炎、韦格纳肉芽肿等。

药 理 作 用 在体内几乎全部转变成 6-巯基嘌呤而起作用。由于其转变过程较慢，因而发挥作用缓慢。它能抑制白血病，抑制病毒对小鼠的感染，使脾脏肿大得到抑制，使脾脏及血浆内病毒滴度下降。可通过对 RNA 代谢的干扰而具有免疫抑制作用。

税 则 号 列 3004.9090

中 文 名	溴夫定片
英 文 名	Brivudine Tablets
类 别	免疫系统用药
主 要 成 分	溴夫定
有效成分 CAS 号	69304-47-8

化学分子结构式

商 品 属 性 本品为白色或类白色片。

适 用 症 适用于免疫功能正常的成年急性带状疱疹患者的早期治疗。

药 理 作 用 嘧啶核苷衍生物可抑制 VZV，其效力为阿昔洛韦的 1000 倍。在体外，可对抗 HSV-1 和 EBV，但对 HSV-2 或 CMV 无效。被 HSV 感染细胞吸收的浓度是正常细胞的 40 倍，有较好的选择性。经病毒的胸苷激酶催化成单磷酸衍生物，再经病毒的胸苷酸激酶作用进一步转化成双磷酸衍生物，其三磷酸衍生物竞争性抑制病毒 DNA 的复制，自身不像阿昔洛韦那样结合进病毒的 DNA 中，而是转变成为三磷酸脱氧胸苷。

税 则 号 列 3004.9090

第十一节　抗肿瘤药物

抗肿瘤药

中　文　名　表柔比星
英　文　名　Epirubicin
类　　　别　抗肿瘤药
主　要　成　分　表柔比星
有效成分 CAS 号　56420-45-2

化学分子结构式

商　品　属　性　本品为注射剂。
适　用　症　适用于治疗急性白血病和恶性淋巴瘤、乳腺癌、支气管肺癌、卵巢癌、肾母细胞瘤、软组织肉瘤、膀胱癌、睾丸癌、前列腺癌、胃癌、肝癌（包括原发性肝细胞癌和转移性癌）以及甲状腺髓样癌等多种实体瘤。
药　理　作　用　属于抗生素类抗肿瘤药。为阿霉素的同分异构体，作用机制是直接嵌入 DNA 核碱对之间，干扰转录过程，阻止 mRNA 的形成，从而抑制 DNA 和 RNA 的合成。此外，表阿霉素对拓扑异构酶Ⅱ也有抑制作用。本品为一细胞周期非特异性药物，对多种移植性肿瘤均有效。与阿霉素相比，疗效相等或略高，但对心脏的毒性较小。
税　则　号　列　3004. 2090

中　文　名　盐酸表柔比星注射液
英　文　名　Epirubicin Hydrochloride Injection
类　　　别　抗肿瘤药
主　要　成　分　盐酸表柔比星
有效成分 CAS 号　56390-09-1

化学分子结构式

商　品　属　性　本品为红色澄明溶液。
适　用　症　本品用于治疗白血病、恶性淋巴瘤、多发性骨髓瘤、乳腺癌、肺癌、软组织肉瘤、胃癌、结肠直肠癌、卵巢癌等。
药　理　作　用　本品为一细胞周期非特异性药物，其主要作用部位是细胞核。本品的作用机制与其能与 DNA 结合有关。细胞培养研究表明本品可迅速透入胞内，进入细胞核与 DNA 结合，从而抑制核酸的合成和有丝分裂。已证实表柔比星具有广谱的抗实验性肿瘤的作用，对拓扑异构酶也有抑制作用。
税　则　号　列　3004. 2090

中　文　名	盐酸多柔比星注射液
英　文　名	Doxorubicin Hydhrochloride Injection
类　　　别	抗肿瘤药
主　要　成　分	盐酸多柔比星
有效成分 CAS 号	25316-40-9

化学分子结构式

商　品　属　性　本品为注射剂。

适　用　症　本品适用于治疗急性白血病（淋巴细胞性和粒细胞性）、恶性淋巴瘤、乳腺癌、肺癌（小细胞和非小细胞肺癌）、卵巢癌、骨及软组织肉瘤、肾母细胞瘤、膀胱癌、甲状腺癌、前列腺癌、头颈部鳞癌、睾丸癌、胃癌、肝癌等。

药　理　作　用　阿霉素具有较强的抗肿瘤作用，因其结构中既含有脂溶性的蒽环配基，又有水溶性的柔红糖胺，并有酸性酚羟基和碱性氨基。作为一种周期非特异性抗癌化疗药物，本品对各期细胞均有作用，但对 S 期的早期最为敏感，M 期次之，而对 G1、S 和 G2 期有延缓作用。其作用机制在于可直接作用于 DNA，插入 DNA 的双螺旋链，使后者解开，改变 DNA 的模板性质，抑制 DNA 聚合酶从而既抑制 DNA，也抑制 RNA 合成。此外，本品具有形成超氧基自由基的功能，并有破坏细胞膜结构和功能的特殊作用。

税　则　号　列　3004.2090

中　文　名　盐酸伊达比星胶囊
英　文　名　Idarubicin Hydrochloride Capsules
类　　　别　抗肿瘤药
主 要 成 分　盐酸伊达比星
有效成分 CAS 号　57852-57-0

化学分子结构式

商 品 属 性　本品为胶囊剂。
适 用 症　本品用于成人急性非淋巴细胞性白血病的一线治疗，以及复发或难治的急性非淋巴细胞性白血病患者因不能经静脉给予伊达比星时的治疗。盐酸伊达比星胶囊可与其他细胞毒药物组成联合化疗方案。本品还可用于不含蒽环类药物的一线化疗方案治疗失败的或激素治疗失败的晚期乳腺癌。盐酸伊达比星胶囊可与其他抗癌药联合应用。
药 理 作 用　伊达比星属于细胞毒药物，是一种 DNA 嵌入剂，作用于拓扑异构酶II，从而抑制核酸合成。该化合物具有高亲脂性，与多柔比星和柔红霉素相比，细胞对药物的摄入量增加。与柔红霉素相比，伊达比星具有更广的抗肿瘤谱，静脉或口服用药对鼠白血病和淋巴瘤更有效。
税 则 号 列　3004. 2090

中　文　名　注射用放线菌素 D
英　文　名　Dactinomycin for Injection
类　　　别　抗肿瘤药
主 要 成 分　放线菌素 D
有效成分 CAS 号　50-76-0

化学分子结构式

商 品 属 性　本品为注射剂，淡橙红色结晶性粉末，遇光不稳定。
适 用 症　1. 本品对霍奇金病（HD）及神经母细胞瘤疗效突出，尤其是控制发热。2. 在无转移的绒癌初治时单用本药，治愈率达 90%～100%，与单用 MTX 的效果相似。3. 本品对睾丸癌亦有效，一般与其他药物联合应用。4. 本品与放疗联合治疗儿童肾母细胞瘤可提高生存率，对尤文肉瘤和横纹肌肉瘤亦有效。
药 理 作 用　体外研究显示，放线菌素 D 主要作用于 RNA，高浓度时则同时影响 RNA 与 DNA 的合成。作用机制为嵌合于 DNA 双链内与其鸟嘌呤基团结合，抑制 DNA 依赖的 RNA 聚合酶活力，干扰细胞的转录过程，从而抑制 mRNA 合成。本品为细胞周期非特异性药物，对 G1 期尤为敏感，阻碍 G1 期细胞进入 S 期。
税 则 号 列　3004. 2090

中 文 名	注射用丝裂霉素	
英 文 名	Mitomycin for Injection	
类 别	抗肿瘤药	
主 要 成 分	丝裂霉素	
有效成分 CAS 号	50-07-7	

化学分子结构式

商 品 属 性 本品为注射剂，青紫色粉末或灰紫色冻干粉末，遇光不稳定。

适 用 症 本品可缓解下述疾病的自觉症状及体征：胃癌、结肠及直肠癌、肺癌、胰腺癌、肝癌、宫颈癌、宫体癌、乳腺癌、头颈部肿瘤、膀胱肿瘤。

药 理 作 用 丝裂霉素与肿瘤细胞的 DNA 结合，形成双链 DNA 交联，抑制 DNA 复制，从而显示抗肿瘤效果。

税 则 号 列 3004.2090

中 文 名	注射用盐酸吡柔比星	
英 文 名	Pirarubicin Hydrochloride for Injection	
类 别	抗肿瘤药	
主 要 成 分	盐酸吡柔比星	
有效成分 CAS 号	95343-20-7	

化学分子结构式

商 品 属 性 本品为注射剂，橙红色冻干疏松块状物或粉末。

适 用 症 本品对恶性淋巴瘤和急性白血病有较好疗效，对乳腺癌、头颈部癌、胃癌、泌尿系统恶性肿瘤、卵巢癌、子宫内膜癌、子宫颈癌等有效。

药 理 作 用 本品为半合成的蒽环类抗癌药，进入细胞核内迅速嵌入 DNA 核酸碱基对间，干扰转录过程，阻止 mRNA 合成，抑制 DNA 聚合酶及 DNA 拓扑异构酶 II 活性，干扰 DNA 合成。因本品同时干扰 DNA、mRNA 合成，在细胞增殖周期中阻断细胞进入 G1 期而干扰瘤细胞分裂、抑制肿瘤生长，故具有较强的抗癌活性。

税 则 号 列 3004.2090

中 文 名	注射用盐酸表柔比星
英 文 名	Epirubicin Hydrochloride for Injection
类 别	抗肿瘤药
主 要 成 分	盐酸表柔比星
有效成分 CAS 号	56390-09-1

化学分子结构式

商 品 属 性 本品为注射剂，鲜红色或橙红色疏松块状物，有引湿性。

适 用 症 本品用于治疗恶性淋巴瘤、乳腺癌、软组织肉瘤、食道癌、胃癌、肝癌、胰腺癌、黑色素瘤、结肠直肠癌、卵巢癌、多发性骨髓瘤、白血病。

药 理 作 用 本品为一细胞周期非特异性药物，其主要作用部位是细胞核。本品的作用机制与其能与 DNA 结合有关。细胞培养研究表明，本品可迅速透入胞内，进入细胞核与 DNA 结合，从而抑制核酸的合成和有丝分裂。已证实表柔比星具有广谱的抗实验性肿瘤的作用，对拓扑异构酶也有抑制作用。

税 则 号 列 3004.2090

中 文 名	注射用盐酸博来霉素
英 文 名	Bleomycin Hydrochloride for Injection
类 别	抗肿瘤药
主 要 成 分	盐酸博来霉素
有效成分 CAS 号	67763-87-5

化学分子结构式

商 品 属 性 本品为注射剂，白色至淡黄色冻干疏松块状物。

适 用 症 本品主要用于治疗头颈部、食管、皮肤、宫颈、阴道、外阴、阴茎的鳞癌和霍奇金病及恶性淋巴瘤、睾丸癌等，亦可用于治疗银屑病。

药 理 作 用 本品与铁的复合物嵌入 DNA，引起 DNA 单链和双链断裂。它不引起 RNA 链断裂。作用的第一步是本品的二噻唑环嵌入 DNA 的 G-C 碱基对之间，同时末端三肽氨基酸的正电荷和 DNA 磷酸基作用，使其解链。作用的第二步是本品与铁的复合物导致超氧或羟自由基的生成，引起 DNA 链断裂。

税 则 号 列 3004.2090

中　文　名　注射用盐酸平阳霉素
英　文　名　Bleomycin A5 Hydrochloride for Injection
类　　　别　抗肿瘤药
主要成分　盐酸平阳霉素
有效成分 CAS 号　55658-47-4

化学分子结构式

商品属性　本品为注射剂。
适　用　症　本品主治唇癌、舌癌、齿龈癌、鼻咽癌等头颈部鳞癌。亦可用于治疗皮肤癌、乳腺癌、宫颈癌、食管癌、阴茎癌、外阴癌、恶性淋巴癌和坏死性肉芽肿等。对肝癌也有一定疗效。对翼状胬肉有显著疗效。
药理作用　平阳霉素是由平阳链霉菌（Stieplomyces Pingyangensisn. S. P）产生的博莱霉素类抗肿瘤抗生素，能抑制癌细胞 DNA 的合成和切断 DNA 链，影响癌细胞代谢功能，促进癌细胞变性、坏死。
税则号列　3004.2090

中　文　名　注射用盐酸柔红霉素
英　文　名　Daunorubicin Hydrochloride for Injection
类　　　别　抗肿瘤药
主要成分　盐酸柔红霉素
有效成分 CAS 号　23541-50-6

化学分子结构式

商品属性　本品为注射剂，橘红色疏松冻干块状物。
适　用　症　本品主要用于急性粒细胞白血病、急性淋巴细胞白血病及其他肿瘤。
药理作用　柔红霉素的作用机制在于细胞的核酸合成过程，它能直接与 DNA 结合，阻碍 DNA 合成和依赖 DNA 的 RNA 合成反应。
税则号列　3004.2090

中 文 名	注射用盐酸伊达比星
英 文 名	Idarubicin Hydrochloride for Injection
类 别	抗肿瘤药
主 要 成 分	盐酸伊达比星
有效成分 CAS 号	57852-57-0

化学分子结构式

商 品 属 性 本品为注射剂，橙红色疏松冻干块状物。

适 用 症 本品为抗有丝分裂和细胞毒制剂。用于成人急性非淋巴细胞性白血病（ANLL）的一线治疗，以及复发和难治患者的诱导缓解治疗。作为二线治疗药物，用于成人和儿童的急性淋巴细胞性白血病（ALL）。

药 理 作 用 伊达比星是一种 DNA 嵌入剂，作用于拓扑异构酶 II，抑制核酸合成。蒽环结构 4 位的改变使该化合物具有高亲脂性，与阿霉素和柔红霉素相比提高了细胞对药物的摄入。

税 则 号 列 3004.2090

中 文 名	醋酸阿比特龙片
英 文 名	Abiraterone Acetate Tablets
类 别	抗肿瘤药
主 要 成 分	醋酸阿比特龙
有效成分 CAS 号	154229-18-2

化学分子结构式

商 品 属 性 本品为片剂。

适 用 症 本品与泼尼松或泼尼松龙合用，用于治疗转移性去势抵抗性前列腺癌（mCRPC）、新诊断的高危转移性内分泌治疗敏感性前列腺癌（mHSPC），包括未接受过内分泌治疗或接受内分泌治疗最长不超过 3 个月。

药 理 作 用 醋酸阿比特龙在体内转化成阿比特龙，阿比特龙是 CYP17 的一种抑制剂（17α-羟化酶/C17,20-裂解酶），后者在睾丸、肾上腺和前列腺肿瘤组织中表达并且是雄激素生物合成所必需的。CYP17 催化两个连续的反应：
1. 通过 17α-羟化酶催化孕烯醇酮和孕酮转化成各自的 17α-羟基衍生物。2. 随后在 C17,20-裂解酶催化下分别形成脱氢表雄酮和雄烯二酮。脱氢表雄酮和雄烯二酮均为雄激素而且是睾酮的前体。阿比特龙对 CYP17 的抑制作用也导致肾上腺盐皮质激素生成增加。雄激素敏感性前列腺癌可对雄激素水平降低治疗法产生应答。雄激素阻断疗法如 GnRHa 或睾丸切除术可降低睾丸中雄激素生成，但不能影响肾上腺或肿瘤中雄激素生成。在安慰剂对照临床试验中，醋酸阿比特龙引起患者血清睾酮及其他雄激素水平降低。临床使用中，无须监测本品对血清睾酮水平的影响。血清 PSA 水平可能变化，但尚未证实其与患者个体的临床获益具有相关性。

税 则 号 列 3004.3900

中　文　名　醋酸奥曲肽注射液

英　文　名　Octreotide Acetate Injection

类　　　别　抗肿瘤药

主　要　成　分　醋酸奥曲肽

有效成分 CAS 号　83150-76-9

化学分子结构式

商　品　属　性　本品为注射剂，无色澄明液体。

适　用　症　1. 本品用于肝硬化所致食道-胃静脉曲张出血的紧急治疗，与特殊治疗（如内窥镜硬化剂治疗）合用。2. 用于预防胰腺手术后并发症。3. 用于缓解与胃肠内泌肿瘤有关的症状和体征，有证据显示，本品对具类癌综合征的类癌瘤、VIP 瘤、胰高糖素瘤有效；对胃泌素瘤/Zollinger-Ellison 综合征、胰岛瘤、生长激素释放因子瘤的有效率约为 50%（至今应用本品治疗的病例有限）。4. 经手术、放射治疗或多巴受胺体激动剂治疗失败的肢端肥大症患者，可用本品控制症状，降低生长激素（GH）及生长素介质 C 的浓度。本品也适用于不能或不愿手术的肢端肥大症患者，以及放射治疗尚未生效的间歇期患者。

药　理　作　用　奥曲肽是人工合成的天然生长抑素的八肽衍生物，其药理作用与生长抑素相似，但是作用持续时间更长。它抑制 GH、GEP 内分泌系统肽和 5-羟色胺的病理性分泌增加。在动物体内，奥曲肽对 GH、胰高血糖素和胰岛素释放的抑制作用比生长抑素更强，而且对 GH 和胰高血糖素抑制的选择性更高。

税　则　号　列　3004.3900

中　文　名　　醋酸戈舍瑞林缓释植入剂
英　文　名　　Goserelin Acetate Sustained-Release Depot
类　　　别　　抗肿瘤药
主　要　成　分　　醋酸戈舍瑞林
有效成分 CAS 号　　145781-92-6

化学分子结构式

商　品　属　性　　本品为白色至乳白色圆柱状聚合物，无可见异物或几乎无可见异物，聚合物预填充在特殊注射装置中。

适　用　症　　本品用于可用激素治疗的前列腺癌。

药　理　作　用　　本品是天然促性腺激素释放激素的一种合成类似物，长期使用可抑制番体促性腺激素的分泌，从而引起男性血清睾酮的下降。首次用药后，可导致患者体内血清黄体生成激素和卵泡刺激素水平升高，随后导致血清酮水平暂时性升高，在第一次注射此药后21 天左右，血清钾浓度可下降至去势水平，并在以后每 12 周一次的治疗中保持压制。

税　则　号　列　　3004.3900

中　文　名	醋酸曲普瑞林注射液
英　文　名	Triptorelin Acetate Injection
类　　　别	抗肿瘤药
主　要　成　分	醋酸曲普瑞林
有效成分 CAS 号	140194-24-7

化学分子结构式

商　品　属　性　本品为注射剂。

适　用　症　本品用于治疗一般需要把性类固醇血浓度降低至去势水平而达到治疗效果的症例。

药　理　作　用　曲普瑞林是合成的促性腺激素释放激素（GnRH）的类似物，其结构的改良是以右旋色氨酸取代天然分子结构物中的第六个左旋氨基酸（甘氨酸）。曲普瑞林的作用与GnRH 相同，但其血浆半衰期延长且对 GnRH 受体的亲和力更强，因此曲普瑞林成为GnRH 受体的强力激动剂。曲普瑞林注射后，最初会刺激垂体促黄体激素（LH）及促卵泡成熟素（FH）。当垂体经过长期的刺激后，会进入不应期。此时，促性腺激素的释放会减少，因而使性类固醇（睾丸酮或雌激素）降低至去势水平。上述作用是可逆转的。

税　则　号　列　3004.3900

中 文 名	氟维司群注射液
英 文 名	Fulvestrant Injection
类 别	抗肿瘤药
主 要 成 分	氟维司群
有效成分 CAS 号	129453-61-8

化学分子结构式

商 品 属 性 本品为注射剂。

适 用 症 本品可用于在抗雌激素辅助治疗后或治疗过程中复发的，或是在抗雌激素治疗中进展的绝经后（包括自然绝经和人工绝经）雌激素受体阳性的局部晚期或转移性乳腺癌。

药 理 作 用 1. 氟维司群为竞争性的雌激素受体拮抗剂，其亲和力与雌二醇相似。氟维司群阻断了雌激素的营养作用而本身没有任何部分激动（雌激素样）作用。其作用机制与下调雌激素受体（ER）蛋白水平有关。2. 体外研究证实，氟维司群是他莫昔芬耐药以及雌激素敏感的人乳腺癌（MCF-7）细胞系生长的可逆性抑制剂。在体内肿瘤研究中，氟维司群可延缓裸鼠体内 MCF-7 细胞异种移植物的植入。氟维司群可抑制已植入的MCF-7 异种移植物以及他莫昔芬耐药的乳腺肿瘤异种移植物的生长。对氟维司群耐药的乳腺肿瘤异种移植物可能对他莫昔芬也存在交叉耐药性。3. 在未成熟的或切除卵巢的小鼠和大鼠中进行体内子宫增生试验，氟维司群未表现出激动剂样作用。在未成熟的大鼠和切除卵巢的猴中进行体内研究，氟维司群可阻断雌二醇引起的子宫增生作用。对绝经后妇女给予氟维司群（每月 250mg）后，未见血浆中 FSH 和 LH 浓度的改变，提示无外周甾体效应。4. 在患有原发性乳腺癌的绝经后妇女中进行的临床试验表明，与安慰剂相比，氟维司群可明显下调 ER 阳性肿瘤的 ER 蛋白。同时孕激素受体表达也有明显的下降，这与氟维司群没有内源性雌激素激动作用相一致。

税 则 号 列 3004.3900

中　文　名	兰瑞肽
英　文　名	Lanreotide
类　　　别	抗肿瘤药
主　要　成　分	兰瑞肽
有效成分 CAS 号	108736-35-2

化学分子结构式

商　品　属　性	本品为注射剂。
适　用　症	本品用于肢端肥大症（外科手术和/或放射治疗之后生长激素分泌异常时）、类癌临床症状的治疗（试验性注射之后）。
药　理　作　用	1. 如天然生长抑素一样，兰瑞肽是许多内分泌、神经内分泌、外分泌和旁分泌机能的肽抑制剂。它对外周（垂体和胰腺的）生长抑素受体具有很好的亲和力，而对中枢受体的亲和力较弱。这一特点使之在生长激素分泌和消化道激素分泌方面具有良好的特异作用。2. 兰瑞肽比天然生长抑素更具活性，而且作用时间更长。它对生长激素分泌的抑制作用较对胰岛素分泌的抑制作用具有明显的选择性，使其适于治疗肢端肥大症。3. 兰瑞肽对肠道外分泌、消化道激素和细胞增殖机制的抑制作用，使其对消化道内分泌瘤尤其是类癌的症状治疗非常有益。
税　则　号　列	3004.3900

中 文 名	磷酸雌莫司汀胶囊
英 文 名	Estramustine Phosphate Capsules
类 别	抗肿瘤药
主 要 成 分	磷酸雌莫司汀
有效成分 CAS 号	4891-15-0

化学分子结构式

商 品 属 性 本品为胶囊剂。

适 用 症 本品用于晚期前列腺癌，尤其是激素难治性前列腺癌；对于预后因素显示对单纯激素疗法疗效差的患者，可用于一线治疗。

药 理 作 用 磷酸雌莫司汀是具有独特双重作用机制的抗肿瘤药物，对治疗晚期前列腺癌有效。其整个分子为抗有丝分裂剂，氨基甲酸酯水解后，代谢物介导释放的雌激素发挥抗促性腺激素作用。轻度的临床不良反应是雌莫司汀与肿瘤组织中的蛋白质结合，导致药物在靶部位积聚。磷酸雌莫司汀还具有轻微的雌激素和抗性腺激素作用。通常治疗剂量下本品几乎不会产生骨髓抑制。本品对既往没有接受药物治疗的患者和对常规激素治疗无效的患者均有效。

税 则 号 列 3004.3900

中 文 名	依西美坦胶囊
英 文 名	Exemestane Capsules
类 别	抗肿瘤药
主 要 成 分	依西美坦
有效成分 CAS 号	107868-30-4

化学分子结构式

商 品 属 性 本品为胶囊剂。

适 用 症 本品用于经他莫昔芬辅助治疗 2~3 年后，绝经后雌激素受体阳性的妇女的早期浸润性乳腺癌的辅助治疗，直至完成总共 5 年的辅助内分泌治疗；经他莫昔芬治疗后，病情仍有进展的自然或人工绝经后妇女的晚期乳腺癌。

药 理 作 用 乳腺癌细胞的生长依赖于雌激素的存在，女性绝经期后循环中的雌激素（雌酮和雌二醇）主要由外周组织中芳香酶将肾上腺和卵巢中的雄激素（雄烯二酮和睾酮）转化而来。通过抑制芳香酶来阻止雌激素生成是一种有效的选择性治疗绝经后激素依赖性乳腺癌的方法。依西美坦是一种不可逆性甾体芳香酶灭活剂，结构上与该酶的自然底物雄烯二酮相似，为芳香酶的伪底物，可通过不可逆地与该酶的活性位点结合而使其失活（该作用也称"自毁性抑制"），从而明显降低绝经后妇女血液循环中雌激素水平，但对肾上腺中皮质类固醇和醛固酮的生物合成无明显影响。在高于抑制芳香酶作用浓度的 600 倍时，对类固醇生成途径中的其他酶不产生明显影响。

税 则 号 列 3004.3900

中　文　名	依西美坦片
英　文　名	Exemestane Tablets
类　　　别	抗肿瘤药
主　要　成　分	依西美坦
有效成分 CAS 号	107868-30-4

化学分子结构式

商　品　属　性　本品为片剂。

适　用　症　本品用于经他莫昔芬辅助治疗 2~3 年后，绝经后雌激素受体阳性的妇女的早期浸润性乳腺癌的辅助治疗，直至完成总共 5 年的辅助内分泌治疗；经他莫昔芬治疗后，病情仍有进展的自然或人工绝经后妇女的晚期乳腺癌。

药　理　作　用　依西美坦是一种不可逆的甾体类芳香化酶抑制剂，其结构与天然雄烯二酮底物相似。绝经后妇女的雌激素主要由雄激素通过外周组织芳香化酶的作用转化而成。5mg 的依西美坦即可显著降低绝经后妇女的血清雌激素水平，剂量达 10mg~25mg 时可最大限度（>90%）降低雌激素水平。绝经后的乳腺癌患者接受每日 25mg 依西美坦治疗，其总体芳香化作用下降 98%。依西美坦不存在孕激素和雌激素样作用，有轻微的雄激素样作用，这可能和 17-羟衍生物的结构有关，且这种雄激素样作用主要在高剂量时可见。在依西美坦重复每日给药的研究中，不管是否用 ACTH 刺激，均未见依西美坦对肾上腺可的松和醛固酮的生物合成有影响，证明了依西美坦对甾体类固醇代谢酶的作用有选择性。因此，应用依西美坦的患者不需要使用糖皮质激素或盐皮质激素的替代疗法。在低剂量应用依西美坦时可见血清 LH 和 FSH 水平非剂量依赖性的轻微增加，这一效应预计与其药理学特性有关，可能是由雌激素水平下降导致垂体水平的反馈导致的。体内雌激素水平的降低会刺激垂体分泌促性腺激素，绝经后妇女也如此。

税　则　号　列　3004.3900

中　文　名	注射用醋酸地加瑞克
英　文　名	Degarelix Acetate for Injection
类　　　别	抗肿瘤药
主 要 成 分	地加瑞克
有效成分 CAS 号	214766-78-6

化学分子结构式

商 品 属 性　本品为注射剂。

适　用　症　本品适用于需要雄激素去势治疗的前列腺癌患者。

药 理 作 用　地加瑞克是一种选择性的促性腺激素释放激素（GnRH）拮抗剂，可竞争性和可逆地结合垂体 GnRH 受体，从而快速减少促性腺激素、促黄体激素（LH）及促卵泡激素（FSH）的释放，并减少睾丸分泌睾酮（T）。目前已知前列腺癌被认为对雄激素敏感，且去雄激素治疗对其具有疗效。不同于 GnRH 激动剂，GnRH 拮抗剂在初始治疗后不会诱导 LH 激增和随后的睾酮激增/肿瘤刺激以及潜在的症状加重。地加瑞克单剂量 240mg，随后每月维持剂量 80mg，可迅速引起 LH、FSH 及睾酮浓度下降。血清二氢睾酮（DHT）浓度下降的方式类似于睾酮。地加瑞克可有效持续抑制睾酮在 0.5ng/mL 的去势水平以下。每月 80mg 的维持剂量可使 97% 患者的睾酮抑制维持至少一年。当对患者再次注射地加瑞克治疗后，并没有观察到睾酮的微增。治疗一年后，睾酮水平的中位数为 0.087ng/mL（四分位距 0.06～0.15），N＝167。

税 则 号 列　3004.3900

中 文 名	注射用醋酸亮丙瑞林
英 文 名	Leuprorelin Acetate for Injiction
类 别	抗肿瘤药
主 要 成 分	醋酸亮丙瑞林
有效成分 CAS 号	74381-53-6

化学分子结构式

商 品 属 性	本品为注射剂，白色粉末。
适 用 症	适用于子宫内膜异位症；伴有月经过多、下腹痛、腰痛及贫血等的子宫肌瘤；绝经前乳腺癌，且雌激素受体阳性患者；前列腺癌；中枢性性早熟症。
药 理 作 用	重复给予大剂量的黄体化激素释放激素或其高活性衍生物醋酸亮丙瑞林，在首次给药后能立即产生一过性的垂体-性腺系统兴奋作用（急性作用），然后抑制垂体生成和释放促性腺激素。它还进一步抑制卵巢和睾丸对促性腺激素的反应，从而降低雌二醇和睾酮的生成（慢性作用）。此外，醋酸亮丙瑞林又是一种缓释制剂，它恒定地向血液中释放醋酸亮丙瑞林，故能有效地降低卵巢和睾丸的反应，产生高度有利的垂体-性腺系统的抑制作用。
税 则 号 列	3004.3900

中 文 名	注射用福美坦
英 文 名	Formestane for Injection
类 别	抗肿瘤药
主 要 成 分	福美坦
有效成分 CAS 号	566-48-3

化学分子结构式

商 品 属 性	本品为注射剂。
适 用 症	适用于治疗自然或人工绝经的乳腺癌病人，包括其他内分泌治疗无效的病人。
药 理 作 用	本品是甾体类雄激素，是雄烯二酮的衍生物，可竞争性地抑制对雌激素合成起关键作用的芳香化酶，从而阻断雄激素向雌激素的转化，降低体内雌激素水平，使雌激素依赖性肿瘤缩小。除雌激素外，它不影响其他类固醇激素的合成。
税 则 号 列	3004.3900

中　文　名	注射用双羟萘酸曲普瑞林
英　文　名	Triptorelin Pamoate for Injection
类　　　别	抗肿瘤药
主　要　成　分	双羟萘酸曲普瑞林
有效成分 CAS 号	124508-66-3

化学分子结构式

商　品　属　性	本品为注射剂。
适　用　症	本品适用于局部晚期或转移性前列腺癌。
药　理　作　用	曲普瑞林是合成的十肽，是天然 GnRH 的类似物。动物研究和人体研究表明，初始刺激后，长期使用曲普瑞林可抑制促性腺激素的分泌，从而抑制睾丸的功能。使用该药品可引起早期血 LH 和 FSH 水平升高。继续用药治疗，血 LH 和 FSH 水平降低，在注射后 20 天左右血睾酮降至去势水平。
税　则　号　列	3004.3900

中　文　名	酒石酸长春瑞滨
英　文　名	Vinorelbine Tartrate
类　　　别	抗肿瘤药
主　要　成　分	酒石酸长春瑞滨
有效成分 CAS 号	125317-39-7

化学分子结构式

商　品　属　性	本品为注射剂。
适　用　症	本品用于非小细胞肺癌、乳腺癌以及难治性淋巴瘤、卵巢癌等。
药　理　作　用	长春瑞滨的抗肿瘤活性被认为主要通过干扰微管蛋白而抑制中期有丝分裂。与其他长春花碱相似，长春瑞滨还可以干扰：氨基酸、环 AMP 和谷胱甘肽的代谢，钙调素依赖性钙离子转运 ATP 酶活性，细胞呼吸，核酸和脂肪生物合成。在小鼠完整晶胚培养中，长春瑞滨、长春新碱和长春碱在相同浓度（2μM）时抑制微管形成的微丝分裂，包括阻断细胞的中期分裂。长春新碱在浓度为 5μM 时对轴突微管具有解聚作用，而长春碱和长春瑞滨在 30μM 和 40μM 时才具有这种作用。这些数据表明，长春瑞滨对有丝分裂中期的微管作用具有相对选择性。
税　则　号　列	3004.4900

中　文　名	酒石酸长春瑞滨软胶囊
英　文　名	Vinorelbine Tartrate Soft Capsules
类　　　别	抗肿瘤药
主　要　成　分	酒石酸长春瑞滨
有效成分 CAS 号	125317-39-7

化学分子结构式

商　品　属　性	本品为软胶囊，内容物为无色或淡黄色澄明黏稠液体。
适　用　症	用于不可手术切除的局部晚期或转移性非小细胞肺癌，以及转移性乳腺癌的单药或联合治疗。
药　理　作　用	长春瑞滨是长春花生物碱家族中的一种抗肿瘤药物，与其他所有长春花生物碱类不同的是，长春瑞滨的长春质碱部分经结构修饰。在分子水平，它作用于细胞的微管结构中微管蛋白的动态平衡。它抑制微管蛋白的聚合作用，优先与有丝分裂微管进行结合，可阻断细胞从 G2 期进入 M 期。本品除作用于有丝分裂的微管外，也作用于轴突微管，故可引起神经毒性。
税　则　号　列	3004.4900

中 文 名	羟喜树碱注射液
英 文 名	Hydroxylcamptothecine Injection
类 别	抗肿瘤药
主 要 成 分	羟喜树碱
有效成分 CAS 号	19685-09-7

化学分子结构式

商 品 属 性	本品为注射剂。
适 用 症	本品用于原发性肝癌、胃癌、头颈部癌、膀胱癌及直肠癌。
药 理 作 用	本品通过抑制拓扑异构酶 I 而发挥细胞毒作用，使 DNA 不能复制，造成不可逆的 DNA 链破坏，从而导致细胞死亡。
税 则 号 列	3004.4900

中 文 名	盐酸托泊替康胶囊
英 文 名	Topotecan Hydrochloride Capsules
类 别	抗肿瘤药
主 要 成 分	盐酸托泊替康
有效成分 CAS 号	119413-54-6

化学分子结构式

商 品 属 性	本品为胶囊剂。
适 用 症	对于一线化疗失效的，采用盐酸托泊替康顺铂二线治疗，但不能耐受静脉给药的广泛期小细胞肺癌患者，可试用本品与顺铂联合治疗。尚缺乏数据支持本品可替代广泛期小细胞肺癌的一线治疗标准方案。
药 理 作 用	1. 本品为拓扑异构酶 I 的抑制剂。本品与拓扑异构酶 I-DNA 复合物结合可阻止拓扑异构酶 I 所诱导 DNA 单链可逆性断裂后的重新联结，导致细胞死亡。其细胞毒作用是在 DNA 的合成中，是 S 期细胞周期特异性药物。2. 本品有很强的抗肿瘤活性和广泛的抗癌谱，临床前的体内抑瘤试验中对 P388 及 L121 白血病、B16 黑色素瘤、B16/F10 黑色素瘤亚株、Lew's 肺癌、ADJ-PC6 浆细胞瘤、M5076 卵巢肉瘤、乳腺癌 16/C、结肠腺癌 38 及 51、Madison 肺癌等动物移植性肿瘤疗效显著。
税 则 号 列	3004.4900

中 文 名	盐酸伊立替康注射液
英 文 名	Irinotecan Hydrochloride Injection
类 别	抗肿瘤药
主 要 成 分	盐酸伊立替康
有效成分 CAS 号	100286-90-6

化学分子结构式

H-Cl

商 品 属 性	本品为注射剂。
适 用 症	本品用于成人转移性大肠癌的治疗，或用于经含 5-Fu 化疗失败的患者的二线治疗。
药 理 作 用	伊立替康是喜树碱的半合成衍生物，喜树碱可特异性地与拓扑异构酶 I 结合，后者诱导可逆性单链断裂，从而使 DNA 双链结构解旋。伊立替康及其活性代谢物 SA-38 可与拓扑异构酶 I-DNA 复合物结合，从而阻止断裂单链的再联结。现有研究提示，伊立替康的细胞毒作用归因于 DNA 合成过程中，复制酶与拓扑异构酶 I-DNA-伊立替康（或 SN-38）三联复合物相互作用，从而引起 DNA 双链断裂。哺乳动物细胞不能有效地修复这种 DNA 双链断裂。
税 则 号 列	3004.4900

中 文 名	注射用硫酸长春地辛
英 文 名	Vindesine Sulfate for Injection
类 别	抗肿瘤药
主 要 成 分	硫酸长春地辛
有效成分 CAS 号	59917-39-4

化学分子结构式

商 品 属 性	本品为注射剂。
适 用 症	本品对非小细胞肺癌、小细胞肺癌、恶性淋巴瘤、乳腺癌、食管癌及恶性黑色素瘤等恶性肿瘤有效。
药 理 作 用	本品为细胞周期特异性抗肿瘤药物，抑制细胞内微管蛋白的聚合，阻止增殖细胞有丝分裂中的纺锤体的形成，使细胞分裂停止于有丝分裂中期，对移植性动物肿瘤的抗瘤谱较广，与长春花碱和长春新碱无完全的交叉耐药，毒性介于两者之间，骨髓抑制低于长春花碱，但高于长春新碱，神经毒性低于长春新碱。
税 则 号 列	3004.4900

中 文 名	注射用硫酸长春新碱
英 文 名	Vincristine Sulfate for Injection
类 别	抗肿瘤药
主 要 成 分	硫酸长春新碱
有效成分 CAS 号	2068-78-2

化学分子结构式

商 品 属 性　本品为注射剂，白色或类白色的疏松状或无定形固体。有引湿性。遇光或热易变黄。

适 用 症　1. 急性白血病，尤其是儿童急性白血病，对急性淋巴细胞白血病疗效显著。2. 恶性淋巴瘤。3. 生殖细胞肿瘤。4. 小细胞肺癌、尤文肉瘤、肾母细胞瘤、神经母细胞瘤。5. 乳腺癌、慢性淋巴细胞白血病、消化道癌、黑色素瘤及多发性骨髓瘤等。

药 理 作 用　长春新碱为夹竹桃科植物长春花中提取的有效成分。抗肿瘤作用靶点是微管，主要抑制微管蛋白的聚合而影响纺锤体微管的形成，使有丝分裂停止于中期。还可干扰蛋白质代谢及抑制 RNA 多聚酶的活力，并抑制细胞膜类脂质的合成和氨基酸在细胞膜上的转运。

税 则 号 列　3004.4900

中 文 名	达拉非尼
英 文 名	Dabrafenib
类 别	抗肿瘤药
主 要 成 分	达拉非尼
有效成分 CAS 号	1195765-45-7

化学分子结构式

商 品 属 性　本品为片剂。

适 用 症　本品用于 BRAF V600E 或 V600K 突变阳性而无法切除的或转移黑色素瘤，V600K 突变阳性而无法切除的或转移黑色素瘤须与曲美替尼合用。

药 理 作 用　1. 本品抑制 BRAF V600E、BRAF V600K 和 BRAF V600D 酶的 IC50 值分别为 0.65nmol/L、0.5nmol/L 和 1.84nmol/L，抑制野生型 BRAF 和 CRAF 激酶的 IC50 值分别为 3.2nmol/L 和 5.0nmol/L，在高浓度下对 SIK1、NEK11 和 LIMK1 也有抑制作用。一些突变型 BRAF 基因可导致 BRAF 的活化，从而刺激肿瘤细胞生长，在体内和体外，本品对 BRAF V600 突变阳性的黑色素瘤细胞均有抑制作用。2. 本品和曲美替尼在 AS/RAF/MEK/ERK 通路中可抑制不同的酪氨酸激酶，两者合用对 BRAF V600 突变阳性的黑色素瘤细胞的抑制作用会增强。

税 则 号 列　3004.9010

中　文　名　　甲磺酸达拉非尼胶囊
英　文　名　　Dabrafenib Mesylate Capsules
类　　　别　　抗肿瘤药
主　要　成　分　　甲磺酸达拉非尼
有效成分 CAS 号　　1195768-06-9

化学分子结构式

商　品　属　性　　本品为胶囊剂。
适　用　症　　本品联合曲美替尼适用于治疗 BRAF V600 突变阳性的不可切除或转移性黑色素瘤患者。
药　理　作　用　　甲磺酸达拉非尼是 BRAF 激酶某些突变型的抑制剂，对 BRAF V600E、BRAF V600K 和 BRAF V600D 酶的 IC50 值分别为 0.65nmol/L、0.5nmol/L 和 1.84nmol/L。甲磺酸达拉非尼也抑制 BRAF 激酶野生型及 CRAF 激酶，IC50 值分别为 3.2nmol/L、5.0nmol/L，在高浓度时可抑制其他激酶，如 SIK1、NEK11、LIMK1。BRAF 基因的一些突变，包括导致 BRAF V600E 的突变，可导致 BRAF 激酶结构性激活，刺激肿瘤细胞生长。甲磺酸达拉非尼在体内外均可抑制多种 BRAF V600 突变阳性肿瘤细胞的生长。
税　则　号　列　　3004.9010

中　文　名　　维莫非尼片
英　文　名　　Vemurafenib Film Coated Tablets
类　　　别　　抗肿瘤药
主　要　成　分　　维莫非尼
有效成分 CAS 号　　918504-65-1

化学分子结构式

商　品　属　性　　本品为片剂。
适　用　症　　适用于治疗经 CFDA 批准的检测方法确定的 BRAF V600 突变阳性的不可切除或转移性黑色素瘤。
药　理　作　用　　本品是一种激酶抑制剂，通过阻断分子通路的信号抑制癌细胞生长。
税　则　号　列　　3004.9010

中　文　名	阿那曲唑片
英　文　名	Anastrozole Tablets
类　　　别	抗肿瘤药
主　要　成　分	阿那曲唑
有效成分 CAS 号	120511-73-1

化学分子结构式

商　品　属　性	本品为白色薄膜衣片，除去包衣后显白色或类白色。
适　用　症	适用于绝经后妇女的晚期乳腺癌的治疗。适用于绝经后妇女激素受体阳性的早期乳腺癌的辅助治疗。适用于曾接受 2~3 年他莫昔芬辅助治疗的绝经后妇女激素受体阳性的早期乳腺癌的辅助治疗等。
药　理　作　用	本品为一种强效、选择性非甾体类芳香化酶抑制剂，可抑制绝经期后患者肾上腺中生成的雄烯二酮转化为雌酮，从而明显地降低血浆雌激素水平，产生抑制乳腺肿瘤生长的作用。
税　则　号　列	3004.9090

中　文　名	阿帕他胺片
英　文　名	Apalutamide Tablets
类　　　别	抗肿瘤药
主　要　成　分	阿帕他胺
有效成分 CAS 号	956104-40-8

化学分子结构式

商　品　属　性	本品为浅黄绿色至灰绿色椭圆形薄膜衣片，一侧凹刻有"AR60"字样，除去包衣后显白色至类白色或微黄色。
适　用　症	本品适用于治疗有高危转移风险的非转移性去势抵抗性前列腺癌（NM-CRPC）成年患者。
药　理　作　用	阿帕他胺为雄激素受体（AR）抑制剂，可直接与 AR 的配体结合域结合。阿帕他胺可抑制 AR 核转位及 DNA 结合，并阻止 AR 介导的转录。主要代谢物 N-去甲基阿帕他胺是一种活性较弱的 AR 抑制剂，在体外转录报告基因检测中其活性为阿帕他胺的 1/3。在前列腺癌小鼠异种移植模型中，阿帕他胺可使肿瘤细胞增殖减少并且促进其凋亡，从而减小肿瘤体积。
税　则　号　列	3004.9090

中 文 名 阿昔替尼片
英 文 名 Axitinib Tablets
类 别 抗肿瘤药
主 要 成 分 阿昔替尼
有效成分 CAS 号 319460-85-0

化学分子结构式

商 品 属 性 本品为片剂。
适 用 症 用于既往接受过种激酶抑制剂或细胞因子治疗失败的进展期肾细胞癌（RCC）的成人患者。
药 理 作 用 阿昔替尼在治疗剂量下可以抑制酪氨酸激酶受体，包括血管内皮生长因子受体（VEGFR-1、VEGFR-2 和 VEGFR-3）。这些受体与病理性血管生成、肿瘤生长和癌症进展相关。体外试验与小鼠体内模型试验显示阿昔替尼可抑制 VEGF 介导的内皮细胞增殖与存活；在荷瘤小鼠模型中，阿昔替尼可抑制肿瘤生长及 VEGFR-2 的磷酸化。
税 则 号 列 3004.9090

中 文 名 奥拉帕利片
英 文 名 Olaparib Tablets
类 别 抗肿瘤药
主 要 成 分 奥拉帕利
有效成分 CAS 号 763113-22-0

化学分子结构式

商 品 属 性 本品为片剂。
适 用 症 本品适用于铂敏感的复发性上皮性卵巢癌、输卵管癌或原发性腹膜癌成人患者在含铂化疗达到完全缓解或部分缓解后的维持治疗。
药 理 作 用 奥拉帕利是一种聚 ADP 核糖聚合酶（PARP，包括 PARP1、PARP2 和 PARP3）抑制剂。PARP 酶参与正常的细胞功能，如 DNA 转录和 DNA 修复。试验结果显示，奥拉帕利在体外可抑制肿瘤细胞系的增殖，在体内可抑制人体肿瘤小鼠异种移植瘤的生长，单药治疗或铂类化疗后用药均有效。当细胞系和小鼠移植瘤模型中存在 BRCA 相关的 DNA 损伤同源重组修复缺陷或者非 BRCA 相关的、铂类化疗应答相关的 DNA 损伤同源重组修复缺陷时，奥拉帕利给药后可产生更强的细胞毒和肿瘤抑制作用。体外研究显示，奥拉帕利的细胞毒作用可能涉及 PARP 酶活性抑制以及 PARP-DNA 复合物形成增加，从而导致 DNA 损伤和癌细胞死亡。
税 则 号 列 3004.9090

中　文　名	奥沙利铂注射液
英　文　名	Oxaliplatin Injection
类　　　别	抗肿瘤药
主　要　成　分	奥沙利铂
有效成分 CAS 号	63121-00-6

化学分子结构式

商　品　属　性	本品为注射剂。
适　用　症	适用于与 5-氟尿嘧啶和亚叶酸（甲酰四氢叶酸）联合应用于转移性结直肠癌的一线治疗；原发肿瘤完全切除后的Ⅲ期（Duke's C 期）结肠癌的辅助治疗；不适合手术切除或局部治疗的局部晚期和转移的肝细胞癌（HCC）的治疗。
药　理　作　用	本品属于新的铂类衍生物，本品通过产生烷化结合物作用于 DNA，形成链内和链间交联，从而抑制 DNA 的合成及复制。本品与 DNA 结合迅速，最多需 15 分钟；而顺铂与 DNA 的结合分为两个时相，其中包括 1 个 48 小时后的延迟相。在人体内给药 1 小时之后，通过测定白细胞的加合物，可显示其存在。复制过程中的 DNA 合成，其后 DNA 的分离、RNA 及细胞蛋白质的合成均被抑制，对于某些对顺铂耐药的细胞系，本品治疗有效。
税　则　号　列	3004.9090

中　文　名	白消安片
英　文　名	Busulfan Tablets
类　　　别	抗肿瘤药
主　要　成　分	白消安
有效成分 CAS 号	55-98-1

化学分子结构式

商　品　属　性	本品为糖衣片，除去糖衣后显白色。
适　用　症	本品适用于慢性粒细胞白血病慢性期的缓解治疗。已有资料显示，根据病人的生存时间、脾脏大小的控制和血红蛋白水平的维持来判断，本品的治疗优于脾放射治疗。虽然是非治愈性治疗，但白消安可减少粒细胞总数，缓解疾病症状和改善病人临床状态。一旦发生慢性粒细胞白血病急性白血病变，不能再使用白消安。本品可有效地延长真性红细胞增多症的缓解期，尤其是对放射性磷（32P）治疗耐药且伴有血小板显著增多的病例。本品对某些原发性血小板增多症和骨髓纤维化病例也可能有效。
药　理　作　用	白消安属双甲基碳酸酯类的双功能烷化剂，为细胞周期非特异性药物，进入人体内磺酸酯基团的环状结构打开，通过与细胞的 DNA 内鸟嘌呤起烷化作用来破坏 DNA 的结构与功能。本品的细胞毒作用几乎完全表现在对造血功能的抑制，主要表现在对粒细胞生成的明显抑制作用；其次是对血小板和红细胞的抑制，对淋巴细胞的抑制很弱。
税　则　号　列	3004.9090

中　文　名	白消安注射液
英　文　名	Busulfan Injection
类　　　别	抗肿瘤药
主　要　成　分	白消安
有效成分 CAS 号	55-98-1

化学分子结构式

商　品　属　性　本品为注射剂，无色或几乎无色的澄明液体。

适　用　症　本品用于联合环磷酰胺，作为慢性髓性白血病同种异体的造血祖细胞移植前的预处理方案。

药　理　作　用　白消安属双甲基碳酸酯类的双功能烷化剂，为细胞周期非特异性药物，进入人体内磺酸酯基团的环状结构打开，通过与细胞的 DNA 内鸟嘌呤起烷化作用来破坏 DNA 的结构与功能。本品的细胞毒作用几乎完全表现在对造血功能的抑制，主要表现在对粒细胞生成的明显抑制作用；其次是对血小板和红细胞的抑制，对淋巴细胞的抑制很弱。

税　则　号　列　3004.9090

中　文　名	苯达莫司汀
英　文　名	Bendamustine
类　　　别	抗肿瘤药
主　要　成　分	苯达莫司汀
有效成分 CAS 号	97832-05-8

化学分子结构式

商　品　属　性　本品为注射剂。

适　用　症　本品用于治疗慢性淋巴细胞白血病（CLL）；用于在利妥昔单抗或含利妥昔单抗方案治疗过程中，或者治疗 6 个月内，病情仍然进展的惰性 B 细胞非霍奇金淋巴瘤（NHL）。

药　理　作　用　本品确切的作用机制尚不十分清楚，但已知本品是携带一个嘌呤样苯并咪唑环的氮芥衍生物，兼具烷化剂和嘌呤类似物（抗代谢药）的双重作用机制，能通过几种不同途径导致细胞死亡，而且对静止期和分裂期细胞均有作用。

税　则　号　列　3004.9090

中　文　名	苯丁酸氮芥片
英　文　名	Chlorambucil Tablets
类　　　别	抗肿瘤药
主　要　成　分	苯丁酸氮芥
有效成分 CAS 号	305-03-3

化学分子结构式

商　品　属　性	本品为片剂。
适　用　症	本品适用于霍奇金病、数种非霍奇金病淋巴瘤、慢性淋巴细胞性白血病、瓦尔登斯特伦巨球蛋白血症、晚期卵巢腺癌。本品对于部分乳腺癌病人也有明显的疗效。
药　理　作　用	苯丁酸氮芥为芳香族氮芥衍生物，是具有双重功能的烷化剂。通过形成高活性的乙撑亚胺基团产生烷基化作用，其一种可能的作用方式就是通过乙撑亚胺的衍生物在 DNA 的两条螺旋链上交联，进而破坏 DNA 的复制。
税　则　号　列	3004.9090

中　文　名	比卡鲁胺胶囊
英　文　名	Bicalutamide Capsules
类　　　别	抗肿瘤药
主　要　成　分	比卡鲁胺
有效成分 CAS 号	90357-06-5

化学分子结构式

商　品　属　性	本品为胶囊剂。
适　用　症	本品用于治疗局部晚期、无远处转移的前列腺癌患者，或与促黄体生成素释放激素（LH-RH）类似物/外科睾丸切除术联合应用于晚期前列腺癌的治疗。
药　理　作　用	1. 比卡鲁胺属于非甾体类抗雄激素药物，没有其他内分泌作用，它与雄激素受体结合而不激活基因表达，从而抑制了雄激素的刺激，导致前列腺肿瘤的萎缩。临床上停用比卡鲁胺可在部分患者中引起抗雄激素撤药性综合征。2. 比卡鲁胺是消旋物，其抗雄激素作用仅仅出现在（R)-结构对映体上。
税　则　号　列	3004.9090

中 文 名	比卡鲁胺片
英 文 名	Bicalutamide Tablets
类 别	抗肿瘤药
主 要 成 分	比卡鲁胺
有效成分 CAS 号	90357-06-5

化学分子结构式

商 品 属 性　本品为薄膜衣片，除去包衣后显白色或类白色。

适 用 症　适用于治疗局部晚期、无远处转移的前列腺癌患者，或与促黄体生成素释放激素（LH-RH）类似物/外科睾丸切除术联合应用于晚期前列腺癌的治疗。

药 理 作 用　本品属于非甾体类抗雄激素药物，没有其他内分泌作用。它与雄激素受体结合而使其无有效的基因表达，从而抑制了雄激素的刺激，导致前列腺肿瘤的萎缩。本品是消旋物，其抗雄激素作用仅仅出现在（R）-结构对映体上。

税 则 号 列　3004.9090

中 文 名	达可替尼片
英 文 名	Dacomitinib Tablets
类 别	抗肿瘤药
主 要 成 分	达克替尼
有效成分 CAS 号	1110813-31-4

化学分子结构式

商 品 属 性　本品为蓝色薄膜衣片，除去包衣后显白色或类白色。

适 用 症　单药用于表皮生长因子受体（EGFR）19 号外显子缺失突变或 21 号外显子 L858R 置换突变的局部晚期或转移性非小细胞肺癌患者的一线治疗。

药 理 作 用　达可替尼是人表皮生长因子受体家族（EGFR/HER1、HER2 和 HER4）和某些 EGFR 激活突变体（19 号外显子缺失或 21 号外显子 L858R 置换突变）的激酶活性的不可逆抑制剂。体外试验显示，达可替尼在临床相关浓度时可抑制 DDR1、EPHA6、LCK、DDR2、MNK1 的活性。达可替尼呈剂量依赖性地抑制 EGFR、HER2 的自身磷酸化，抑制小鼠皮下接种的人异种移植肿瘤（HER 家族靶标包括突变的 EGFR 驱动）的生长。颅内接种人异种移植肿瘤（扩增的 EGFR 驱动）的小鼠经口给予达可替尼，显示该药有抗肿瘤活性。

税 则 号 列　3004.9090

中　文　名　达沙替尼片
英　文　名　Dasatinib Tablets
类　　　别　抗肿瘤药
主　要　成　分　达沙替尼
有效成分 CAS 号　302962-49-8

化学分子结构式

商　品　属　性　本品为白色至类白色薄膜衣片，除去包衣后显白色或类白色。
适　用　症　本品用于治疗对甲磺酸伊马替尼耐药或不耐受的费城染色体阳性（Ph+）慢性髓细胞白血病（CML）慢性期、加速期和急变期（急粒变和急淋变）成年患者。
药　理　作　用　达沙替尼属于蛋白激酶抑制剂，可抑制 BCR-ABL 激酶和 SRC 家族激酶以及许多其他选择性的致癌激酶，包括 c-KIT、ephrin（EPH）受体激酶和 PDGFβ 受体。达沙替尼是一种强效的、次纳摩尔的 BCR-ABL 激酶抑制剂，其在 0.6nM～0.8nM 的浓度下具有较强的活性。它与 BCR-ABL 酶的无活性及有活性构型均可结合。体外研究中，达沙替尼在表达各种伊马替尼敏感和耐药疾病的白血病细胞系中具有活性。这些非临床研究的结果表明，达沙替尼可以克服由下列原因导致的伊马替尼耐药：BCR-ABL 过表达、BCR-ABL 激酶区域突变、激活包括 SRC 家族激酶（LYN，HCK）在内的其他信号通道，以及多药耐药基因过表达。此外，达沙替尼可在次纳摩尔浓度下抑制 SRC 家族激酶。在使用鼠 CML 模型所单独进行的体内试验中，达沙替尼能够防止慢性期 CML 向急变期的进展，同时延长了荷瘤小鼠（源于生长在不同部位的患者 CML 细胞系，包括中枢神经系统）的生存期。
税　则　号　列　3004.9090

中　文　名	多西他赛注射液
英　文　名	Docetaxel Injection
类　　　别	抗肿瘤药
主　要　成　分	多西他赛
有效成分 CAS 号	114977-28-5

化学分子结构式

商　品　属　性　本品为注射剂，黄色至棕黄色澄明黏稠液体。

适　用　症　1. 多西他赛适用于先期化疗失败的晚期或转移性乳腺癌的治疗。除非属于临床禁忌，先期治疗应包括蒽环类抗癌药。2. 多西他赛适用于使用以顺铂为主的化疗失败的晚期或转移性非小细胞肺癌的治疗。

药　理　作　用　多西他赛为紫杉醇类抗肿瘤药，通过干扰细胞有丝分裂和分裂间期细胞功能所必需的微管网络而起抗肿瘤作用。多西他赛可与游离的微管蛋白结合，促进微管蛋白装配成稳定的微管，同时抑制其解聚，导致丧失了正常功能的微管束的产生和微管的固定，从而抑制细胞的有丝分裂。多西他赛与微管的结合不改变原丝的数目，这一点与目前临床应用的大多数纺锤体毒性药物不同。

税　则　号　列　3004.9090

中　文　名	恩扎卢胺软胶囊
英　文　名	Enzalutaminde Soft Capsules
类　　　别	抗肿瘤药
主　要　成　分	恩扎卢胺
有效成分 CAS 号	915087-33-1

化学分子结构式

商　品　属　性　本品为胶囊剂。

适　用　症　本品适用于雄激素剥夺治疗（ADT）失败后无症状或有轻微症状且未接受化疗的转移性去势抵抗性前列腺癌（CRPC）成年患者的治疗。

药　理　作　用　恩扎卢胺是一种雄性激素受体抑制剂，作用于雄激素受体信号通路，可竞争性地抑制雄激素与雄激素受体结合，进而抑制雄激素受体核移位以及雄激素受体与 DNA 的相互作用。恩扎卢胺主要代谢物 N-去甲基恩扎卢胺的体外活性与恩扎卢胺相似。恩扎卢胺在体外可抑制前列腺癌细胞增殖并诱导其死亡，且在小鼠前列腺癌移植瘤模型中可降低肿瘤体积。

税　则　号　列　3004.9090

中　文　名	呋喹替尼胶囊
英　文　名	Fruquintinib Capsules
类　　　别	抗肿瘤药
主　要　成　分	呋喹替尼
有效成分 CAS 号	1194506-26-7

化学分子结构式

商　品　属　性	本品为胶囊剂。
适　用　症	本品单药适用于既往接受过氟尿嘧啶类、奥沙利铂和伊立替康为基础的化疗，以及既往接受过或不适合接受抗血管内皮生长因子（VEGF）治疗、抗表皮生长因子受体（EGFR）治疗（RAS 野生型）的转移性结、直肠癌（mCRC）患者。
药　理　作　用	呋喹替尼是具有高度选择性的肿瘤血管生成抑制剂，其主要作用靶点是 VEGFR 激酶家族 VEGFR1、VEGFR2 及 VEGFR3。呋喹替尼在分子水平上可抑制 VEGFR 激酶的活性；在细胞水平上可抑制 VEGFR2、VEGFR3 的磷酸化，抑制内皮细胞的增殖及管腔形成；在组织水平上可明显抑制鸡胚绒毛尿囊膜模型新生微血管的形成；在整体动物水平上，口服呋喹替尼后可抑制 VEGFR2、VEGFR3 的磷酸化，抑制肿瘤血管生成，从而抑制肿瘤生长。在整体动物上，呋喹替尼采用一日一次给药，对结、直肠癌以及其他多种类型肿瘤模型的生长均显示强效且剂量依赖性的抑制效应，在敏感模型上发现肿瘤缩小和消退。
税　则　号　列	3004.9090

中　文　名	氟尿嘧啶植入剂
英　文　名	Fluorouracil Implants
类　　　别	抗肿瘤药
主　要　成　分	氟尿嘧啶
有效成分 CAS 号	9024-25-3

化学分子结构式

商　品　属　性	本品为植入剂。
适　用　症	本品用于治疗食管癌，结、直肠癌，胃癌等。
药　理　作　用	氟尿嘧啶为抗代谢类抗肿瘤药，主要作用于细胞增殖周期的 S 期，对其他期的细胞也有杀灭作用。本品需转化为 5-氟脱氧尿嘧啶核苷酸发挥抗肿瘤活性。其作用机制是通过抑制胸腺嘧啶核苷酸合成酶来抑制 DNA 的合成。另外，本品对 RNA 的合成也有一定的抑制作用。
税　则　号　列	3004.9090

中　文　名　氟尿嘧啶注射液
英　文　名　Fluorouracil Injection
类　　　别　抗肿瘤药
主　要　成　分　氟尿嘧啶
有效成分 CAS 号　9024-25-3

化学分子结构式

商　品　属　性　本品为注射剂。
适　用　症　本品适用于治疗消化道肿瘤，或较大剂量治疗绒毛膜上皮癌。亦常用于治疗乳腺癌、卵巢癌、肺癌、宫颈癌、膀胱癌及皮肤癌等。
药　理　作　用　本品在体内先转变为 5-氟-2-脱氧尿嘧啶核苷酸，后者抑制胸腺嘧啶核苷酸合成酶。阻断脱氧尿嘧啶核苷酸转变为脱氧胸腺嘧啶核苷酸，从而抑制 DNA 的生物合成。此外，通过阻止尿嘧啶和乳清酸掺入 RNA，达到抑制 RNA 合成的作用。本品为细胞周期特异性药，主要抑制 S 期细胞。
税　则　号　列　3004.9090

中　文　名　氟他胺片
英　文　名　Flutamide Tablets
类　　　别　抗肿瘤药
主　要　成　分　氟他胺
有效成分 CAS 号　13311-84-7

化学分子结构式

商　品　属　性　本品为片剂。
适　用　症　1. 本品适用于以前未经治疗，或对激素控制疗法无效或失效的晚期前列腺癌症病人，可被单独使用（睾丸切除或不切除）或与促黄体生成激素释放激素（LH-RH）激动剂合用。2. 作为治疗局限性 B2-C2（T2b-T4）型前列腺癌症的一部分，本品也可缩小肿瘤体积、加强对肿瘤的控制，以及延长无病生存期。
药　理　作　用　氟他胺为一种非类固醇的乙酰苯胺类口服抗雄性激素，能阻止雄性激素在靶细胞的吸收和（或）阻止雄性激素与细胞核的结合，显示强力的抗雄性激素作用。
税　则　号　列　3004.9090

中　文　名	枸橼酸他莫昔芬片
英　文　名	Tamoxifen Citrate Tablets
类　　　别	抗肿瘤药
主 要 成 分	枸橼酸他莫昔芬
有效成分 CAS 号	54965-24-1

化学分子结构式

商 品 属 性	本品为白色片。
适 用 症	本品用于治疗女性复发转移乳腺癌；用作乳腺癌手术后转移的辅助治疗，预防复发。
药 理 作 用	本品具有抗雌激素的作用，主要通过与靶细胞胞质雌激素受体竞争性结合，阻断雌激素效应，发挥抗肿瘤作用。
税 则 号 列	3004.9090

中　文　名	枸橼酸托瑞米芬片
英　文　名	Toremifene Citrate Tablets
类　　　别	抗肿瘤药
主 要 成 分	枸橼酸托瑞米芬
有效成分 CAS 号	89778-27-8

化学分子结构式

商 品 属 性	本品为片剂。
适 用 症	本品适用于绝经后妇女雌激素受体阳性或不详的转移性乳腺癌。
药 理 作 用	1. 本品为他莫昔芬衍生物，可与雌激素受体结合，产生雌激素样作用、抗雌激素作用或同时产生两种作用。这主要依赖疗程长短、动物种类、性别、靶器官的不同而定。一般来说，非类固醇类三苯乙烯衍生物在人和大鼠中主要表现为抗雌激素作用，在小鼠身上表现为雌激素样作用。2. 绝经后乳腺癌患者应用枸橼酸托瑞米芬后引致血清总胆固醇和低密度脂蛋白（LDL）中度下降。3. 枸橼酸托瑞米芬与雌激素竞争性地与乳腺癌细胞浆内雌激素受体相结合，阻止雌激素诱导的癌细胞 DNA 的合成及增殖。一些试验性肿瘤应用大剂量枸橼酸托瑞米芬，显示出枸橼酸托瑞米芬有非雌激素依赖的抗肿瘤作用。枸橼酸托瑞米芬的抗乳腺癌作用主要是抗雌激素作用，还可能有其他抗癌机制（改变肿瘤基因表达、分泌生长因子、诱导细胞凋亡及影响细胞动力学周期）。
税 则 号 列	3004.9090

中 文 名	枸橼酸伊沙佐米胶囊
英 文 名	Ixazomib Citrate Capsules
类 别	抗肿瘤药
主 要 成 分	伊沙佐米
有效成分 CAS 号	1072833-77-2

化学分子结构式

商 品 属 性　本品为胶囊剂。

适 用 症　本品与来那度胺和地塞米松联用，治疗已接受过至少一种既往治疗的多发性骨髓瘤成人患者。

药 理 作 用　伊沙佐米是一种可逆性蛋白酶体抑制剂，可优先结合 20S 蛋白酶体的 β5 亚基并抑制其糜蛋白酶样活性。伊沙佐米在体外可诱导多发性骨髓瘤细胞系凋亡，对经硼替佐米、来那度胺和地塞米松等多种药物治疗后复发患者的骨髓瘤细胞系具有细胞毒作用；与来那度胺合用对多发性骨髓瘤细胞系具有协同细胞毒作用。伊沙佐米在小鼠多发性骨髓瘤异种移植模型中具有体内抗肿瘤活性。

税 则 号 列　3004.9090

中 文 名	环磷酰胺片
英 文 名	Cyclophosphamide Tablets
类 别	抗肿瘤药
主 要 成 分	环磷酰胺
有效成分 CAS 号	50-18-0

化学分子结构式

商 品 属 性　本品为片剂。

适 用 症　本品适用于鼻咽癌、肺癌、乳腺癌、多发性骨髓瘤、白血病。

药 理 作 用　1. 本品在体外无活性，进入体内被肝脏或肿瘤内存在的过量的磷酰胺酶或磷酸酶水解，变为活化作用型的磷酰胺氮芥而起作用。其作用机制与氮芥相似，与 DNA 发生交叉联结，抑制 DNA 的合成，也可干扰 RNA 的功能，属细胞周期非特异性药物。2. 本品抗瘤谱广，对多种肿瘤有抑制作用。

税 则 号 列　3004.9090

中 文 名	吉非替尼片
英 文 名	Gefitinib Tablets
类 别	抗肿瘤药
主 要 成 分	吉非替尼
有效成分 CAS 号	184475-35-2

化学分子结构式

商 品 属 性	本品为片剂。
适 用 症	本品适用于治疗表皮生长因子受体酪氨酸激酶（EGFR-TK）基因具有敏感突变的局部晚期或转移性非小细胞肺癌成人患者。
药 理 作 用	吉非替尼是一种选择性 EGFR-TK 抑制剂，该酶通常表达于上皮来源的实体瘤。吉非替尼广泛抑制异种移植于裸鼠的人肿瘤细胞的生长，抑制其血管生成；在体外，可导致人肿瘤细胞衍生系的凋亡并抑制血管生成因子的侵入和分泌。在动物试验或体外研究中已证实吉非替尼可提高化疗、放疗及激素治疗的抗肿瘤活性。
税 则 号 列	3004.9090

中 文 名	甲氨蝶呤片
英 文 名	Methotrexate Tablets
类 别	抗肿瘤药
主 要 成 分	甲氨蝶呤
有效成分 CAS 号	59-05-2

化学分子结构式

商 品 属 性	本品为片剂。
适 用 症	1. 各型急性白血病，特别是急性淋巴细胞白血病、恶性淋巴瘤、非何杰金氏淋巴瘤和蕈样肉芽肿、多发性骨髓病。2. 头颈部癌、肺癌、各种软组织肉瘤、银屑病。3. 乳腺癌、卵巢癌、宫颈癌、恶性葡萄胎、绒毛膜上皮癌、睾丸癌。
药 理 作 用	四氢叶酸是在体内合成嘌呤核苷酸和嘧啶核苷酸的重要辅酶。本品作为一种叶酸还原酶抑制剂，主要抑制二氢叶酸还原酶而使二氢叶酸不能还原成有生理活性的四氢叶酸，从而使嘌呤核苷酸和嘧啶核苷酸的生物合成过程中一碳基团的转移作用受阻，导致 DNA 的生物合成受到抑制。此外，本品也有对胸腺核苷酸合成酶的抑制作用，但抑制 RNA 与蛋白质合成的作用则较弱，本品主要作用于细胞周期的 S 期，属细胞周期特异性药物，对 G1 期、S 期的细胞也有延缓作用，但对 G1 期细胞的作用较弱。
税 则 号 列	3004.9090

中　文　名	甲苯磺酸拉帕替尼片
英　文　名	Lapatinib Ditosylate Tablets
类　　　别	抗肿瘤药
主 要 成 分	甲苯磺酸拉帕替尼
有效成分 CAS 号	388082-77-7

化学分子结构式

商 品 属 性　本品为片剂。

适　用　症　本品用于联合卡培他滨治疗 ErbB-2 过度表达的，既往接受过包括蒽环类、紫杉醇、曲妥珠单抗（赫赛汀）治疗的晚期或转移性乳腺癌。

药 理 作 用　甲苯磺酸拉帕替尼片是小分子 4-苯胺基喹唑啉类受体酪氨酸激酶抑制剂，抑制表皮生长因子受体（ErbB1）和人表皮因子受体 2（ErbB2）。4 种乳腺癌细胞株中 BT474 和 SKBr3 对拉帕替尼敏感，半抑制浓度为 25nmol/L 和 32nmol/L；MDA-MB-468 和 T47D 对拉帕替尼不敏感，半抑制浓度在微摩尔级别。对于膀胱癌的两种细胞株，RT112（ErbB1 和 ErbB2 高度表达）和 J82（ErbB1 和 ErbB2 低度表达），拉帕替尼可增强顺铂的疗效。在多种动物试验中拉帕替尼均能抑制表皮因子驱动的肿瘤生长。拉帕替尼对曲妥单抗耐药的肿瘤细胞株有效。

税 则 号 列　3004.9090

中　文　名　甲苯磺酸尼拉帕利胶囊
英　文　名　Niraparib Tosylate Capsules
类　　　别　抗肿瘤药
主要成分　甲苯磺酸尼拉帕利
有效成分 CAS 号　1038915-73-9

化学分子结构式

商品属性　本品为胶囊剂。
适用症　本品适用于铂敏感的复发性上皮性卵巢癌、输卵管癌或原发性腹膜癌成人患者在含铂化疗达到完全缓解或部分缓解后的维持治疗。
药理作用　尼拉帕利是一种多聚 ADP-核糖聚合酶（PARP）PARP-1 和 PARP-2 的抑制剂。PARP在 DNA 修复中起作用。体外研究显示，尼拉帕利诱发的细胞毒性可能涉及抑制 PARP酶活性和增加 PARP-DNA 复合物的形成，从而导致 DNA 损伤、细胞凋亡和细胞死亡。
税则号列　3004.9090

中　文　名　甲苯磺酸索拉非尼片
英　文　名　Sorafenibtosylate Tablets
类　　　别　抗肿瘤药
主要成分　甲苯磺酸索拉非尼
有效成分 CAS 号　475207-59-1

化学分子结构式

商品属性　本品为片剂。
适用症　本品用于治疗不能手术或远处转移的肝细胞癌。
药理作用　本品是一种选择性的 5-羟色胺 3（5-HT3）受体拮抗剂。其作用机制尚未完全明确，可能是拮抗外周迷走神经末梢和中枢化学感受区中的 5-HT3 受体，从而阻断因化疗和手术等因素促进小肠嗜铬细胞释放 5-羟色胺，兴奋迷走传入神经而导致的呕吐反射。本品选择性较高，无锥体外系反应、过度镇静等副作用。
税则号列　3004.9090

中 文 名	甲磺酸阿帕替尼片
英 文 名	Apatinib Mesylate Tablets
类 别	抗肿瘤药
主 要 成 分	甲磺酸阿帕替尼
有效成分 CAS 号	1218779-75-9

化学分子结构式

商 品 属 性	本品为片剂。
适 用 症	本品单药适用于既往至少接受过两种系统化疗后进展或复发的晚期胃腺癌或胃-食管结合部腺癌患者。患者接受治疗时一般状况良好。
药 理 作 用	本品为一种小分子血管内皮细胞生长因子受体 2（VEGFR-2）酪氨酸激酶抑制剂，可抑制肿瘤血管生成。动物研究表明，本品可明显抑制多种小鼠肿瘤模型的肿瘤生长。
税 则 号 列	3004.9090

中 文 名	甲磺酸艾日布林注射液
英 文 名	Irebrin Mesylate Injection
类 别	抗肿瘤药
主 要 成 分	甲磺酸艾日布林
有效成分 CAS 号	441045-17-6

化学分子结构式

商 品 属 性	本品为注射剂。
适 用 症	本品用于治疗已经接受过至少两种化疗方案治疗的转移性乳腺癌患者，且化疗方案中应包括蒽环霉素或紫杉烷。
药 理 作 用	艾日布林最初是由一种从海洋生物中提取分离得到的软海绵素 B 经过结构修饰而来，它可以直接与微管蛋白结合抑制有丝分裂，通过抑制微管生长，抑制癌细胞生长，从而发挥治疗作用。
税 则 号 列	3004.9090

中　文　名　甲磺酸奥希替尼片
英　文　名　Osimertinib Mesylate Tablets
类　　　别　抗肿瘤药
主 要 成 分　甲磺酸奥希替尼
有效成分 CAS 号　1421373-66-1

化学分子结构式

商 品 属 性　本品为片剂。
适　用　症　本品适用于既往经表皮生长因子受体（EGFR）酪氨酸激酶抑制剂（TKI）治疗时或治疗后出现疾病进展，并且经检测确认存在 EGFRT790M 突变阳性的局部晚期或转移性非小细胞性肺癌成人患者的治疗。
药 理 作 用　奥希替尼是表皮生长因子受体（EGFR）的激酶抑制剂，与 EGFR 某些突变体（T790M、L858R 和外显子 19 缺失）不可逆性结合的浓度较野生型低约 9 倍。在细胞培养和动物肿瘤移植瘤模型中，奥希替尼对携带 EGFR 突变的非小细胞肺癌细胞株具有抗肿瘤作用，对野生型 EGFR 基因扩增的抗肿瘤活性较弱。口服奥希替尼后，在血浆中发现两种具有药理学活性的代谢产物（AZ7550 和 AZ5104，约占原形化合物的 10%），其抑制作用特征与奥希替尼相似。AZ7550 的效力与奥希替尼相似，而 AZ5104 对 EGFR 外显子 19 缺失和 T790M 突变（约 8 倍）及野生型（约 15 倍）的活性较强。体外试验显示，在临床浓度下，奥希替尼还可抑制 HER2、HER3、HER4、ACK1 和 BLK 的活性。
税 则 号 列　3004.9090

中 文 名　甲磺酸仑伐替尼胶囊
英 文 名　Lenvatinib Mesilate Capsules
类　　别　抗肿瘤药
主 要 成 分　甲磺酸仑伐替尼
有效成分 CAS 号　857890-39-2

化学分子结构式

商 品 属 性　本品为胶囊剂。
适 用 症　本品适用于肝细胞癌患者。
药 理 作 用　仑伐替尼是一种多激酶抑制剂，其在体外和体内主要表现出抗血管生成特性，并且在体外模型中也观察到其对肿瘤生长的直接抑制作用。
税 则 号 列　3004.9090

中 文 名　甲磺酸伊马替尼片
英 文 名　Imatinib Mesylate Tablets
类　　别　抗肿瘤药
主 要 成 分　甲磺酸伊马替尼
有效成分 CAS 号　220127-57-1

化学分子结构式

商 品 属 性　本品为片剂。
适 用 症　本品用于治疗不能切除和（或）发生转移的恶性胃肠道间质瘤（GIST）的成人患者。
药 理 作 用　伊马替尼是一种小分子蛋白酪氨酸激酶抑制剂，可有效抑制 Bcr-Abl 酪氨酸激酶（TK）以及下述几个 TK 受体的活性：Kit、通过 c-Kit 原癌基因编码的干细胞因子（SCF）受体、盘状结构域受体（DDR1 和 DDR2）、集落刺激因子受体（CSF-1R）和血小板衍生生长因子受体 α 和 β（PDGFR-α 和 PDGFR-β）。伊马替尼还可以抑制这些受体激酶激活后介导的细胞行为。
税 则 号 列　3004.9090

中　文　名	卡铂注射液
英　文　名	Carboplatin Injection
类　　　别	抗肿瘤药
主　要　成　分	卡铂
有效成分 CAS 号	41575-94-4

化学分子结构式

商　品　属　性	本品为注射剂。
适　用　症	本品对于实体瘤，如小细胞肺癌、卵巢癌、睾丸肿瘤、头颈部癌及恶性淋巴瘤等均有较好的疗效。也可适用其他肿瘤，如子宫颈癌、膀胱癌及非小细胞性肺癌等。
药　理　作　用	本品为周期非特异性抗癌药，直接作用于 DNA，主要与细胞 DNA 的链间及链内交联，破坏 DNA 从而抑制肿瘤的生长。
税　则　号　列	3004.9090

中　文　名	卡莫氟片
英　文　名	Carmofur Tablets
类　　　别	抗肿瘤药
主　要　成　分	卡莫氟
有效成分 CAS 号	61422-45-5

化学分子结构式

商　品　属　性	本品为片剂。
适　用　症	本品用于消化道癌（食道癌、胃癌、结肠癌、直肠癌），对乳腺癌亦有效。
药　理　作　用	本品为氟尿嘧啶的衍生物，口服吸收迅速，在体内缓慢释放出氟尿嘧啶，干扰或阻断 DNA、RNA 及蛋白质合成，从而发挥抗肿瘤作用。
税　则　号　列	3004.9090

中 文 名	卡培他滨片
英 文 名	Xeloda（Capecitabine Tablets）
类 别	抗肿瘤药
主 要 成 分	卡培他滨
有效成分 CAS 号	154361-50-9

化学分子结构式

商 品 属 性 本品为片剂。

适 用 症 1. 结肠癌辅助化疗：卡培他滨适用于 Dukes'C 期、原发肿瘤根治术后、氟嘧啶类药物单独治疗的结肠癌患者的单药辅助治疗。其治疗的无病生存期（DFS）不亚于 5-氟尿嘧啶和甲酰四氢叶酸联合方案（5-FU/LV）。卡培他滨单药或与其他药物联合化疗均不能延长总生存期（OS），但已有试验数据表明在联合化疗方案中卡培他滨可较 5-FU/LV 改善无病生存期。医师在开具处方使用卡培他滨单药对 Dukes'C 期结肠癌进行辅助治疗时，可参考以上研究结果。用于支持该适应证的数据来自国外临床研究。2. 结直肠癌：卡陪他滨单药或与奥沙利铂联合（XELOX）适用于转移性结直肠癌的一线治疗。3. 乳腺癌联合化疗：卡培他滨可与多西紫杉醇联合用于治疗含蒽环类药物方案化疗失败的转移性乳腺癌。4. 乳腺癌单药化疗：卡培他滨可单独用于治疗对紫杉醇及含蒽环类药物化疗方案均耐药或对紫杉醇耐药和不能再使用蒽环类药物治疗（例如，已经接受了累积剂量400mg/m^{2}阿霉素或阿霉素同类物）的转移性乳腺癌患者。耐药的定义为治疗期间疾病继续进展（有或无初始缓解）或完成含有蒽环类药物的辅助化疗后 6 个月内复发。5. 胃癌：卡培他滨适用于不能手术的晚期或者转移性胃癌的一线治疗。

药 理 作 用 正常细胞和肿瘤细胞都能将 5-FU 代谢为 5-氟-2-脱氧尿苷酸单磷酸（FdUMP）和 5-氟尿苷三磷酸（FUTP）。这些代谢产物通过两种不同机制引起细胞损伤。首先，FdUMP 及叶酸协同因子 N5，10-亚甲基四氢叶酸与胸苷酸合成酶（TS）结合形成共价结合的三重复合物。这种结合能抑制 2'-脱氧尿（嘧啶核）苷酸形成胸核苷酸。胸核苷酸是胸腺嘧啶核苷三磷酸必需的前体，而后者是 DNA 合成所必需的，因此该化合物的不足能抑制细胞分裂。其次，在 RNA 合成过程中核转录酶可能会在尿苷三磷酸（UTP）的部位错误地编入 FUTP。这种代谢错误将会干扰 RNA 的加工处理和蛋白质的合成。

税 则 号 列 3004.9090

中 文 名	克拉屈滨注射液
英 文 名	Cladribine Injection
类 别	抗肿瘤药
主 要 成 分	克拉屈滨
有效成分 CAS 号	4291-63-8

化学分子结构式

商 品 属 性　本品为无色或几乎无色的澄明液体。

适 用 症　本品可适用于经干扰素治疗失败后活动性的伴有临床意义的贫血。

药 理 作 用　克拉屈滨的抑瘤活性与脱氧胞苷激酶和脱氧核苷酸激酶活性有关。它主要以被动转运进入细胞，在细胞内被脱氧胞苷激酶磷酸化，转化为克拉屈滨三磷酸，掺入到 DNA 分子中，妨碍 DNA 断裂后的修复作用，造成 NAD 和 ATP 的耗竭，破坏细胞代谢，影响细胞的 DNA 合成。因此本品对分化或静止期的淋巴细胞和单核细胞均有抑制 DNA 合成和修复的作用。

税 则 号 列　3004.9090

中 文 名	克唑替尼胶囊
英 文 名	Crizotinib Capsules
类 别	抗肿瘤药
主 要 成 分	克唑替尼
有效成分 CAS 号	877399-52-5

化学分子结构式

商 品 属 性　本品为胶囊剂。

适 用 症　本品适用于经 CFDA 批准的检测方法确定的间变性淋巴瘤激酶（ALK）阳性的局部晚期或转移性非小细胞肺癌（NSCLC）患者的治疗。

药 理 作 用　克唑替尼是一种酪氨酸激酶受体抑制剂，包括 ALK、肝细胞生长因子受体（HGFR，c-Met），ROS1（c-cos）和 RON。易位可促使 ALK 基因引起致癌融合蛋白的表达。ALK 融合蛋白形成可引起基因表达和信号的激活和失调，进而促使表达这些蛋白的肿瘤细胞增殖和存活。克唑替尼在肿瘤细胞株中对 ALK、ROS1 和 c-Met 在细胞水平检测的磷酸化具有浓度依赖性抑制作用，对表达 EML4-ALK 或 NPM-ALK 融合蛋白或 c-Met 的异种移植荷瘤小鼠具有抗肿瘤活性。

税 则 号 列　3004.9090

中 文 名　来那度胺胶囊
英 文 名　Lenalidomide Capsules
类 　 别　抗肿瘤药
主 要 成 分　来那度胺
有效成分 CAS 号　191732-72-6

化学分子结构式

商 品 属 性　本品为胶囊剂。
适 用 症　本品适用于与地塞米松合用，治疗曾接受过至少一种疗法的多发性骨髓瘤的成年患者。
药 理 作 用　来那度胺是沙利度胺的类似物，作用机制尚未完全阐明，已知的包括抗肿瘤、抗血管生成、促红细胞生成和免疫调节等特性。来那度胺可抑制某些造血系统肿瘤细胞（包括多发性骨髓瘤浆细胞和存在 5 号染色体缺失的肿瘤细胞）的增殖，提高 T 细胞和自然杀伤细胞介导的免疫功能，提高自然杀伤 T 细胞的数量；通过阻止内皮细胞的迁移和黏附，以及阻止微血管形成来抑制血管生成；通过 CD34 造血干细胞增加胎儿血红蛋白的生成，抑制由单核细胞产生的促炎性细胞因子（如 TNF-α 和 IL-6）的生成。
税 则 号 列　3004.9090

中 文 名　来曲唑片
英 文 名　Letrozol Tablets
类 　 别　抗肿瘤药
主 要 成 分　来曲唑
有效成分 CAS 号　112809-51-5

化学分子结构式

商 品 属 性　本品为类白色片。
适 用 症　本品用于绝经后晚期乳腺癌的治疗，多用于抗雌激素治疗失败后的二线治疗。
药 理 作 用　来曲唑是新一代芳香化酶抑制剂，为人工合成的苄三唑类衍生物。来曲唑通过抑制芳香化酶，使雌激素水平下降，从而消除雌激素对肿瘤生长的刺激作用。体内外研究显示，来曲唑能有效抑制雄激素向雌激素转化，而绝经后妇女的雌激素主要来源于雄激素前体物质在外周组织的芳香化，故它特别适用于绝经后乳腺癌患者的治疗。
税 则 号 列　3004.9090

中 文 名	磷酸氟达拉滨片
英 文 名	Fludarabine Phosphate Tablets
类 别	抗肿瘤药
主 要 成 分	磷酸氟达拉滨
有效成分 CAS 号	75607-67-9

化学分子结构式

商 品 属 性 本品为片剂。

适 用 症 本品适用于 B 细胞性慢性淋巴细胞白血病（CLL）患者的治疗。这些患者至少接受过一个标准的包含烷化剂的方案的治疗，但在治疗期间或治疗后，病情并没有改善或仍持续进展。

药 理 作 用 本品为抗病毒药阿糖腺苷的氟化核苷酸类似物，即 9-β-D-阿拉伯酸-呋喃基腺嘌呤（ara-A），可相对地抵抗腺苷脱氨基酶的脱氨基作用。磷酸氟达拉滨被快速地去磷酸化成为氟达拉滨（2F-ara-A），后者可以被细胞摄取，然后被细胞内的脱氧胞苷激酶磷酸化后成为有活性的三磷酸盐（2F-ara-ATP）。该代谢产物可以通过抑制核苷酸还原酶，DNA 聚合酶 α、δ、ε，DNA 引物酶和 DNA 连接酶从而抑制 DNA 的合成。此外，还可以部分抑制 RNA 聚合酶 II 从而减少蛋白的合成。

税 则 号 列 3004.9090

中 文 名	磷酸芦可替尼片
英 文 名	Ruxolitinib Phosphate Tablets
类 别	抗肿瘤药
主 要 成 分	磷酸芦可替尼
有效成分 CAS 号	1092939-17-7

化学分子结构式

商 品 属 性　本品为片剂。

适 用 症　本品适用于中危或高危的原发性骨髓纤维化（PMF，亦称为慢性特发性骨髓纤维化）、真性红细胞增多症继发的骨髓纤维化（PPV-MF）或原发性血小板增多症继发的骨髓纤维化（PET-MF）的成年患者。

药 理 作 用　1. 芦可替尼是一种 Janus 相关激酶（JAK 家族）JAK1 和 JAK2 的选择性抑制剂，JAK1 和 JAK2 的 IC50 分别为 3.3nM 和 2.8nM。这些激酶对造血和免疫功能相关的多个重要细胞因子和生长因子具有信号转导作用。2. 骨髓纤维化和真性红细胞增多症是骨髓增生性恶性肿瘤，已知与 JAK1 和 JAK2 信号转导调节异常有关。循环系统中激活 JAK-STAT 信号通路的细胞因子水平过高是引起这种调节异常的主要原因，JAK2V617F 突变、负性调节机制失效导致的功能获得性突变可引起这种细胞因子水平过高。骨髓纤维化患者无论是否有 JAK2V6I7F 突变，均表现 JAK 信号转导调节异常。超过 95% 的真性红细胞增多症患者存在 JAK 激活性突变（如 V617F 或外显子 12）。3. 芦可替尼可抑制细胞因子依赖的恶性血液肿瘤细胞模型或表达 JAK2V617 突变蛋白的非细胞因子依赖的 Ba／F3 细胞的 JAK-STAT 信号转导和细胞增殖，IC50 为 80nM～320nM。

税 则 号 列　3004.9090

中 文 名	马来酸阿法替尼片
英 文 名	Afatinib Dimaleate Tablets
类 别	抗肿瘤药
主 要 成 分	马来酸阿法替尼
有效成分 CAS 号	850140-73-7

化学分子结构式

商 品 属 性　本品为片剂。

适 用 症　本品适用于以下患者的治疗。

1. 具有表皮生长因子受体（EGFR）基因敏感突变的局部晚期或转移性非小细胞肺癌（NSCLC）患者，既往未接受过 EGFR 酪氨酸激酶抑制剂（TKI）。2. 含铂化疗期间或化疗后疾病进展的局部晚期或转移性鳞状组织学类型的非小细胞肺癌（NSCLC）患者。

药 理 作 用　1. 阿法替尼与 EGFR（ErbB1）、HER2（ErbB2）和 HER4（ErbB4）的激酶区域共价结合，不可逆地抑制酪氨酸激酶自磷酸化，导致 ErbB 信号下调。2. 在患者达到浓度下阿法替尼抑制自体磷酸化，对部分细胞系的体外增殖表现出抑制作用，这些细胞系表达野生型 EGFR 或表达选择性 EGFR 外显子 19 缺失突变或外显子 21L858R 突变（包括某些表达继发 T790M 突变的细胞系）。此外，阿法替尼还抑制 HER2 表达细胞系的体外增殖。荷瘤裸鼠给予阿法替尼，肿瘤生长受到抑制，这些肿瘤模型有的过量表达野生型 EGFR 或 HER2，有的具有 EGFRL858R/T790M 双突变。

税 则 号 列　3004.9090

中　文　名	马来酸奈拉替尼
英　文　名	Neratinib Maleate
类　　　别	抗肿瘤药
主　要　成　分	马来酸奈拉替尼
有效成分 CAS 号	915942-22-2

化学分子结构式

商　品　属　性　本品为片剂。

适　用　症　在使用曲妥珠单抗后，本品可用于辅助治疗成人 HRE2 过度表达的早期乳腺癌。

药　理　作　用　本品为激酶抑制剂，能不可逆地与 EGFR、HER2、HER4 结合。体外实验显示，本品可降低 EGFR 和 HER2 的自体磷酸化，抑制 MAPK 和 AKT 向下游进行信号传导，从而起到抗肿瘤作用。本品的体内代谢产物 M3、M6、M7 和 M13 均有药理活性。动物实验显示，本品可抑制小鼠移植的表达 HER2 和 EGFR 肿瘤的生长。

税　则　号　列　3004.9090

中　文　名	美法仑片
英　文　名	Melphalan Tablets
类　　　别	抗肿瘤药
主　要　成　分	美法仑
有效成分 CAS 号	148-82-3

化学分子结构式

商　品　属　性　本品为片剂。

适　用　症　本品用于治疗多发性骨髓瘤及晚期卵巢腺癌。美法仑单独应用或与其他药物合用，对于部分晚期乳腺癌病人有显著疗效。美法仑对部分真性红细胞增多症病人有效。美法仑亦曾作为外科治疗乳腺癌的辅助药。

药　理　作　用　美法仑是一双功能的烷化剂。它的两个双-2-氯乙基团，可分别形成中间产物正碳离子，再与 DNA 中的鸟嘌呤第 7 位氮共价结合，产生烷基化作用，使 DNA 双链内交叉联结，从而阻止细胞复制。

税　则　号　列　3004.9090

中　文　名	尼洛替尼胶囊
英　文　名	Nilotinib Capsules
类　　　别	抗肿瘤药
主　要　成　分	尼洛替尼
有效成分 CAS 号	641571-10-0

化学分子结构式

商　品　属　性　本品为胶囊剂。

适　用　症　本品用于治疗新诊断的费城染色体阳性的慢性髓性白血病（Ph+ CML）慢性期成人患者或 2 岁以上的儿童患者。用于对既往治疗（包括伊马替尼）耐药或不耐受的费城染色体阳性的慢性髓性白血病（Ph+ CML）慢性期或加速期成人患者以及慢性期 2 岁以上的儿童患者。

药　理　作　用　本品是经肝脏中的 CYP3A4 代谢的，预期 CYP3A4 是氧化代谢的主要贡献者。本品同时也是多重药物外排泵 P-糖蛋白（Pgp）的底物。因此，本品的系统吸收（包括吸收及随后的消除）可能会受到 CYP3A4 和（或）Pgp 药物的影响。

税　则　号　列　3004.9090

中　文　名	尿嘧啶替加氟片
英　文　名	Compound Tegafur Tablets
类　　　别	抗肿瘤药
主　要　成　分	尿嘧啶、替加氟
有效成分 CAS 号	尿嘧啶 66-22-8；替加氟 17902-23-7

化学分子结构式

商　品　属　性　本品为片剂。

适　用　症　本品适用于胃癌、肠癌、胰腺癌等消化道癌的治疗，亦可用于乳腺癌和原发性肝癌的治疗。手术前后用药有可能防止癌的复发、扩散和转移。

药　理　作　用　本品中替加氟为氟尿嘧啶的衍生物，在体内经肝脏活化逐渐转变为氟尿嘧啶而起抗肿瘤作用，能干扰和阻断 DNA、RNA 及蛋白质的合成作用，是抗嘧啶类的细胞周期特异性药物。化疗指数为氟尿嘧啶的 2 倍，毒性仅为氟尿嘧啶的 1/7～1/4。实验研究证明，尿嘧啶可阻断替加氟分解出氟尿嘧啶的降解作用，可特异性地提高肿瘤组织中氟尿嘧啶及其活性代谢物质的浓度，从而提高抗肿瘤的效果。

税　则　号　列　3004.9090

中　文　名	哌柏西利胶囊
英　文　名	Palbociclib Capsules
类　　　别	抗肿瘤药
主　要　成　分	哌柏西利
有效成分 CAS 号	571190-30-2

化学分子结构式

商　品　属　性　本品为胶囊剂，内容物为类白色至黄色粉末。

适　用　症　本品适用于激素受体（HR）阳性、人表皮生长因子受体 2（HER2）阴性的局部晚期或转移性乳腺癌的治疗，应与芳香化酶抑制剂联合使用作为绝经后女性患者的初始内分泌治疗。

药　理　作　用　哌柏西利是细胞周期蛋白依赖性激酶（CDK）4 和 6 的抑制剂。周期蛋白 D1 和 CDK4/6 位于细胞增殖信号通路的下游。在体外，通过阻滞细胞从 G1 期进入 S 期，而减少雌激素受体（ER）阳性乳腺癌细胞系的细胞增殖。哌柏西利和雌激素拮抗剂联合作用于乳腺癌细胞系时，可降低视网膜母细胞瘤（Rb）蛋白磷酸化，从而导致 E2F 表达及其信号传导下降，与药物各自单用相比具有更强的生长抑制作用。哌柏西利和雌激素拮抗剂联合作用于 ER 阳性的乳腺癌细胞系时，与药物各自单用相比，可使细胞老化增加，这一效应在哌柏西利停药后最多维持 6 天，但抗雌激素治疗继续进行时，可导致更大程度的细胞老化。人源性 ER 阳性乳腺癌异种移植模型体内研究显示，与药物各自单用相比，哌柏西利与来曲唑联用可对 Rb 磷酸化、下游信号传导以及肿瘤生长产生更强的抑制作用。人骨髓单核细胞体外给予哌柏西利，无论有无抗雌激素处理，均未见细胞发生老化，去除哌柏西利后细胞可恢复增殖。

税　则　号　列　3004.9090

中 文 名	培门冬酶注射液
英 文 名	Pegaspargase Injection
类　　别	抗肿瘤药
主 要 成 分	培门冬酶
有效成分 CAS 号	无
化学分子结构式	无
商 品 属 性	本品为注射剂。
适 用 症	本品可用于儿童急性淋巴细胞白血病患者的一线治疗。与左旋门冬酰胺酶一样，本品一般被用于联合化疗，推荐与长春新碱、泼尼松和柔红霉素联合使用。本品目前尚无单药使用临床研究信息。
药 理 作 用	培门冬酶通过选择性耗竭血浆中的门冬酰胺而杀伤白血病细胞。这些白血病细胞由于缺乏门冬酰胺合成酶不能合成门冬酰胺，而需依赖外来的门冬酰胺存活。通过门冬酰胺酶来耗竭血液中的门冬酰胺，可以杀死白血病细胞。然而正常细胞由于含有门冬酰胺合成酶，不缺乏门冬酰胺，较少受药物的影响。
税 则 号 列	3004.9090

中 文 名	培唑帕尼片
英 文 名	Pazopanib Tablets
类　　别	抗肿瘤药
主 要 成 分	培唑帕尼
有效成分 CAS 号	444731-52-6

化学分子结构式

商 品 属 性	本品为片剂。
适 用 症	本品适用于晚期肾细胞癌患者的一线治疗和曾接受细胞因子治疗的晚期肾细胞癌患者的治疗。
药 理 作 用	培唑帕尼是血管内皮生长因子受体（VEGFR）1、2 和 3，血小板衍生生长因子（受体）α 和 β，成纤维细胞生长因子受体（FGFR）-1 和-3，细胞因子受体（Kit），白细胞介素-2 受体诱导的 T 细胞激酶（Itk），白细胞特异性蛋白酪氨酸激酶（LcK），以及跨膜糖蛋白受体酪氨酸激酶（c-Fms）的多靶点酪氨酸激酶抑制剂。体外研究中，培唑帕尼抑制配体诱导的 VEGFR-2、Kit 和 PDGFR-口受体的自体磷酸化。体内研究中，培唑帕尼抑制小鼠肺部血管内皮生长因子诱导的 VEGFR-2 磷酸化，抑制小鼠模型中的血管新生和一些人类肿瘤异种移植的生长。
税 则 号 列	3004.9090

中　文　名	苹果酸舒尼替尼胶囊
英　文　名	Sunitinib Malate Capsules
类　　　别	抗肿瘤药
主　要　成　分	苹果酸舒尼替尼
有效成分 CAS 号	341031-54-7

化学分子结构式

商　品　属　性	本品为胶囊剂。
适　用　症	本品适用于甲磺酸伊马替尼治疗失败或不能耐受的胃肠道间质瘤（GIST）的治疗和不能手术的晚期肾细胞癌（RCC）患者。
药　理　作　用	舒尼替尼能抑制多个受体酪氨酸激酶（RTK），其中某些受体酪氨酸激酶参与肿瘤生长、病理性血管形成和肿瘤转移的过程。舒尼替尼对血小板源生长因子受体（PDGFRα 和 PDGFRβ）、血管内皮细胞生长因子（VEGFR1、VEGFR2 和 Ⅶ GFR3）、干细胞因子受体（KIT）、Fms 样酪氨酸激酶 3（FLT3）、1 型集落刺激因子受体（CSF-1R）和胶质细胞衍生的神经营养因子受体（RET）等活性均具有抑制作用，其主要代谢产物与舒尼替尼活性相似。
税　则　号　列	3004.9090

中　文　名	巯嘌呤片
英　文　名	Mercaptopurine Tablets
类　　　别	抗肿瘤药
主　要　成　分	巯嘌呤
有效成分 CAS 号	157930-14-8

化学分子结构式

商　品　属　性	本品为片剂。
适　用　症	本品适用于绒毛膜上皮癌、恶性葡萄胎、急性淋巴细胞白血病及急性非淋巴细胞白血病、慢性粒细胞白血病的急变期的治疗。
药　理　作　用	本品属于抑制嘌呤合成途径的细胞周期特异性药物，化学结构与次黄嘌呤相似，因而能竞争性地抑制次黄嘌呤的转变过程。本品进入体内，在细胞内必须由磷酸核糖转移酶转为 6-巯基嘌呤核糖核苷酸后，方具有活性。其主要的作用环节有： 1. 通过负反馈作用的抑制酰胺转移酶，因而阻止 1-焦磷酸-5-磷酸核糖（PRPP）转为 1-氨基-5-磷酸核糖（PRA），干扰了嘌呤核苷酸起始阶段的合成。2. 抑制复杂的嘌呤间的相互转变，即能抑制次黄嘌呤核苷酸转为腺嘌呤核苷酸，次黄嘌呤核苷酸转为黄嘌呤核苷酸、鸟嘌呤核苷酸，同时还抑制辅酶Ⅰ（NAD+）的合成，并减少了生物合成 DNA 所必需的脱氧三磷酸腺苷（dATP）及脱氧三磷酸鸟苷（dGTP）。因为肿瘤细胞不能增殖，本品对处于 S 增殖周期的细胞较敏感，除能抑制细胞 DNA 的合成外，对细胞 RNA 的合成亦有轻度的抑制作用。用巯嘌呤治疗白血病常产生耐药现象，其原因可能是体内出现了突变的白血病细胞株，因而失去了将巯嘌呤变为巯嘌呤核糖核苷酸的能力。
税　则　号　列	3004.9090

中　文　名	曲美替尼片
英　文　名	Trametinib Tablets
类　　　别	抗肿瘤药
主　要　成　分	曲美替尼
有效成分 CAS 号	871700-17-3

化学分子结构式

商　品　属　性	本品为片剂。
适　用　症	本品适用于 BRAF V600 突变阳性不可切除或转移性黑色素瘤的治疗。
药　理　作　用	曲美替尼是丝裂原激活的细胞外信号调节激酶 1（MEK1）和 2（MEK2）的激活，以及 MEK1 和 MEK2 激酶活性的可逆性抑制剂。MEK 蛋白是细胞外信号调节激酶（ERK）通路的上游调控子，可促进细胞增殖。BRAF V600 突变导致 BRAF 通路结构性激活，包括 MEK1 和 MEK2。曲美替尼体内外均可抑制多种 BRAF V600 突变阳性肿瘤细胞的生长。
税　则　号　列	3004.9090

中　文　名	去氧氟尿苷胶囊
英　文　名	Doxifluridine Capsules
类　　　别	抗肿瘤药
主　要　成　分	去氧氟尿苷
有效成分 CAS 号	3094-09-5

化学分子结构式

商　品　属　性	本品为胶囊剂。
适　用　症	本品适用于胃癌、结肠癌、直肠癌、乳腺癌、宫颈癌、膀胱癌的治疗。
药　理　作　用	去氧氟尿苷是一种氟尿嘧啶类衍生物，由肿瘤组织中高活性的嘧啶核苷磷酸化酶转化成氟尿嘧啶（5-FU），发挥其选择性抗肿瘤作用。试验显示，去氧氟尿苷的治疗指数高于 5-FU。
税　则　号　列	3004.9090

中 文 名	瑞戈非尼片
英 文 名	Regorafenib Tablets
类 别	抗肿瘤药
主 要 成 分	瑞戈非尼
有效成分 CAS 号	755037-03-7

化学分子结构式

商 品 属 性 本品为片剂。

适 用 症 本品适用于以下患者：

1. 既往接受过以氟尿嘧啶、奥沙利铂和伊立替康为基础的化疗，以及既往接受过或不适合接受抗 VEGF 治疗、抗 EGFR 治疗（RAS 野生型）的转移性结直肠癌（mCRC）患者。2. 既往接受过甲磺酸伊马替尼及苹果酸舒尼替尼治疗的局部晚期的、无法手术切除的或转移性的胃肠道间质瘤（GIST）患者。3. 既往接受过索拉非尼治疗的肝细胞癌（HCC）患者。

药 理 作 用 瑞戈非尼是细胞膜结合的和胞内的多种激酶的小分子抑制剂，这些激酶参与正常的细胞功能及肿瘤发生、肿瘤血管生成、肿瘤转移和肿瘤免疫等病理过程。体外试验中，瑞戈非尼及其人体主要的活性代谢物 M-2 和 M-5 在临床使用浓度下均可抑制 RET、VEGFR1、VEGFR2、VEGFR3、KIT、PDGFR-α、PDGFR-β、FGFR1、FGFR2、TIE2、DDR2、TrkA、Eph2A、RAF-1、BRAF、BRAF V600E、SAPK2、PTK5、Ab1 和 CSF1R 等激酶活性。

税 则 号 列 3004.9090

中　文　名	塞瑞替尼胶囊
英　文　名	Ceritinib Capsules
类　　　别	抗肿瘤药
主　要　成　分	塞瑞替尼
有效成分 CAS 号	1032900-25-6

化学分子结构式

商　品　属　性	本品为胶囊剂。
适　　用　　症	本品适用于此前接受过克唑替尼治疗后进展的或者对克唑替尼不耐受的间变性淋巴瘤激酶（ALK）阳性的局部晚期患者或转移性非小细胞肺癌（NSCLC）患者。
药　理　作　用	塞瑞替尼为激酶抑制剂。生物化学或细胞试验结果显示，在临床相关浓度下，塞瑞替尼的抑制靶点包括 ALK、胰岛素样生长因子 1 受体（IGF-1R）、胰岛素受体（InsR）和 ROS1。在上述靶点中，塞瑞替尼对 ALK 的抑制活性最强。在体内、体外试验中，塞瑞替尼抑制 ALK 自身磷酸化、ALK 介导的下游信号蛋白 STAT3 的磷酸化，以及 ALK 依赖的癌细胞的增殖。塞瑞替尼可抑制表达 EML4-ALK 和 NPM-ALK 融合蛋白的细胞系的体外增殖，可剂量依赖性地抑制 EML4-ALK 阳性非小细胞肺癌细胞的小鼠和大鼠异种移植瘤的生长。在临床相关浓度范围，塞瑞替尼可剂量依赖性地抑制对克唑替尼（Crizotinib）耐药的 EML4-ALK 阳性非小细胞肺癌小鼠异种移植瘤的生长。
税　则　号　列	3004.9090

中　文　名	顺铂注射液
英　文　名	Cisplatin Injection
类　　　别	抗肿瘤药
主　要　成　分	顺铂
有效成分 CAS 号	15663-27-1

化学分子结构式

商　品　属　性	本品为注射剂。
适　　用　　症	本品适用于鼻咽癌、卵巢癌、膀胱癌、睾丸癌、淋巴肉瘤、网状细胞肉瘤等各种肉瘤的治疗。
药　理　作　用	本品为铂的金属络合物，作用似烷化剂，主要作用靶点为 DNA。作用于 DNA 链间及链内交链，形成 DDP-DNA 复合物，干扰 DNA 复制，或与核蛋白及胞浆蛋白结合。属周期非特异性药。
税　则　号　列	3004.9090

中　文　名	替加氟片
英　文　名	Tegafur Tablets
类　　　别	抗肿瘤药
主　要　成　分	替加氟
有效成分 CAS 号	17902-23-7

化学分子结构式

商　品　属　性	本品为片剂。
适　用　症	本品适用于消化道肿瘤的治疗，对胃癌、结肠癌、直肠癌有一定疗效；也可用于乳腺癌、支气管癌和肝癌等的治疗；还可用于膀胱癌、前列腺癌、肾癌等的治疗。
药　理　作　用	本品为氟尿嘧啶的衍生物，在体内经肝脏活化逐渐转变为氟尿嘧啶而起抗肿瘤作用。它能干扰和阻断 DNA、RNA 及蛋白质的合成，主要作用于 S 期，是抗嘧啶类的细胞周期特异性药物，其作用机制、疗效及抗瘤谱与氟尿嘧啶相似，但作用持久，吸收良好，毒性较低。化疗指数为氟尿嘧啶的 2 倍，毒性仅为氟尿嘧啶的 1/7 ~ 1/4。慢性毒性实验中未见到严重的骨髓抑制，对免疫的影响较轻微。
税　则　号　列	3004.9090

中　文　名	替加氟注射液
英　文　名	Tegafur Injection
类　　　别	抗肿瘤药
主　要　成　分	替加氟
有效成分 CAS 号	17902-23-7

化学分子结构式

商　品　属　性	本品为注射剂。
适　用　症	本品适用于消化道肿瘤的治疗，对胃癌、结肠癌、直肠癌有一定疗效；也可用于乳腺癌、支气管癌和肝癌等的治疗；还可用于膀胱癌、前列腺癌、肾癌等的治疗。
药　理　作　用	本品为氟尿嘧啶的衍生物，在体内经肝脏活化逐渐转变为氟尿嘧啶而起抗肿瘤作用。它能干扰和阻断 DNA、RNA 及蛋白质的合成，主要作用于 S 期，是抗嘧啶类的细胞周期特异性药物，其作用机制、疗效及抗瘤谱与氟尿嘧啶相似，但作用持久，吸收良好，毒性较低。化疗指数为氟尿嘧啶的 2 倍，毒性仅为氟尿嘧啶的 1/7 ~ 1/4。慢性毒性实验中未见到严重的骨髓抑制，对免疫的影响较轻微。
税　则　号　列	3004.9090

中　文　名　替莫唑胺胶囊
英　文　名　Temozolomide Capsules
类　　　别　抗肿瘤药
主　要　成　分　替莫唑胺
有效成分 CAS 号　85622-93-1

化学分子结构式

商　品　属　性　本品为硬胶囊，内容物为白色至淡粉色或淡棕色粉末。
适　用　症　本品适用于多形性胶质母细胞瘤的治疗。
药　理　作　用　替莫唑胺为咪唑并四嗪类，具有抗肿瘤活性的烷化剂。在体循环生理 pH 值状态下，迅速转化为活性产物 MTIC［3-甲基-（三嗪-1-）咪唑-4-甲酰胺］。MTIC 的细胞毒作用主要表现为 DNA 分子上鸟嘌呤第 6 位氧原子上的烷基化及第 7 位氮原子的烷基化。通过甲基化加成物的错配修复，发挥细胞毒作用。
税　则　号　列　3004.9090

中　文　名　替尼泊苷注射液
英　文　名　Teniposide Injection
类　　　别　抗肿瘤药
主　要　成　分　替尼泊苷
有效成分 CAS 号　29767-20-2

化学分子结构式

商　品　属　性　本品为注射剂。
适　用　症　本品适用于恶性淋巴瘤、急性淋巴细胞白血病、中枢神经系统恶性肿瘤的治疗，如神经母细胞瘤、胶质瘤和星形细胞瘤及转移瘤、膀胱癌等。
药　理　作　用　本品为表鬼臼毒的半合成衍生物，是一周期特异性细胞毒药物，主要作用于细胞周期 S 期和 G2 期，使细胞不能进行有丝分裂。其作用机制主要与抑制拓扑异构酶 Ⅱ 从而导致 DNA 单链或双链断裂有关。本品与依托泊苷（VP-16）具有交叉耐药性。
税　则　号　列　3004.9090

中 文 名	西达本胺片	
英 文 名	Chidamide Tablets	
类 别	抗肿瘤药	
主 要 成 分	西达本胺	
有效成分 CAS 号	743420-02-2	

化学分子结构式

商 品 属 性 本品为片剂。

适 用 症 本品适用于既往至少接受过一次全身化疗的复发或难治的外周 T 细胞淋巴瘤（PTCL）患者的治疗。该适应证是基于一项单臂临床试验的客观缓解率结果给予的有条件批准。有关本品用药后长期生存方面的获益尚未得到证实，随机对照设计的确证性临床试验正在进行中。

药 理 作 用 本品为苯酰胺类组蛋白去乙酰化酶（HistoneDeacetylase，HDAC）亚型选择性抑制剂，主要针对第 I 类 HDAC 中的 1、2、3 亚型和第 II b 类的 10 亚型，具有对肿瘤异常表观遗传功能的调控作用。西达本胺通过抑制相关 HDAC 亚型以增加染色质组蛋白的乙酰化水平来引发染色质重塑，并由此产生针对多条信号传递通路基因表达的改变（即表观遗传改变），进而抑制肿瘤细胞周期、诱导肿瘤细胞凋亡，同时对机体细胞免疫具有整体调节活性，诱导和增强自然杀伤细胞（NK）和抗原特异性细胞毒 T 细胞（CTL）介导的肿瘤杀伤作用。西达本胺还通过表观遗传调控机制，具有诱导肿瘤干细胞分化、逆转肿瘤细胞的上皮间充质表型转化（EMT）等功能，进而在恢复耐药肿瘤细胞对药物的敏感性和抑制肿瘤转移、复发等方面发挥潜在作用。

税 则 号 列 3004.9090

中 文 名	亚叶酸钙片
英 文 名	Calcium Folinate Tablets
类 别	抗肿瘤药
主 要 成 分	亚叶酸钙
有效成分 CAS 号	6035-45-6

化学分子结构式

商 品 属 性	本品为片剂。
适 用 症	本品主要用作叶酸拮抗剂（如甲氨蝶呤、乙胺嘧啶或甲氧苄啶等）的解毒剂；用于预防甲氨蝶呤过量或大剂量治疗后所引起的严重毒性反应；也用于由叶酸缺乏所引起的巨幼细胞性贫血；与5-氟尿嘧啶联合应用时，用于治疗晚期结肠癌、直肠癌。
药 理 作 用	本品为四氢叶酸的甲酰衍生物，主要用于高剂量甲氨蝶呤等叶酸拮抗剂的解救。甲氨蝶呤的主要作用是与二氢叶酸还原酶结合，阻断二氢叶酸转变为四氢叶酸，从而抑制DNA 的合成。本品进入人体内后，通过四氢叶酸还原酶转变为四氢叶酸，能有效地对抗甲氨蝶呤引起的毒性反应。本品可限制甲氨蝶呤对正常细胞的损害程度，逆转甲氨蝶呤对骨髓和胃肠黏膜反应，但对已存在的甲氨蝶呤神经毒性则无明显作用。
税 则 号 列	3004.9090

中 文 名	亚叶酸钙注射剂
英 文 名	Calcium Folinate for Injection
类 别	抗肿瘤药
主 要 成 分	亚叶酸钙
有效成分 CAS 号	6035-45-6

化学分子结构式

商 品 属 性	本品为注射剂。
适 用 症	本品主要用作叶酸拮抗剂（如甲氨蝶呤、乙胺嘧啶或甲氧苄啶等）的解毒剂；用于预防甲氨蝶呤过量或大剂量治疗后所引起的严重毒性反应；也用于由叶酸缺乏所引起的巨幼细胞性贫血；与5-氟尿嘧啶联合应用时，用于治疗晚期结肠癌、直肠癌。
药 理 作 用	本品为四氢叶酸的甲酰衍生物，主要用于高剂量甲氨蝶呤等叶酸拮抗剂的解救。甲氨蝶呤的主要作用是与二氢叶酸还原酶结合，阻断二氢叶酸转变为四氢叶酸，从而抑制DNA 的合成。本品进入人体内后，通过四氢叶酸还原酶转变为四氢叶酸，能有效地对抗甲氨蝶呤引起的毒性反应。本品可限制甲氨蝶呤对正常细胞的损害程度，逆转甲氨蝶呤对骨髓和胃肠黏膜反应，但对已存在的甲氨蝶呤神经毒性则无明显作用。
税 则 号 列	3004.9090

中　文　名　盐酸阿来替尼胶囊
英　文　名　Alectinib Hydrochloride Capsules
类　　　别　抗肿瘤药
主 要 成 分　阿来替尼
有效成分 CAS 号　1256580-46-7

化学分子结构式

商 品 属 性　本品为胶囊剂。
适　用　症　本品适用于间变性淋巴瘤激酶 ALK 阳性突变的非小细胞肺癌的治疗。
药 理 作 用　阿来替尼是一种具有高度选择性的强效 ALK 和 RET 酪氨酸激酶抑制剂。非临床研究中，抑制 ALK 酪氨酸激酶活性可阻断下游信号通路 STAT3 和 PI3K/AKT 的激活，诱导肿瘤细胞死亡（凋亡）。阿来替尼及主要代谢产物（M4）在体外和体内能抑制 ALK 酶的突变型，包括导致克唑替尼耐药的突变型。阿来替尼的主要代谢产物（M4）在体外具有类似效价和活性。非临床研究显示，在非临床小鼠异种移植瘤模型中，阿来替尼能够诱导携带 ALK 融合基因的肿瘤消退、生存期延长，包括颅内肿瘤动物模型。
税 则 号 列　3004.9090

中　文　名　盐酸埃克替尼片
英　文　名　Icotinib Hydrochloride Tablets
类　　　别　抗肿瘤药
主 要 成 分　盐酸埃克替尼
有效成分 CAS 号　610798-31-7

化学分子结构式

商 品 属 性　本品为片剂。
适　用　症　1. 本品单药适用于表皮生长因子受体（EGFR）基因具有敏感突变的局部晚期或转移性非小细胞肺癌（NSCLC）患者的一线治疗。2. 本品单药可适用于既往接受过至少一个化疗方案失败后的局部晚期或转移性非小细胞肺癌（NSCLC）患者的治疗，既往化疗主要是指以铂类为基础的联合化疗。3. 不推荐本品用于 EGFR 野生型非小细胞肺癌患者的治疗。
药 理 作 用　埃克替尼是一种选择性表皮生长因子受体（EGFR）酪氨酸激酶抑制剂。埃克替尼抑制 EGFR 酪氨酸激酶活性的半数有效浓度（IC50）为 5nM。在所测试的 88 种激酶中，500nM 浓度的埃克替尼只对 EGFR 野生型及其突变型有明显的抑制作用，对其他激酶均没有抑制作用，说明埃克替尼是一个高选择性的 EGFR 激酶抑制剂。体外研究和动物实验表明，埃克替尼可抑制多种人肿瘤细胞株的增殖。
税 则 号 列　3004.9090

中 文 名	盐酸安罗替尼胶囊
英 文 名	Anlotinib Hydrochloride Capsules
类 别	抗肿瘤药
主 要 成 分	盐酸安罗替尼
有效成分 CAS 号	1360460-82-7

化学分子结构式

商 品 属 性	本品为胶囊剂。
适 用 症	本品单药适用于既往至少接受过两种系统化疗后出现进展或复发的局部晚期或转移性非小细胞肺癌患者的治疗。对于存在表皮生长因子受体（EGFR）基因突变或间变性淋巴瘤激酶（ALK）阳性的患者，在开始本品治疗前应接受相应的靶向药物治疗后进展且至少接受过两种系统化疗后出现进展或复发的。
药 理 作 用	体外试验结果显示，安罗替尼可抑制多种肿瘤细胞株的增殖，IC50 在 $3.0\mu M \sim 12.5\mu M$ 之间。在 HUVECSS 细胞中可显著抑制 VEGFR2 的磷酸化水平及下游相关蛋白的磷酸化，在 Mo7e 细胞中可显著抑制 c-Kit 的磷酸化水平及下游相关蛋白的磷酸化，在 U87MG 细胞中可显著抑制 PDGFR 的磷酸化水平及下游相关蛋白的磷酸化，可显著抑制 VEGF-A 刺激下的 HUVECSE 的增殖、迁移、小管形成，可抑制大鼠动脉环微血管样结构的形成。
税 则 号 列	3004.9090

中 文 名	盐酸氮芥注射液
英 文 名	Chlormethine Hydrochloride Injection
类 别	抗肿瘤药
主 要 成 分	盐酸氮芥
有效成分 CAS 号	55-86-7

化学分子结构式

商 品 属 性	本品为注射剂。
适 用 症	本品适用于恶性淋巴瘤的治疗，尤其是对霍奇金病的治疗，腔内用药对控制癌性胸腔、心包腔及腹腔积液有较好疗效。
药 理 作 用	本品为双功能烷化剂，主要抑制 DNA 合成，同时对 RNA 和蛋白质合成也有抑制作用。其作用机制是氮芥可与鸟嘌呤第 7 位氮呈共价结合，产生 DNA 的双链内交叉联结或 DNA 的同链内不同碱基的交叉联结，阻止 DNA 复制，造成细胞损伤或死亡。对肿瘤细胞的 G1 期和 M 期杀伤作用最强，大剂量使用时对各期细胞均有杀伤作用，属细胞周期非特异性药物。动物实验证实氮芥对大鼠金生肉瘤、瓦克癌肉瘤 256、吉田肉瘤腹水型和小鼠淋巴瘤等有明显抑制作用。对动物毒性主要表现为明显的胃肠道反应和骨髓抑制。
税 则 号 列	3004.9090

中 文 名　盐酸厄洛替尼片
英 文 名　Erlotinib Hydrochloride Tablets
类　　别　抗肿瘤药
主 要 成 分　盐酸厄洛替尼
有效成分 CAS 号　183320-51-6

化学分子结构式

HCl

商 品 属 性　本品为片剂。
适 用 症　本品适用于表皮生长因子受体（EGFR）基因具有敏感突变的局部晚期或转移性非小细胞肺癌（NSCLC）患者的治疗，包括一线治疗、维持治疗，或既往接受过至少一次化疗进展后的二线及以上治疗。
药 理 作 用　厄洛替尼是表皮生长因子受体（EGFR）和人表皮生长因子受体Ⅰ（也称为 HER1）的酪氨酸激酶抑制剂。厄洛替尼可有效抑制细胞内的 EGFR 磷酸化，EGFR 通常表达于正常细胞和肿瘤细胞的表面。在非临床试验模型中，EGFR 磷酸化的抑制可引起细胞生长停滞和（或）细胞死亡。
税 则 号 列　3004.9090

中 文 名　盐酸格拉司琼片
英 文 名　Granisetron Hydrochloride Tablets
类　　别　抗肿瘤药
主 要 成 分　盐酸格拉司琼
有效成分 CAS 号　107007-99-8

化学分子结构式

H—Cl

商 品 属 性　本品为片剂。
适 用 症　本品适用于预防和治疗由放疗、细胞毒类药物化疗所致的恶心和呕吐。
药 理 作 用　本品是一种高选择性的 5HL3 受体拮抗剂，对因放疗、化疗及手术引起的恶心和呕吐具有良好的预防和治疗作用。放疗、化疗及外科手术等因素可引起肠嗜铬细胞释放 5HT，并激活中枢或迷走神经的 5HT3 受体从而引起呕吐反射。本品控制恶心和呕吐的机理是通过拮抗中枢化学感受区及外周迷走神经末梢的 5HT3 受体，抑制恶心、呕吐的发生。本品选择性较高，无锥体外系反应和过度镇静等副作用。
税 则 号 列　3004.9090

中　文　名　盐酸格拉司琼注射液
英　文　名　Granisetron Hydrochloride Injection
类　　　别　抗肿瘤药
主　要　成　分　盐酸格拉司琼
有效成分 CAS 号　107007-99-8

化学分子结构式

H–Cl

商　品　属　性　本品为无色或几乎无色的澄明液体。
适　用　症　本品适用于治疗由放射治疗、细胞毒类药物化疗引起的恶心和呕吐。
药　理　作　用　本品是一种高选择性的 5-HT3 受体拮抗剂，对因放疗、化疗及手术引起的恶心和呕吐具有良好的预防和治疗作用。放疗、化疗及外科手术等因素可引起肠嗜铬细胞释放 5-HT，5-HT 可激活中枢或迷走神经的 5-HT3 受体从而引起呕吐反射。本品控制恶心和呕吐的机制是通过拮抗中枢化学感受区及外周迷走神经末梢的 5-HT3 受体，从而抑制恶心、呕吐的发生。
税　则　号　列　3004.9090

中　文　名	伊布替尼胶囊
英　文　名	Ibrutinib Capsules
类　　　别	抗肿瘤药
主　要　成　分	伊布替尼
有效成分 CAS 号	936563-96-1

化学分子结构式

商　品　属　性	本品为胶囊剂。
适　用　症	本品单药适用于既往至少接受过一种治疗的套细胞淋巴瘤患者的治疗，还适用于慢性淋巴细胞白血病和小淋巴细胞淋巴瘤患者的治疗。

药　理　作　用　伊布替尼为小分子 BTK（Bruton 酪氨酸激酶）抑制剂。伊布替尼与 BTK 活性位点的半胱氨酸残基形成共价键，从而抑制 BTK 的酶活性。BTK 是 B 细胞抗原受体（BCR）和细胞因子受体通路的信号分子。BTK 通过 B 细胞表面受体活化的信号通路为 B 细胞迁徙、趋化和黏附提供必需途径。非临床研究结果显示，伊布替尼抑制了恶性 B 细胞的体内增殖和存活，以及体外细胞迁徙和基底黏附。在复发性 B 细胞淋巴瘤患者中，伊布替尼 2.5mg/天以上剂量（平均体重 70kg 以上时，不小于 175mg/天）给药 24 小时内，外周血单核细胞 BTK 活性位点的结合率在 90% 以上。单次给予本品的 3 倍最大推荐剂量（1680mg）并没有出现具有临床意义的 QT 间期延长。体外血小板聚集伊布替尼可以抑制胶原诱发的体外血小板聚集，健康供者、使用华法林的供者和重度肾功能不全供者的血液样本的 IC50 分别是 4.6LM（2026ng/mL）、0.8μm（352ng/mL）和 3μm（1321ng/mL）。伊布替尼不能有效抑制 ADP、花生四烯酸、瑞斯西丁素和 TRAP-6 诱发的血小板聚集。

税　则　号　列	3004.9090

中　文　名　依托泊苷胶囊
英　文　名　Etoposide Capsules
类　　　别　抗肿瘤药
主 要 成 分　依托泊苷
有效成分 CAS 号　33419-42-0

化学分子结构式

商 品 属 性　本品为胶囊剂。
适　用　症　本品适用于小细胞肺癌、恶性淋巴瘤患者的治疗。
药 理 作 用　本品对多种肿瘤细胞有明显细胞毒作用，在 S 晚期或 G2 早期，使细胞分裂停止。其作用机制主要是引起 DNA 链损伤，干扰 DNA 拓扑异构酶Ⅱ的 DNA 断裂重新连接反应。
税 则 号 列　3004.9090

中　文　名　依托泊苷注射液
英　文　名　Etoposide Injection
类　　　别　抗肿瘤药
主 要 成 分　依托泊苷
有效成分 CAS 号　33419-42-0

化学分子结构式

商 品 属 性　本品为注射剂。
适　用　症　本品适用于小细胞肺癌、恶性淋巴瘤患者的治疗。
药 理 作 用　本品对多种肿瘤细胞有明显细胞毒作用，在 S 晚期或 G2 早期，使细胞分裂停止。其作用机制主要是引起 DNA 链损伤，干扰 DNA 拓扑异构酶Ⅱ的 DNA 断裂重新连接反应。
税 则 号 列　3004.9090

中　文　名	依维莫司片
英　文　名	Everolimus Tablets
类　　　别	抗肿瘤药
主　要　成　分	依维莫司
有效成分 CAS 号	159351-69-6

化学分子结构式

商　品　属　性　本品为片剂。

适　用　症　本品适用于既往接受舒尼替尼或索拉非尼治疗失败的晚期肾细胞癌成人患者的治疗。

药　理　作　用　依维莫司为 mTOR 的选择性抑制剂。mTOR 是一种关键丝氨酸-苏氨酸激酶，在一些人体肿瘤中活性会上调。依维莫司可与胞内蛋白 FKBP12 结合形成抑制性的复合体 mTORC1，该复合体可抑制 mTOR 的活性。mTOR 信号通路的抑制可导致转录调节因子 S6 核糖体蛋白激酶（S6K1）和真核生物延伸因子 4E-结合蛋白（4E-BP）的活性降低，从而干扰细胞周期、血管新生、糖酵解等相关蛋白的翻译和合成。依维莫司可使血管内皮生长因子（VEGF）的表达减少。依维莫司是肿瘤细胞、内皮细胞、成纤维细胞、血管平滑肌细胞生长和增殖的强效抑制剂，并可在体内外抑制实体瘤的糖酵解。

税　则　号　列　3004.9090

中　文　名	泽布替尼胶囊
英　文　名	Zanubrutinib Capsules
类　　　别	抗肿瘤药
主　要　成　分	泽布替尼
有效成分 CAS 号	1691249-45-2

化学分子结构式

商　品　属　性　本品为白色至类白色硬胶囊，内容物为白色至类白色粉末。

适　用　症　本品适用于既往至少接受过一种治疗的成人套细胞淋巴瘤（MCL）患者和既往至少接受过一种治疗的成人性淋巴细胞白血病（CLL）、小淋巴细胞淋巴瘤（SLL）患者的治疗。

药　理　作　用　泽布替尼是一种选择性 Bruton 酪氨酸激酶（BTK）抑制剂。在生化和细胞测定中，泽布替尼表现出纳摩尔 BTK 抑制活性。在几种 MCL 和 DLBCL 细胞系中，泽布替尼抑制 BCR 聚集触发的 BTK 自身磷酸化，阻断下游 PLC-γ2 信号传导，并有效抑制细胞增殖。

税　则　号　列　3004.9090

中　文　名	注射用阿糖胞苷
英　文　名	Cytarabine for Injection
类　　　别	抗肿瘤药
主　要　成　分	阿糖胞苷
有效成分 CAS 号	147-94-4

化学分子结构式

商　品　属　性　本品为注射剂。

适　用　症　本品适用于成人和儿童急性非淋巴细胞性白血病的诱导缓解和维持治疗。它对其他类型的白血病也有治疗作用，例如急性淋巴细胞性白血病和慢性髓细胞性白血病（急变期）。

药　理　作　用　阿糖胞苷是一种抗代谢药物。尽管作用机制尚未完全阐明，但阿糖胞苷似通过抑制 DNA 多聚酶而起作用。另据报道，少量阿糖胞苷即能与 DNA 和 RNA 产生明显结合。

税　则　号　列　3004.9090

中　文　名　注射用阿扎胞苷

英　文　名　Azacitidine for Injection

类　　　别　抗肿瘤药

主 要 成 分　阿扎胞苷

有效成分 CAS 号　320-67-2

化学分子结构式

商 品 属 性　本品为注射剂。

适　用　症　本品适用于骨髓增生异常综合征（MDS），可治疗 5 种 MDS 亚型（难治性贫血，难治性贫血伴环形铁粒幼细胞增多和同时伴有中性粒细胞减少症、血小板减少症或需要输血，难治性贫血伴有原始细胞增多，难治性贫血伴有原始细胞增多-转变型和慢性骨髓单核细胞性白血病）中任何一种亚型的患者。

药 理 作 用　阿扎胞苷可抑制 DNA 甲基转移酶，后者在新合成的 DNA 甲基化中起作用。也就是说，此酶被抑制后就会导致合成低甲基化的 DNA。此低甲基化的 DNA 可使分化和增殖的关键基因得以恢复正常功能，导致分裂细胞快速凋亡。

税 则 号 列　3004.9090

中　文　名　注射用奥沙利铂

英　文　名　Oxaliplatin for Injection

类　　　别　抗肿瘤药

主 要 成 分　奥沙利铂

有效成分 CAS 号　61825-94-3

化学分子结构式

商 品 属 性　本品是注射剂，为白色疏松块状物或无定形固体。

适　用　症　本品适用于经氟脲嘧啶治疗失败后的结、直肠癌转移患者的治疗，可单独或联合氟尿嘧啶使用。

药 理 作 用　奥沙利铂在多种肿瘤模型系统中，包括结直肠癌模型系统，都表现出广谱的体外细胞毒性及体内抗肿瘤活性。体内、体外实验也证实，它在顺铂耐药的肿瘤模型中仍然有效。在体内和体外研究中，均可看到奥沙利铂与 5-氟脲嘧啶联合应用有增效作用。关于奥沙利铂的作用机制，虽然尚未完全清楚，但已有研究表明，奥沙利铂通过产生水化衍生物作用于 DNA，形成链内和链间交联，从而抑制 DNA 的合成，产生细胞毒作用和抗肿瘤活性。

税 则 号 列　3004.9090

中　文　名	注射用达卡巴嗪
英　文　名	Dacarbazine for Injection
类　　　别	抗肿瘤药
主 要 成 分	达卡巴嗪
有效成分 CAS 号	4342-03-4
化学分子结构式	

商 品 属 性	本品为注射剂。
适　用　症	本品用于治疗恶性黑色素瘤。
药 理 作 用	本品是一种嘌呤类生物合成的前体，能干扰嘌呤的生物合成；进入体内后由肝微粒体去甲基形成单甲基化合物具有直接细胞毒作用。本品主要作用于 G2 期。本品能抑制嘌呤、RNA 和蛋白质的合成，也影响 DNA 合成。也有人认为本品是一种烷化剂。
税 则 号 列	3004.9090

中　文　名	注射用地西他滨
英　文　名	Decitabine for Injection
类　　　别	抗肿瘤药
主 要 成 分	地西他滨
有效成分 CAS 号	2353-33-5
化学分子结构式	

商 品 属 性	本品为注射剂。
适　用　症	本品用于已经治疗、未经治疗、原发性和继发性骨髓增生异常综合征（MDS），包括按法国—美国—英国协作组分类诊断标准（FAB 分型）分类的所有 5 个亚型［难治性贫血（RA）、难治性贫血伴环形铁粒幼细胞增多（RARS）、难治性贫血伴原始细胞增多（RAEB）、难治性贫血伴原始细胞增多转变型（RAEB-t）、慢性粒-单核细胞白血病（CMML）］和按 MDS 国际预后积分系统（IPSS）分为中危-1、中危-2 及高危等级的 MDS。
药 理 作 用	地西他滨是通过磷酸化后直接掺入 DNA，抑制 DNA 甲基化转移酶，引起 DNA 低甲基化和细胞分化（凋亡）而发挥抗肿瘤作用。体外试验显示，地西他滨抑制 DNA 甲基化，在产生该作用的浓度下不会明显抑制 DNA 的合成。地西他滨诱导肿瘤细胞的低甲基化，从而恢复控制细胞分化和增殖基因的正常功能。在快速分裂的细胞中，掺入 DNA 的地西他滨可与 DNA 甲基转移酶共价结合从而产生细胞毒性反应。而非增殖细胞则对地西他滨相对不敏感。
税 则 号 列	3004.9090

中　文　名	注射用多西他赛
英　文　名	Docetaxel for Injection
类　　　别	抗肿瘤药
主　要　成　分	多西他赛
有效成分 CAS 号	114977-28-5

化学分子结构式

商　品　属　性	本品为淡黄色至黄色澄明的黏稠液体。
适　用　症	本品用于先期化疗失败的晚期或转移性乳腺癌的治疗。
药　理　作　用	本品为紫杉醇类抗肿瘤药，通过干扰细胞有丝分裂和分裂间期细胞功能所必需的微管网络而起抗肿瘤作用。
税　则　号　列	3004.9090

中　文　名	注射用氟脲苷
英　文　名	Floxuridine for Injection
类　　　别	抗肿瘤药
主　要　成　分	氟脲苷
有效成分 CAS 号	50-91-9

化学分子结构式

商　品　属　性	本品是注射剂，为白色疏松状固体，有引湿性。
适　用　症	本品属于抗代谢类抗肿瘤药物，适用于肝癌、直肠癌、食道癌、胃癌、乳腺癌和肺癌等患者的治疗。对无法手术切除的原发性肝癌疗效显著。
药　理　作　用	本品注射后在体内转化为活性型氟脲苷单磷酸盐，能抑制脱氧胸苷酸合成酶，阻止脱氧尿苷酸甲基转变为脱氧胸苷酸，从而阻断 DNA 的形成，致使肿瘤细胞死亡。
税　则　号　列	3004.9090

中　文　名　注射用福莫司汀
英　文　名　Fotemustine for Injection
类　　　别　抗肿瘤药
主　要　成　分　福莫司汀
有效成分 CAS 号　92118-27-9

化学分子结构式

商　品　属　性　本品为注射剂。
适　用　症　本品用于治疗原发性恶性脑肿瘤和播散性恶性黑色素瘤（包括脑内部位）。
药　理　作　用　福莫司汀为亚硝基脲类中的抑制细胞增殖的抗肿瘤药物，具有烷基化和氨甲酰化活性，以及实验性的广谱抗肿瘤活性。其化学结构式含有一个丙氨酸的生物电子等配体（氨基-1-乙基磷酸），使其容易穿透细胞及通过血脑屏障。
税　则　号　列　3004.9090

中　文　名　注射用雷替曲塞
英　文　名　Raltitrexed for Injection
类　　　别　抗肿瘤药
主　要　成　分　雷替曲塞
有效成分 CAS 号　112887-68-0

化学分子结构式

商　品　属　性　本品为注射剂。
适　用　症　本品适用于在患者无法接受联合化疗时，可单药用于治疗不适合 5-FU/亚叶酸钙的晚期结、直肠癌患者。
药　理　作　用　雷替曲塞为抗代谢类叶酸类似物，特异性地抑制胸苷酸合酶（TS）。与 5-FU 或氨甲蝶呤相比，雷替曲塞是直接的和特异性的 TS 抑制剂。TS 是胸腺嘧啶脱氧核苷三磷酸盐（TTP）合成过程的关键酶，而 TTP 又是 DNA 合成的必需核苷酸。抑制 TS 可导致 DNA 断裂和细胞凋亡。雷替曲塞经还原叶酸载体摄入细胞被叶酰聚谷氨酸合成酶转化成聚谷氨酸盐形式贮存在细胞中，发挥更强的 TS 抑制作用。雷替曲塞聚谷氨酸盐通过增强 TS 抑制能力、延长抑制时间而提高其抗肿瘤活性。但其在正常组织中的潴留可能会增加毒性。
税　则　号　列　3004.9090

中　文　名　注射用磷酸氟达拉滨

英　文　名　Fludarabine Phosphate for Injection

类　　　别　抗肿瘤药

主　要　成　分　磷酸氟达拉滨

有效成分 CAS 号　75607-67-9

化学分子结构式

商　品　属　性　本品为注射剂。

适　用　症　本品适用于 B 细胞性慢性淋巴细胞白血病（CLL）患者的治疗。这些患者至少接受过一个标准的包含烷化剂方案的治疗，但在治疗期间或治疗后，病情并没有改善或仍持续进展。

药　理　作　用　磷酸氟达拉滨在体内被快速地去磷酸化成为 2F-ara-A，后者可以被细胞摄取，然后被细胞内的脱氧胞苷激酶磷酸化后成为有活性的三磷酸盐（2F-ara-ATP）。该代谢产物可以通过抑制核糖核酸还原酶、DNA 聚合酶 α 等、DNA 引物酶和 DNA 连接酶的活性从而抑制 DNA 的合成。此外，还可以部分抑制 RNA 聚合酶 Ⅱ 的活性从而减少蛋白的合成。2F-ara-ATP 作用机制的某些方面还不清楚，估计主要是通过影响 DNA、RNA 和蛋白质的合成而抑制细胞生长，其中抑制 DNA 的合成是其主要作用。另外，体外研究显示，慢性淋巴细胞白血病（CLL）的淋巴细胞用 2F-ara-ATP 处理后，出现广泛的 DNA 片段化和细胞凋亡。

税　则　号　列　3004.9090

中 文 名	注射用磷酸依托泊苷
英 文 名	Etoposide Phosphate for Injection
类 别	抗肿瘤药
主 要 成 分	磷酸依托泊苷
有效成分 CAS 号	117091-64-2

化学分子结构式

商 品 属 性	本品为注射剂。
适 用 症	经合适手术、化疗及放疗后的难治性睾丸肿瘤患者，可用本品与其他获准使用的化疗药物联合治疗。注射用磷酸依托泊苷联合其他获准使用的化疗药物也可作为小细胞肺癌患者的一线药物。
药 理 作 用	本品为影响蛋白质合成的细胞周期特异性抗肿瘤药物，在体内磷酸依托泊苷需经去磷酸化转化成活性形式（依托泊苷）后发挥作用。磷酸依托泊苷的作用机制与依托泊苷相同，作用于 DNA 拓扑异构酶Ⅱ，形成稳定的药物-酶-DNA 可逆性复合物，阻碍 DNA 修复。在体外试验中磷酸依托泊苷的细胞毒性显著低于依托泊苷。
税 则 号 列	3004.9090

中 文 名	注射用洛铂
英 文 名	Lobaplatin for Injection
类 别	抗肿瘤药
主 要 成 分	洛铂
有效成分 CAS 号	131374-93-1

化学分子结构式

商 品 属 性	本品为注射剂。
适 用 症	本品适用于治疗乳腺癌、小细胞肺癌及慢性粒细胞白血病。
药 理 作 用	本品具有烷化作用，属烷化剂（广义），对多种动物和人肿瘤细胞株有明确的细胞毒作用；与顺铂的抑瘤作用相似或较强，对顺铂有抗药性的细胞株，仍有一定的细胞毒作用。
税 则 号 列	3004.9090

中　文　名　注射用门冬酰胺酶

英　文　名　Asparaginase for Injection

类　　　别　抗肿瘤药

主　要　成　分　门冬酰胺酶

有效成分 CAS 号　9015-68-3

化学分子结构式　无

商　品　属　性　本品是注射剂，为白色冻干块状物或粉末。

适　用　症　本品用于治疗急性淋巴细胞性白血病、急性粒细胞性白血病、急性单核细胞性白血病、慢性淋巴细胞性白血病、霍奇金病及非霍奇金病淋巴瘤等。

药　理　作　用　本品能将门冬酰胺催化分解，使肿瘤细胞缺乏门冬酰胺，从而起到抑制细胞生长的作用。

税　则　号　列　3004.9090

中　文　名　注射用奈达铂

英　文　名　Nedaplatin for Injection

类　　　别　抗肿瘤药

主　要　成　分　奈达铂

有效成分 CAS 号　95734-82-0

化学分子结构式

商　品　属　性　本品为注射剂。

适　用　症　本品适用于头颈部癌、小细胞癌、非小细胞肺癌、食管癌、卵巢癌等实体瘤的治疗。

药　理　作　用　1. 奈达铂为顺铂类似物。本品进入细胞后，甘醇酸酯配基上的醇性氧与铂之间的键断裂，水与铂结合，导致离子型物质（活性物质或水合物）的形成。断裂的甘醇酸酯配基变得不稳定并被释放，产生多种离子型物质并与 DNA 结合。2. 本品以与顺铂相同的方式与 DNA 结合，并抑制 DNA 复制，从而产生抗肿瘤活性。另外，已经证实本品在与 DNA 反应时，所结合的碱基位点与顺铂相同。

税　则　号　列　3004.9090

中　文　名	注射用培美曲塞二钠
英　文　名	Pemetrexed Disodium for Injection
类　　　别	抗肿瘤药
主　要　成　分	培美曲塞二钠
有效成分 CAS 号	150399-23-8

化学分子结构式

商　品　属　性　　本品为注射剂。

适　用　症　　本品适用于与顺铂联合治疗无法手术的恶性胸膜间皮瘤。

药　理　作　用　　培美曲塞是一种结构上含有核心为吡咯嘧啶基团的抗叶酸制剂，通过破坏细胞内叶酸依赖性的正常代谢过程，抑制细胞复制，从而抑制肿瘤的生长。体外研究显示，培美曲塞能够抑制胸苷酸合成酶、二氢叶酸还原酶和甘氨酰胺核苷酸甲酰转移酶的活性。这些酶都是合成叶酸所必需的酶，参与胸腺嘧啶核苷酸和嘌呤核苷酸的生物再合成过程。培美曲塞通过运载叶酸的载体和细胞膜上的叶酸结合蛋白运输系统进入细胞内。一旦培美曲塞进入细胞内，它就在叶酰多谷氨酸合成酶的作用下转化为多谷氨酸的形式。多谷氨酸存留于细胞内成为胸苷酸合成酶和甘氨酰胺核苷酸甲酰转移酶的抑制剂。多谷氨酸化在肿瘤细胞内呈现时间-浓度依赖性过程，而在正常组织内浓度很低。多谷氨酸化代谢物在肿瘤细胞内的半衰期延长，从而也就延长了药物在肿瘤细胞内的作用时间。

税　则　号　列　　3004.9090

中　文　名	注射用硼替佐米
英　文　名	Bortezomib for Injection
类　　　别	抗肿瘤药
主　要　成　分	硼替佐米
有效成分 CAS 号	179324-69-7

化学分子结构式

商 品 属 性　本品为注射剂。

适 用 症　1. 多发性骨髓瘤：本品可联合美法仑和泼尼松（MP 方案）用于既往未经治疗的且不适合大剂量化疗和骨髓抑制的多发性骨髓瘤患者的治疗；或单药用于至少接受过一种或一种以上治疗后复发的多发性骨髓瘤患者的治疗。2. 套细胞淋巴瘤：本品可用于复发或难治性套细胞淋巴瘤患者的治疗，此患者在使用本品前至少接受过一种治疗。用于该适应证的安全有效性数据来自国外一项针对既往治疗后复发的套细胞淋巴瘤的单臂 II 期临床研究（见临床试验），尚缺乏针对中国人群的临床研究数据。

药 理 作 用　硼替佐米是哺乳动物细胞中 26S 蛋白酶体糜蛋白酶样活性的可逆抑制剂。26S 蛋白酶体是一种大的蛋白质复合体，可降解被泛素化的蛋白质。泛素蛋白酶体通道在调节特异蛋白在细胞内的浓度中起到重要作用，可以维持细胞内稳态。蛋白水解会影响细胞内多级信号级联反应，这种对正常稳态机制的破坏会导致细胞的死亡。而对 26S 蛋白酶体的抑制可阻止这种靶向蛋白水解。体外试验显示，硼替佐米对多种类型的癌细胞具有细胞毒性。临床前肿瘤模型体内试验证明，硼替佐米能够延缓包括多发性骨髓瘤在内的肿瘤生长。

税 则 号 列　3004.9090

中 文 名	注射用亚叶酸钠
英 文 名	Disodium Folinate for Injection
类 别	抗肿瘤药
主 要 成 分	亚叶酸钠
有效成分 CAS 号	41927-89-3

化学分子结构式

商 品 属 性 本品为注射剂。

适 用 症 本品适用于以下情况的治疗：

1. 用作叶酸拮抗剂（如甲氨蝶呤、乙胺嘧啶或甲氧苄啶等）的解毒剂。2. 用于防治甲氨蝶呤过量或大剂量治疗后所引起的严重毒性反应。3. 也可用于叶酸缺乏所引起的巨幼细胞性贫血的治疗。4. 与5-氟尿嘧啶合用，用于治疗晚期结肠、直肠癌。

药 理 作 用 本品是叶酸还原型的甲酰化衍生物，是叶酸在体内的活化形式。叶酸在小肠细胞内经二氢叶酸还原酶还原并甲基化，转变为甲基四氢叶酸，然后作为辅酶参与体内嘌呤和嘧啶核苷酸的合成及某些氨基酸的转化。甲氨蝶呤可与二氢叶酸还原酶结合，阻断二氢叶酸转变为四氢叶酸，从而抑制胸腺嘧啶核苷酸、DNA、RNA 及蛋白质的合成。本品进入体内后，通过四氢叶酸还原酶转变为四氢叶酸，可限制甲氨蝶呤对正常细胞的损害程度，并能逆转甲氨蝶呤对骨髓和胃肠黏膜的反应，但对已出现的甲氨蝶呤所致神经毒性则无明显作用。

税 则 号 列 3004.9090

中　文　名　注射用盐酸阿糖胞苷

英　文　名　Cytarabine Hydrochloride for Injection

类　　　别　抗肿瘤药

主 要 成 分　盐酸阿糖胞苷

有效成分 CAS 号　69-74-9

化学分子结构式

商 品 属 性　本品是注射剂，为白色疏松块状或粉末。

适　用　症　本品适用于急性白血病的诱导缓解期及维持巩固期的治疗，对急性非淋巴细胞性白血病效果较好，也用于慢性粒细胞白血病的急变期、恶性淋巴瘤的治疗。

药 理 作 用　本品为主要作用于细胞 S 增殖期的嘧啶类抗代谢药物，通过抑制细胞 DNA 的合成，干扰细胞的增殖。阿糖胞苷进入人体后经激酶磷酸化后转为阿糖胞苷三磷酸及阿糖胞苷二磷酸，前者能强有力地抑制 DNA 聚合酶的合成，后者能抑制二磷酸胞苷转变为二磷酸脱氧胞苷，从而抑制细胞 DNA 聚合及合成。本品为细胞周期特异性药物，对处于 S 增殖期细胞的作用最为敏感，对抑制 RNA 及蛋白质合成的作用较弱。

税 则 号 列　3004.9090

中　文　名　注射用盐酸苯达莫司汀

英　文　名　Bendamustine Hydrochloride for Injection

类　　　别　抗肿瘤药

主 要 成 分　盐酸苯达莫司汀

有效成分 CAS 号　3543-75-7

化学分子结构式

商 品 属 性　本品为注射剂。

适　用　症　本品适用于在利妥昔单抗或含利妥昔单抗方案治疗过程中或者治疗后病情进展的惰性 B 细胞非霍奇金淋巴瘤（NHL）的治疗。

药 理 作 用　苯达莫司汀是一种具有双重功能的氮芥衍生物，内含嘌呤样的苯并咪唑环。氮芥及其衍生物形成亲电子烷基基团，这些基团形成具有富含电子的亲核基团的共价键，导致 DNA 链间交联。这一双功能共价键可通过数种途径导致细胞死亡。苯达莫司汀对静止细胞及分裂细胞均具有活性。苯达莫司汀的确切作用机制尚不清楚。

税 则 号 列　3004.9090

中　文　名	注射用盐酸吉西他滨
英　文　名	Gemcitabine Hydrochloride for Injection
类　　　别	抗肿瘤药
主　要　成　分	盐酸吉西他滨
有效成分 CAS 号	122111-03-9

化学分子结构式

商　品　属　性	本品是注射剂，为白色疏松块状。
适　用　症	本品适用于治疗中、晚期非小细胞肺癌。
药　理　作　用	本品是细胞周期特异性抗代谢类药物，主要作用于 DNA 合成期的肿瘤细胞，即 S 期细胞。在一定条件下，可以阻止 G1 期向 S 期的进展。
税　则　号　列	3004.9090

中　文　名	注射用盐酸尼莫司汀
英　文　名	Nimustine Hydrochloride for Injection
类　　　别	抗肿瘤药
主　要　成　分	盐酸尼莫司汀
有效成分 CAS 号	55661-38-6

化学分子结构式

商　品　属　性	本品为注射剂。
适　用　症	本品用于脑肿瘤、消化道癌（胃癌、肝癌、结肠癌、直肠癌）、肺癌、恶性淋巴瘤、慢性白血病等的治疗。
药　理　作　用	本品主要作用机制可能是使细胞内 DNA 烷化，引起 DNA 低分子化，从而抑制 DNA 的合成。
税　则　号　列	3004.9090

中 文 名　注射用异环磷酰胺
英 文 名　Ifosfamide for Injection
类　　别　抗肿瘤药
主 要 成 分　异环磷酰胺
有效成分 CAS 号　3778-73-2

化学分子结构式

商 品 属 性　本品为注射剂。
适 用 症　本品用于睾丸癌、卵巢癌、乳腺癌、肉瘤、恶性淋巴瘤和肺癌等的治疗。
药 理 作 用　本品在体外无抗癌活性，进入体内被肝脏或肿瘤内存在的磷酰胺酶或磷酸酶水解，变为有活性的磷酰胺氮芥，从而起作用。其作用机制为与 DNA 发生交叉联结，抑制 DNA 的合成，也可干扰 RNA 的功能，属细胞周期非特异性药物。本品抗瘤谱广，对多种肿瘤有抑制作用。
税 则 号 列　3004.9090

中 文 名　注射用左亚叶酸钙
英 文 名　Calcium Levofolinate for Injection
类　　别　抗肿瘤药
主 要 成 分　左亚叶酸钙
有效成分 CAS 号　80433-71-2

化学分子结构式

商 品 属 性　本品为注射剂。
适 用 症　本品与 5-氟尿嘧啶合用，用于治疗胃癌和结、直肠癌。
药 理 作 用　亚叶酸是四氢叶酸（THF）的 5-甲酰衍生物的非对映异构体混合物，其生物活性物质为左旋体（称为左亚叶酸）。亚叶酸不需要经过二氢叶酸还原酶的还原作用而直接参与使用叶酸作为体内转移"一碳基团"载体的生物反应。L-亚叶酸（L-5 甲酰四氢叶酸）快速代谢（依次为 5,10-甲基四氢叶酸、5,10-亚叶酸四氢叶酸）为 L-5-甲基四氢叶酸。L-5-甲基四氢叶酸能够通过其他途径代谢为 5,10-亚甲基四氢叶酸。5,10-亚甲基四氢叶酸通过 PDAH2 和 NADPH 辅酶的催化还原，不可逆地转化为 5-甲基四氢叶酸。使用亚叶酸能够抵消抑制二氢叶酸还原酶的盐酸拮抗剂（例如，甲氨蝶呤）的治疗效果和毒性。亚叶酸能够增强氟嘧啶（例如，5-氟尿嘧啶）在肿瘤治疗中的疗效和毒性作用。同时使用亚叶酸似乎并不改变 5-氟尿嘧啶在血浆中的药代动力学过程。5-氟尿嘧啶在体内代谢为脱氧氟尿嘧啶核苷酸，结合并抑制胸苷酸合成酶（该酶在 DNA 修复和复制中十分重要）。亚叶酸在体内很容易转化成 5,10-亚甲基四氢叶酸，该转化物能够稳定脱氧氟尿嘧啶核苷酸与胸苷酸合成酶的结合，进而增强对该酶的抑制作用。
税 则 号 列　3004.9090

中　文　名	注射用唑来膦酸
英　文　名	Zoledronic Acid for Injection
类　　　别	抗肿瘤药
主　要　成　分	唑来膦酸
有效成分 CAS 号	118072-93-8

化学分子结构式

商　品　属　性	本品是注射剂，为白色或类白色疏松块状物或粉末。
适　用　症	本品属于高钙血症药物，用于治疗肿瘤骨转移及预防骨骼并发症。
药　理　作　用	唑来膦酸的药理作用主要是抑制骨吸收，还可以抑制由肿瘤释放的多种刺激因子引起的破骨细胞活动增强和骨钙释放。
税　则　号　列	3004.9090

中　文　名	紫杉醇注射液
英　文　名	Paclitaxel Injection
类　　　别	抗肿瘤药
主　要　成　分	紫杉醇
有效成分 CAS 号	33069-62-4

化学分子结构式

商　品　属　性	本品是注射剂，为无色或淡黄色澄明黏稠液体。
适　用　症	本品适用于进展期卵巢癌的一线和后继治疗，淋巴结阳性的乳腺癌患者在含阿霉素标准方案联合化疗后的辅助治疗，转移性乳腺癌联合化疗失败或者辅助化疗 6 个月内复发的乳腺癌患者、非小细胞肺癌患者的一线治疗。艾滋病（AIDS）相关性卡波氏肉瘤（Kaposi's Sarcoma）的二线治疗。
药　理　作　用	紫杉醇是一种新型抗微管药物。通过促进微管蛋白二聚体聚合并抑制其解聚而达到稳定微管的作用，从而抑制分裂间期和有丝分裂期细胞功能至关重要的微管网的正常动态重组。另外，在整个细胞周期和细胞有丝分裂产生多发性星状体时，紫杉醇可导致微管"束"的排列异常，影响肿瘤细胞的分裂。
税　则　号　列	3004.9090

第十二节　罕见病药物

罕见病用药

中　文　名	曲前列尼尔注射液
英　文　名	Treprostinil Injection
类　　　别	罕见病用药
主　要　成　分	曲前列尼尔
有效成分 CAS 号	81846-19-7

化学分子结构式

商 品 属 性　本品为注射剂。

适 用 症　本品适用于治疗肺动脉高压（PAH，WHO 分类 1），以减轻运动引起的相关症状。

药 理 作 用　1. 曲前列尼尔主要通过直接舒张肺和全身动脉血管床并抑制血小板聚集发挥作用。动物试验可见其血管扩张效应，减少右心室和左心室后负荷，增加心输出量和心搏出量。试验显示曲前列尼尔可引起剂量相关的负性肌力和舒张效应。尚未观察到对心脏传导存在明显影响。2. 曲前列尼尔可导致血管舒张和心动过速。单次吸入曲前列尼尔 84μg 对 QTc 的影响不大且持续时间短，但可能是心率快速变化的一种假象。曲前列尼尔皮下或静脉给药的药物浓度比吸入途径暴露的浓度高很多倍；曲前列尼尔经非肠道给药对 QTc 间期的影响尚未知。

税 则 号 列　3004.3900

中　文　名　吸入用伊洛前列素溶液
英　文　名　Iloprost Solution for Inhalation
类　　　别　罕见病用药
主　要　成　分　伊洛前列素
有效成分 CAS 号　78919-13-8

化学分子结构式

商　品　属　性　本品为无色或微黄色的澄清液体。
适　用　症　本品用于治疗中度原发性肺动脉高压。
药　理　作　用　伊洛前列素是前列环素 PGI2 的合成类似物。伊洛前列素可扩张全身动脉和肺动脉血管床，抑制血小板聚集，但这种效应与肺动脉高压治疗的相关性尚不清楚。伊洛前列素的两种非对映异构体在扩张血管中的效力不同，4S 异构体比 4R 异构体更有效。
税　则　号　列　3004.3900

中　文　名　波生坦分散片
英　文　名　Bosentan Dispersible Tablets
类　　　别　罕见病用药
主　要　成　分　波生坦
有效成分 CAS 号　147536-97-8

化学分子结构式

商　品　属　性　本品为类白色至淡黄色异形片。
适　用　症　本品适用于治疗肺动脉高压（PAH）。
药　理　作　用　本品是一种双重内皮素受体拮抗剂，具有对 ETA 和 ETB 受体的亲和作用。波生坦可降低肺和全身血管阻力，从而在不增加心率的情况下增加心脏输出量。神经激素内皮素是一种有力的血管收缩素，能够促进纤维化、细胞增生和组织重构。在许多心血管失调疾病，包括肺动脉高压疾病中，血浆和组织的内皮素浓度增加，表明内皮素在这些疾病中起病理作用。在肺动脉高压，血浆内皮素浓度与预后不良紧密相关。波生坦是特异性内皮素受体。波生坦与 ETA 和 ETB 受体竞争结合，与 ETA 受体的亲和力比与 ETB 受体的亲和力稍高。在动物肺动脉高压模型中，长期口服波生坦能减少肺血管阻力、逆转肺血管和右心室肥大；在动物肺纤维化模型中，波生坦能减少胶原沉积。
税　则　号　列　3004.9010

中　文　名	波生坦片
英　文　名	Bosentan Tablets
类　　　别	罕见病用药
主　要　成　分	波生坦
有效成分 CAS 号	147536-97-8

化学分子结构式

商　品　属　性	本品为橙白色薄膜衣片。
适　用　症	本品用于治疗 WHO Ⅲ期和Ⅳ期原发性肺高压病人的肺动脉高压，或者硬皮病引起的肺高压。
药　理　作　用	本品是一种双重内皮素受体拮抗剂，具有对 ETA 和 ETB 受体的亲和作用。波生坦可降低肺和全身血管阻力，从而在不增加心率的情况下增加心脏输出量。神经激素内皮素是一种有力的血管收缩素，能够促进纤维化、细胞增生和组织重构。在许多心血管失调疾病，包括肺动脉高压疾病中，血浆和组织的内皮素浓度增加，表明内皮素在这些疾病中起病理作用。在肺动脉高压，血浆内皮素浓度与预后不良紧密相关。波生坦是特异性内皮素受体。波生坦与 ETA 和 ETB 受体竞争结合，与 ETA 受体的亲和力比与 ETB 受体的亲和力稍高。在动物肺动脉高压模型中，长期口服波生坦能减少肺血管阻力、逆转肺血管和右心室肥大。在动物肺纤维化模型中，波生坦能减少胶原沉积。
税　则　号　列	3004.9010

中　文　名	司来帕格片
英　文　名	Selexipag Tablets
类　　　别	罕见病用药
主　要　成　分	司来帕格
有效成分 CAS 号	475086-01-2

化学分子结构式

商　品　属　性	本品为片剂。
适　用　症	适用于治疗肺动脉高压（PAH，WHO 第 1 组），以延缓疾病进展。
药　理　作　用	本品是一种内皮素受体拮抗剂（ERA）。疾病进展包括：死亡、静脉（Ⅳ）或皮下给予前列腺素类药物，或 PAH 临床恶化（6 分钟步行距离降低，PAH 症状恶化并需要其他的 PAH 治疗）。本品也降低了 PAH 患者住院治疗的风险。
税　则　号　列	3004.9010

中　文　名	安立生坦片
英　文　名	Ambrisentan Tablets
类　　　别	罕见病用药
主　要　成　分	安立生坦
有效成分 CAS 号	177036-94-1

化学分子结构式

商　品　属　性　本品为片剂。

适　用　症　本品用于治疗有 WHO Ⅱ级或Ⅲ级症状的肺动脉高压患者（WHO 组 1），用于改善运动能力和延缓临床恶化。

药　理　作　用　1. 内皮素-1（ET-1）是一种有效的自分泌和旁分泌肽。两种受体亚型（ETA 和 ETB）共同调节 ET-1 在血管平滑肌和内皮细胞中的作用。ETA 的主要作用是血管收缩和细胞增殖，而 ETB 的主要作用是血管舒张、抑制增殖以及清除 ET-1。2. 在患有肺动脉高压的患者中，血浆 ET-1 的浓度增高了 10 倍，并且与右心房平均压力的增加和疾病的严重程度相关。肺动脉高压患者肺组织中 ET-1 和 ET-1mRNA 浓度增加 9 倍，主要集中在肺动脉内皮细胞。这些发现提示 ET-1 可能在肺动脉高压的发病和进展中起重要作用。3. 安立生坦是一种与 ETA 高度结合（Ki = 0.011nM）的受体拮抗剂，与 ETB 相比，对 ETA 有高选择性（大于 4000 倍），有关对 ETA 高选择性的临床影响未知。4. 在一项随机、阳性和安慰剂对照、平行组研究中，健康受试者被分为三组，第一组先服用安立生坦 10mg，每日一次，然后增至每日一次服用 40mg；第二组先服用安慰剂，然后改为每日一次服用 400mg 莫西沙星；第三组仅服用安慰剂。安立生坦 10mg 每日一次对 QTc 间期未见明显影响。安立生坦 40mg 则会延长平均 QTc，Tmax 为 5ms，95% 可信区间上限为 9ms。对于那些每日服用安立生坦 5mg～10mg，并且没有同时使用代谢抑制剂的患者，预计不会出现明显的 QTc 延长。

税　则　号　列　3004.9090

中 文 名　　吡非尼酮胶囊
英 文 名　　Pirfenidone Capsules
类　　　别　　罕见病用药
主 要 成 分　　吡非尼酮
有效成分 CAS 号　　53179-13-8

化学分子结构式

商 品 属 性　　本品为胶囊剂。
适 用 症　　本品用于治疗轻、中度特发性肺纤维化（IPF）。
药 理 作 用　　1. 特发性肺纤维化与肿瘤坏死因子 TNF-α 和白介素 1（ⅠL-1β）炎症细胞因子合成和
　　　　　　　　释放引起的慢性纤维化和炎症有关。2. 吡非尼酮的作用机制尚不完全清楚。研究结果
　　　　　　　　显示，吡非尼酮能减少由多种刺激引起的炎症细胞积聚，减弱成纤维细胞受到细胞生
　　　　　　　　长因子如转化生长因子 β（TGF-β）和血小板衍生生长因子（PDGF）刺激后引起的细
　　　　　　　　胞增殖、纤维化相关蛋白和细胞因子产生，以及细胞外基质的合成和积聚。动物肺纤
　　　　　　　　维化模型（博来霉素和移植导致的纤维化）试验结果显示，吡非尼酮具有抗纤维化和
　　　　　　　　抗炎作用。
税 则 号 列　　3004.9090

中 文 名　　氘丁苯那嗪片
英 文 名　　Deutetrabenazine Tablets
类　　　别　　罕见病用药
主 要 成 分　　氘丁苯那嗪
有效成分 CAS 号　　1392826-25-3

化学分子结构式

商 品 属 性　　本品为片剂。
适 用 症　　本品用于治疗亨廷顿舞蹈症。
药 理 作 用　　本品治疗舞蹈病的具体作用机制尚不明确，但其机制可能与可逆性地耗竭神经末梢的
　　　　　　　　单胺类神经递质（如多巴胺、5-羟色胺、去甲肾上腺素和组胺）有关。本品的活性代
　　　　　　　　谢产物为双氢丁苯那嗪（HTBZ），是 α-HTBZ 和 β-HTBZ 的混合物，是可逆的 VMAT2
　　　　　　　　抑制剂，可减少单胺类神经递质被摄取进入突触囊泡，从而耗竭单胺类神经递质的
　　　　　　　　储存。
税 则 号 列　　2845.9000

中　文　名	盐酸芬戈莫德胶囊
英　文　名	Fingolimod Hydrochloride Capsules
类　　　别	罕见病用药
主　要　成　分	芬戈莫德
有效成分 CAS 号	162359-56-0

化学分子结构式

商　品　属　性	本品为胶囊剂。
适　用　症	本品用于复发性多发性硬化症患者的治疗。
药　理　作　用	芬戈莫德是一种鞘氨醇-1-磷酸（S1PR）受体调节剂，在体内经磷酸化后与淋巴细胞表面的 S1P 受体结合，改变淋巴细胞的迁移，促使细胞进入淋巴组织，阻止其离开淋巴组织进入移植物，进而防止这些细胞浸润中枢神经系统（CNS），从而达到免疫抑制的效果。
税　则　号　列	3004.9090

中　文　名	利奥西呱片
英　文　名	Riociguat Tablets
类　　　别	罕见病用药
主　要　成　分	利奥西呱
有效成分 CAS 号	625115-55-1

化学分子结构式

商　品　属　性	本品为片剂。
适　用　症	1. 慢性血栓栓塞性肺动脉高压（CTEPH）：用于治疗术后持续性或复发性 CTEPH 或不能手术的 CTEPH，且世界卫生组织心功能分级（WHO-FC）为Ⅱ-Ⅲ级的成年患者，从而改善患者的运动能力。2. 动脉性肺动脉高压（PAH）：作为单药，或与内皮素受体拮抗剂或前列环素联合使用治疗患有动脉性肺动脉高压（PAH），且 WHO-FC 为Ⅱ-Ⅲ级的成年患者，从而改善患者的运动能力。
药　理　作　用	1. 利奥西呱是一种可溶性鸟苷酸环化酶（sGC）激动剂，sGC 是心肺循环系统中的酶，为一氧化氮（NO）受体。当 NO 与 sGC 结合时，该酶催化信号分子环磷酸鸟苷（cGMP）的合成反应。2. 细胞内 cGMP 在调节过程中起到重要的作用，它影响血管张力、增殖、纤维化和炎症反应。肺动脉高压与内皮功能障碍、NO 合成受损以及 NO-sGC-cGMP 途径不充分刺激有关。利奥西呱具有双重作用模式，一方面通过稳定 NO-sGC，提高 sGC 对内源性 NO 的敏感性；另一方面通过不同结合位点直接刺激 sGC，而不依赖于 NO。3. 利奥西呱刺激 NO-sGC-cGMP 途径，增加 cGMP 生成，从而扩张血管。活性代谢产物（M1）的活性为利奥西呱的 1/10~1/3。
税　则　号　列	3004.9090

中　文　名	利鲁唑片
英　文　名	Riluzole Tablets
类　　　别	罕见病用药
主 要 成 分	利鲁唑
有效成分 CAS 号	1744-22-5

化学分子结构式

商 品 属 性　本品为片剂。

适　用　症　本品用于延长肌萎缩侧索硬化症。

药 理 作 用　1. 肌萎缩侧索硬化症（ALS）的发病机理尚未完全阐明，有学说认为在此疾病中谷氨酸是造成细胞死亡的原因之一。2. 利鲁唑的作用机制尚不清楚，其作用可能与抑制谷氨酸释放、稳定电压依赖性钠通道的失活状态、干扰神经递质与兴奋性氨基酸受体结合后细胞内事件有关。一项动物实验显示，利鲁唑能延长 ALS 转基因动物模型的存活时间。3. 多种神经兴奋性损伤动物模型研究显示，利鲁唑具有神经保护作用。体外研究显示，利鲁唑能保护培养的大鼠运动神经元免受谷氨酸的兴奋性毒性损伤，并抑制缺氧引起的皮层细胞死亡。

税 则 号 列　3004.9090

中　文　名	麦格司他胶囊
英　文　名	Miglustat Capsules
类　　　别	罕见病用药
主 要 成 分	麦格司他
有效成分 CAS 号	72599-27-0

化学分子结构式

商 品 属 性　本品为胶囊剂。

适　用　症　本品用于成人及儿童 C 型尼曼匹克病患者的进行性神经症状的治疗。

药 理 作 用　麦格司他是一种葡萄糖神经酰胺合成酶的抑制剂，该酶是大多数鞘糖脂类合成的一系列反应的起始酶。C 型尼曼匹克病是一种以细胞内脂质运输受损为特征的神经退行性疾病。神经症状被认为是继发于鞘糖脂类在神经元细胞和神经胶质细胞内的异常蓄积。C 型尼曼匹克病小鼠模型经口重复给予麦格司他，发现神经症状（意向性震颤及运动失调）发生延迟，生存期延长，小脑细胞结构得以维持，大脑中神经节苷脂的蓄积被抑制。

税 则 号 列　3004.9090

中　文　名	诺西那生钠注射液
英　文　名	Nusinersen Sodium Injection
类　　　别	罕见病用药
主　要　成　分	诺西那生钠
有效成分 CAS 号	1258984-36-9
化学分子结构式	略
商　品　属　性	本品为注射剂。
适　用　症	本品用于治疗 5q 脊髓性肌萎缩症（SMA）。
药　理　作　用	诺西那生钠是一种反义寡核苷酸（ASO），用于治疗因染色体 5q 基因突变导致 SMN 蛋白缺乏而引起的 SMA。体外试验和 SMA 转基因动物模型试验显示，诺西那生钠可提高 SMN2 信使核糖核酸（mRNA）转录本中外显子 7 的纳入以及全长 SMN 蛋白的产生。
税　则　号　列	3004.9090

中　文　名	青霉胺片
英　文　名	Penicillamine Tablets
类　　　别	罕见病用药
主　要　成　分	青霉胺
有效成分 CAS 号	52-67-5
化学分子结构式	
商　品　属　性	本品为片剂。
适　用　症	本品适用于治疗重金属中毒、肝豆状核变性（Wilson 病），其他药物治疗无效的严重活动性类风湿性关节炎。
药　理　作　用	1. 络合作用：（1）本品能络合铜、铁、汞、铅、砷等重金属，形成稳定和可溶性复合物由尿排出，其驱铅作用不及依地酸钙钠，驱汞作用不及二巯丙醇，但本品可口服，不良反应稍小，可供轻度重金属中毒或其他络合剂有禁忌时选用。（2）Wilson 病是一种常见染色体隐性遗传疾病，主要由大量铜沉积于肝和脑组织，引起豆状核变性和肝硬化。本品能与沉积在组织的铜结合形成可溶性复合物由尿排出。（3）本品能与胱氨酸反应形成半胱氨酸-青霉胺二硫化物的混合物，从而降低尿中胱氨酸浓度；该混合物的溶解度要比胱氨酸大 50 倍，因此能预防胱氨酸结石的形成。服用 6~12 个月，可能使已形成的胱氨酸结石逐渐溶解。2. 抗类风湿性关节炎：本产品治疗类风湿性关节炎的作用机制尚未明了，用药后发现有改善淋巴细胞功能，明显降低血清和关节囊液中的 IgM 类风湿因子和免疫复合物的水平，但血清免疫球蛋白绝对值无明显降低，体外有抑制细胞的活力，而对 B 细胞无影响。本品还能抑制新合成原胶原交叉联结，故也用于治疗皮肤和软组织胶原病。
税　则　号　列	3004.9090

中　文　名	特立氟胺片
英　文　名	Teriflunomide Tablets
类　　　别	罕见病用药
主　要　成　分	特立氟胺
有效成分 CAS 号	108605-62-5

化学分子结构式

商　品　属　性	本品为片剂。
适　用　症	本品适用于治疗复发型多发性硬化症（RMS）。
药　理　作　用	特立氟胺是一种具有抗炎作用的免疫调节剂，可抑制二氢乳清酸脱氢酶，该酶是一种参与嘧啶从头合成的线粒体酶。特立氟胺治疗多发性硬化症的确切机制尚不清楚，可能与中枢神经系统中活化淋巴细胞数量的减少有关。
税　则　号　列	3004.9090

中　文　名	西尼莫德片
英　文　名	Siponimod Tablets
类　　　别	罕见病用药
主　要　成　分	西尼莫德
有效成分 CAS 号	1230487-00-9

化学分子结构式

商　品　属　性	本品为片剂。
适　用　症	适用于治疗 RMS 成年患者，包括复发缓解型（relapsing-remitting）疾病和活跃的继发进展型疾病（active SPMS）。
药　理　作　用	西尼莫德片是新一代选择性 1-磷酸鞘氨醇（S1P）受体调节剂，它能够与淋巴细胞中的 S1P1 亚型受体相结合，防止它们进入多发性硬化症（MS）患者的中枢神经系统，从而达到抑制炎症的效果。
税　则　号　列	3004.9090

中　文　名	盐酸沙丙蝶呤片
英　文　名	Sapropterin Dihydrochloride Tablets
类　　　别	罕见病用药
主 要 成 分	盐酸沙丙蝶呤
有效成分 CAS 号	17528-72-2

化学分子结构式

商 品 属 性	本品为片剂。
适　用　症	本品适用于对四氢生物蝶呤（BH4）缺乏症所导致的高苯丙氨酸血症（HPA），可用于成人及 4 岁以上儿童。
药 理 作 用	血液中苯丙氨酸浓度异常升高可诊断为 HPA，该病为常染色体隐性遗传，是由于编码苯丙氨酸羟化酶（如苯丙酮尿症）或与 6R-四氢生物蝶呤（6R-BH4）合成或再生相关的酶（如 BH4 缺乏症）的基因突变所致。BH4 缺乏症是编码与 BH4 生物合成或再循环相关的 5 种酶中一种酶的基因突变或缺失引起的疾病。在这两种情况下，苯丙氨酸不能有效地转化为酪氨酸，导致血液中苯丙氨酸的浓度升高。沙丙蝶呤是人工合成的 6R-BH4，是苯丙氨酸、酪氨酸、色氨酸羟化酶的辅助因子。使用本品治疗 BH4 缺乏症患者的原理是该药可代替缺乏的 BH4，从而恢复苯丙氨酸羟化酶的活性。
税 则 号 列	3004.9090

中　文　名	乙磺酸尼达尼布软胶囊
英　文　名	Nintedanib Esilate Soft Capsules
类　　　别	罕见病用药
主 要 成 分	乙磺酸尼达尼布
有效成分 CAS 号	656247-18-6

化学分子结构式

商 品 属 性	本品为胶囊剂。
适　用　症	本品适用于治疗特发性肺纤维化（IPF）。
药 理 作 用	尼达尼布是一种小分子酪氨酸激酶抑制剂，具有抗纤维化和抗炎活性。尼达尼布可抑制多种受体酪氨酸激酶（RTK）：血小板衍生生长因子受体 α 和 β（PDGFR-α、PDGFR-β）、成纤维细胞生长因子受体 1-3（FGFR1-3）、血管内皮生长因子受体 1-3（VEGFR1-3）及 Fms 样酪氨酸激酶-3（FLT3），其中 FGFR、PDGFR 和 VEGFR 与 IPF 的发病机制有关，尼达尼布可竞争性结合于这些胞内受体激酶结构域上的三磷酸腺苷（ATP）结合位点，阻滞胞内信号传导，抑制成纤维细胞的增殖、迁移和转化。此外，尼达尼布还可抑制以下非受体酪氨酸激酶（nRTK）：Lck、Lyn 和 Src 激酶。尚不清楚其抑制 FLT3 和 nRTK 对 IPF 药效的作用。
税 则 号 列	3004.9090

第十三节　五官、皮肤及外用药物

一、口腔科用药

中　文　名	复方苯佐卡因凝胶
英　文　名	Compound Benzocain Gel
类　　　别	口腔科用药
主　要　成　分	本品为复方制剂，有效成分为苯佐卡因、苯扎氯铵、氯化锌
有效成分 CAS 号	苯佐卡因 94-09-7；苯扎氯铵 8001-54-5；氯化锌 7646-85-7

化学分子结构式

n= 6 -16

商　品　属　性	本品为乳白色或淡黄色凝膏。
适　用　症	适用于复发性口腔溃疡的止痛及治疗。
药　理　作　用	苯佐卡因局部使用作用于皮肤、黏膜的神经组织，阻断神经冲动的传导，使各种感觉暂时丧失，麻痹感觉神经末梢而产生止痛、止痒作用。苯佐卡因局部麻醉作用较普鲁卡因弱，外用可缓慢吸收，作用持久，有止痛、止痒作用。
税　则　号　列	3004. 9090

二、皮肤科用药

中　文　名	吡美莫司乳膏
英　文　名	Pimecrolimus Cream
类　　　别	皮肤科用药
主　要　成　分	吡美莫司
有效成分 CAS 号	137071-32-0

化学分子结构式

商　品　属　性	本品为白色乳膏。
适　用　症	适用于无免疫受损的 2 岁及 2 岁以上轻度至中度异位性皮炎（湿疹）患者。短期治疗疾病的体征和症状，长期间歇治疗可预防病情加重。
药　理　作　用	吡美莫司是亲脂性抗炎性的子囊霉素巨内酰胺的衍生物，可选择性地抑制前 T 细胞及巨噬细胞产生和释放前炎症细胞因子及介质。吡美莫司与 macrophilin-12 有高亲和性，可抑制钙调神经磷酸酶。
税　则　号　列	3004.2090

中　文　名	夫西地酸乳膏
英　文　名	Fusidic Acid Cream
类　　　别	皮肤科用药
主　要　成　分	夫西地酸
有效成分 CAS 号	6990-06-3

化学分子结构式

商　品　属　性	本品为乳剂型基质的白色乳膏。
适　用　症	本品主治由葡萄球菌、链球菌、痤疮丙酸杆菌、极小棒状杆菌及其他对夫西地酸敏感的细菌引起的皮肤感染。主要适应证包括脓疱疮、疖、痈、甲沟炎、创伤感染、须疮、汗腺炎、红癣、毛囊炎、寻常性痤疮，适用于面部和头部等部位的感染而无碍外观。
药　理　作　用	夫西地酸可抑制细菌蛋白质的合成。夫西地酸与延伸因子 G（EF-G）结合，阻止 EF-G-二磷酸鸟苷复合物的释放，从而使蛋白质合成停滞。夫西地酸主要作用是抑菌，在更高浓度下可能有杀菌作用。
税　则　号　列	3004.2090

中　文　名	丙酸氯倍他索软膏
英　文　名	Clobetasol Propionate Ointment
类　　　别	皮肤科用药
主　要　成　分	丙酸氯倍他索
有效成分 CAS 号	25122-46-7

化学分子结构式

商　品　属　性　　本品为乳剂型基质的白色软膏。

适　用　症　　适用于慢性湿疹、银屑病、扁平苔藓、盘状红斑狼疮、神经性皮炎、掌跖脓疱病等皮质类固醇外用治疗有效的皮肤病。

药　理　作　用　　本品具有较强的毛细血管收缩作用，其抗炎作用极强，无水钠潴留作用，有一定的促进钠、钾排泄作用。

税　则　号　列　　3004.3200

中　文　名	醋酸曲安奈德软膏
英　文　名	Triamcinolone Acetonid Acetate Onitment
类　　　别	皮肤科用药
主　要　成　分	醋酸曲安奈德
有效成分 CAS 号	3870-07-3

化学分子结构式

商　品　属　性　　本品为乳剂型基质的白色软膏。

适　用　症　　适用于过敏性皮炎、湿疹、神经性皮炎、脂溢性皮炎及瘙痒症。

药　理　作　用　　本品为糖皮质激素类药物，外用，具有抗炎、抗过敏及止痒的作用，能消除局部非感染性炎症引起的发热、发红及肿胀。

税　则　号　列　　3004.3200

中　文　名　复方醋酸氟轻松酊
英　文　名　Compound Fluocinonide Tincture
类　　　别　皮肤科用药
主　要　成　分　本品为复方制剂，主要成分为醋酸氟轻松、水杨酸、冰片
有效成分 CAS 号　醋酸氟轻松 356-12-7；水杨酸 69-72-7；冰片 464-45-9

化学分子结构式

商　品　属　性　本品为浅黄色至浅棕红色澄明液体。
适　用　症　适用于神经性皮炎。对银屑病也有一定疗效。
药　理　作　用　本品中醋酸氟轻松具有较强抗炎作用，能使炎症部位的血管收缩，降低毛细血管的通透性，减少炎症的早期渗出、充血、水肿和细胞浸润，缓解红肿热痛等症状，并有抗过敏作用。水杨酸具有溶解皮肤角质、杀真菌作用。冰片局部擦用后有止痛、抗菌作用。
税　则　号　列　3004.3200

中　文　名　卡泊三醇倍他米松凝胶
英　文　名　Calcipotriol and Betamethasone Dipropionate Gel
类　　　别　皮肤科用药
主　要　成　分　本品为复方制剂，主要成分为卡泊三醇和倍他米松
有效成分 CAS 号　卡泊三醇 112965-21-6；倍他米松 378-44-9

化学分子结构式

商　品　属　性　本品为无色至类白色的半透明脂质凝胶。
适　用　症　适用于成人头部银屑病的外用治疗。
药　理　作　用　本品为卡泊三醇和二丙酸倍他米松组成的复方制剂。卡泊三醇是一种维生素 D 类似物，体外数据提示卡泊三醇能诱导分化及抑制角化细胞的增殖，这是治疗银屑病的基础。与其他局部作用皮质类固醇类似，二丙酸倍他米松具有抗炎、止痒、血管收缩和免疫抑制特性，但不能从根本上治愈疾病。虽然封包治疗可增加角质层渗透从而提高疗效，但不良反应的发生率也将随之增加。目前，局部用类固醇的抗炎活性机理尚不明确。
税　则　号　列　3004.3200

中 文 名	卡泊三醇倍他米松软膏
英 文 名	Calcipotriol and Betamethasone Ointment
类 别	皮肤科用药
主 要 成 分	本品为复方制剂，主要成分为卡泊三醇和倍他米松
有效成分 CAS 号	卡泊三醇 112965-21-6；倍他米松 378-44-9

化学分子结构式

商 品 属 性	本品为类白色至黄色软膏。
适 用 症	主要适用于适合局部治疗的成人稳定性斑块状银屑病。
药 理 作 用	本品为卡泊三醇和二丙酸倍他米松组成的复方制剂。卡泊三醇是一种维生素 D 类似物，体外数据提示卡泊三醇能抑制角质形成细胞的增殖并促进其分化，这是卡泊三醇能治疗银屑病的依据。与其他外用皮质类固醇相似，二丙酸倍他米松具有抗炎、止痒、收缩血管和免疫抑制的特性，但不能从根本上治愈疾病。虽然封包治疗可增加角质层渗透从而提高疗效，但不良反应的发生率也将随之增加。目前，局部用类固醇的抗炎活性机理并不明确。
税 则 号 列	3004.3200

中　文　名	卤米松/三氯生乳膏
英　文　名	Halonmetasone/Triclosan Cream
类　　　别	皮肤科用药
主　要　成　分	本品为复方制剂，主要成分为卤米松和三氯生
有效成分CAS号	卤米松 50629-82-8；三氯生 3380-34-5

化学分子结构式

商　品　属　性　本品为白色乳膏。

适　用　症　适用于已并发有三氯生敏感细菌继发感染，而皮质类固醇又有疗效的各种类型和各个部位的炎性皮肤病，如脂溢性皮炎、接触性皮炎、异位性皮炎、局限性神经性皮炎、钱币状湿疹、皮肤擦烂及皮肤真菌病，以急性炎症为主要特征者。

药　理　作　用　卤米松是一个含卤基的强效外用糖皮质类固醇药物。它具有抗炎、抗过敏、收缩血管和抗增生作用。对于很多类型和不同原因的炎症性皮肤病，它能很迅速地减轻和消除如瘙痒等症状。实验研究结果表明，糖皮质类固醇的多种药效作用可归因于它与特殊的细胞质受体结合的复杂分子水平的机理。三氯生，为本品的抗菌成分，是一种含多个氯的苯氧基酚，其抗菌谱很广。在其最小抑菌浓度范围（MIC）10^{-2}μg/mL 至 10μg/mL 内，可对以下细菌发挥抗菌作用：革兰氏阳性菌如葡萄球菌（包括金黄色葡萄球菌）、链球菌、梭状芽孢杆菌、革兰氏阴性菌如大肠杆菌、普通变形杆菌、奇异变形杆菌、沙门氏菌、志贺氏菌、摩拉克菌、布鲁杆菌、弧菌属、港卡菌属、放线菌属、链球菌、刚果嗜皮菌。对于皮肤真菌（如皮肤癣菌、毛发癣菌、小孢子菌属）及霉菌（念珠菌属），它的抑菌活性较弱（MIC：1μg/mL~33μg/mL）。本品无效的菌属为产碱菌属、霉浆菌、尺变形菌、锯杆菌、绿脓杆菌、结核杆菌、棒状杆菌、人型链球菌。三氯生于上述低浓度及高浓度细菌时（大于 1μg/mL）具有抑菌活性，可能是因为对细菌细胞膜的损伤。本制剂无色，故对衣物无污染。

税　则　号　列　3004.3200

中　文　名　氢化可的松乳膏

英　文　名　Hydrocortisone Cream

类　　　别　皮肤科用药

主　要　成　分　氢化可的松

有效成分 CAS 号　50-23-7

化学分子结构式

商　品　属　性　本品为乳白色乳膏。

适　用　症　适用于过敏性皮炎、脂溢性皮炎、过敏性湿疹及苔藓样瘙痒症等。

药　理　作　用　本品为糖皮质激素类药物，外用具有抗炎、抗过敏、止痒及减少渗出的作用，能消除局部非感染性炎症引起的发热、发红及肿胀。

税　则　号　列　3004.3200

中　文　名　卡泊三醇搽剂

英　文　名　Calcipotriol Scalp Liniment

类　　　别　皮肤科用药

主　要　成　分　卡泊三醇

有效成分 CAS 号　147657-22-5

化学分子结构式

商　品　属　性　本品为无色的微带黏性的澄明液体。

适　用　症　适用于治疗头部银屑病。

药　理　作　用　本品为维生素 D 衍生物卡泊三醇的外用制剂，能抑制皮肤细胞（角朊细胞）增生和诱导其分化，从而使银屑病皮损的增生和分化异常得以纠正。

税　则　号　列　3004.5000

中　文　名　卡泊三醇软膏
英　文　名　Calcipotriol Ointment
类　　　别　皮肤科用药
主　要　成　分　卡泊三醇
有效成分 CAS 号　147657-22-5

化学分子结构式

商　品　属　性　本品为白色或类白色软膏。
适　用　症　适用于寻常性银屑病的局部治疗。
药　理　作　用　本品为维生素 D 衍生物卡泊三醇的外用制剂，能抑制皮肤细胞（角朊细胞）增生和诱导其分化，从而使银屑病皮损的增生和分化异常得以纠正。
税　则　号　列　3004.5000

中　文　名　他卡西醇软膏
英　文　名　Tacalcitol Ointment
类　　　别　皮肤科用药
主　要　成　分　他卡西醇
有效成分 CAS 号　57333-96-7

化学分子结构式

商　品　属　性　本品为白色或微黄色软膏。
适　用　症　适用于寻常性银屑病（俗称牛皮癣）。
药　理　作　用　本品对表皮细胞具有增殖抑制作用；对表皮细胞的分化具有诱导作用；对表皮细胞的 $1\alpha,25\text{-}(OH)_2D_3$ 的特异蛋白受体有亲和性。
税　则　号　列　3004.5000

中　文　名　维 A 酸乳膏
英　文　名　Tretinoin Cream
类　　　别　皮肤科用药
主　要　成　分　全反式维 A 酸
有效成分 CAS 号　302-79-4

化学分子结构式

商　品　属　性　本品为乳剂型基质的类白色或微黄色乳膏。气芳香。
适　用　症　适用于寻常痤疮及角化异常性疾病。
药　理　作　用　本品可促进表皮细胞更新，调节表皮细胞增殖和分化，使角质层细胞疏松而容易脱落，有利于去除粉刺，并抑制新的粉刺形成。
税　则　号　列　3004.5000

中　文　名　阿达帕林凝胶
英　文　名　Adapalene Gel
类　　　别　皮肤科用药
主　要　成　分　阿达帕林
有效成分 CAS 号　106685-40-9

化学分子结构式

商　品　属　性　本品为凝胶剂。
适　用　症　适用于以粉刺、丘疹和脓疱为主要表现的寻常型痤疮的皮肤治疗。亦可用于治疗面部、胸和背部的痤疮。
药　理　作　用　阿达帕林是一种维甲酸类化合物，在体内与体外炎症模型中被证明具有抗炎特性。阿达帕林的化学结构稳定，在空气和光照下不易分解。作用机制方面，阿达帕林同维甲酸一样，与特异的维甲酸核受体结合，与维甲酸不同的是，阿达帕林不与和蛋白结合的细胞质受体相结合。
税　则　号　列　3004.9090

中 文 名　苯甲酸苄酯搽剂
英 文 名　Benzyl Benzoate Liniment
类　　别　皮肤科用药
主 要 成 分　苯甲酸苄酯
有效成分 CAS 号　120-51-4

化学分子结构式

商 品 属 性　本品为无色的黏稠液体。具有极微弱的花香味。
适 用 症　适用于治疗疥疮，也用于杀灭体虱、头虱和阴虱。
药 理 作 用　本品能杀灭疥虫和虱，刺激性较小，无油腻感。
税 则 号 列　3004.9090

中 文 名　复方苯甲酸酊
英 文 名　Compound Benzoic Acid Tincture
类　　别　皮肤科用药
主 要 成 分　本品为复方制剂，有效成分为水杨酸、苯甲酸、碘
有效成分 CAS 号　水杨酸 69-72-7；苯甲酸 65-85-0；碘 12190-71-5

化学分子结构式

商 品 属 性　本品为棕红色澄明液体。有碘及薄荷脑、冰片等特殊气味。
适 用 症　适用于手癣、足癣、体癣、股癣。
药 理 作 用　本品有溶解角质和抗真菌作用。
税 则 号 列　3004.9090

中 文 名　过氧苯甲酰凝胶
英 文 名　Benzoyl Peroxide Gel
类　　别　皮肤科用药
主 要 成 分　过氧化苯甲酰
有效成分 CAS 号　94-36-0

化学分子结构式

商 品 属 性　本品为凝胶剂。
适 用 症　适用于寻常痤疮的外用治疗。
药 理 作 用　本品是一种氧化剂，外用于皮肤后，能缓慢释放出新生态氧，可杀灭痤疮丙酸杆菌，
　　　　　　并有使皮肤干燥和脱屑作用。
税 则 号 列　3004.9090

中　文　名　硫软膏

英　文　名　Sulphur Ointment

类　　　别　皮肤科用药

主　要　成　分　本品为复方制剂，主要成分为氧化锌和升华硫

有效成分 CAS 号　氧化锌 1314-13-2；升华硫 7704-34-9

化学分子结构式　Zn=O

商　品　属　性　本品为黄色软膏。有硫的特殊气味。

适　用　症　适用于治疗疥疮、头癣、痤疮、脂溢性皮炎、酒渣鼻、单纯糠疹、慢性湿疹。

药　理　作　用　本品对疥虫、细菌、真菌有杀灭作用，并能除去油脂及软化表皮、溶解角质，其作用机制是硫黄与皮肤及组织分泌物接触后，生成硫化氢和连五硫酸等。

税　则　号　列　3004.9090

中　文　名　米诺地尔搽剂

英　文　名　Minoxidil Liniment

类　　　别　皮肤科用药

主　要　成　分　米诺地尔

有效成分 CAS 号　38304-91-5

化学分子结构式

商　品　属　性　本品为无色或淡黄色的澄清液体。

适　用　症　本品仅限男性使用，用于治疗男性型脱发和斑秃。

药　理　作　用　米诺地尔是一种周围血管舒张药，局部长期使用时，可刺激男性型脱发和斑秃患者的毛发生长。本品治疗脱发的确切机理尚不清楚，可能与扩张皮下血管，改善毛囊周围的微循环有关。临床研究表明，血压正常及未经过治疗的高血压病人局部使用时，没有显示出由于米诺地尔吸收而引起的全身作用。

税　则　号　列　3004.9090

三、　外科及消毒用药

中　文　名	苯甲醇注射液
英　文　名	Benzyl Alcohol Injection
类　　　别	外科及消毒药
主　要　成　分	苯甲醇
有效成分 CAS 号	100-51-6

化学分子结构式

商　品　属　性	本品为无色的澄明液体。味微香。
适　用　症	本品为消毒防腐药。适用于局部止痛及制剂的防腐。
药　理　作　用	苯甲醇具局部麻醉作用及防腐作用。
税　则　号　列	3004.9090

中　文　名	复方水杨酸甲酯乳膏
英　文　名	Compound Methyl Salicylate Cream
类　　　别	外科及消毒药
主　要　成　分	本品为复方制剂，有效成分为水杨酸甲酯、薄荷脑、桉油、松节油
有效成分 CAS 号	水杨酸甲酯 119-36-8；薄荷脑 89-78-1；桉油 8000-48-4；松节油 8006-64-2

化学分子结构式

商　品　属　性	本品为乳剂型基质的白色乳膏。有芳香气，有清凉感。
适　用　症	适用于缓解扭伤、挫伤、拉伤、劳损等引起的肌肉、筋膜炎，创伤性关节滑膜炎及韧带损伤等引起的局部肿胀和疼痛。
药　理　作　用	本品外用，具有局部消炎、止痒、消肿及止痛的作用。
税　则　号　列	3004.9090

中　文　名　甲紫溶液
英　文　名　Methylrosanilinium Chloride Solution
类　　　别　外科及消毒药
主　要　成　分　甲紫
有效成分 CAS 号　8004-87-3

化学分子结构式

商　品　属　性　本品为紫色液体。
适　用　症　适用于治疗皮肤和黏膜的化脓性感染、白色念珠菌引起的口腔炎，也用于烫伤、烧伤等症。
药　理　作　用　本品属三苯甲烷类染料消毒剂，能与微生物酶系统发生氢离子的竞争性对抗，使酶成为无活性的氧化状态，而发挥杀菌的作用。
税　则　号　列　3004.9090

中　文　名　聚维酮碘溶液
英　文　名　Povidone Iodine Solution
类　　　别　外科及消毒药
主　要　成　分　聚维酮碘
有效成分 CAS 号　25655-41-8

化学分子结构式

X I$_2$

n : x = 10 : 1

商　品　属　性　本品为红棕色液体。
适　用　症　适用于治疗化脓性皮炎、皮肤真菌感染、小面积轻度烧烫伤，也适用于小面积皮肤、黏膜创口的消毒。
药　理　作　用　本品对多种细菌、芽孢、病毒、真菌等有杀灭作用。其作用机制是本品接触创面或患处后，能解聚释放出所含碘发挥杀菌作用。
税　则　号　列　3004.9090

中　文　名　聚维酮碘乳膏
英　文　名　Povidonelodine Cream
类　　　别　外科及消毒药
主 要 成 分　聚维酮碘
有效成分 CAS 号　25655-41-8

化学分子结构式

n : x = 10 : 1

商 品 属 性　本品为棕红色乳膏。
适 用 症　适用于化脓性皮炎、皮肤真菌感染、小面积轻度烧烫伤，也适用于小面积皮肤、黏膜创口的消毒，还可用于念珠菌性外阴阴道病、细菌性阴道病及混合感染性阴道炎。
药 理 作 用　该药品为消毒防腐剂，对多种细菌、芽孢、病毒、真菌等有杀灭作用。其作用机制是该药品接触创面或患处后，能解聚释放出所含碘发挥杀菌作用。特点是对组织刺激性小，适用于皮肤、黏膜感染。
税 则 号 列　3004.9090

中　文　名　灭菌注射用水
英　文　名　Sterile Water for Injection
类　　　别　外科及消毒药
主 要 成 分　水
有效成分 CAS 号　无
化学分子结构式　无
商 品 属 性　本品为无色澄明液体。无臭，无味。
适 用 症　适用于注射用灭菌粉末的溶剂或注射液的稀释剂或各科内腔镜冲洗剂。
药 理 作 用　溶剂。
税 则 号 列　3004.9090

中　文　名　氧化锌软膏
英　文　名　Zinc Oxide Ointment
类　　　别　外科及消毒药
主 要 成 分　氧化锌
有效成分 CAS 号　1314-13-2
化学分子结构式　**Zn=O**
商 品 属 性　本品为淡黄色软膏。
适 用 症　适用于急性或亚急性皮炎、湿疹、痱子及轻度、小面积的皮肤溃疡。
药 理 作 用　该药品对皮肤有弱收敛、滋润和保护作用，又有吸着及干燥功能。
税 则 号 列　3004.9090

中 文 名	鱼石脂软膏
英 文 名	Ichthammol Ointment
类 别	外科及消毒药
主 要 成 分	鱼石脂
有效成分 CAS 号	8029-68-3
化学分子结构式	略
商 品 属 性	本品为棕黑色软膏。有特臭。
适 用 症	适用于治疗疖肿。
药 理 作 用	具有温和刺激性和消炎、防腐及消肿的作用。
税 则 号 列	3004.9090

四、 眼科用药

中 文 名	妥布霉素滴眼液
英 文 名	Tobramycin Eye drops
类 别	眼科用药
主 要 成 分	妥布霉素
有效成分 CAS 号	32986-56-4

化学分子结构式

商 品 属 性	本品为滴眼剂，无色至微黄色澄明溶液。
适 用 症	适用于敏感细菌所致的外眼及附属器的局部感染。
药 理 作 用	本品属氨基糖苷类抗生素。抗菌谱与庆大霉素近似，对大肠埃希菌、产气杆菌、克雷伯杆菌、奇异变形杆菌、某些吲哚阳性变形杆菌、铜绿假单胞菌、某些奈瑟菌、某些无色素沙雷杆菌和志贺菌等革兰氏阴性菌有抗菌作用；本品对铜绿假单胞菌的抗菌作用较庆大霉素强 3~5 倍，对庆大霉素中度敏感的铜绿假单胞菌对本品高度敏感。革兰氏阳性菌中，金黄色葡萄球菌（包括产 β-内酰胺酶株）对本品敏感；链球菌（包括化脓性链球菌、肺炎球菌、粪肠球菌等）均对本品耐药。厌氧菌（拟杆菌属）、结核杆菌、立克次体、病毒和真菌亦对本品耐药。本品的作用机制是与细菌核糖体 30S 亚单位结合，抑制细菌蛋白质的合成。
税 则 号 列	3004.2090

中 文 名 醋酸泼尼松龙滴眼液
英 文 名 Prednisolone Acetate Ophthalmic Suspension
类 别 眼科用药
主 要 成 分 醋酸泼尼松龙
有效成分 CAS 号 52-21-1

化学分子结构式

商 品 属 性 本品为白色均匀的微细混悬液。
适 用 症 适用于短期治疗对类固醇敏感的眼部炎症（排除病毒、真菌和细菌病原体感染）。
药 理 作 用 醋酸泼尼松龙是一种糖皮质激素，相同剂量下，其抗炎效力是氢化可的松的 3~5 倍。糖皮质激素可减轻炎症反应时的组织水肿、纤维沉积，抑制毛细血管扩张和吞噬细胞游走，也可抑制毛细血管的增生、胶原的沉积及疤痕的形成。
税 则 号 列 3004.3200

中 文 名 醋酸氢化可的松眼膏
英 文 名 Hydrocortisone Acetate Eye Ointment
类 别 眼科用药
主 要 成 分 醋酸氢化可的松
有效成分 CAS 号 50-03-3

化学分子结构式

商 品 属 性 本品为黄色软膏。
适 用 症 适用于过敏性结膜炎、角膜炎、巩膜炎、结膜炎等。
药 理 作 用 本品所含的氢化可的松具有抗炎、抗过敏作用。
税 则 号 列 3004.3200

中　文　名　地塞米松磷酸钠滴眼液
英　文　名　Dexamethasone Sodium Phosphate Eye Drops
类　　　别　眼科用药
主　要　成　分　地塞米松磷酸钠
有效成分CAS号　2392-39-4

化学分子结构式

商　品　属　性　本品为无色的澄明液体。
适　用　症　适用于虹膜睫状体炎、虹膜炎、角膜炎、过敏性结膜炎、眼睑炎、泪囊炎等。
药　理　作　用　本品为肾上腺皮质激素类药。具有抗炎、抗过敏和抑制免疫等多种药理作用。其主要机理：抗炎作用，糖皮质激素减轻和防止组织对炎症的反应，从而减轻炎症的表现。抗过敏、免疫抑制作用，防止或抑制细胞中介的免疫反应、延迟性的过敏反应，并减轻原发免疫反应的扩展。
税　则　号　列　3004.3200

中　文　名　氟米龙滴眼液
英　文　名　Fluorometholone Eye Drops
类　　　别　眼科用药
主　要　成　分　氟米龙
有效成分CAS号　426-13-1

化学分子结构式

商　品　属　性　本品为微细颗粒的混悬水溶液，静置后，微细颗粒沉淀，振摇后，呈均匀的乳白色混悬液。
适　用　症　适用于治疗对类固醇敏感的睑结膜、球结膜、角膜及其他眼前段组织的炎症。
药　理　作　用　抑制机械、化学或免疫性刺激因子所致的炎症。对糖皮质激素的这种作用尚未有普遍接受的解释，一般认为皮质类固醇是通过诱导磷脂酶 A2 的抑制蛋白而起作用，后者被称为脂皮质素。人们认为这些抑制蛋白是通过抑制炎症介质，如前列腺素和白三烯的共同前体花生四烯酸的释放，从而控制这些炎症介质的生物合成。磷脂酶 A2 的作用是使膜磷脂释放花生四烯酸。糖皮质激素及其衍生物可能引起眼压升高。病人眼部使用艾氟龙和地塞米松的临床研究显示，艾氟龙对眼压的影响比地塞米松小（半衰期短，易于代谢）。
税　则　号　列　3004.3200

中 文 名	贝美前列素滴眼液
英 文 名	Bimatoprost Ophthalmic Solution
类 别	眼科用药
主 要 成 分	贝美前列素（合成的前列酰胺）
有效成分 CAS 号	155206-00-1

化学分子结构式

商 品 属 性	本品为滴剂，无色澄明液体。
适 用 症	适用于降低对其他降眼压制剂不能耐受或不够敏感（多次用药无法达到目标眼内压值）的开角型青光眼及高眼压症患者的眼内压。
药 理 作 用	贝美前列素为一种合成的前列酰胺，是具有降低眼内压活性的前列腺素结果类似物，选择性地模拟了天然存在的前列酰胺的作用。贝美前列素被认为是通过增加房水经小梁网及葡萄膜巩膜两条外流途径而降低眼内压（IOP）的。高眼压是导致青光眼性视野缺损的主要因素。眼内压越高，视神经受损及视野缺损的危险性越大。
税 则 号 列	3004.3900

中 文 名	贝美素噻吗洛尔滴眼液
英 文 名	Bimatoprost and Timolol Maleate Eye Drops
类 别	眼科用药
主 要 成 分	本品为复方制剂，主要成分为贝美前列素和马来酸噻吗洛尔
有效成分 CAS 号	贝美前列素 155206-00-1；马来酸噻吗洛尔 26839-77-0

化学分子结构式

商 品 属 性	本品为滴剂，无色澄明液体。
适 用 症	适用于降低对 β-受体阻滞剂或前列腺素类似物治疗效果不佳的开角型青光眼及高眼压症患者的眼压。
药 理 作 用	贝美前列素为一种合成的前列酰胺，是具有降低眼压活性的前列腺素结构类似物。贝美前列素选择性地模拟了前列酰胺的作用，通过增加房水经小梁网及葡萄巩膜两条外流途径而降低眼压（IOP）。噻吗洛尔是一种非选择性 β-肾上腺能受体阻滞剂，对高眼压患者和正常人均有降低眼压作用。噻吗洛尔的降低眼压确切机理尚不清楚，眼压描记和房水荧光光度研究提示其降眼压作用与减少房水生成有关。噻吗洛尔没有明显的内源性拟交感活性和局麻作用，对心肌无直接抑制作用。
税 则 号 列	3004.3900

中 文 名	布林佐胺滴眼液
英 文 名	Brinzolamide Eye Drops
类 别	眼科用药
主 要 成 分	布林佐胺
有效成分 CAS 号	138890-62-7

化学分子结构式

商 品 属 性	本品为白色或类白色的均匀混悬液。
适 用 症	适用于下列情况降低升高的眼压：高眼压症；开角型青光眼；可以作为对 β 阻滞剂无效，或者有使用禁忌证的患者单独的治疗药物，或者作为 β 阻滞剂的协同治疗药物。
药 理 作 用	碳酸酐酶（CA）存在于包括组织在内的很多身体组织内。碳酸酐酶催化二氧化碳的水化成碳酸，以及碳酸脱水这个可逆反应。抑制眼部睫状体的碳酸酐酶可以减少房水的分泌。可能是通过减少碳酸氧盐离子的生成从而减少了钠和水的转运，最终降低了眼压。眼压是青光眼视神经损害和青光眼性视野缺损的重要危险因素。布林佐胺主要抑制眼组织中占优势的碳酸酐酶 2 型同工酶，体外试验中，50% 的有效抑制浓度是 3.2nM，对碳酸酐酶 2 型同工酶的 Ki 值是 0.13nM。
税 则 号 列	3004.9010

中 文 名	乙酰唑胺片
英 文 名	Acetazolamide Tablets
类 别	眼科用药
主 要 成 分	乙酰唑胺
有效成分 CAS 号	59-66-5

化学分子结构式

商 品 属 性	本品为白色片。
适 用 症	适用于各种类型的青光眼，对各种类型青光眼急性发作时的短期控制是一种有效降低眼压的辅助药物。开角型（慢性单纯性）青光眼，如用药物不能控制眼压，并用本品治疗可使其中大部分病例的眼压得到控制，作为术前短期辅助药物。闭角型青光眼急性期应用本品降压后，原则上应根据房角及眼压描记情况选择适宜的抗青光眼手术。抗青光眼及某些内眼手术前降低眼压。抗青光眼术后眼压控制不满意者，仍可应用本品控制眼压。继发性青光眼也可用本品降低眼压。
药 理 作 用	本品为碳酸酐酶抑制剂，能抑制房水生成，降低眼压。房水流出易度则不改变。乙酰唑胺能抑制睫状体上皮碳酸酐酶的活性，从而减少房水生成（50%～60%），使眼压下降。
税 则 号 列	3004.9010

中 文 名	苄达赖氨酸滴眼液
英 文 名	Bendazac Lysine Eye Drops
类 别	眼科用药
主 要 成 分	苄达赖氨酸
有效成分 CAS 号	81919-14-4

化学分子结构式

商 品 属 性　本品为无色或几乎无色的澄明液体。

适 用 症　适用于早期老年性白内障。

药 理 作 用　本品是醛糖还原酶（AR）抑制剂，文献报告对晶状体醛糖还原酶（AR）有抑制作用，所以用苄达赖氨酸（BDL）滴眼液抑制眼睛中 AR 的活性，达到预防或治疗白内障的目的。

税 则 号 列　3004.9090

中 文 名	富马酸依美斯汀滴眼液
英 文 名	Emedastine Difumarate Eye Drops
类 别	眼科用药
主 要 成 分	富马酸依美斯汀
有效成分 CAS 号	87233-62-3

化学分子结构式

商 品 属 性　本品为滴剂，无色至微黄色澄明液体。

适 用 症　适用于暂时缓解过敏性结膜炎的体征和症状。

药 理 作 用　依美斯汀是一种相对选择性的组胺 H1 受体拮抗剂。依美斯汀对组胺受体亲和力的体外试验表明，它对组胺 H1 受体具有相对选择性的作用（H1：$Ki = 1.3nM$，H2：$Ki = 49067nM$，H3：$Ki = 12430nM$）。体内研究表明，本品对组胺引起的结膜血管渗透性的改变存在着浓度相关的抑制关系。依美斯汀对肾上腺素能受体、多巴胺受体和 5-羟色胺受体没有作用。

税 则 号 列　3004.9090

中　文　名　酒石酸溴莫尼定滴眼液
英　文　名　Brimonidine Tartrate Eye Drops
类　　　别　眼科用药
主　要　成　分　酒石酸溴莫尼定
有效成分 CAS 号　70359-46-5

化学分子结构式

商　品　属　性　本品为滴剂，淡黄绿色澄明液体。
适　用　症　适用于降低开角型青光眼及高眼压症患者的眼内压。部分患者长期使用本品时，其降低眼内压的作用逐渐减弱。作用减弱出现的时间因人而异，因此应予以密切监视。
药　理　作　用　酒石酸溴莫尼定为一种 α-肾上腺素能受体激动剂。用药后两小时降眼压效果达到峰值。在动物及人体中用荧光光度测定法进行的研究表明，酒石酸溴莫尼定具有双重的作用机制——既减少房水的生成，又增加葡萄膜巩膜的外流。
税　则　号　列　3004.9090

中　文　名　七叶洋地黄双苷滴眼液
英　文　名　Esculin and Digitalisglycosides Eye Drops
类　　　别　眼科用药
主　要　成　分　每支含洋地黄苷（按洋地黄毒苷计）0.006mg、七叶亭苷 0.040mg
有效成分 CAS 号　七叶亭苷 531-75-9

化学分子结构式　无；

商　品　属　性　本品为滴剂。
适　用　症　适用于眼底黄斑变性；所有类型的眼疲劳，包括眼肌性、神经性和适应性的。
药　理　作　用　本品含有从紫花洋地黄叶中提取的标准洋地黄苷的混合物。洋地黄苷对睫状肌与对心肌的作用相似：收缩力加强，特别是对伴有肌机能不全的情况。睫状体和角膜中的组织浓度是外周血清浓度的 3 倍。这些结果证实洋地黄苷在水性滴眼液中释放出来，在睫状体中被重吸收。七叶亭苷能增强血管的封闭性，增加虹膜和睫状体中毛细血管壁的阻力。这两种成分的联合作用使视网膜的血流灌注得到改善。
税　则　号　列　3004.9090

中 文 名	羧甲基纤维素钠滴眼液

英　文　名　Carboxymethylcellulose Sodium Eye Drops

类　　　别　眼科用药

主　要　成　分　羧甲基纤维素钠 10mg

有效成分 CAS 号　9004-32-4

化学分子结构式

商　品　属　性　本品为滴剂，无色至浅黄色澄明黏稠液体。

适　用　症　适用于缓解眼部干燥或因暴露于阳光或风沙所引起的眼部烧灼、刺痛等不适感，也是防止进一步刺激的保护剂。

药　理　作　用　本品为一种人工泪液，能润湿眼部，并在一定时间内保持眼部的水分。

税　则　号　列　3004.9090

中　文　名　注射用糜蛋白酶

英　文　名　Chymotrypsin for Injection

类　　　别　眼科用药

主　要　成　分　糜蛋白酶

有效成分 CAS 号　9004-07-3

化学分子结构式　无

商　品　属　性　本品为注射剂，白色冻干块状物。

适　用　症　适用于眼科手术松弛睫状韧带，减轻创伤性虹膜睫状体炎；也可用于白内障摘除，使晶体易于移去。适用于创伤或手术后伤口愈合、抗炎及防止局部水肿、积血、扭伤血肿、乳房手术后浮肿、中耳炎、鼻炎等。适用于慢性支气管炎，支气管扩张或肺脓肿的治疗，可使脓性或非脓性痰液均可液化，易于咳出。适用于毒蛇咬伤的处理。

药　理　作　用　本品具有肽链内切酶的作用，尚有脂酶作用，使某些脂水解，因此可消化脓液、积血、坏死组织，起创面净化、消炎、消肿作用。此外，尚能松弛睫状韧带及溶解眼内某些组织的蛋白结构。

税　则　号　列　3004.9090

第十四节　维生素、营养类药物

一、维生素类药物

中　文　名　复合维生素 B 片
英　文　名　Compound Vitamin B Tablets
类　　　别　维生素类药物
主　要　成　分　本品为复方制剂，主要成分为维生素 B_1、维生素 B_2、维生素 B_6、烟酰胺、泛酸钙
有效成分CAS号　维生素 B_1 59-43-8；维生素 B_2 83-88-5；维生素 B_6 8059-24-3；烟酰胺 98-92-0；泛酸钙 137-08-6

化学分子结构式

商　品　属　性　本品为白色片。
适　用　症　适用于预防和治疗 B 族维生素缺乏所致的营养不良、厌食、脚气并糙皮病等。
药　理　作　用　维生素 B_1 是糖代谢所需辅酶的重要组成成分。维生素 B_2 为组织呼吸所需的重要辅酶组成成分，烟酰胺为辅酶Ⅰ及Ⅱ的组分，是脂质代谢、组织呼吸的氧化作用所必需。维生素 B_6 为多种酶的辅基，参与氨基酸及脂肪的代谢。泛酸钙为辅酶 A 的组分，参与糖、脂肪、蛋白质的代谢。
税　则　号　列　3004.5000

中 文 名　复合维生素 B 注射液
英 文 名　Compound Vitamin B Injection
类　　别　维生素类药物
主 要 成 分　本品为复方制剂，主要成分为维生素 B₁、维生素 B₂、维生素 B₆、烟酰胺、右旋泛酸钠
有效成分 CAS 号　维生素 B₁ 59-43-8；维生素 B₂ 83-88-5；维生素 B₆ 8059-24-3；烟酰胺 98-92-0；右旋泛酸钠 867-81-2

化学分子结构式

商 品 属 性　本品为黄色带绿色荧光的澄明或几乎澄明的溶液。
适 用 症　适用于营养不良及因缺乏维生素 B 类所引起疾患的辅助治疗，如厌食、脚气病、糙皮病等。
药 理 作 用　复合维生素 B 参与机体新陈代谢过程，为体内多种代谢环节所必需的辅酶和提供组织呼吸的重要辅酶。维生素 B₁ 是糖代谢所需辅酶的重要组成成分。维生素 B₂ 为组织呼吸所需的重要辅酶组成成分，烟酰胺为辅酶 I 及 II 的组分，是脂质代谢、组织呼吸的氧化作用所必需。维生素 B₆ 为多种酶的辅基，参与氨基酸及脂肪的代谢。泛酸钙为辅酶 A 的组分，参与糖、脂肪、蛋白质的代谢。
税 则 号 列　3004.5000

中 文 名　维生素 B₁ 注射液
英 文 名　Vitamin B₁ Injection
类　　别　维生素类药物
主 要 成 分　维生素 B₁
有效成分 CAS 号　59-43-8

化学分子结构式

商 品 属 性　本品为无色的澄明液体。
适 用 症　适用于脚气病、周围神经炎及各种疾病的辅助治疗。
药 理 作 用　本品在体内与焦磷酸结合成辅羧酶，参与丙酮酸和 α-酮戊二酸的氧化脱羧反应，是糖类代谢所必需。
税 则 号 列　3004.5000

中 文 名　维生素 B_6 片

英 文 名　Vitamin B_6 Tablets

类　　别　维生素类药物

主 要 成 分　维生素 B_6

有效成分 CAS 号　8059-24-3

化学分子结构式

商 品 属 性　本品为白色片。

适 用 症　适用于预防和治疗维生素 B_6 缺乏症，如脂溢性皮炎、唇干裂，也可用于减轻妊娠呕吐。

药 理 作 用　维生素 B_6 是辅酶的重要组成成分，参与糖、蛋白质、脂肪的正常代谢，并与白细胞、血红蛋白的生成有关。

税 则 号 列　3004.5000

中 文 名　维生素 B_6 注射液

英 文 名　Vitamin B_6 Injection

类　　别　维生素类药物

主 要 成 分　维生素 B_6

有效成分 CAS 号　8059-24-3

化学分子结构式

商 品 属 性　本品为无色或微黄色的澄明液体。

适 用 症　适用于维生素 B_6 缺乏的预防和治疗，防治异烟肼中毒；也可用于妊娠、放射病及抗癌药所致的呕吐，脂溢性皮炎等；也适用于其他维生素 B_6 缺乏所需的补充。

药 理 作 用　维生素 B_6 在红细胞内转化为磷酸吡哆醛，作为辅酶对蛋白质、碳水化合物、脂类的各种代谢功能起作用，同时还参与色氨酸转化成烟酸或 5-羟色胺。

税 则 号 列　3004.5000

中　文　名　维生素 B_{12} 注射液
英　文　名　Vitamin B_{12} Injection
类　　　别　维生素类药物
主　要　成　分　维生素 B_{12}
有效成分 CAS 号　68-19-9

化学分子结构式

商　品　属　性　本品为粉红色至红色的澄明液体。无臭，无味。
适　用　症　主要适用于因内因子缺乏所致的巨幼细胞性贫血，也可用于亚急性联合变性神经系统病变如神经炎的辅助治疗。
药　理　作　用　本品为抗贫血药。维生素 B_{12} 参与体内甲基转换及叶酸代谢，促进 5-甲基四氢叶酸转变为四氢叶酸。缺乏时，导致 DNA 合成障碍，影响红细胞的成熟。本品还促使甲基丙二酸转变为琥珀酸，参与三羧酸循环。此作用关系到神经髓鞘脂类的合成及维持有髓神经纤维功能完整，维生素 B_{12} 缺乏症的神经损害可能与此有关。
税　则　号　列　3004.5000

中　文　名　维生素 C 片
英　文　名　Vitamin C Tablets
类　　　别　维生素类药物
主　要　成　分　维生素 C
有效成分 CAS 号　50-81-7

化学分子结构式

商　品　属　性　本品为白色、黄色或其他类水果颜色片剂。
适　用　症　适用于预防坏血病，也可用于各种急慢性传染疾病及紫癜等的辅助治疗、维生素 C 的膳食补充。
药　理　作　用　维生素 C 参与机体内抗体及胶原形成，组织修补（包括某些氧化还原作用），苯丙氨酸、酪氨酸、叶酸的代谢，铁、碳水化合物的利用，脂肪、蛋白质的合成，以及维持免疫功能，羟化 5-羟色胺，保持血管的完整，并促进非血红素铁的吸收。
税　则　号　列　3004.5000

中　文　名　维生素 C 注射液

英　文　名　Vitamin C Injection

类　　　别　维生素类药物

主　要　成　分　维生素 C

有效成分 CAS 号　50-81-7

化学分子结构式

商　品　属　性　本品为无色至微黄色的澄明液体。

适　用　症　适用于治疗坏血病，也可用于各种急慢性传染性疾病及紫癜等辅助治疗。慢性铁中毒的治疗：维生素 C 促进去铁胺对铁的螯合，使铁排出加速。特发性高铁血红蛋白症的治疗。下列情况对维生素 C 的需要量增加：病人接受慢性血液透析、胃肠道疾病（长期腹泻、胃或回肠切除术后）、结核病、癌症、溃疡病、甲状腺功能亢进、发热、感染、创伤、烧伤、手术等；因严格控制或选择饮食，接受肠道外营养的病人，因营养不良，体重骤降，以及在妊娠期和哺乳期；应用巴比妥类、四环素类、水杨酸类，或以维生素 C 作为泌尿系统酸化药时。

药　理　作　用　本品为维生素类药。维生素 C 参与氨基酸代谢、神经递质的合成，胶原蛋白和组织细胞间质的合成，可降低毛细血管的通透性，加速血液的凝固，刺激凝血功能，促进铁在肠内吸收，促使血脂下降，增加对感染的抵抗力，参与解毒功能，且有抗组胺的作用及阻止致癌物质（亚硝胺）生成的作用。

税　则　号　列　3004.5000

中　文　名	维生素 E 软胶囊
英　文　名	Vitamin E Soft Capsules
类　　　别	维生素类药物
主　要　成　分	维生素 E
有效成分 CAS 号	59-02-9

化学分子结构式

商　品　属　性	本品为软胶囊剂。
适　用　症	适用于心、脑血管疾病以及习惯性流产、不孕症的辅助治疗。
药　理　作　用	本品参与体内一些代谢反应。能对抗自由基的过氧化作用，可抗衰老、保护皮肤，还能增强卵巢功能、防止习惯性流产。
税　则　号　列	3004.5000

中　文　名	维生素 K_1 注射液
英　文　名	Vitamin K_1 Injection
类　　　别	维生素类药物
主　要　成　分	维生素 K_1
有效成分 CAS 号	84-80-0

化学分子结构式

商　品　属　性	本品为黄色至橙黄色透明黏稠的液体。
适　用　症	适用于维生素 K 缺乏引起的出血，如梗阻性黄疸、胆瘘、慢性腹泻等所致出血，香豆素类、水杨酸钠等所致的低凝血酶原血症，新生儿出血以及长期应用广谱抗生素所致的体内维生素 K 缺乏。
药　理　作　用	本品为维生素类药。维生素 K 是肝脏合成因子 Ⅱ、Ⅶ、Ⅸ、Ⅹ 所必需的物质。维生素 K 缺乏可引起这些凝血因子合成障碍或异常，临床可见出血倾向和凝血酶原时间延长。
税　则　号　列	3004.5000

中　文　名	叶酸片
英　文　名	Folic Acid Tablets
类　　　别	维生素类药物
主　要　成　分	叶酸
有效成分 CAS 号	59-30-3

化学分子结构式

商　品　属　性	本品为黄色或橙黄色片。
适　用　症	适用于预防胎儿先天性神经管畸形，妊娠期、哺乳期妇女预防用药。
药　理　作　用	叶酸是一种水溶性 B 族维生素，为人体细胞生长和繁殖的必需物质。本品经二氢叶酸还原酶及维生素 B_{12} 的作用，形成四氢叶酸，后者与多种一碳单位（包括 CH_3、CH_2、CHO 等）结合成四氢叶酸类辅酶，传递一碳单位，参与体内很多重要反应及核酸和氨基酸的合成。
税　则　号　列	3004.5000

二、　调节水、电解质及酸碱平衡药

中　文　名	氯化钾注射液
英　文　名	Potassium Chloride Injection
类　　　别	调节水、电解质及酸碱平衡药
主　要　成　分	氯化钾
有效成分 CAS 号	7447-40-7
化学分子结构式	略
商　品　属　性	本品为无色澄明液体。
适　用　症	适用于治疗各种原因引起的低钾血症，如进食不足、呕吐、严重腹泻、应用排钾性利尿药、低钾性家族周期性麻痹、长期应用糖皮质激素和补充高渗葡萄糖后引起的低钾血症等。
药　理　作　用	补充钾离子，维持细胞内外的电位差。正常的细胞内外钾离子浓度及浓度差与细胞的某些功能有着密切的关系，如碳水化合物代谢、糖原贮存和蛋白质代谢、神经、肌肉包括心肌的兴奋性和传导性等。
税　则　号　列	3004.9090

中　文　名	氯化钠注射液
英　文　名	Sodium Chloride Injection
类　　　别	调节水、电解质及酸碱平衡药
主　要　成　分	氯化钠
有效成分 CAS 号	7647-14-5
化学分子结构式	略
商　品　属　性	本品为无色的澄明液体。味微咸。
适　用　症	适用于治疗各种原因所致的失水，包括低渗性、等渗性和高渗性失水，高渗性非酮症糖尿病昏迷，应用等渗或低渗氯化钠可纠正失水和高渗状态，低氯性代谢性碱中毒，外用生理盐水冲洗眼部、洗涤伤口等；还用于产科的水囊引产。
药　理　作　用	氯化钠是一种电解质补充药物。钠和氯是机体重要的电解质，主要存在于细胞外液，对维持人体正常的血液和细胞外液的容量和渗透压起着非常重要的作用。正常血清钠浓度为 135mmol/L~145mmol/L，占血浆阳离子的 92%、总渗透压的 90%，故血浆钠量对渗透压起着决定性的作用。正常血清氯浓度为 98mmol/L~106mmol/L，人体中钠氯离子主要通过下丘脑垂体后叶和肾脏进行调节，维持体液容量和渗透压的稳定。
税　则　号　列	3004.9090

中　文　名	门冬氨酸钾镁片
英　文　名	Potassium Magnesium Tablets
类　　　别	调节水、电解质及酸碱平衡药
主　要　成　分	本品为复方制剂，主要成分为门冬氨酸钾和门冬氨酸镁
有效成分 CAS 号	门冬氨酸钾 923-09-1；门冬氨酸镁 215528-79-3

化学分子结构式

商　品　属　性	本品为薄膜衣片，除去包衣后显白色。
适　用　症	可用于低钾血症、洋地黄中毒引起的心率失常（主要是室性心律失常）以及心肌炎后遗症、充血性心力衰竭、心肌梗死的辅助治疗。
药　理　作　用	天冬氨酸对细胞亲和力很强，可作为载体使钾离子、镁离子易于进入胞浆和线粒体内，以维持神经组织、心肌、平滑肌等细胞的正常兴奋性和内环境的稳定，对心肌有保护作用。天冬氨酸参与鸟氨酸循环，促进尿素生成，降低血液中氨和二氧化碳含量，增强肝脏功能。
税　则　号　列	3004.9090

中　文　名　门冬氨酸钾镁注射液
英　文　名　Potassium Aspartate and Magnesium Aspartate Injection
类　　　别　调节水、电解质及酸碱平衡药
主　要　成　分　本品为复方制剂，主要成分为门冬氨酸钾、门冬氨酸镁
有效成分CAS号　门冬氨酸钾 923-09-1；门冬氨酸镁 215528-79-3

化学分子结构式

商　品　属　性　注射液，10mL 本品中含有 452mg 无水门冬氨酸钾（相当于 103.3mg 钾离子）、400mg
　　　　　　　无水门冬氨酸镁（相当于 33.7mg 镁离子）。
适　用　症　本品为电解质补充药。可用于低钾血症、洋地黄中毒引起的心律失常（主要是室性心
　　　　　　　律失常）以及心肌炎后遗症、充血性心力衰竭、心肌梗死的辅助治疗。
药　理　作　用　门冬氨酸钾镁是门冬氨酸钾盐和镁盐的混合物，为电解质补充剂，镁和钾是细胞内的
　　　　　　　重要阳离子，在多种酶反应和肌肉收缩过程中扮演着重要角色，细胞内外钾离子、钙
　　　　　　　离子、钠离子、镁离子浓度的比例影响心肌收缩性。门冬氨酸是体内草酰乙酸的前体，
　　　　　　　在三羧酸循环中起重要作用。同时，门冬氨酸也参加鸟氨酸循环，促进氨和二氧化碳
　　　　　　　的代谢，使之生成尿素，降低血中氨和二氧化碳的含量。门冬氨酸与细胞有很强的亲
　　　　　　　和力，可作为钾、镁离子进入细胞的载体，使钾离子重返细胞内，促进细胞除极化和
　　　　　　　细胞代谢，维持其正常功能；镁离子是生成糖原及高能磷酸酯不可缺少的物质，可增
　　　　　　　强门冬氨酸钾盐的治疗作用。
税　则　号　列　3004.9090

中　文　名　葡萄糖氯化钠注射液
英　文　名　Glucose and Sodium Chloride Injection
类　　　别　调节水、电解质及酸碱平衡药
主　要　成　分　本品为复方制剂，主要成分为葡萄糖、氯化钠
有效成分CAS号　葡萄糖 50-99-7；氯化钠 7647-14-5

化学分子结构式

商　品　属　性　本品为无色的澄明液体。
适　用　症　本品可补充热能和体液，适用于各种原因引起的进食不足或大量体液丢失。
药　理　作　用　葡萄糖是人体主要的热量来源之一。钠和氯是机体内重要的电解质，主要存在于细胞
　　　　　　　外液，对维持人体正常的血液和细胞外液的容量和渗透压起着非常重要的作用。
税　则　号　列　3004.9090

中　文　名	葡萄糖酸钙泡腾片
英　文　名	Calcium Gluconate Effervescent Tablets
类　　　别	调节水、电解质及酸碱平衡药
主　要　成　分	葡萄糖酸钙
有效成分 CAS 号	299-28-5

化学分子结构式

$1/2$Ca

商　品　属　性	本品为白色片。
适　用　症	适用于预防和治疗钙缺乏症，如骨质疏松、手足搐搦症、骨发育不全、佝偻病以及儿童、妊娠和哺乳期妇女、绝经期妇女、老年人钙的补充。
药　理　作　用	参与骨骼的形成与骨折后骨组织的再建以及肌肉收缩、神经传递、凝血机制并降低毛细血管的渗透性等。
税　则　号　列	3004.9090

中　文　名	葡萄糖酸钙注射液
英　文　名	Calciun Gluconate Injection
类　　　别	调节水、电解质及酸碱平衡药
主　要　成　分	葡萄糖酸钙
有效成分 CAS 号	299-28-5

化学分子结构式

$1/2$Ca

商　品　属　性	本品为无色透明液体。
适　用　症	适用于治疗钙缺乏，急性血钙过低、碱中毒及甲状旁腺功能低下所致的手足搐搦症，过敏性疾患，镁中毒的解救，氟中毒的解救，心脏复苏时应用（如高血钾或低血钙或钙通道阻滞引起的心功能异常的解救）。
药　理　作　用	钙可以维持神经肌肉的正常兴奋性，促进神经末梢分泌乙酰胆碱。钙离子能改善细胞膜的通透性，增加毛细血管的致密性，使渗出减少，起抗过敏作用。钙离子能促进骨骼与牙齿的钙化形成，高浓度钙离子与镁离子之间存在竞争性拮抗作用，可用于镁中毒的解救；钙离子可与氟化物生成不溶性氟化钙，用丁氟中毒的解救。
税　则　号　列	3004.9090

中 文 名	葡萄糖酸锌胶囊
英 文 名	Zinc Gluconate Capsules
类 别	调节水、电解质及酸碱平衡药
主 要 成 分	葡萄糖酸锌
有效成分 CAS 号	4468-02-4

化学分子结构式

商 品 属 性	葡萄糖酸锌为白色结晶或颗粒状粉末。
适 用 症	适用于治疗缺锌引起的营养不良、厌食症、异食癖、口腔溃疡、痤疮、儿童生长发育迟缓等。
药 理 作 用	锌为体内许多酶的重要组成成分，具有促进生长发育、改善味觉等作用。缺乏时，生长停滞、生殖无能、伤口不易愈合、机体衰弱，还可发生结膜炎、口腔炎、舌炎、食欲缺乏、慢性腹泻、味觉丧失以及神经症状等。锌对儿童生长发育尤为重要。
税 则 号 列	3004.9090

中 文 名	乳酸钠林格注射液
英 文 名	Sodium Lactate Ringer's Injection
类 别	调节水、电解质及酸碱平衡药
主 要 成 分	本品为复方制剂，主要成分为乳酸钠、氯化钠、氯化钾、氯化钙
有效成分 CAS 号	无
化学分子结构式	无
商 品 属 性	本品为无色的澄明液体。
适 用 症	适用于治疗代谢性酸中毒或有代谢性酸中毒的脱水病例。
药 理 作 用	人体在正常情况下血液中也有少量乳酸，主要自葡萄糖或糖原酵解生成，来自肌肉、皮肤、脑及细胞等，乳酸生成后或再被转化为糖原或丙酮酸，或进入三羧酸循环被分解为水及二氧化碳，因此乳酸钠的终末代谢产物为碳酸氢钠，可纠正代谢性酸中毒。高钾血症伴酸中毒时，乳酸钠可纠正酸中毒并使钾离子自血及细胞外液进入细胞内。
税 则 号 列	3004.9090

中　文　名	碳酸钙片
英　文　名	Calcium Carbonate Tablets
类　　　别	调节水、电解质及酸碱平衡药
主　要　成　分	碳酸钙
有效成分 CAS 号	471-34-1

化学分子结构式

商　品　属　性　本品为白色薄膜衣片，除去包衣后显类白色。

适　用　症　适用于预防和治疗钙缺乏症，如骨质疏松、手足搐搦症、骨发育不全、佝偻病以及儿童、妊娠和哺乳期妇女、绝经期妇女、老年人钙的补充。

药　理　作　用　参与骨骼的形成与骨折后骨组织的再建以及肌肉收缩、神经传递、凝血机制并降低毛细血管的渗透性等。

税　则　号　列　3004.9090

中　文　名	葡萄糖注射液
英　文　名	Glucose Injection
类　　　别	调节水、电解质及酸碱平衡药
主　要　成　分	葡萄糖
有效成分 CAS 号	50-99-7

化学分子结构式

商　品　属　性　本品为无色或几乎无色的澄明液体。味甜。

适　用　症　适用于补充能量和体液，低糖血症，高钾血症，高渗溶液用作组织脱水剂，配制腹膜透析液，药物稀释剂，静脉法葡萄糖耐量试验，供配制 GIK 液（极化液）用。

药　理　作　用　葡萄糖是人体主要的热量来源之一，每 1g 葡萄糖可产生 4 大卡（16.7kJ）热能，故被用来补充热量，治疗低糖血症。当葡萄糖和胰岛素一起静脉滴注时，糖原的合成需钾离子参与，从而使钾离子进入细胞内，血钾浓度下降，故被用来治疗高钾血症。高渗葡萄糖注射液快速静脉推注有组织脱水作用，可用作组织脱水剂。另外，葡萄糖是维持和调节腹膜透析液渗透压的主要物质。

税　则　号　列　3004.9090

三、 **氨基酸类**

中　文　名　复方 α-酮酸片
英　文　名　Compound α-Ketoacid Tablets
类　　　别　营养药（氨基酸类）
主　要　成　分　本品为复方制剂，含 4 种酮氨基酸钙、1 种羟氨基酸钙和 5 种氨基酸，分别为消旋酮异亮氨酸钙、酮亮氨酸钙、酮苯丙氨酸钙、酮缬氨酸钙、消旋羟蛋氨酸钙、L-赖氨酸醋酸盐、L-苏氨酸、L-色氨酸、L-组氨酸、L-酪氨酸
有效成分 CAS 号　无
化学分子结构式　无
商　品　属　性　本品为黄色薄膜衣片，去除薄膜衣后为白色。
适　用　症　适用于配合低蛋白饮食，预防和治疗因慢性肾功能不全而造成蛋白质代谢失调引起的损害。
药　理　作　用　本品可提供必需的氨基酸并尽量减少氨基氮的摄入。酮或羟氨基酸本身不含有氨基，其利用非必需氨基酸的氮转化为氨基酸，因此可减少尿素合成，尿毒症毒性产物的蓄积也减少。酮或羟氨基酸不引起残存肾单位的超滤，并可改善肾性高磷酸血症和继发性甲状旁腺功能亢进，改善肾性骨营养不良。本品配合低蛋白饮食，可减少氮的摄入，同时可避免因蛋白摄入不足及营养不良引起的不良后果。
税　则　号　列　3004.9090

中　文　名　复方氨基酸注射液（15AA）
英　文　名　Compound Amino Acid Injection（15AA）
类　　　别　营养药（氨基酸类）
主　要　成　分　15 种氨基酸，分别为脯氨酸、丝氨酸、丙氨酸、精氨酸、组氨酸、色氨酸、缬氨酸、苏氨酸、亮氨酸、甲硫氨酸、异亮氨酸、苯丙氨酸、醋酸赖氨酸、盐酸半胱氨酸、甘氨酸
有效成分 CAS 号　无
化学分子结构式　无
商　品　属　性　本品为注射液。
适　用　症　适用于补充氨基酸和改善手术后病人的营养状况。
药　理　作　用　本品具有促进人体蛋白质代谢正常、纠正负氮平衡、补充蛋白质、加快伤口愈合的作用。本品还具有调整肝病患者的血浆氨基酸谱，升高直链氨基酸/芳香族氨基酸比值和营养作用，为肝病患者提供可耐受的氮源，提高蛋白水平，促进肝功能恢复。
税　则　号　列　3004.9090

四、　日常营养补充类

中　文　名	肠内营养粉剂（AA-PA）	
英　文　名	Enteral Nutritional Powder（AA-PA）	
类　　　别	营养药（日常营养补充）	
主　要　成　分	蛋白质、脂肪、碳水化合物、维生素、矿物质	
有效成分CAS号	无	
化学分子结构式	无	
商　品　属　性	本品为淡黄色粉末。气芳香，味甜。	
适　　用　　症	适用于消化系统有特殊疾病的营养管理（克罗恩病、溃疡性大肠炎、胰腺疾病、蛋白漏出性肠病）、难以使用含有未消化态蛋白的经肠吸收和围手术期的营养管理。	
药　理　作　用	本品与水混合后为低渣流质，可作为日常营养补充或完全饮食替代，口服或管饲后能提供均衡的营养供给。	
税　则　号　列	3004.5000	

中　文　名	肠内营养混悬液（TPF-DM）
英　文　名	Enteral Nutritional Suspension（TPF-DM）
类　　　别	营养药（日常营养补充）
主　要　成　分	水、麦芽糊精、酪蛋白、植物油、膳食纤维（大豆多糖等）、矿物质、维生素和微量元素等人体必需的营养要素
有效成分CAS号	无
化学分子结构式	无
商　品　属　性	本品为混悬剂。
适　　用　　症	适用于有部分胃肠道功能，但不能或不愿进食足够数量常规食物以满足机体营养需求，并且需要控制血糖水平的患者，主要适用人群为糖尿病患者。
药　理　作　用	本品所含营养成分与正常人普通饮食成分类似，对人体无毒性作用。
税　则　号　列	3004.5000

五、 维生素类

中 文 名	三维鱼肝油乳
英 文 名	Tri-vitamins and Cod Liver Oil Emulsion
类 别	营养药（维生素类）
主 要 成 分	维生素 A、维生素 D、维生素 C
有效成分 CAS 号	维生素 A 5979-23-7；维生素 D 67-97-0；维生素 C 50-81-7

化学分子结构式

商　品　属　性　本品为口服乳剂。

适　用　症　适用于预防和治疗因儿童维生素 A、维生素 D、维生素 C 缺乏所引起的各种疾病。

药　理　作　用　维生素 A 和维生素 D 是人体生长发育的必需物质，尤其对胎儿、婴幼儿的发育、上皮组织的完整性、视力、血钙和磷的恒定、骨骼和牙的生长发育等有重要作用。维生素 C 参与体内抗体、胶原形成和组织修补，以及糖、脂肪、蛋白质的代谢，保持血管完整。

税　则　号　列　3004.5000

中 文 名	鱼肝油
英 文 名	Col Liver Oil
类 别	营养药（维生素类）
主 要 成 分	维生素 A、维生素 D
有效成分 CAS 号	维生素 A 5979-23-7 ；维生素 D 67-97-0

化学分子结构式

商　品　属　性　本品为口服溶液剂。

适　用　症　适用于治疗佝偻病和夜盲症，小儿手足搐搦症，预防和治疗维生素 A、维生素 D 缺乏症。

药　理　作　用　维生素 A 和维生素 D 是人体生长发育的必需物质，维生素 A 在体内可转化为视黄醛，参与感光物质——视紫红质的合成，以维系视觉的暗适应过程，增强视网膜的感光性能；同时能保持上皮组织结构的完整与健全；并对骨骼的生长与性腺的发育具有重要的作用。维生素 D 能促进钙磷在肠道的吸收，使旧骨脱钙，新骨钙化，并加强肾小管细胞对钙磷的重吸收，从而调节血清钙磷浓度。尤其对胎儿、婴幼儿的发育，上皮组织的完整性，视力，生殖器官，血钙和磷的恒定，骨骼、牙的生长发育有重要作用。

税　则　号　列　3004.5000

六、　脂肪乳类

中　文　名　脂肪乳注射液
英　文　名　Fatemulsion Injection
类　　　别　营养药（脂肪乳类）
主要成分　本品为复方制剂，主要成分为精制豆油、精制卵磷脂和甘油
有效成分 CAS 号　无
化学分子结构式　无
商品属性　本品为白色的乳状液体。
适　用　症　适用于因消化道疾患吸收障碍、新生婴儿、早产婴儿、手术前后、肿瘤、长期昏迷等
　　　　　　不能进食或大面积烧伤等各种需要补充脂肪营养的病人。
药理作用　人体摄入的脂肪先经胃肠吸收形成乳糜微粒，而本品的形态和组成都与乳糜极其相似，
　　　　　　直接给不能进食的病人静脉输注，可以提供脂肪营养。
税则号列　3004.9090

第十五节　生物制剂类药物

一、　预防类药物

中　文　名　伤寒疫苗
英　文　名　Typhoid Vaccine
包装规格　每瓶 5mL。
有效成分　灭活的伤寒沙门菌菌体。
制造工艺和性状　用伤寒沙门菌培养后，取菌苔制成悬液，经甲醛杀菌，以 PBS 稀释制成。为乳白色
　　　　　　混悬液，含苯酚防腐剂。
作用与用途　接种疫苗后，可使机体产生免疫应答，用于预防伤寒。主要用于部队、港口、铁路
　　　　　　沿线工作人员，下水道、粪便、垃圾处理人员，饮食行业、医务防疫人员及水上居
　　　　　　民或有本病流行地区的人群。
税则号列　3002.4100

中　文　名　伤寒甲型副伤寒联合疫苗

英　文　名　Typhoid and Paratyphoid A Combined Vaccine

包　装　规　格　每瓶 5mL。

有　效　成　分　灭活的伤寒沙门菌、甲型副伤寒沙门菌菌体。

制造工艺和性状　用伤寒沙门菌、甲型副伤寒沙门菌分别培养，取菌苔制成悬液，并经甲醛杀菌，以 PBS 稀释制成。为乳白色的混悬液，含苯酚防腐剂。

作　用　与　用　途　接种疫苗后，可使机体产生免疫应答。用于预防伤寒及甲型副伤寒。主要用于部队、港口、铁路沿线工作人员，下水道、粪便、垃圾处理人员，饮食行业、医务防疫人员及水上居民或有本病流行地区的人群。

税　则　号　列　3002.4100

中　文　名　伤寒甲型乙型副伤寒联合疫苗

英　文　名　Typhoid and Paratyphoid A & B Combined Vaccine

包　装　规　格　每瓶 5mL。

有　效　成　分　灭活的伤寒沙门菌、甲型副伤寒沙门菌和乙型副伤寒沙门菌菌体。

制造工艺和性状　用伤寒沙门菌、甲型副伤寒沙门菌和乙型副伤寒沙门菌分别培养，取菌苔制成悬液，并经甲醛杀菌，以 PBS 稀释制成。为乳白色的混悬液，含苯酚防腐剂。

作　用　与　用　途　接种疫苗后，可使机体产生免疫应答。用于预防伤寒及甲、乙型副伤寒。主要用于部队、港口、铁路沿线工作人员，下水道、粪便、垃圾处理人员，饮食行业、医务防疫人员及水上居民或有本病流行地区的人群。

税　则　号　列　3002.4100

中　文　名　伤寒 Vi 多糖疫苗

英　文　名　Vi Polysaccharide Typhoid Vaccine

包　装　规　格　5mL（10 次人用剂量）、1mL（2 次人用剂量）、0.5mL（1 次人用剂量）。

有　效　成　分　伤寒沙门菌 Vi 多糖。

制造工艺和性状　用伤寒沙门菌培养液纯化的 Vi 多糖，以 PBS 稀释制成。为无色澄明液体。

作　用　与　用　途　接种疫苗后，可使机体产生体液免疫应答，用于预防伤寒。主要用于部队、港口、铁路沿线的工作人员，下水道、粪便、垃圾处理人员，饮食行业、医务防疫人员及水上居民或有本病流行地区的人群。

税　则　号　列　3002.4100

中　文　名	重组 B 亚单位/菌体霍乱疫苗（肠溶胶囊）
英　文　名	Recombinant B-subunit/Whole Cell Cholera Vaccine（Enteric-coated Capsule）
包　装　规　格	每粒胶囊装量 240mg。
有　效　成　分	重组霍乱毒素 B 亚单位、霍乱弧菌菌体。
制造工艺和性状	用工程菌制备重组霍乱毒素 B 亚单位，与灭活的 O1 型古典生物型或 Eltor 生物型霍乱弧菌菌体，经冷冻干燥成干粉，与适宜辅料混合后制成肠溶胶囊，用于预防霍乱和产毒性大肠杆菌旅行者腹泻。
作　用　与　用　途	接种疫苗后，可使机体产生免疫应答。用于预防霍乱和预防产毒性大肠杆菌旅行者腹泻。接种对象：2 岁或 2 岁以上的儿童、青少年和有接触或传播危险的成人。
税　则　号　列	3002.4100

中　文　名	A 群脑膜炎球菌多糖疫苗
英　文　名	Group A Meningococcal Polysaccharide Vaccine
包　装　规　格	按示量复溶后每瓶 5mL（10 次人用剂量）。
有　效　成　分	A 群脑膜炎奈瑟球菌荚膜多糖。
制造工艺和性状	用 A 群脑膜炎奈瑟球菌培养液提取获得荚膜多糖抗原，纯化后适宜稳定剂冻干制成。为白色疏松体，复溶后为澄明液体。
作　用　与　用　途	接种疫苗后，可使机体产生体液免疫应答。用于预防 A 群脑膜炎奈瑟球菌引起的流行性脑脊髓膜炎。接种对象：6 个月~15 周岁儿童、青少年。
税　则　号　列	3002.4100

中　文　名	A 群 C 群脑膜炎球菌多糖疫苗
英　文　名	Group A and C Meningococcal Polysaccharide Vaccine
包　装　规　格	复溶后每瓶 0.5mL，每 1 次人用剂量 0.5mL。
有　效　成　分	A 群和 C 群脑膜炎奈瑟球菌荚膜多糖。
制造工艺和性状	用 A 群和 C 群脑膜炎奈瑟球菌培养液，分别提取和纯化 A 群和 C 群脑膜炎奈瑟球菌荚膜多糖抗原，混合后加入适宜稳定剂冻干制成。为白色疏松体，加入所附 PBS 后可迅速溶解，复溶后为澄明液体。
作　用　与　用　途	接种疫苗后，可使机体产生体液免疫应答。用于预防 A 群和 C 群脑膜炎奈瑟球菌引起的流行性脑脊髓膜炎。接种对象：2 周岁以上儿童及成人。
税　则　号　列	3002.4100

中　文　名	A 群 C 群脑膜炎球菌多糖结合疫苗
英　文　名	Group A and Group C Meningococcal Conjugate Vaccine
包　装　规　格	按标示量复溶后每瓶 0.5mL，每 1 次人用剂量 0.5mL。
有　效　成　分	A 群和 C 群脑膜炎奈瑟球菌荚膜多糖。
制造工艺和性状	用 A 群和 C 群脑膜炎奈瑟球菌经培养和提取纯化获取的荚膜多糖抗原，与破伤风类毒素共价结合后，加入适宜稳定剂冻干制成。为白色疏松体，加入所附稀释剂后应迅速溶解，溶液澄清无异物。
作　用　与　用　途	接种疫苗后，可使机体产生记忆性免疫应答，用于预防 A 群和 C 群脑膜炎奈瑟球菌引起的流行性脑脊髓膜炎。按批准的接种对象和年龄执行。
税　则　号　列	3002.4100

中　文　名	ACYW135 群脑膜炎球菌多糖疫苗
英　文　名	Group ACYW135 Meningococal Polysaccharide Vaccine
包　装　规　格	按标示量复溶后每瓶 0.5mL。
有　效　成　分	A 群、C 群、Y 群、W135 群脑膜炎奈瑟球菌荚膜多糖。
制造工艺和性状	分别用 A 群、C 群、Y 群、W135 群脑膜炎奈瑟球菌培养液，提取和纯化 A 群、C 群、Y 群、W135 群脑膜炎奈瑟球菌多糖抗原，混合后加入适宜稳定剂后冻干制成。为白色疏松体，加入所附稀释剂复溶后为无色澄明液体。
作　用　与　用　途	用于预防 A 群、C 群、Y 群及 W135 群脑膜炎奈瑟球菌引起的流行性脑脊髓膜炎。目前仅推荐在 2 周岁以上儿童及成人的高危人群使用。
税　则　号　列	3002.4100

中　文　名	b 型流感嗜血杆菌结合疫苗
英　文　名	Haemophilus Influenzae Type b Conjugate Vaccine
包　装　规　格	每瓶 0.5mL。
有　效　成　分	b 型流感嗜血杆菌荚膜多糖。
制造工艺和性状	用纯化的 b 型流感嗜血杆菌荚膜多糖与破伤风类毒素共价结合而成。为无色透明液体。
作　用　与　用　途	疫苗接种后，可使机体产生体液免疫应答。用于预防由 b 型流感嗜血杆菌引起的侵袭性感染（包括脑膜炎、肺炎、败血症、蜂窝织炎、关节炎、会厌炎等）。接种对象：2 月~5 周岁儿童。
税　则　号　列	3002.4100

中 文 名	吸附白喉疫苗
英 文 名	Diphtheria Vaccine，Adsorbed
包 装 规 格	每瓶0.5mL、1.0mL、2.0mL、5.0mL。
有 效 成 分	白喉类毒素。
制造工艺和性状	白喉杆菌在适宜的培养基中产生的毒素经甲醛脱毒、精制，加入氢氧化铝佐剂制成。为乳白色均匀混悬液，长时间放置后佐剂下沉，溶液上层无色澄明，但经振摇后能均匀分散，含防腐剂。
作 用 与 用 途	接种疫苗后，可使机体产生体液免疫应答。接种对象：6个月~12岁儿童。
税 则 号 列	3002.4100

中 文 名	吸附破伤风疫苗
英 文 名	Tetanus Vaccine，Adsorbed
包 装 规 格	每瓶0.5mL、1.0mL、2.0mL、5.0mL。
有 效 成 分	破伤风类毒素。
制造工艺和性状	破伤风梭状芽孢杆菌菌种在适宜的培养基中培养产生的毒素经甲醛脱毒、精制，并加入氢氧化铝佐剂制成。为乳白色均匀混悬液，长时间放置佐剂下沉，溶液上层应无色澄明，但经振摇后能均匀分散，含防腐剂。
作 用 与 用 途	接种疫苗后，可使机体产生体液免疫应答。用于预防破伤风。接种对象：主要是发生创伤机会较多的人群，妊娠期妇女接种本品可预防产妇及新生儿破伤风。
税 则 号 列	3002.4100

中 文 名	吸附白喉破伤风联合疫苗
英 文 名	Diphtheria and Tetanus Combined Vaccine，Adsorbed
包 装 规 格	每瓶0.5mL、1.0mL、2.0mL、5.0mL。
有 效 成 分	白喉类毒素和破伤风类毒素。
制造工艺和性状	用白喉类毒素原液和破伤风类毒素原液加入氢氧化铝佐剂制成。为乳白色均匀悬液，长时间放置佐剂下沉，溶液上层应无色澄明，但经振摇后能均匀分散，含防腐剂。
作 用 与 用 途	接种疫苗后，可使机体产生免疫应答反应。用于经吸附百白破联合疫苗全程免疫后的儿童的白喉和破伤风加强免疫。接种对象：12岁以下儿童。
税 则 号 列	3002.4100

中　文　名　吸附百日咳白喉联合疫苗

英　文　名　Diphtheria and Pertussis Combined Vaccine，Adsorbed

包 装 规 格　每瓶0.5mL、1.0mL、2.0mL、5.0mL。

有 效 成 分　灭活的百日咳杆菌全菌体和白喉类毒素。

制造工艺和性状　用百日咳疫苗原液和白喉类毒素原液加氢氧化铝佐剂制成。为乳白色悬液，放置后佐剂下沉，摇动后即成均匀悬液，含防腐剂。

作 用 与 用 途　接种疫苗后，可使机体产生免疫应答。用于预防百日咳、白喉，作加强免疫用。接种对象：3个月~6周岁儿童。

税 则 号 列　3002.4100

中　文　名　吸附百白破联合疫苗

英　文　名　Dphtheria，Tetanus and Pertussis Combined Vaccine，Adsorbed

包 装 规 格　每瓶0.5mL、1.0mL、2.0mL、5.0mL。

有 效 成 分　灭活的百日咳杆菌全菌体、白喉类毒素及破伤风类毒素。

制造工艺和性状　由百日咳疫苗原液、白喉类毒素原液及破伤风类毒素原液加氢氧化铝佐剂制成。为乳白色悬液，放置后佐剂下沉，摇动后即成均匀悬液，含防腐剂。

作 用 与 用 途　接种疫苗后，可使机体产生免疫应答。用于预防百日咳、白喉、破伤风。接种对象：3个月~6周岁儿童。

税 则 号 列　3002.4100

中　文　名　吸附无细胞百白破联合疫苗

英　文　名　Diphtheria，Tetanus and Acellular Pertus-sis Combined Vaccine，Adsorbed

包 装 规 格　每瓶0.5mL、1.0mL、2.0mL、5.0mL。

有 效 成 分　百日咳杆菌有效组分、白喉类毒素及破伤风类毒素。

制造工艺和性状　由无细胞百日咳疫苗原液、白喉类毒素原液及破伤风类毒素原液加氢氧化铝佐剂制成。为乳白色悬液，放置后佐剂下沉，摇动后即成均匀悬液，含防腐剂。

作 用 与 用 途　接种疫苗后，可使机体产生免疫应答。用于预防百日咳、白喉、破伤风。接种对象：3个月~6周岁儿童。

税 则 号 列　3002.4100

中　文　名　皮上划痕用鼠疫活疫苗
英　文　名　Plague Vaccne（Live）for Percutaneous Scarification
包　装　规　格　按标示量复溶后每瓶 0.5mL（10 次人用剂量）。
有　效　成　分　鼠疫明毒株活菌体。
制造工艺和性状　用鼠疫杆菌弱毒菌株经培养后收集菌体，加入稳定剂冻干制成。为白色或淡黄色疏
　　　　　　　松体，复溶后为均匀悬液。
作　用　与　用　途　接种疫苗后，可使机体产生免疫应答。用于预防鼠疫。接种对象：疫区或通过疫区
　　　　　　　的人员。
税　则　号　列　3002.4100

中　文　名　皮上划痕人用炭疽活疫苗
英　文　名　Anthrax Vaccine（Live）for Percutaneous Scarification
包　装　规　格　每瓶 0.25mL（5 次人用剂量）。
有　效　成　分　炭疽芽孢杆菌弱毒株活菌体。
制造工艺和性状　用炭疽芽孢杆菌的弱毒株经培养、收集菌体后稀释制成。为灰白色均匀悬液。
作　用　与　用　途　接种疫苗后，可使机体产生免疫应答。用于预防炭疽。接种对象：炭疽常发地区人
　　　　　　　群，皮毛加工与制革工人、放牧员以及其他与牲畜密切接触者。
税　则　号　列　3002.4100

中　文　名　皮上划痕人用布氏菌活疫苗
英　文　名　Brucellosis Vacine（Live）for Percutaneous Scarification
包　装　规　格　按标示量复溶后每瓶 0.5mL（10 次人用剂量）。
有　效　成　分　布氏菌弱毒株活菌体。
制造工艺和性状　用布氏菌的弱毒菌株经培养、收集菌体加入稳定剂后冻干制成。为乳白色疏松体，
　　　　　　　复溶后为均匀悬液。
作　用　与　用　途　接种疫苗后，可使机体产生免疫应答。用于预防布氏菌病。接种对象：与布氏菌病
　　　　　　　传染源有密切接触者。
税　则　号　列　3002.4100

中　文　名	皮内注射用卡介苗
英　文　名	BCG Vaccine for Intradermal Injection
包　装　规　格	按标示量复溶后每瓶 1.0mL（10 次人用剂量）。
有　效　成　分	卡介菌活菌体。
制造工艺和性状	用卡介菌经培养后收集菌体，加入稳定剂冻干制成。为白色疏松体或粉末，复溶后为均匀悬液。
作　用　与　用　途	接种疫苗后，可使机体产生细胞免疫应答。用于预防结核病。接种对象：出生 3 个月以内的婴儿或用 5IUPPD 试验阴性的儿童。
税　则　号　列	3002.4100

中　文　名	钩端螺旋体疫苗
英　文　名	Leptospira Vaccine
包　装　规　格	每瓶 5mL。
有　效　成　分	灭活的单价或多价钩端螺旋体菌体。
制造工艺和性状	用各地区主要的钩端螺旋体流行菌型的菌株，经培养杀菌后制成单价或多价疫苗。为微带乳光的液体，含苯酚防腐剂。
作　用　与　用　途	接种疫苗后，可使机体产生免疫应答。用于预防钩端螺旋体病。接种对象：流行地区 7~60 岁的人群。
税　则　号　列	3002.4100

中　文　名	乙型脑炎减毒活疫苗
英　文　名	Japanese Encephalitis Vaccine, Live
包　装　规　格	复溶后每瓶 0.5mL、1.5mL、2.5mL。
有　效　成　分	乙型脑炎减毒活病毒。
制造工艺和性状	用流行性乙型脑炎病毒减毒株接种原代地鼠肾细胞，经培养、收获病毒液，加入适宜稳定剂冻干制成。为淡黄色疏松体，复溶后为橘红色或淡粉红色澄明液体。
作　用　与　用　途	接种疫苗后，可刺激机体产生抗乙型脑炎病毒的免疫力。用于预防流行性乙型脑炎。接种对象：8 月龄以上健康儿童及由非疫区进入疫区的儿童和成人。
税　则　号　列	3002.4100

中　文　名	冻干乙型脑炎灭活疫苗（Vero 细胞）
英　文　名	Japanese Encephalitis Vaccine（Vero Cell），Inactivated，Freeze-dried
包　装　规　格	复溶后每瓶 0.5mL。
有　效　成　分	灭活的乙型脑炎病毒 P_3 株。
制造工艺和性状	用乙型脑炎病毒接种 Vero 细胞，经培养、收获、灭活病毒、浓缩、纯化后，加入适宜稳定剂冻干制成。为白色疏松体，复溶后为澄明液体。
作　用　与　用　途	接种疫苗后，可刺激机体产生抗乙型脑炎病毒的免疫力。用于预防流行性乙型脑炎。接种对象：6 月龄~10 周岁儿童和由非疫区进入疫区的儿童和成人。
税　则　号　列	3002.4100

中　文　名	森林脑炎灭活疫苗
英　文　名	Tick-borne Encephalitis Vcine，Inactivated
包　装　规　格	每瓶 1.0mL。
有　效　成　分	灭活的森林脑炎病毒。
制造工艺和性状	用森林脑炎病毒"森张"株接种于原代地鼠肾细胞，经培养、收获病毒液，病毒灭活、纯化后，加入稳定剂和氢氧化铝佐剂制成。为乳白色混悬液体，含硫柳汞防腐剂。
作　用　与　用　途	接种疫苗后，可刺激机体产生抗森林脑炎病毒的免疫力，用于森林脑炎疾病的预防。接种对象：在有森林脑炎发生的地区居住的及进入该地区的 8 岁以上人员。
税　则　号　列	3002.4100

中　文　名	双价肾综合征出血热灭活疫苗（Vero 细胞）
英　文　名	Haemorrhagic Fever with Renal Syndrome Bivalent Vaccine（Vero Cell），Inactivated
包　装　规　格	每瓶 1.0mL。
有　效　成　分	灭活的 I 型和 II 型肾综合征出血热病毒。
制造工艺和性状	用 I 型和 II 型肾综合征出血热病毒分别接种 Vero 细胞，经培养、收获、病毒灭活、纯化，混合后加入稳定剂和氢氧化铝佐剂制成。为微乳白色混悬液体，含硫柳汞防腐剂。
作　用　与　用　途	接种本品后，可刺激机体产生针对 I 型和 II 型肾综合征出血热病毒的免疫力。用于预防 I 型和 II 型肾综合征出血热。接种对象：肾综合征出血热疫区的居民及进入该地区的人员，主要对象为 16~60 岁的高危人群。
税　则　号　列	3002.4100

中　文　名	双价肾综合征出血热灭活疫苗（地鼠肾细胞）
英　文　名	Haemorrhagic Fever with Renal Syndrome Bivalent Vaccine（Hamster Kidney Cel），Inactivted
包　装　规　格	每瓶1.0mL。
有　效　成　分	灭活的Ⅰ型和Ⅱ型肾综合征出血热病毒。
制造工艺和性状	用Ⅰ型和Ⅱ型肾综合征出血热病毒分别接种原代地鼠肾细胞，经培养、收获病毒液，病毒灭活、纯化，混合后加入氢氧化铝佐剂制成。为微乳白色混悬液体，含硫柳汞防腐剂。
作　用　与　用　途	接种疫苗后，可刺激机体产生抗Ⅰ型和Ⅱ型肾综合征出血热病毒的免疫力。用于预防Ⅰ型和Ⅱ型肾综合征出血热。接种对象：肾综合征出血热疫区的居民及进入该地区的人员，主要对象为16~60岁的高危人群。
税　则　号　列	3002.4100

中　文　名	双价肾综合征出血热灭活疫苗（沙鼠肾细胞）
英　文　名	Haemorrhagic Fever with Renal Syndrome Bivalent Vaccine（Gerbil Kidney Cell），Inactivated
包　装　规　格	每瓶1.0mL。
有　效　成　分	灭活的Ⅰ型和Ⅱ型肾综合征出血热病毒。
制造工艺和性状	用Ⅰ型和Ⅱ型肾综合征出血热病毒分别接种原代沙鼠肾细胞，经培养、收获病毒液，病毒灭活、纯化，混合后加入氢氧化铝佐剂制成。为微乳白色混悬液体，含硫柳汞防腐剂。
作　用　与　用　途	接种疫苗后，可刺激机体产生抗Ⅰ型和Ⅱ型肾综合征出血热病毒的免疫力。用于预防Ⅰ型和Ⅱ型肾综合征出血热。接种对象：肾综合征出血热疫区的居民及进入该地区的人员，主要对象为16~60岁的高危人群。
税　则　号　列	3002.4100

中　文　名	冻干人用狂犬病疫苗（Vero 细胞）
英　文　名	Rabies Vaccine（Vero Cell）for Human Use，Freeze-dried
包　装　规　格	复溶后每瓶 0.5mL 或 1.0mL。
有　效　成　分	灭活的狂犬病病毒固定毒。
制造工艺和性状	用狂犬病病毒固定毒接种 Vero 细胞，经培养、收获、浓缩、灭活病毒、纯化后，加入适宜的稳定剂冻干制成。为白色疏松体，复溶后为澄明液体，不含任何防腐剂。
作　用　与　用　途	接种疫苗后，可刺激机体产生抗狂犬病病毒免疫力。用于预防狂犬病。接种对象：凡被狂犬或其他疯病动物咬伤、抓伤时，不分年龄、性别应立即处理局部伤口（用清水或肥皂水反复冲洗后再用碘酊或酒精消毒数次），并及时按暴露后免疫程序注射本疫苗；凡有接触狂犬病病毒危险的人员（如兽医、动物饲养员、林业从业人员、屠宰场工人、狂犬病实验人员等）按暴露前免疫程序注射本疫苗。
税　则　号　列	3002.4100

中　文　名	冻干甲型肝炎减毒活疫苗
英　文　名	Hepatitis A（Live）Vaccine，Freeze-dried
包　装　规　格	复溶后每瓶 0.5mL 或 1.0mL。
有　效　成　分	甲型肝炎减毒活病毒。
制造工艺和性状	用甲型肝炎病毒减毒株接种人二倍体细胞，经培养、收获病毒液、提取后，加入适宜的稳定剂冻干制成。为乳酪色疏松体，复溶后为澄明液体。
作　用　与　用　途	接种疫苗后，可刺激机体产生抗甲型肝炎病毒的免疫力。用于预防甲型肝炎。接种对象：1 岁半以上的甲型肝炎易感者。
税　则　号　列	3002.4100

中　文　名	甲型肝炎灭活疫苗（人二倍体细胞）
英　文　名	Hepatitis A Vaccine（Human Diploid Cell）Inactivated
包　装　规　格	每瓶 0.5mL 或 1.0mL。
有　效　成　分	灭活的甲型肝炎病毒。
制造工艺和性状	用甲型肝炎病毒株接种人二倍体细胞，经培养、收获、病毒纯化、灭活后，加入铝佐剂制成。为微乳白色混悬液体，可因沉淀而分层，易摇散，可含有防腐剂。
作　用　与　用　途	接种本疫苗，可刺激机体产生抗甲雪肝炎病毒的免疫力。用于预防甲型肝炎。接种对象：本疫苗适用于 1 岁以上甲型肝炎易感者。
税　则　号　列	3002.4100

中　文　名	重组乙型肝炎疫苗（酿酒酵母）
英　文　名	Recombinant Hepatitis B Vaccine（Saccharomyces cerevisciae）
包　装　规　格	每瓶 0.5mL 或 1.0mL。
有　效　成　分	乙型肝炎病毒表面抗原。
制造工艺和性状	由重组酿酒酵母表达的乙型肝炎病毒表面抗原（HBsAg）经纯化，加入铝佐剂制成。为乳白色混悬液体，可因沉淀而分层，易摇散。
作　用　与　用　途	接种疫苗后，可刺激机体产生抗乙型肝炎病毒的免疫力。用于预防乙型肝炎。接种对象：本疫苗适用于乙型肝炎易感者。尤其是下列人员：新生儿，特别是母亲为 HBsAg阳性、HBeAg阳性者；从事医疗工作的医护人员及接触血液的实验人员。
税　则　号　列	3002.4100

中　文　名	重组乙型肝炎疫苗（CHO 细胞）
英　文　名	Recombinant Hepatitis BVaccine（CHO Cell）
包　装　规　格	每瓶 0.5mL 或 1.0mL。
有　效　成　分	乙型肝炎病毒表面抗原。
制造工艺和性状	由重组 CHO 细胞表达的乙型肝炎病毒表面抗原（HBsAg）经纯化，加入氢氧化铝佐剂制成。为乳白色混悬液体，可因沉淀而分层，易摇散。
作　用　与　用　途	接种疫苗后，可使机体产生抗乙型肝炎病毒的免疫力。用于预防乙型肝炎。接种对象：本疫苗适用于乙型肝炎易感者。尤其是下列人员：新生儿，特别是母亲为 HBsAg阳性、HBeAg阳性者；从事医疗工作的医护人员及接触血液的实验人员。
税　则　号　列	3002.4100

中　文　名	重组乙型肝炎疫苗（汉逊酵母）
英　文　名	Rccombinant Hepatitis B Vaccine（Hansenuwla polymorpha）
包　装　规　格	每瓶 0.5mL。
有　效　成　分	乙型肝炎病毒表面抗原。
制造工艺和性状	由重组汉逊酵母表达的乙型肝炎病毒表面抗原（HBsAg）经纯化，加入铝佐剂制成。为乳白色混悬液体，可因沉淀而分层，易摇散。
作　用　与　用　途	接种疫苗后，可刺激机体产生抗乙型肝炎病毒的免疫力。用于预防乙型肝炎。接种对象：本疫苗适用于乙型肝炎易感者。尤其是下列人员：新生儿，特别是母亲为 HBsAg阳性、HBeAg阳性者；从事医疗工作的医护人员及接触血液的实验人员。
税　则　号　列	3002.4100

中　文　名	甲型乙型肝炎联合疫苗
英　文　名	Hepatitis A and B Combined Vaccine
包　装　规　格	每瓶 0.5mL 或 1.0mL。
有　效　成　分	灭活的甲型肝炎病毒和 HBsAg。
制造工艺和性状	用甲型肝炎（简称甲肝）病毒抗原与重组酿酒酵母表达的乙型肝炎（简称乙肝）病毒表面抗原（HBsAg）分别经铝佐剂吸附后，按比例混合制成。为乳白色混悬液体。
作　用　与　用　途	接种疫苗后，可刺激机体产生抗甲型肝炎病毒和抗乙型肝炎病毒的免疫力，用于预防甲型肝炎病毒和乙型肝炎病毒的感染。接种对象：本疫苗适用于 1 岁以上甲型和乙型肝炎病毒易感者。
税　则　号　列	3002.4100

中　文　名	麻疹减毒活疫苗
英　文　名	Measles Vaccine, Live
包　装　规　格	复溶后每瓶 0.5mL、1.0mL 或 2.0mL。
有　效　成　分	麻疹减毒活病毒。
制造工艺和性状	用麻疹病毒减毒株接种原代鸡胚细胞，经培养、收获病毒液，加入适宜稳定剂冻干制成。为乳酪色疏松体，复溶后为橘红色或淡粉红色澄明液体。
作　用　与　用　途	接种疫苗后，可刺激机体产生抗麻疹病毒的免疫力，用于预防麻疹。接种对象：8月龄以上的麻疹易感者。
税　则　号　列	3002.4100

中　文　名	腮腺炎减毒活疫苗
英　文　名	Mumps Vaccine, Live
包　装　规　格	复溶后每瓶 0.5mL 或 1.0mL。
有　效　成　分	腮腺炎减毒活病毒。
制造工艺和性状	用腮腺炎病毒减毒株接种原代鸡胚细胞，经培养、收获病毒液，加入适宜稳定剂冻干制成。为乳酪色疏松体，复溶后为橘红色或淡粉红色澄明液体。
作　用　与　用　途	接种疫苗后，可刺激机体产生抗腮腺炎病毒的免疫力，用于预防流行性腮腺炎。接种对象：8月龄以上的腮腺炎易感者。
税　则　号　列	3002.4100

中　文　名	风疹减毒活疫苗（人二倍体细胞）	
英　文　名	Rubella Vaccine（Human Diploid Cell），Live	
包　装　规　格	复溶后每瓶0.5mL或1.0mL。	
有　效　成　分	风疹减毒活病毒。	
制造工艺和性状	用风疹病毒减毒株接种人二倍体细胞，经培养、收获病毒液，加入适宜稳定剂冻干制成。为乳酪色疏松体，复溶后为橘红色澄明液体。	
作　用　与　用　途	接种疫苗后，可刺激机体产生抗风疹病毒的免疫力，用于预防风疹。接种对象：8月龄以上的风疹易感者。	
税　则　号　列	3002.4100	

中　文　名	水痘减毒活疫苗	
英　文　名	Varicella Vaccine，Live	
包　装　规　格	复溶后每瓶0.5mL。	
有　效　成　分	水痘-带状疱疹活病毒。	
制造工艺和性状	用水痘-带状疱疹病毒减毒株接种人二倍体细胞，经培养、收获病毒液，加适宜稳定剂冻干制成。为乳白色或白色疏松体，复溶后为澄明液体，可微带乳光。	
作　用　与　用　途	接种本疫苗后，可刺激机体产生抗水痘-带状疱疹病毒的免疫力，用于预防水痘。接种对象：12个月龄以上的水痘易感者。	
税　则　号　列	3002.4100	

中　文　名	麻疹腮腺炎联合减毒活疫苗	
英　文　名	Measles and Mumps Combined Vaccine，Live	
包　装　规　格	复溶后每瓶0.5mL。	
有　效　成　分	麻疹和腮腺炎减毒活病毒。	
制造工艺和性状	用麻疹病毒减毒株和腮腺炎病毒减毒株分别接种原代鸡胚细胞，经培养、收获病毒液，按比例混合配制，加入适宜稳定剂冻干制成。为乳酪色疏松体，复溶后为橘红色澄明液体。	
作　用　与　用　途	接种本疫苗后，可刺激机体产生抗麻疹病毒和腮腺炎病毒的免疫力，用于预防麻疹和流行性腮腺炎。接种对象：8月龄以上的麻疹和流行性腮腺炎易感者。	
税　则　号　列	3002.4100	

中 文 名	麻疹风疹联合减毒活疫苗
英 文 名	Measles and Rubella Combined Vaccine, Live
包 装 规 格	复溶后每瓶0.5mL。
有 效 成 分	麻疹和风疹减毒活病毒。
制造工艺和性状	用麻疹病毒减毒株接种原代鸡胚细胞和风疹病毒减毒株接种人二倍体细胞，经培养、收获病毒液，按比例混合配制，加入适宜稳定剂冻干制成。为乳酪色疏松体，复溶后为橘红色澄明液体。
作 用 与 用 途	接种本疫苗后，可刺激机体产生抗麻疹病毒和风疹病毒的免疫力。用于预防麻疹和风疹。接种对象：8月龄以上的麻疹和风疹易感者。
税 则 号 列	3002.4100

中 文 名	麻腮风联合减毒活疫苗
英 文 名	Measles, Mumps and Rubella Combined Vaccine, Live
包 装 规 格	复溶后每瓶0.5mL。
有 效 成 分	麻疹、风疹和腮腺炎减毒活病毒。
制造工艺和性状	用麻疹病毒减毒株和腮腺炎病毒减毒株分别接种原代鸡胚细胞、风疹病毒减毒株接种人二倍体细胞，经培养、收获病毒液，按比例混合配制，加入适宜稳定剂冻干制成。为乳酪色疏松体，复溶后为橘红色澄明液体。
作 用 与 用 途	接种本疫苗后，可刺激机体产生抗麻疹病毒、腮腺炎病毒和风疹病毒的免疫力，用于预防麻疹、腮腺炎和风疹。接种对象：8月龄以上的麻疹、腮腺炎和风疹易感者。
税 则 号 列	3002.4100

中 文 名	流感全病毒灭活疫苗
英 文 名	Influenza Vaccine（Whole Virion）, Inactivated
包 装 规 格	每瓶0.5mL或1.0mL。
有 效 成 分	当年使用的各型流感病毒株血凝素（应包括各毒株名称及血凝素标示量）。
制造工艺和性状	用世界卫生组织（WHO）推荐的甲型和乙型流行性感冒（简称流感）病毒株分别接种鸡胚，经培养、收获病毒液、灭活病毒、浓缩、纯化后制成。为微乳白色液体，含硫柳汞防腐剂。
作 用 与 用 途	接种本疫苗后，可刺激机体产生抗流行性感冒病毒的免疫力，用于预防本株病毒引起的流行性感冒。接种对象：12岁以上儿童、成人及老年人。
税 则 号 列	3002.4100

中　文　名	流感病毒裂解疫苗
英　文　名	Influenza Vaccine（Split Virion），Inactivated
包　装　规　格	每瓶（支）0.25mL 或 0.5mL。
有　效　成　分	当年使用的各型流感病毒株血凝素（应包括各毒株名称及血凝素标示量）。
制造工艺和性状	用世界卫生组织（WHO）推荐的甲型和乙型流行性感冒（简称流感）病毒株分别接种鸡胚，经培养、收获病毒液、病毒灭活、纯化、裂解后制成。为微乳白色液体，可含硫柳汞防腐剂。
作　用　与　用　途	接种本疫苗后，可刺激机体产生抗流感病毒的免疫力，用于预防本株病毒引起的流行性感冒。接种对象：易感者及易发生相关并发症的人群，如儿童、老年人、体弱者、流感流行地区人员等。
税　则　号　列	3002.4100

中　文　名	口服脊髓灰质炎减毒活疫苗（猴肾细胞）
英　文　名	Poliomyelitis（Live）Vaccine（Monkey Kidney Cell），Oral
包　装　规　格	每瓶 1.0mL。
有　效　成　分	脊髓灰质炎病毒Ⅰ、Ⅱ、Ⅲ型减毒活病毒。
制造工艺和性状	用脊髓灰质炎病毒Ⅰ、Ⅱ、Ⅲ型减毒株分别接种于原代猴肾细胞，经培养、收获病毒液制成。为橘红色液体。
作　用　与　用　途	服用疫苗后，可刺激机体产生抗脊髓灰质炎病毒免疫力，用于预防脊髓灰质炎。接种对象：主要为 2 月龄以上的儿童。
税　则　号　列	3002.4100

中　文　名	脊髓灰质炎减毒活疫苗糖丸（人二倍体细胞）
英　文　名	Poliomyelitis Vaccine in Dragee Candy（Human Diploid Cell），Live
包　装　规　格	每粒糖丸重 1g。
有　效　成　分	Ⅰ、Ⅱ、Ⅲ型脊髓灰质炎减毒活病毒。
制造工艺和性状	用脊髓灰质炎病毒Ⅰ、Ⅱ、Ⅲ型减毒株分别接种于人二倍体细胞，经培养、收获病毒液后制成。为白色固体糖丸。
作　用　与　用　途	服用疫苗后，可刺激机体产生抗脊髓灰质炎病毒免疫力，用于预防脊髓灰质炎。接种对象：主要为 2 月龄以上的儿童。
税　则　号　列	3002.4100

中 文 名	脊髓灰质炎减毒活疫苗糖丸（猴肾细胞）
英 文 名	Poliomyelitis Vaccine in Dragee Candy（Monkey Kidney Cell），Live
包 装 规 格	每粒糖丸重 1g。
有 效 成 分	Ⅰ、Ⅱ、Ⅲ型脊髓灰质炎减毒活病毒。
制造工艺和性状	用脊髓灰质炎病毒Ⅰ、Ⅱ、Ⅲ型减毒株分别接种于原代猴肾细胞，经培养、收获病毒液后制成。为白色固体糖丸。
作 用 与 用 途	服用疫苗后，可刺激机体产生抗脊髓灰质炎病毒免疫力，用于预防脊髓灰质炎。接种对象：主要为 2 月龄以上的儿童。
税 则 号 列	3002.4100

中 文 名	九价人乳头瘤病毒疫苗（酿酒酵母）
英 文 名	Recombinant Human Papillomavirus 9-Valent（Types 6，11，16，18，31，33，45，52，58）Vaccine
包 装 规 格	每支 0.5mL（预填充注射器）。
有 效 成 分	重组人乳头瘤病毒（HPV）6、11、16、18、31、33、45、52 和 58 型 L1 蛋白。
制造工艺和性状	本品是用重组酿酒酵母 CANADE 3C-5（菌株 1895）分别表达重组人乳头瘤病毒（HPV）6、11、16、18、31、33、45、52 和 58 型 L1 蛋白的病毒样颗粒（VLP），经纯化，添加铝佐剂制成的九价疫苗。本品为供肌肉注射的无菌制剂。充分摇匀后，本品呈白色混悬液。
作 用 与 用 途	适用于预防由本品所含的 HPV 型别引起的下列疾病：由 HPV16 型、18 型、31 型、33 型、45 型、52 型、58 型引起的宫颈癌。适用于由 HPV6 型、11 型、16 型、18 型、31 型、33 型、45 型、52 型、58 型引起的下列癌前病变或不典型病变：2 级、3 级宫颈上皮内瘤样病变（CIN2、3），以及宫颈原位腺癌（AIS）；1 级宫颈上皮内瘤样病变（CIN1）。也适用于 HPV6 型、11 型、16 型、18 型、31 型、33 型、45 型、52 型、58 型引起的感染。
税 则 号 列	3002.4100

中 文 名	四价人乳头瘤病毒疫苗（酿酒酵母）
英 文 名	Recombinant Human Papillomavirus Quadrivalent（Types 6,11,16,18）Vaccine
包 装 规 格	每支 0.5mL。
有 效 成 分	重组 HPV6、11、16、18 型 L1 蛋白。
制造工艺和性状	本品充分摇匀后，呈白色混悬液。
作 用 与 用 途	适用于预防因高危 HPV16、18 型所致下列疾病：宫颈癌；2 级、3 级宫颈上皮内瘤样病变（CIN23）和原位癌；1 级宫颈上皮内瘤样病变（CIN1）。国内临床试尚未证实本品对低危 HPV6、11 型相关疾病的保护效果。
税 则 号 列	3002.4100

中　文　名	吸附无细胞百白破灭活脊髓灰质炎和 b 型流感嗜血杆菌（结合）联合疫苗	
英　文　名	Diphtheria，Tetanus，Pertussis（Acellular，Component），Poliomyelitis（Inactivated）Vaccine and Haemophilus Type b Conjugate Vaccine，Adsorbed	
包　装　规　格	配定剂量，零售包装。	
有　效　成　分	白喉类毒素大于等于30IU，破伤风类毒素大于等于40IU、百日咳杆菌抗原（类毒素25μg，丝状血凝素25μg）1 型脊髓灰质炎病毒（灭活）40DU，2 型脊髓灰质炎病毒（灭活）8DU，3 型脊髓灰质炎病毒（灭活）32DU，b 型流感嗜血杆菌荚膜多糖10μg，其他成分［蔗糖、氨丁三醇、氢氧化铝、Hanks 培养基（无酚红）、用于调节pH 值的醋酸和（或）氢氧化钠、甲醛、苯氧基乙醇和注射水］。	
制造工艺和性状	略。	
作　用　与　用　途	注射用粉末为 b 型流感嗜血杆菌结合疫苗，含有与破伤风类毒素结合的纯化 b 型流感嗜血杆菌荚膜多糖，为白色疏松体，均质。注射用混悬液为吸附无细胞百白破灭活脊髓灰质炎联合疫苗，含有吸附在铝盐（氢氧化铝）上的白喉类毒素、破伤风类毒素，两种纯化百日咳抗原（百日咳类毒素和丝状血凝素）和1、2、3 型脊髓灰质炎病毒（灭活），振摇后应呈均匀乳白色，不应有摇不散的凝块或异物。接种本产品可以产生主动免疫，用于预防白喉、破伤风、百日咳、脊髓灰质炎和 b 型流感嗜血杆菌引起的侵入性感染（如脑膜炎、败血症、蜂窝组炎、关节炎、会厌炎等）。本品对由其他类型流感嗜血杆菌引起的感染，或由其他微生物引起的脑膜炎没有保护作用。	
税　则　号　列	3002.4100	

中　文　名	黄热减毒活疫苗
英　文　名	Yellow Fever vaccine，Live
包　装　规　格	配定剂量，零售包装。
有　效　成　分	黄热减毒活病毒，保护剂。
制造工艺和性状	本品是用黄热病毒毒株接种鸡胚，经研磨、离心，收获上清液并加入适宜稳定剂后冻干而成。冻干保护剂主要成分为乳糖、山梨醇、氨基酸。
作　用　与　用　途	适用于预防黄热病。
税　则　号　列	3002.4100

中　文　名	肠道病毒 71 型灭活疫苗（Vero 细胞）
英　文　名	Enterovirus 71 Vaccine（Vero Cell），Inactivated
包　装　规　格	配定剂量，零售包装。
有　效　成　分	主要成分：灭活的 EV71 病毒，每 1 人次用剂量为 0.5mL，含肠道病毒 71 型灭活疫苗中和抗体效价不低于 3.0EU（EU 代表中和抗体效价单位）。辅料：氢氧化铝、氯化钠、磷酸氢二钠、磷酸二氢钠、人血白蛋白。
制造工艺和性状	用肠道病毒 71 型（EV71 AHFY087VP5 株）接种非洲绿猴肾细胞（Vero 细胞），经培养、收获病毒液，浓缩、纯化、灭活病毒和氢氧化铝吸附制成。
作　用　与　用　途	适用于 6 月龄~3 岁 EV71 易感者预防 EV71 感染所致的手足口病。但本品不能预防其他肠道病毒（包括柯萨奇病毒 A 组 16 型等）感染所致的手足口病。
税　则　号　列	3002.4100

中　文　名	23 价肺炎多糖疫苗
英　文　名	23-Valent Pneumococcal Polysaccharide Vaccine
包　装　规　格	配定剂量，零售包装。
有　效　成　分	本品主要成分为 23 价肺炎球菌多糖。
制造工艺和性状	通过培养提纯制得。
作　用　与　用　途	用于免疫预防该疫苗所含荚膜菌型的肺炎球菌疾病。
税　则　号　列	3002.4100

中　文　名	13 价肺炎球菌多糖结合疫苗
英　文　名	13-Valent Pneumococcal Polysaccharide Vaccine
包　装　规　格	配定剂量，零售包装。
有　效　成　分	本品主要成分是肺炎球菌 1、3、4、5、6A、6B、7F、9V、14、18C、19A、19F 和 23F 型多糖。
制造工艺和性状	通过培养提纯制得。
作　用　与　用　途	本品接种用于婴幼儿的主动免疫，以预防由肺炎链球菌血清型 1、3、4、5、6A、6B、7F、9V、14、18C、19A、19F 和 23F 引起的侵袭性疾病（包括菌血症性肺炎、脑膜炎、败血症和菌血症等）。
税　则　号　列	3002.4100

二、 治疗类药物

（一）抗血清

中　文　名	冻干抗蝮蛇毒血清
英　文　名	Agkistrodon Halys Antivenin, Freeze-dried
包　装　规　格	配定剂量，零售包装。
有　效　成　分	抗蝮蛇毒血清。
制造工艺和性状	本品为由蝮蛇毒或脱毒蝮蛇毒免疫马所得的血浆，经胃酶消化后纯化制成的冻干抗蝮蛇毒球蛋白制剂。白色或淡黄色的疏松体。
作　用　与　用　途	本品用于治疗被蝮蛇咬伤者。
税　则　号　列	3002.1200

中　文　名	冻干抗五步蛇毒血清
英　文　名	Agkistrodon Acutus Antivenin, Freeze-dried
包　装　规　格	配定剂量，零售包装。
有　效　成　分	抗五步蛇毒血清。
制造工艺和性状	本品为由五步蛇毒或脱毒五步蛇毒免疫马所得的血浆，经胃酶消化后纯化制成的冻干抗五步蛇毒球蛋白制剂。白色或淡黄色的疏松体。
作　用　与　用　途	本品用于治疗被五步蛇咬伤者。
税　则　号　列	3002.1200

中　文　名	冻干抗眼镜蛇毒血清
英　文　名	Naja naja（atra）Antivenin, Freeze-dried
包　装　规　格	配定剂量，零售包装。
有　效　成　分	抗眼镜蛇毒血清。
制造工艺和性状	本品为由眼镜蛇毒或脱毒眼镜蛇毒免疫马所得的血浆，经胃酶消化后纯化制成的冻干抗眼镜蛇毒球蛋白制剂。白色或淡黄色的疏松体。
作　用　与　用　途	本品用于治疗被眼镜蛇咬伤者。
税　则　号　列	3002.1200

中　文　名	冻干抗银环蛇毒血清
英　文　名	Bungarus Malticinctus Antivenin, Freeze-dried
包　装　规　格	配定剂量，零售包装。
有　效　成　分	冻干抗银环蛇毒血清。
制造工艺和性状	本品为由银环蛇毒或脱毒银环蛇毒免疫马所得的血浆，经胃酶消化后纯化制成的冻干抗银环蛇毒球蛋白制剂。白色或淡黄色的疏松体。
作　用　与　用　途	本品用于治疗被银环蛇咬伤者。
税　则　号　列	3002.1200

中　文　名	抗蝮蛇毒血清
英　文　名	Agkistrodon Halys Antivenin
包　装　规　格	配定剂量，零售包装。
有　效　成　分	抗蝮蛇毒血清。
制造工艺和性状	本品为由蝮蛇毒或脱毒蝮蛇毒免疫马所得的血浆，经胃酶消化后纯化制成的液体抗蝮蛇毒球蛋白制剂。无色、淡黄色或淡橙黄色的澄明液体，无异物，久置有微量可摇散的沉淀。
作　用　与　用　途	本品用于治疗被蝮蛇咬伤者。
税　则　号　列	3002.1200

中　文　名	抗狂犬病血清
英　文　名	Rabies Antiserum
包　装　规　格	配定剂量，零售包装。
有　效　成　分	抗狂犬病血清。
制造工艺和性状	本品为由狂犬病病毒固定毒免疫马所得的血浆，经胃酶消化后纯化制得的液体抗狂犬病球蛋白制剂。无色或淡黄色的澄明液体，无异物，久置有微量可摇散的沉淀。
作　用　与　用　途	本品用于配合狂犬病疫苗预防狂犬病。
税　则　号　列	3002.1200

中 文 名	抗炭疽血清
英 文 名	Anthrax Antiserum
包 装 规 格	配定剂量，零售包装。
有 效 成 分	抗炭疽血清。
制造工艺和性状	本品为由炭疽杆菌抗原免疫马所得的血浆，经胃酶消化后纯化制成的液体抗炭疽球蛋白制剂。无色或淡黄色的澄明液体，无异物，久置有微量可摇散的沉淀。
作 用 与 用 途	本品用于预防和治疗炭疽病。
税 则 号 列	3002.1200

中 文 名	抗五步蛇毒血清
英 文 名	Agkistrodon Acutus Antivenin
包 装 规 格	配定剂量，零售包装。
有 效 成 分	抗五步蛇毒血清。
制造工艺和性状	本品为由蝮蛇毒或脱毒蝮蛇毒免疫马所得的血浆，经胃酶消化后纯化制成的冻干抗蝮蛇毒球蛋白制剂。无色、淡黄色或淡橙黄色的澄明液体，无异物，久置有微量可摇散的沉淀。
作 用 与 用 途	本品用于治疗被蝮蛇咬伤者。
税 则 号 列	3002.1200

中 文 名	抗眼镜蛇毒血清
英 文 名	Naja naja(atra) Antivenin
包 装 规 格	配定剂量，零售包装。
有 效 成 分	抗眼镜蛇毒血清。
制造工艺和性状	本品为由眼镜蛇毒或脱毒眼镜蛇毒免疫马所得的血浆，经胃酶消化后纯化制成的液体抗眼镜蛇毒球蛋白制剂。无色、淡黄色或淡橙黄色的澄明液体，无异物，久置有微量可摇散的沉淀。
作 用 与 用 途	本品用于治疗被眼镜蛇咬伤者。
税 则 号 列	3002.1200

中　文　名	抗银环蛇毒血清
英　文　名	Bungarus Multicinctus Antivenin
包　装　规　格	配定剂量，零售包装。
有　效　成　分	抗银环蛇毒血清。
制造工艺和性状	本品为由银环蛇毒或脱毒银环蛇毒免疫马所得的血浆，经胃酶消化后纯化制成的液体抗银环蛇毒球蛋白制剂。无色、淡黄色或淡橙黄色的澄明液体，无异物，久置有微量可摇散的沉淀。
作　用　与　用　途	本品用于治疗被银环蛇咬伤者。
税　则　号　列	3002.1200

（二）其他血份

中　文　名	冻干静注人免疫球蛋白（pH4）
英　文　名	Human Immunoglobulin（pH4）for Intravenous Injection，Freeze-dried
包　装　规　格	配定剂量，零售包装。
有　效　成　分	人免疫球蛋白（pH4）。
制造工艺和性状	本品为由健康人血浆，经低温乙醇蛋白分离法或经批准的其他分离法分离纯化，去除抗补体活性并经病毒去除和灭活处理、冻干制成。含适宜稳定剂，不含防腐剂和抗生素。白色或灰白色疏松体，无融化迹象。
作　用　与　用　途	本品用于原发性免疫球蛋白缺乏症，如 X 联锁低免疫球蛋白血症，常见变异性免疫缺陷病、免疫球蛋白 G 亚型缺陷病等；继发性免疫球蛋白缺陷病，如重症感染、新生儿败血症等；自身免疫性疾病，如原发性血小板减少性紫癜、川崎病。
税　则　号　列	3002.1200

中　文　名	冻干静注乙型肝炎人免疫球蛋白（pH4）
英　文　名	Human Hepatitis B Immunoglobulin（pH4）for Intravenous Injection，Freeze-dried
包　装　规　格	配定剂量，零售包装。
有　效　成　分	乙型肝炎人免疫球蛋白（pH4）。
制造工艺和性状	本品为由含高效价乙型肝炎表面抗体的健康人血浆，经低温乙醇蛋白分离法或经批准的其他分离法分离纯化，并经病毒去除和灭活处理、冻干制成。含适宜稳定剂，不含防腐剂和抗生素。白色或灰白色疏松体，无融化迹象。
作　用　与　用　途	本品与拉米夫定联合使用，预防乙型肝炎相关肝脏疾病的肝移植术后患者再感染乙型肝炎病毒。
税　则　号　列	3002.1200

中　文　名	冻干狂犬病人免疫球蛋白
英　文　名	Human Rabies Immunoglobulin, Freeze-dried
包　装　规　格	配定剂量，零售包装。
有　效　成　分	狂犬病人免疫球蛋白。
制造工艺和性状	本品为由含高效价狂犬病抗体的健康人血浆，经低温乙醇蛋白分离法或经批准的其他分离法分离纯化，并经病毒去除和灭活处理、冻干制成。含适宜稳定剂，不含防腐剂和抗生素。白色或灰白色疏松体，无融化迹象。
作　用　与　用　途	本品主要用于被狂犬或其他疯动物咬伤、抓伤患者的被动免疫。所有怀疑有狂犬病暴露的病人均应联合使用狂犬病疫苗和狂犬病人免疫球蛋白。如果病人接种过狂犬病疫苗并且具有足够的抗狂犬病抗体滴度，仅再次接种疫苗而不使用本品。
税　则　号　列	3002.1200

中　文　名	冻干破伤风人免疫球蛋白
英　文　名	Human Tetanus Immunoglobulin, Freeze-dried
包　装　规　格	配定剂量，零售包装。
有　效　成　分	破伤风人免疫球蛋白。
制造工艺和性状	本品为由含高效价破伤风抗体的健康人血浆，经低温乙醇蛋白分离法或经批准的其他分离法分离纯化，并经病毒去除和灭活处理、冻干制成。含适宜稳定剂，不含防腐剂和抗生素。白色或灰白色疏松体，无融化迹象。
作　用　与　用　途	本品主要用于预防和治疗破伤风，尤其适用于对破伤风抗毒素（TAT）有过敏反应者。
税　则　号　列	3002.1200

中　文　名	冻干人血白蛋白
英　文　名	Human Albumin, Freeze-dried
包　装　规　格	配定剂量，零售包装。
有　效　成　分	人血白蛋白。
制造工艺和性状	本品为由健康人血浆，经低温乙醇蛋白分离法或经批准的其他分离法分离纯化，并经60℃ 10小时加温灭活病毒、冻干后制成。含适宜稳定剂，不含防腐剂和抗生素。白色或灰白色疏松体，无融化迹象。
作　用　与　用　途	本品适用于失血创伤、烧伤引起的休克；脑水肿及损伤引起的颅压升高；肝硬化及肾病引起的水肿或腹水；低蛋白血症的防治；新生儿高胆红素血症；用于心肺分流术、烧伤的辅助治疗、血液透析的辅助治疗和成人呼吸窘迫综合征。
税　则　号　列	3002.1200

中　文　名　冻干乙型肝炎人免疫球蛋白

英　文　名　Human Hepatitis B Immunoglobulin, Freeze-dried

包　装　规　格　配定剂量，零售包装。

有　效　成　分　乙型肝炎人免疫球蛋白。

制造工艺和性状　本品为由含高效价乙型肝炎表面抗体的健康人血浆，经低温乙醇蛋白分离法或经批准的其他分离法分离纯化，并经病毒去除和灭活处理、冻干制成。含适宜稳定剂，不含防腐剂和抗生素。白色或灰白色疏松体，无融化迹象。

作　用　与　用　途　本品主要用于乙型肝炎预防和治疗。

税　则　号　列　3002.1200

中　文　名　静注人免疫球蛋白（pH4）

英　文　名　Human Immunoglobulin（pH4）for Intravenous Injection

包　装　规　格　配定剂量，零售包装。

有　效　成　分　人免疫球蛋白（pH4）。

制造工艺和性状　本品为由健康人血浆，经低温乙醇蛋白分离法或经批准的其他分离法分离纯化，去除抗补体活性并经病毒去除和灭活处理制成。含适宜稳定剂，不含防腐剂和抗生素。无色或淡黄色澄明液体，可带轻微乳光，不应出现浑浊。

作　用　与　用　途　本品用于原发性免疫球蛋白缺乏症，如X联锁低免疫球蛋白血症，常见变异性免疫缺陷病、免疫球蛋白G亚型缺陷病等；继发性免疫球蛋白缺陷病，如重症感染、新生儿败血症等；自身免疫性疾病，如原发性血小板减少性紫癜、川崎病。

税　则　号　列　3002.1200

中　文　名　静注乙型肝炎人免疫球蛋白（pH4）

英　文　名　Human Hepatitis B Immunoglobulin（pH4）for Intravenous Injection

包　装　规　格　配定剂量，零售包装。

有　效　成　分　乙型肝炎人免疫球蛋白（pH4）。

制造工艺和性状　本品为由含高效价乙型肝炎表面抗体的健康人血浆，经低温乙醇蛋白分离法或经批准的其他分离法分离纯化，并经病毒去除和灭活处理制成。含适宜稳定剂，不含防腐剂和抗生素。无色或淡黄色澄明液体，可带轻微乳光，不应出现浑浊。

作　用　与　用　途　本品用于预防乙型肝炎相关肝脏疾病的肝移植术后患者再感染乙型肝炎病毒。

税　则　号　列　3002.1200

中　文　名	抗人 T 细胞猪免疫球蛋白
英　文　名	Anti-human T Lymphocyte Porcine Immunoglobulin
包　装　规　格	配定剂量，零售包装。
有　效　成　分	抗人 T 细胞猪免疫球蛋白。
制造工艺和性状	本品为由人 T 淋巴细胞免疫猪后，取其血浆经去除杂抗体、纯化、浓缩后，再经病毒去除和灭活处理并加入适宜稳定剂制成。不含防腐剂和抗生素。无色或淡橙黄色澄明液体，可带乳光。
作　用　与　用　途	本品用于防治器官移植的免疫排斥，预防骨髓移植的移植物抗宿主反应、重型或纯红再生障碍性贫血。自身免疫性溶血性贫血、原发性血小板减少性紫癜及其他免疫病也可试用。
税　则　号　列	3002.1200

中　文　名	抗人 T 细胞兔免疫球蛋白
英　文　名	Anti-human T Lymphocyte Rabbit Immunoglobulin
包　装　规　格	配定剂量，零售包装。
有　效　成　分	抗人 T 细胞兔免疫球蛋白。
制造工艺和性状	本品为由人 T 淋巴细胞免疫家兔后，取其血清经去除杂抗体、纯化、浓缩后，再经病毒去除和灭活处理并加入适宜稳定剂后冻干制成。不含防腐剂和抗生素。白色疏松体，无融化迹象。
作　用　与　用　途	本品主要用于临床器官移植的免疫排斥预防及治疗，骨髓移植的移植物抗宿主反应预防，以及再生障碍性贫血等病的治疗。
税　则　号　列	3002.1200

中　文　名	狂犬病人免疫球蛋白
英　文　名	Human Rabies Immunoglobulin
包　装　规　格	配定剂量，零售包装。
有　效　成　分	狂犬病人免疫球蛋白。
制造工艺和性状	本品为由含高效价狂犬病抗体的健康人血浆，经低温乙醇蛋白分离法或经批准的其他分离法分离纯化，并经病毒去除和灭活处理制成。含适宜稳定剂，不含防腐剂和抗生素。无色或淡黄色澄明液体，可带乳光，不应出现浑浊。
作　用　与　用　途	本品主要用于被狂犬或其他疯动物咬伤、抓伤患者的被动免疫。所有怀疑有狂犬病暴露的病人均应联合使用狂犬病疫苗和狂犬病人免疫球蛋白。如果病人接种过狂犬病疫苗并且具有足够的抗狂犬病抗体滴度，仅再次接种疫苗而不使用本品。
税　则　号　列	3002.1200

中 文 名	破伤风人免疫球蛋白
英 文 名	Human Tetanus Immunoglobulin
包 装 规 格	配定剂量，零售包装。
有 效 成 分	破伤风人免疫球蛋白。
制造工艺和性状	本品为由含高效价破伤风抗体的健康人血浆，经低温乙醇蛋白分离法或经批准的其他分离法分离纯化，并经病毒去除和灭活处理制成。含适宜稳定剂，不含防腐剂和抗生素。无色或淡黄色澄明液体，可带乳光，不应出现浑浊。
作 用 与 用 途	本品主要用于预防和治疗破伤风，尤其适用于对破伤风抗毒素（TAT）有过敏反应者。
税 则 号 列	3002. 1200

中 文 名	人凝血酶原复合物
英 文 名	Human Prothrombin Complex
包 装 规 格	配定剂量，零售包装。
有 效 成 分	人凝血酶原复合物。
制造工艺和性状	本品为由健康人血浆，经低温乙醇蛋白分离法或经批准的其他分离法分离纯化，并经病毒去除和灭活处理、冻干制成。含适宜稳定剂，不含防腐剂和抗生素。白色或灰绿色疏松体。
作 用 与 用 途	本品用于先天性和获得性凝血因子Ⅱ、Ⅶ、Ⅸ、Ⅹ缺乏症（单独或联合缺乏）包括凝血因子Ⅸ缺乏症（乙型血友病）以及Ⅱ、Ⅶ、Ⅹ凝血因子缺乏症；抗凝剂过量、维生素K缺乏症；肝病导致的出血患者需要纠正凝血功能障碍时；各种原因所致的凝血酶原时间延长而拟作外科手术患者；但对凝血因子Ⅴ缺乏者可能无效；治疗已产生因子Ⅷ抑制物的甲型血友病患者的出血症状；逆转香豆素类抗凝剂诱导的出血。
税 则 号 列	3002. 1200

中 文 名	人凝血因子Ⅷ
英 文 名	Human Coagulation Factor
包 装 规 格	配定剂量，零售包装。
有 效 成 分	人凝血因子Ⅷ。
制造工艺和性状	本品为由健康人血浆，经分离、提纯，并经病毒去除和灭活处理、冻干制成。含适宜稳定剂，不含防腐剂和抗生素。乳白色疏松体。
作 用 与 用 途	本品主要用于防治甲型血友病和获得性凝血因子Ⅷ缺乏而致的出血症状及这类病人的手术出血治疗。
税 则 号 列	3002. 1200

中 文 名	人纤维蛋白原
英 文 名	Human Fibrinogen
包 装 规 格	配定剂量，零售包装。
有 效 成 分	人纤维蛋白原。
制造工艺和性状	本品为由健康人血浆，经分离、提纯，并经病毒去除和灭活处理、冻干制成。含适宜稳定剂，不含防腐剂和抗生素。灰白色或淡黄色疏松体。
作 用 与 用 途	本品用于先天性纤维蛋白原减少或缺乏症。获得性纤维蛋白原减少症；严重肝脏损伤；肝硬化；弥散性血管内凝血；产后大出血和因大手术、外伤或内出血等引起的纤维蛋白原缺乏而造成的凝血障碍。本品经过100℃30分钟干热法灭活病毒处理，可能会导致人纤维蛋白原体内生物活性下降和免疫原性改变，建议仅在无其他有效治疗方法又确实需要补充纤维蛋白原的情况下，经权衡利弊后使用。
税 则 号 列	3002.1200

中 文 名	人血白蛋白
英 文 名	Human Albumin
包 装 规 格	配定剂量，零售包装。
有 效 成 分	人血白蛋白。
制造工艺和性状	本品为由健康人血浆，经低温乙醇蛋白分离法或经批准的其他分离法分离纯化，并经60℃10小时加温灭活病毒后制成。含适宜稳定剂，不含防腐剂和抗生素。略黏稠、黄色或绿色至棕色澄明液体，不应出现浑浊。
作 用 与 用 途	本品用于失血创伤、烧伤引起的休克；脑水肿及损伤引起的颅压升高；肝硬化及肾病引起的水肿或腹水；低蛋白血症的防治；新生儿高胆红素血症；用于心肺分流术、烧伤的辅助治疗、血液透析的辅助治疗和成人呼吸窘迫综合征。
税 则 号 列	3002.1200

中 文 名	外用人纤维蛋白黏合剂
英 文 名	Fibrin Sealant（Human）
包 装 规 格	配定剂量，零售包装。
有 效 成 分	冻干人纤维蛋白原、冻干人凝血酶两种血浆蛋白以及配制药液和使用产品所需的无菌医用材料。
制造工艺和性状	本品为由健康人血浆，经分别分离、提纯人纤维蛋白原和人凝血酶，并经病毒去除和灭活处理、冻干制成。本品产品由外用人纤维蛋白原及其稀释剂、外用人凝血酶及其稀释剂四种成分组成，不含防腐剂和抗生素。冻干人纤维蛋白原：灰白色或淡黄色疏松体，重溶后溶液为澄明或带轻微乳光，允许有少量细小絮状物或蛋白颗粒；冻干人凝血酶：白色或淡黄色疏松体，无融化迹象，溶解后应为无色或淡黄色溶液，带轻微乳光，允许有微量细小蛋白颗粒。
作 用 与 用 途	本品适用于辅助处理烧伤创面、普通外科腹部切口、肝脏手术创面和血管外科手术创面的渗血。
税 则 号 列	3002.1200

中　文　名	乙型肝炎人免疫球蛋白
英　文　名	Human Hepatitis B Immunoglobulin
包　装　规　格	配定剂量，零售包装。
有　效　成　分	乙型肝炎人免疫球蛋白。
制造工艺和性状	本品为由含高效价乙型肝炎表面抗体的健康人血浆，经低温乙醇蛋白分离法或经批准的其他分离法分离纯化，并经病毒去除和灭活处理制成。含适宜稳定剂，不含防腐剂和抗生素。无色或淡黄色澄明液体，可带乳光，不应出现浑浊。
作　用　与　用　途	本品主要用于乙型肝炎预防。适用于乙型肝炎表面抗原（HBsAg）阳性母亲所生的婴儿；意外感染的人群；与乙型肝炎患者和乙型肝炎病毒携带者密切接触者。
税　则　号　列	3002.1200

中　文　名	重组人促红素-β注射液（CHO细胞）
英　文　名	Recombinant Human Erythropoietin-β Injection（CHO Cell）
包　装　规　格	配定剂量，零售包装。
有　效　成　分	重组人红细胞生成素-β。辅料包括尿素、氯化钠、聚山梨醇酯-20、二水合磷酸二氢钠、十二水合磷酸氢二钠、二水合氯化钙、甘氨酸、左旋亮氨酸、左旋异亮氨酸、左旋苏氨酸、左旋谷氨酸、左旋苯丙氨酸、注射用水。
制造工艺和性状	无色澄明液体。
作　用　与　用　途	本品用于因慢性肾衰竭引致贫血，包括行血液透析、腹膜透析和非透析治疗者。治疗接受化疗的非髓性恶性肿瘤成人患者的症状性贫血。本品适用于治疗贫血时，仅在出现贫血症状时方可使用。
税　则　号　列	3002.1200

中　文　名	重组人促红素注射液（CHO细胞）
英　文　名	Recombinant Human Erythropoietin Injection（CHO Cell）
包　装　规　格	配定剂量，零售包装。
有　效　成　分	重组人促红素（CHO细胞）。
制造工艺和性状	本品为由高效表达人红细胞生成素①基因的中国仓鼠卵巢（CHO）细胞，经细胞培养、分离和高度纯化后获得的重组人促红素制成。含适宜稳定剂，不含防腐剂和抗生素。无色澄明液体。
作　用　与　用　途	本品用于肾功能不全所致贫血，包括慢性肾功能衰竭进行透析及非透析治疗者。
税　则　号　列	3002.1200

---

① "高效表达人红细胞生成素"简称为"人促红素"。

中　文　名	注射用重组人促红素（CHO 细胞）
英　文　名	Recombinant Human Erythropoietin for Injection（CHO Cell）
包　装　规　格	配定剂量，零售包装。
有　效　成　分	重组人促红素（CHO 细胞）。
制造工艺和性状	本品为由高效表达人红细胞生成素基因的中国仓鼠卵巢（CHO）细胞，经细胞培养、分离和高度纯化后获得的重组人促红素冻干制成。含适宜稳定剂，不含防腐剂和抗生素。白色疏松体，复溶后应为无色澄明液体。
作　用　与　用　途	本品用于肾功能不全所致贫血，包括慢性肾功能衰竭进行透析及非透析治疗者。
税　则　号　列	3002.1200

中　文　名	注射用重组人凝血因子Ⅷ
英　文　名	Recombinant Human Coagulation Factor Ⅷ for Injection
包　装　规　格	配定剂量，零售包装。
有　效　成　分	重组人凝血因子Ⅷ。
制造工艺和性状	本品应为白色或浅黄色疏松体，按标示量加入灭菌注射用水，复溶后溶液应为无色澄明液体。
作　用　与　用　途	本品用于甲型血友病（先天性凝血因子Ⅷ缺乏）患者出血的治疗和预防。
税　则　号　列	3002.1200

中　文　名	组织胺人免疫球蛋白
英　文　名	Human Histamine Immunoglobulin
包　装　规　格	配定剂量，零售包装。
有　效　成　分	主要成分为组织胺人免疫球蛋白。
制造工艺和性状	本品为冻干的白色或淡黄色疏松体，无融化迹象，重溶后为无色或淡黄色溶液，可带乳光。
作　用　与　用　途	本品用于预防和治疗支气管哮喘、慢性支气管炎、过敏性皮肤病、荨麻疹等过敏性疾病。
税　则　号　列	3002.1200

（三）抗毒素

中　文　名	破伤风抗毒素
英　文　名	Tetanus Antitoxin
包　装　规　格	配定剂量，零售包装。
有　效　成　分	破伤风抗毒素。
制造工艺和性状	本品为由破伤风类毒素免疫马所得的血浆，经胃酶消化后纯化制成的液体抗毒素球蛋白制剂。无色或淡黄色的澄明液体，无异物，久置有微量可摇散的沉淀。
作　用　与　用　途	本品用于预防和治疗破伤风梭菌引起的感染。
税　则　号　列	3002.4990

中　文　名	白喉抗毒素
英　文　名	Diphtheria Antitoxin
包　装　规　格	配定剂量，零售包装。
有　效　成　分	白喉抗毒素。
制造工艺和性状	本品为由白喉类毒素免疫马所得的血浆，经胃酶消化后纯化制成的液体抗毒素球蛋白制剂。无色或淡黄色的澄明液体，无异物，久置有微量可摇散的沉淀。
作　用　与　用　途	本品用于预防和治疗白喉。
税　则　号　列	3002.4990

中　文　名	冻干白喉抗毒素
英　文　名	Diphtheria Antitoxin，Freeze-dried
包　装　规　格	配定剂量，零售包装。
有　效　成　分	白喉抗毒素。
制造工艺和性状	本品为由白喉类毒素免疫马所得的血浆，经胃酶消化后纯化制成的冻干抗毒素球蛋白制剂。白色或淡黄色的疏松体。
作　用　与　用　途	本品用于预防和治疗白喉。
税　则　号　列	3002.4990

中　文　名　冻干多价气性坏疽抗毒素

英　文　名　Gas-gangrene Antitoxin(Mixed)，Freeze-dried

包　装　规　格　配定剂量，零售包装。

有　效　成　分　多价气性坏疽抗毒素。

制造工艺和性状　本品为由产气荚膜、水肿、败毒和溶组织梭菌的毒素或类毒素分别免疫马所得的血浆，经胃酶消化后纯化制成的液体多价抗毒素球蛋白制剂。白色或淡黄色的疏松体。

作　用　与　用　途　本品用于预防和治疗由产气荚膜、水肿、败毒和溶组织梭菌引起的感染。

税　则　号　列　3002.4990

中　文　名　冻干破伤风抗毒素

英　文　名　Tetanus Antitoxin，Freeze-dried

包　装　规　格　配定剂量，零售包装。

有　效　成　分　破伤风抗毒素。

制造工艺和性状　本品为由破伤风类毒素免疫马所得的血浆，经胃酶消化后纯化制成的液体抗毒素球蛋白制剂。白色或淡黄色的疏松体。

作　用　与　用　途　本品用于预防和治疗破伤风梭菌引起的感染。

税　则　号　列　3002.4990

中　文　名　冻干肉毒抗毒素

英　文　名　Botulinum Antitoxins，Freeze-dried

包　装　规　格　配定剂量，零售包装。

有　效　成　分　冻干肉毒抗毒素。

制造工艺和性状　本品为由肉毒梭菌 A、B、C、D、E、F 六型毒素或类毒素分别免疫马所得的血浆，经胃酶消化后纯化制成的冻干抗毒素球蛋白制剂。白色或淡黄色的疏松体。

作　用　与　用　途　本品用于预防和治疗 A、B、C、D、E、F 型肉毒中毒。

税　则　号　列　3002.4990

中　文　名	多价气性坏疽抗毒素
英　文　名	Gas-gangrene Antitoxin（Mixed）
包　装　规　格	配定剂量，零售包装。
有　效　成　分	多价气性坏疽抗毒素。
制造工艺和性状	本品为由产气荚膜、水肿、败毒和溶组织梭菌的毒素或类毒素分别免疫马所得的血浆，经胃酶消化后纯化制成的液体多价抗毒素球蛋白制剂。无色或淡黄色的澄明液体，无异物，久置有微量可摇散的沉淀。
作　用　与　用　途	本品用于预防和治疗由产气荚膜、水肿、败毒和溶组织梭菌引起的感染。
税　则　号　列	3002.4990

中　文　名	肉毒抗毒素
英　文　名	Botulinum Antitoxins
包　装　规　格	配定剂量，零售包装。
有　效　成　分	肉毒抗毒素。
制造工艺和性状	本品为由肉毒梭菌 A、B、C、D、E、F 六型毒素或类毒素分别免疫马所得的血浆，经胃酶消化后纯化制成的液体抗毒素球蛋白制剂。无色或淡黄色的澄明液体，无异物。
作　用　与　用　途	本品用于预防和治疗 A、B、C、D、E、F 型肉毒中毒。
税　则　号　列	3002.4990

（四）单克隆抗体

中　文　名	阿替利珠单抗注射液
英　文　名	Atezolizumab Injection
包　装　规　格	配定剂量，零售包装。
有　效　成　分	阿替利珠单抗，一种针对程序性死亡配体 1（PD-L1）的人源化免疫球蛋白 G1（IgG1）单克隆抗体；辅料为 L-组氨酸、冰醋酸、蔗糖、聚山梨酯 20 和注射用水。
制造工艺与性状	本品为无色至微黄色溶液，不含防腐剂。
用　　　　　途	本品与卡铂和依托泊苷联合用于广泛期小细胞肺癌（ES-SCLC）患者的一线治疗。
税　则　号　列	3002.1500

中 文 名	艾美赛珠单抗注射液
英 文 名	Emicizumab Injection
包 装 规 格	配定剂量，零售包装。
有 效 成 分	艾美赛珠单抗。
制造工艺与性状	本品为注射剂。
用 途	本品用于存在凝血因子Ⅷ抑制物的 A 型血友病（先天性凝血因子Ⅷ缺乏）成人和儿童患者的常规预防性治疗，以防止出血或降低出血发生的频率。
税 则 号 列	3002.1500

中 文 名	贝伐珠单抗注射液
英 文 名	Bevacizumab Injection
包 装 规 格	配定剂量，零售包装。
有 效 成 分	本品主要成分为贝伐珠单抗（人源化抗-VEGF 单克隆抗体）。
制造工艺与性状	本品为静脉注射用无菌溶液，pH 值为 5.9~6.3，无色至乳白色澄清液体。
用 途	本品用于转移性结直肠癌：贝伐珠单抗联合以 5-氟尿嘧啶为基础的化疗适用于转移性结直肠癌患者的治疗。晚期、转移性或复发性非小细胞肺癌：贝伐珠单抗联合卡铂与紫杉醇用于不可切除的晚期、转移性或复发性非鳞状细胞非小细胞肺癌患者的一线治疗。
税 则 号 列	3002.1500

中 文 名	达雷木单抗注射液
英 文 名	Daratumumab Injection
包 装 规 格	配定剂量，零售包装。
有 效 成 分	本品主要成分为达雷木单抗，一种抗 CD38 的单克隆抗体。
制造工艺与性状	本品为注射剂。
用 途	本品适用于治疗曾经蛋白酶体抑制剂和免疫抑制剂在内的三线药物治疗的多发性骨髓瘤。
税 则 号 列	3002.1500

中　文　名	地舒单抗注射液
英　文　名	Denosumab Injection
包　装　规　格	配定剂量，零售包装。
有　效　成　分	本品主要成分为地舒单抗。
制造工艺与性状	本品为注射剂。
用　　　　途	本品主要适用于以下症状：绝经妇女的骨质疏松症（伴有高危骨折），前列腺癌患者的骨丢失（接受雄激素阻断治疗所致），乳腺癌患者的骨丢失（接受芳香化抑制剂治疗所致）。
税　则　号　列	3002.1500

中　文　名	度伐利尤单抗注射液
英　文　名	Durvalumab Injection
包　装　规　格	配定剂量，零售包装。
有　效　成　分	度伐利尤单抗。度伐利尤单抗是采用中国仓鼠卵巢细胞（CHO 细胞）表达制备的抗程序性死亡受体-配体 1（PD-L1）人源化单克隆抗体（IgG1k 型）。
制造工艺与性状	本品为澄清至乳浊，无色至微黄色液体。
用　　　　途	本品用于在接受铂类药物为基础的化疗同步放疗后未出现疾病进展的不可切除、Ⅲ期非小细胞肺癌（NSCLC）患者的治疗。
税　则　号　列	3002.1500

中　文　名	古塞奇尤单抗注射液
英　文　名	Guselkumab Injection
包　装　规　格	配定剂量，零售包装。
有　效　成　分	古塞奇尤单抗；辅料为蔗糖、L-组氨酸、L-组氨酸盐酸盐一水合物、聚山梨酯 80、注射用水。
制造工艺与性状	透明的无色至浅黄色液体。
用　　　　途	本品用于适合系统性治疗的中重度斑块状银屑病成人患者。
税　则　号　列	3002.1500

中　文　名	雷珠单抗注射液
英　文　名	Ranibizumab Injection
包　装　规　格	配定剂量，零售包装。
有　效　成　分	雷珠单抗；本品所含辅料为 α,α-海藻糖二水合物、组氨酸、盐酸组氨一水合物、聚山梨醇酯 20。
制造工艺与性状	本品为透明至微乳白色液体。
用　　　途	本品用于治疗湿性（新生血管性）年龄相关性黄斑变性（AMD）。
税　则　号　列	3002.1500

中　文　名	利妥昔单抗注射液
英　文　名	Rituximab Injection
包　装　规　格	配定剂量，零售包装。
有　效　成　分	重组利妥昔单抗。
制造工艺与性状	本品为澄清至乳光，无色至淡黄色液体。
用　　　途	本品用于复发或耐药的滤泡性中央型淋巴瘤（国际工作分类 B、C 和 D 亚型的 B 细胞非霍奇金淋巴瘤）的治疗先前未经治疗的 CD20 阳性Ⅲ-Ⅳ期滤泡性非霍奇金淋巴瘤，患者应与化疗联合使用。CD20 阳性弥漫大 B 细胞性非霍奇金淋巴瘤（DLBCL）应与标准 CHOP 化疗（环磷酰胺、阿霉素、长春新碱、强的松）8 个周期联合治疗。
税　则　号　列	3002.1500

中　文　名	纳武利尤单抗注射液
英　文　名	Nivolumab Injection
包　装　规　格	配定剂量，零售包装。
有　效　成　分	纳武利尤单抗（Nivolumab），一种针对程序性死亡 1（PD-1）受体的人源化单克隆抗体（IgG4 亚型）。
制造工艺与性状	本品为澄清至乳光，无色至淡黄色液体，可能存在少量（极少）颗粒。
用　　　途	本品用于治疗表皮生长因子受体（EGFR）基因突变阴性和间变性淋巴瘤激酶（ALK）阴性、既往接受过含铂方案化疗后疾病进展或不可耐受的局部晚期或转移性非小细胞肺癌（NSCLC）成人患者。
税　则　号　列	3002.1500

中 文 名	尼妥珠单抗注射液
英 文 名	Nimotuzumab Injection
包 装 规 格	配定剂量，零售包装。
有 效 成 分	尼妥珠单抗。
制造工艺与性状	产品由含有高效表达抗人表皮生长因子受体单克隆抗体基因的小鼠骨髓瘤（NS0）细胞，经细胞培养、分离和高度纯化后获得的重组人表皮生长因子受体单克隆抗体制成。不含防腐剂和抗生素。本品为无色澄明液体，可带轻微乳光。
用 途	本品用于与放疗联合治疗表皮生长因子受体（EGFR）表达阳性的Ⅲ/Ⅳ期鼻咽癌。
税 则 号 列	3002.1500

中 文 名	帕博利珠单抗注射液
英 文 名	Pembrolizumab Injection
包 装 规 格	配定剂量，零售包装。
有 效 成 分	帕博利珠单抗。
制造工艺与性状	本品为液体，基本不含可见颗粒。
用 途	帕博利珠单抗适用于经治疗失败的不可切除或转移性黑色素瘤的治疗。该适应证在中国是基于一项单臂临床试验的客观缓解率结果给予的有条件批准。该适应证的完全批准将取决于正在计划开展中的确证性临床试验能否证实中国患者的长期临床获益。
税 则 号 列	3002.1500

中 文 名	帕妥珠单抗注射液
英 文 名	Pertuzumab Injection
包 装 规 格	配定剂量，零售包装。
有 效 成 分	主要成分为帕妥珠单抗。帕妥珠单抗是重组人源化单克隆抗体，与表皮生长因子受体2（HER2）的细胞外二聚化结构域（亚结构域Ⅱ）发生特异性结合。
制造工艺与性状	本品是一种无菌、澄清至微浊、无色至浅棕色溶液，供静脉输注用。
用 途	本品与曲妥珠单抗和化疗联合，用于具有高复发风险 HER2 阳性早期乳腺癌患者的辅助治疗。
税 则 号 列	3002.1500

中　文　名	培塞利珠单抗注射液
英　文　名	Peserizumab Injection
包　装　规　格	配定剂量，零售包装。
有　效　成　分	培塞利珠单抗，是由大肠埃希菌（Escherichia coli）表达并与聚乙二醇（PEG）耦联的重组人源化抗肿瘤坏死因子 a（TNFa）抗体 Fab 片段。
制造工艺与性状	本品为澄清至乳白色、无色至黄色液体。
用　　　途	本品与甲氨蝶呤（MTX）合用，用于治疗对改善病情的抗风湿药（DMARDs）（包括 MTX）疗效不佳的中重度活动性类风湿性关节炎（RA）成年患者。与 MTX 联合用药时，可以减缓患者关节损伤的进展速度（X 线检测），并且可以改善身体机能。
税　则　号　列	3002.1500

中　文　名	司库奇尤单抗注射液
英　文　名	Secukinumab Injection
包　装　规　格	配定剂量，零售包装。
有　效　成　分	司库奇尤单抗，是在中国仓鼠卵巢细胞系（CHO-HPT1）中表达的，具有高亲和性的全人源单克隆抗体，属于 IgG1-k 同种型亚类，可选择性结合人白介素-17A（IL-17A）并中和该细胞因子的生物活性。
制造工艺与性状	本品为无色至淡黄色液体。
用　　　途	本品用于治疗符合系统治疗或光疗指征的中度至重度斑块状银屑病的成年患者。
税　则　号　列	3002.1500

中　文　名	特瑞普利单抗注射液
英　文　名	Toripalimab Injection
包　装　规　格	配定剂量，零售包装。
有　效　成　分	特瑞普利单抗，通过 DNA 重组技术由中国仓鼠卵巢细胞制得。
制造工艺与性状	本品为无色或淡黄色澄明液体，可带轻微乳光。
用　　　途	特瑞普利单抗适用于既往接受全身系统治疗失败的不可切除或转移性黑色素瘤的治疗。该适应证是基于一项单臂临床试验的客观缓解率结果给予的有条件批准。本适应证的完全批准将取决于正在开展中的确证性随机对照临床试验能否证实晚期黑色素瘤患者的长期临床获益。
税　则　号　列	3002.1500

中 文 名	替雷利珠单抗注射液
英 文 名	Tislelizumab Injection
包 装 规 格	配定剂量，零售包装。
有 效 成 分	替雷利珠单抗，是一款人源化 IgG4 抗 PD-1 单克隆抗体。
制造工艺与性状	本品为注射剂。
用 途	本品用于至少经过二线系统化疗的复发或难治性经典型霍奇金淋巴瘤的治疗。用于治疗接受含铂化疗失败，包括新辅助或辅助化疗 12 个月内进展的局部晚期或转移性 PD-L1 高表达的尿路上皮癌（UC）患者。
税 则 号 列	3002.1500

中 文 名	托珠单抗注射液
英 文 名	Tocilizumab Injection
包 装 规 格	配定剂量，零售包装。
有 效 成 分	托珠单抗；辅料为蔗糖、聚山梨酯 80、十二水合磷酸氢二钠、二水合磷酸二氢钠和注射用水。
制造工艺与性状	本品为澄清至半透明的无色至淡黄色液体。
用 途	本品用于类风湿性关节炎（RA），治疗对改善病情的抗风湿药物（DMARDs）治疗疗效不足的中到重度活动性类风湿性关节炎的成年患者，可与甲氨蝶呤（MTX）或其他 DMARDs 联用。全身型幼年特发性关节炎（sJIA）：治疗此前经非甾体抗炎药（NSAIDs）和糖皮质激素治疗应答不足的 2 岁或 2 岁以上儿童的活动性全身型幼年特发性关节炎（sJIA），可作为单药治疗（对甲氨蝶呤不耐受或不宜接受甲氨蝶呤治疗）或者与甲氨蝶呤联合使用。
税 则 号 列	3002.1500

中 文 名	乌司奴单抗注射液
英 文 名	Ustekinumab Injection
包 装 规 格	配定剂量，零售包装。
有 效 成 分	乌司奴单抗；辅料为蔗糖、L-组氨酸、L-组氨酸盐酸盐一水合物、聚山梨酯 80、注射用水。
制造工艺与性状	本品为无色至淡黄色液体。
用 途	本品适用于对环孢素、甲氨蝶呤（MTX）或 PUVA（补骨脂素和紫外线 A）等其他系统性治疗不应答、有禁忌或无法耐受的中、重度斑块状银屑病成年患者。
税 则 号 列	3002.1500

中 文 名	西妥昔单抗注射液
英 文 名	Cetuximab Injection
包 装 规 格	配定剂量，零售包装。
有 效 成 分	本品主要成分为西妥昔单抗。
制造工艺与性状	本品为注射用无色、澄清、透明液体。
用 途	本品适用于与伊立替康联合用药治疗表皮生长因子受体（EGFR）、经含伊立替康治疗失败后的转移性直肠癌。
税 则 号 列	3002.1500

中 文 名	信迪利单抗注射液
英 文 名	Sintilimab Injection
包 装 规 格	配定剂量，零售包装。
有 效 成 分	信迪利单抗（重组全人源抗程序性死亡受体 1 单克隆抗体）。
制造工艺与性状	本品为澄明至微乳光，无色至淡黄色液体，无异物。
用 途	本品用于复发或难治性经典型霍奇金淋巴瘤。
税 则 号 列	3002.1500

中 文 名	依库珠单抗注射液
英 文 名	Eculizumab Injection
包 装 规 格	配定剂量，零售包装。
有 效 成 分	本品主要成分为依库珠单抗。
制造工艺与性状	本品为注射剂。
用 途	本品用于治疗阵发性睡眠性血红蛋白尿症（PNA）患者的细胞溶血；治疗非典型溶血性尿毒症综合征（aHUS）。
税 则 号 列	3002.1500

中 文 名	依奇珠单抗注射液
英 文 名	Ixekizumab Injection
包 装 规 格	配定剂量，零售包装。
有 效 成 分	依奇珠单抗（由 CHO 细胞生产的重组人源化单克隆抗体）；辅料为枸橼酸钠、无水枸橼酸、氯化钠、聚山梨酯 80、注射用水。
制造工艺与性状	本品为澄清至乳光，无色至微黄色至微棕色溶液，基本无可见颗粒。
用 途	本品用于治疗适合系统治疗或光疗的中、重度斑块型银屑病成人患者。
税 则 号 列	3002.1500

中　文　名	注射用贝利尤单抗
英　文　名	Belimumab powder for concentrate for solution for infusion
包　装　规　格	配定剂量，零售包装。
有　效　成　分	贝利尤单抗；辅料为枸橼酸一水合物、枸橼酸钠二水合物、蔗糖和聚山梨酯80。
制造工艺与性状	本品为白色至类白色饼状物。
用　　　途	本品用于正在接受标准治疗的活动性、自身抗体阳性的系统性红斑狼疮（SLE）成人患者。
税　则　号　列	3002.1500

中　文　名	注射用恩美曲妥珠单抗
英　文　名	Trastuzumab Emtansine for Injection
包　装　规　格	配定剂量，零售包装。
有　效　成　分	恩美曲妥珠单抗；赋形剂为琥珀酸、氢氧化钠、聚山梨酯20、蔗糖。
制造工艺与性状	本品为白色至类白色无菌冻干粉饼，供静脉输注用。
用　　　途	本品用于接受了紫杉烷类联合曲妥珠单抗为基础的新辅助治疗后，仍残存侵袭性病灶的 HER2 阳性早期乳腺癌患者的辅助治疗。
税　则　号　列	3002.1500

中　文　名	注射用卡瑞利珠单抗
英　文　名	Camrelizumab for Injection
包　装　规　格	配定剂量，零售包装。
有　效　成　分	卡瑞利珠单抗（人源化抗 PD-1 单克隆抗体）。
制造工艺与性状	本品为白色至类白色粉末或块状物。
用　　　途	本品适用于至少经过二线系统化疗的复发或难治性经典型霍奇金淋巴瘤患者的治疗。该适应证是基于一项单臂临床试验的客观缓解率和缓解持续时间结果给予的有条件批准。该适应证的完全批准将取决于正在计划开展中的确证性随机对照临床试验能否证实卡瑞利珠单抗治疗相对于标准治疗的显著临床获益。
税　则　号　列	3002.1500

中　文　名	注射用曲妥珠单抗
英　文　名	Trastuzumab for Injection
包　装　规　格	配定剂量，零售包装。
有　效　成　分	曲妥珠单抗。
制造工艺与性状	本品为白色至淡黄色块状疏松体。
用　　　　途	本品适用于 HER2 过度表达的转移性乳腺癌：作为单一药物治疗已接受过 1 个或多个化疗方案的转移性乳腺癌；与紫杉醇或者多西他赛联合，用于未接受化疗的转移性乳腺癌患者。本品单药亦适用于接受了手术、含蒽环类抗生素辅助化疗和放疗（如果适用）后的 HER2 过度表达乳腺癌的辅助治疗。
税　则　号　列	3002.1500

中　文　名	注射用维布妥昔单抗
英　文　名	Brentuximab Vedotin for Injection
包　装　规　格	配定剂量，零售包装。
有　效　成　分	维布伦妥西单抗。
制造工艺与性状	本品为注射剂。
用　　　　途	本品适用于自身骨髓干细胞移植失败或不宜进行自身骨髓干细胞移植的至少经历 2 次多药化疗方案治疗失败的霍奇金淋巴瘤，至少经历 1 次多药化疗方案治疗失败的系统性变性大细胞淋巴瘤。
税　则　号　列	3002.1500

（五）重组激素制品

中　文　名	度拉糖肽注射液
英　文　名	Dulaglytide Injection
包　装　规　格	配定剂量，零售包装。
有　效　成　分	度拉糖肽（通过 DNA 重组技术，利用 CHO 细胞生产）。
制造工艺与性状	本品为无色澄明溶液。
用　　　　途	本品适用于成人 Ⅱ 型糖尿病患者控制血糖。
税　则　号　列	3004.3900

中　文　名		精蛋白锌重组人胰岛素混合注射液
英　文　名		Mixed Protamine Zinc Recombinant Human Insulin Injection
包　装　规　格		配定剂量，零售包装。
有　效　成　分		本品主要成分为30%重组人胰岛素（常规人胰岛素）、70%精蛋白锌重组人胰岛素（中效人胰岛素）。
制造工艺与性状		本品为白色无菌混悬液。
用　　　　　途		本品适用于需要胰岛素治疗的糖尿病患者。
税　则　号　列		3004.3110

中　文　名		利拉鲁肽注射液
英　文　名		Liraglutide Injection
包　装　规　格		配定剂量，零售包装。
有　效　成　分		利拉鲁肽
制造工艺与性状		本品为无色或几乎无色的澄明等渗液。
用　　　　　途		本品适用于成人Ⅱ型糖尿病患者控制血糖，还可以用于单用二甲双胍或磺脲类药物可耐受剂量治疗后血糖仍控制不佳的患者，与二甲双胍或磺脲类药物联合应用。
税　则　号　列		3004.3900

中　文　名		特立帕肽注射液
英　文　名		Teriparatide Injection
包　装　规　格		配定剂量，零售包装。
有　效　成　分		特立帕肽。
制造工艺与性状		本品为无色澄明液体。
用　　　　　途		本品适用于有骨折高发风险的绝经后妇女骨质疏松症的治疗。
税　则　号　列		3004.3900

中　文　名		重组人绒促性素注射液
英　文　名		Recombinant Human Choriogonadotropin alfa Solution for Injection
包　装　规　格		配定剂量，零售包装。
有　效　成　分		重组人绒促性素 α。
制造工艺与性状		本品为无色至淡黄色的澄明液体。
用　　　　　途		本品适用于接受辅助生殖技术如体外受精（IVF）之前进行超促排卵的妇女：注射本品适用于刺激卵泡生长后触发卵泡的最终成熟和黄体化；无排卵或稀发排卵妇女：注射本品适用于刺激卵泡生长后触发排卵及黄体化。
税　则　号　列		3004.3900

中　文　名　重组人生长激素注射液

英　文　名　Recombinant Human Somatonorm Injection

包　装　规　格　配定剂量，零售包装。

有　效　成　分　本品是通过基因重组大肠杆菌分泌型表达技术生产的重组人生长激素（rhGH）。其前体是在一种含有人生长激素基因的大肠杆菌株（Escherichia coli）中合成，经信号肽牵引分泌到壁膜间隙。信号肽被切除，多肽分子正确折叠成有活性的生长激素分子。本品含有 191 个氨基酸残基，分子量为 22125 道尔顿，其氨基酸含量、空间构象及序列与人生长激素完全相同。

制造工艺与性状　本品为无色、透明液体。

用　　　　途　本品主要用于内源性生长激素缺乏所引起的儿童生长缓慢、重度烧伤治疗、已明确的下丘脑-垂体疾病所致的生长激素缺乏症和经两种不同的生长激素刺激试验结果表明的生长激素显著缺乏、因 Noonan 综合征或者 SHOX 基因缺陷所引起的儿童身材矮小或生长障碍等。

税　则　号　列　3004.3900

中　文　名　重组人胰岛素注射液

英　文　名　Recombinant Human Insulin Injection

包　装　规　格　配定剂量，零售包装。

有　效　成　分　重组人胰岛素。

制造工艺与性状　本品为无色澄明液体。

用　　　　途　本品适用于需要采用胰岛素来维持血糖水平的糖尿病患者，也适用于早期糖尿病患者的早期治疗以及妊娠期间糖尿病患者的治疗。

税　则　号　列　3004.3110

中　文　名　注射用重组人促黄体激素 α

英　文　名　Recombinant Human Lutropin alfa for Injection

包　装　规　格　配定剂量，零售包装。

有　效　成　分　重组人促黄体激素 α。

制造工艺与性状　本品为白色冻干粉及无色澄清的注射用溶剂。

用　　　　途　本品适应证为严重缺乏黄体生成素（LH）和卵泡生成素（FSH）的患者，即内源性的血清 LH 水平小于 1.2IU/L 的患者。

税　则　号　列　3004.3900

中　文　名	注射用重组人促卵泡激素
英　文　名	Recombinant Human Follitropin for Injection
包　装　规　格	配定剂量，零售包装。
有　效　成　分	促卵泡激素。
制造工艺与性状	本品为白色冻干块状物或粉末。
用　　　　途	本品适用于不排卵［包括多囊卵巢综合征（PCOD）］且对枸橼酸克罗米芬治疗无反应的妇女。对于进行超排卵或辅助生育技术，如体外受精-胚胎移植（IVF）、配子输卵管内转移（GIFT）和合子输卵管内移植（ZIFT）的患者，用果纳芬可刺激多卵泡发育。
税　则　号　列	3004.3900

（六）酶制品

中　文　名	依洛硫酸酯酶 α 注射液
英　文　名	Elosulfase alfa Injection
包　装　规　格	配定剂量，零售包装。
有　效　成　分	依洛硫酸酯酶 α。
制造工艺与性状	本品为注射剂。
用　　　　途	本品用于治疗黏多糖贮积症。
税　则　号　列	3004.9090

中　文　名	注射用阿加糖酶 β
英　文　名	Agalsidase beta Injection
包　装　规　格	配定剂量，零售包装。
有　效　成　分	阿加糖酶 β。
制造工艺与性状	本品为注射剂。
用　　　　途	本品用于治疗法布雷病，适用于 8 岁以上的儿童和青少年及成人。
税　则　号　列	3004.9090

中　文　名	注射用阿糖苷酶 α
英　文　名	Alglucosidase Alfa for Injection
包　装　规　格	配定剂量，零售包装。
有　效　成　分	重组人类酸性 α-葡萄糖苷酶，是使用重组 DNA 技术在中国仓鼠卵巢细胞中生产的。
制造工艺与性状	本品为注射剂。
用　　　　途	注射用阿糖苷酶 α 是一种溶酶体糖原特异性水解酶，用于庞贝病［酸性 α-葡萄糖苷酶（GAA）缺乏症］患者的治疗。
税　则　号　列	3004.9090

中　文　名	注射用拉罗尼酶浓溶液
英　文　名	Laronidase Concentrated Solution for Infusion
包　装　规　格	配定剂量，零售包装。
有　效　成　分	拉罗尼酶。
制造工艺与性状	本品为注射剂。
用　　　　途	本品适用于 1 型黏多糖增多症（MPS-1）及有 Scheie 形式的中、重度症状患者。
税　则　号　列	3004.9090

中　文　名	注射用伊米苷酶
英　文　名	Imiglucerase for Injection
包　装　规　格	配定剂量，零售包装。
有　效　成　分	伊米苷酶。
制造工艺与性状	本品为注射剂。
用　　　　途	本品适用于确诊患有导致下列一种或多种病症的 I 型戈谢氏病（Gaucher disease）的儿童及成人患者的长期酶替代疗法：贫血；血小板减少；骨病；肝肿大或脾肿大。
税　则　号　列	3004.9090

中　文　名	注射用重组链激酶
英　文　名	Recombinant Streptokinase for Injection
包　装　规　格	配定剂量，零售包装。
有　效　成　分	重组链激酶。
制造工艺与性状	本品为由高效表达链激酶基因的大肠杆菌，经发酵、分离和高度纯化后获得的重组链激酶冻干制成。含适宜稳定剂，不含防腐剂和抗生素。白色或微黄色疏松体，按标示量加入灭菌注射用水后应迅速复溶为澄明液体。
用　　　　途	本品适用于急性心肌梗死等血栓性疾病。
税　则　号　列	3004.9090

（七）其他生物制剂

中　文　名　利那洛肽胶囊
英　文　名　Linaclotide Capsules
包　装　规　格　配定剂量，零售包装。
有　效　成　分　利那洛肽 1.26%、亮氨酸 0.69%、氯化钙 0.54%、羟丙甲纤维素 16.70%、微晶纤维
　　　　　　　　素 80.81%。
制造工艺与性状　本品为胶囊。
用　　　　途　本品适用于治疗中重度便秘型肠易激综合征（IBS-C）。
税　则　号　列　3002.4990

中　文　名　塞奈吉明滴眼液
英　文　名　Cenegermin Eye Drops
包　装　规　格　配定剂量，零售包装。
有　效　成　分　塞奈吉明，是由一种由大肠杆菌表达产生的重组人神经生长因子（rhNGF）。
制造工艺与性状　本品为无色澄明溶液。
用　　　　途　本品适用于治疗成人中度（维持性角膜上皮损伤）或中度（角膜溃疡）神经营养性角膜炎。
税　则　号　列　3002.1500

中　文　名　屋尘螨变应原制剂
英　文　名　Mites Allergens ALK（503）D. p
包　装　规　格　配定剂量，零售包装。
有　效　成　分　屋尘螨变应原提取物；辅料为氢氧化铝、氯化钠、碳酸氢钠、苯酚（5mg/mL）、注
　　　　　　　　射用水。
制造工艺与性状　本品为无色、白色至淡棕色或淡绿色水溶性混悬液。
用　　　　途　屋尘螨变应原制剂的脱敏治疗是一种基于注射的治疗，本品注射必须在医生指导下
　　　　　　　　或由医生进行。本品治疗分两个阶段进行，即起始治疗阶段和维持治疗阶段，用于
　　　　　　　　有屋尘螨致敏史的轻中度过敏性哮喘及（或）过敏性鼻炎患者的脱敏治疗，该商品
　　　　　　　　针对过敏性哮喘患者的脱敏治疗，可以显著减轻患者的症状，显著减少患者哮喘用
　　　　　　　　药量，并显著减轻了患者对屋尘螨变应原的皮肤敏感反应。
税　则　号　列　3004.9090

中　文　名	细菌溶解产物胶囊
英　文　名	Bacterial Lysates（Broncho-Vacom）
包 装 规 格	1 粒成人规格胶囊内含 7.0mg 细菌的冻干溶解物；1 粒儿童规格胶囊内含 3.5mg 细菌的冻干溶解物。
有 效 成 分	本品主要成分为下列细菌的冻干溶解物：流感嗜血杆菌、肺炎双球菌、肺炎克雷伯菌、臭鼻克雷伯菌、金黄色葡萄球菌、化脓性链球菌、草绿色链球菌、卡他奈瑟菌。
制造工艺与性状	本品为 3 号硬胶囊，内容物为白色细粉末。
用　　　途	本品用于免疫治疗。可预防呼吸道的反复感染及慢性支气管炎急性发作。可作为急性呼吸道感染治疗的合并用药。
税 则 号 列	3004.9090

中　文　名	依那西普注射液
英　文　名	Etanercept Solution Injection
包 装 规 格	配定剂量，零售包装。
有 效 成 分	依那西普；辅料为甘露醇、蔗糖和氨丁三醇（Tris）。
制造工艺与性状	本品为注射剂。
用　　　途	本品适用于类风湿性关节炎（RA），中、重度活动性类风湿性关节炎的成年患者对包括甲氨蝶呤（如果不禁忌使用）在内的 DMARD（改善病情的抗风湿药）无效时，可用依那西普与甲氨蝶呤联用治疗。强直性脊柱炎（AS），已证实依那西普单独使用或与甲氨蝶呤联用时，可降低 X 线检测相的关节损害进展率，并改善关节功能。重度活动性强直性脊柱炎的成年患者对常规治疗无效时可使用依那西普治疗。
税 则 号 列	3002.1500

中　文　名	重组人白介素-2 注射液
英　文　名	Recombinant Human Interleukin-2 Injection
包 装 规 格	配定剂量，零售包装。
有 效 成 分	重组人白介素-2。
制造工艺与性状	本品为由高效表达人白细胞介素-2（简称人白介素-2）的大肠杆菌，经发酵、分离和高度纯化后获得的重组人白介素-2 制成。含适宜稳定剂，不含防腐剂和抗生素。无色或微黄色澄明液体。
用　　　途	本品为抗肿瘤的生物治疗用药，主要用于肾癌、恶性黑色素瘤及癌性胸、腹腔积液的治疗，也可以用于其他恶性肿瘤综合治疗。
税 则 号 列	3002.1500

中　文　名	重组人干扰素 α2a 注射液
英　文　名	Recombinant Human Interferon α2a Injection
包　装　规　格	配定剂量，零售包装。
有　效　成　分	重组人干扰素 α2a。
制造工艺与性状	本品为由高效表达人干扰素 α2a 基因的大肠杆菌，经发酵、分离和高度纯化后获得的重组人干扰素 α2a 制成。含适宜稳定剂，不含抗生素。澄明液体。
用　　　　途	本品为用于治疗某些病毒性疾病，如急慢性病毒性肝炎、带状疱疹、尖锐湿疣。
税　则　号　列	3002.1500

中　文　名	重组人干扰素 α2b 凝胶
英　文　名	Recombinant Human Interferon α2b Gel
包　装　规　格	配定剂量，零售包装。
有　效　成　分	重组人干扰素 α2b。
制造工艺与性状	本品为由高效表达人干扰素 α2b 基因的大肠杆菌，经发酵、分离和高度纯化后获得的重组人干扰素 α2b，加入凝胶基质制成。含适宜稳定剂、防腐剂，不含抗生素。透明水凝胶剂。
用　　　　途	本品适用于治疗宫颈糜烂；治疗尖锐湿疣，也可用于治疗带状疱疹、口唇疱疹及生殖器疱疹。
税　则　号　列	3002.1500

中　文　名	重组人干扰素 α2b 注射液
英　文　名	Recombinant Human Interferon α2b Injection
包　装　规　格	配定剂量，零售包装。
有　效　成　分	重组人干扰素 α2b。
制造工艺与性状	本品为由高效表达人干扰素 α2b 基因的大肠杆菌，经发酵、分离和高度纯化后获得的重组人干扰素 α2b 制成。含适宜稳定剂，不含防腐剂和抗生素。澄明液体。
用　　　　途	本品适用于治疗某些病毒性疾病，如急慢性病毒性肝炎、带状疱疹、尖锐湿疣；治疗某些肿瘤，如毛细胞性白血病、慢性髓细胞性白血病、多发性骨髓瘤、非何杰金式淋巴瘤、恶性黑色素瘤、肾细胞癌、喉乳头状瘤、卡波氏肉瘤、卵巢癌、基底细胞癌、表面膀胱癌等。
税　则　号　列	3002.1500

中 文 名	重组人干扰素 α2b 注射液（假单胞菌）
英 文 名	Recombinant Human Interferon α2b Injection （P. putida）
包 装 规 格	配定剂量，零售包装。
有 效 成 分	重组人干扰素 α2b（假单胞菌）。
制造工艺与性状	本品为由高效表达人干扰素 α2b 基因的腐生型假单胞菌，经发酵、分离和高度纯化后获得的重组人干扰素 α2b 制成。含适宜稳定剂，不含防腐剂和抗生素。澄明液体。
用 途	本品适用于治疗某些病毒性疾病，如急慢性病毒性肝炎、带状疱疹、尖锐湿疣；治疗某些肿瘤，如毛细胞性白血病、慢性髓细胞性白血病、多发性骨髓瘤、非何杰金氏淋巴瘤、恶性黑色素瘤、肾细胞癌、喉乳头状瘤、卡波氏肉瘤、卵巢癌、基底细胞癌、膀胱癌等。
税 则 号 列	3002.1500

中 文 名	重组人干扰素 α2b 软膏 （假单胞菌）
英 文 名	Recombinant Human Interferon α2b Ointments （P. putida）
包 装 规 格	配定剂量，零售包装。
有 效 成 分	重组人干扰素 α2b（假单胞菌）。
制造工艺与性状	本品为由高效表达人干扰素 α2b 基因的腐生型假单胞菌，经发酵、分离和高度纯化后获得的重组人干扰素 α2b，加入软膏基质制成。无色半透明膏体。
用 途	本品主要适用于治疗由人乳头瘤病毒引起的尖锐湿疣，也可用于治疗由单纯性疱疹病毒引起的口唇疱疹及生殖器疱疹。
税 则 号 列	3002.1500

中 文 名	重组人干扰素 α1b 滴眼液
英 文 名	Recombinant Human Interferon α1b Eye Drops
包 装 规 格	配定剂量，零售包装。
有 效 成 分	重组人干扰素 α1b。
制造工艺与性状	本品为由高效表达人干扰素 α1b 基因的大肠杆菌，经发酵、分离和高度纯化后获得的重组人干扰素 α1b 制成。含适宜稳定剂。无色或淡黄色液体。
用 途	本品适用于治疗眼部病毒性疾病，对单纯疱疹性眼病，包括眼睑单纯疱疹、单疱性结膜炎、角膜炎（树枝状、地图状、盘状、实质性角膜炎）、单疱性虹膜睫状体炎疗效显著；对带状疱疹性眼病（如眼睑带状疱疹、带状疱疹性角膜炎、巩膜炎、虹膜睫状体炎）、腺病毒性结膜角膜炎、流行性出血性结膜炎等也有良好效果。
税 则 号 列	3002.1500

中　文　名　重组人干扰素 αlb 注射液
英　文　名　Recombinant Human Interferon αlb Injection
包　装　规　格　配定剂量，零售包装。
有　效　成　分　重组人干扰素 αlb。
制造工艺与性状　本品为由高效表达人干扰素 αlb 基因的大肠杆菌，经发酵、分离和高度纯化后获得的重组人干扰素 αlb 制成。含适宜稳定剂，不含防腐剂和抗生素。澄明液体。
用　　　途　本品适用于治疗病毒性疾病和某些恶性肿瘤。主要用于治疗慢性乙型肝炎、慢性丙型肝炎和毛细胞白血病等。对尖锐湿疣、慢性宫颈炎、疱疹性角膜炎、带状疱疹、流行性出血热和小儿呼吸道合胞病毒性肺炎等病毒性疾病均有效。对其他病毒性疾病和恶性肿瘤如慢性粒细胞白血病、黑色素瘤、淋巴瘤等也有良好疗效。
税　则　号　列　3002.1500

中　文　名　重组人干扰素 α2a 栓
英　文　名　Recombinant Human Interferon α2a Vaginal Suppository
包　装　规　格　配定剂量，零售包装。
有　效　成　分　重组人干扰素 α2a。
制造工艺与性状　本品为由高效表达人干扰素 α2a 基因的大肠杆菌，经发酵、分离和高度纯化后获得的重组人干扰素 α2a，加入栓剂基质中，经成型、挂膜制备而成。白色或黄色栓，外形应完整、均匀、光滑、质硬。
用　　　途　本品用于治疗阴道病毒性感染引起的慢性宫颈炎、宫颈糜烂、阴道炎，预防宫颈癌。
税　则　号　列　3002.1500

中　文　名　重组人干扰素 α2b 喷雾剂（假单胞菌）
英　文　名　Recombinant Human Interferon α2b Spray（P. putida）
包　装　规　格　配定剂量，零售包装。
有　效　成　分　重组人干扰素 α2b 假单胞菌。
制造工艺与性状　本品为由高效表达人干扰素 α2b 基因的腐生型假单胞菌，经发酵、分离和高度纯化后获得的重组人干扰素 α2b 制成。含适宜稳定剂、防腐剂。无色或微黄色、略带黏稠的液体。
用　　　途　本品用于由病毒引起的初发或复发性皮肤单纯疱疹（口唇疱疹、生殖器疱疹）；也可用于尖锐湿疣的辅助治疗。
税　则　号　列　3002.1500

中 文 名	重组人干扰素 α2b 栓
英 文 名	Recombinant Human Interferon α2b Vaginal Suppository
包 装 规 格	配定剂量，零售包装。
有 效 成 分	重组人干扰素 α2b。
制造工艺与性状	本品为由高效表达人干扰素 α2b 基因的大肠杆菌，经发酵、分离和纯化后获得的重组人干扰素 α2b，加入栓剂基质中，经成型、挂膜制成。乳白色或淡黄色栓，外形应完整、均匀、光滑、质硬。
用 途	本品适用于治疗病毒感染引起（或合并病毒引起）的宫颈糜烂。
税 则 号 列	3002.1500

中 文 名	重组人干扰素 α2b 滴眼液
英 文 名	Recombinant Human Interferon α2b Eye Drops
包 装 规 格	配定剂量，零售包装。
有 效 成 分	重组人干扰素 α2b。
制造工艺与性状	本品为由高效表达人干扰素 α2b 基因的大肠杆菌，经发酵、分离和高度纯化后获得的重组人干扰素 α2b 制成。含适宜稳定剂。无色或微黄色澄明液体。
用 途	本品适用于治疗单纯性疱疹病毒性角膜炎。
税 则 号 列	3002.1500

中 文 名	重组人干扰素 α2b 乳膏
英 文 名	Recombinant Human Interferon α2b Cream
包 装 规 格	配定剂量，零售包装。
有 效 成 分	重组人干扰素 α2b。
制造工艺与性状	本品为由高效表达人干扰素 α2b 基因的大肠杆菌，经发酵、分离和高度纯化后获得的重组人干扰素 α2b，加入乳膏基质制成。含适宜稳定剂、防腐剂。白色乳膏剂，外观细腻、均匀，无油水相分离现象。
用 途	本品适用于治疗由人乳头营病毒引起的尖锐湿疣，也可用于治疗由单纯性疱疹病毒引起的口唇疱疹及生殖器疱疹。
税 则 号 列	3002.1500

中 文 名	重组人粒细胞刺激因子注射液
英 文 名	Recombinant Human Granulocyte Colony-stimulating Factor Injection
包 装 规 格	配定剂量，零售包装。
有 效 成 分	重组人粒细胞刺激因子。
制造工艺与性状	本品为由高效表达人粒细胞集落刺激因子（简称人粒细胞刺激因子）基因的大肠杆菌，经发酵、分离和高度纯化后获得的重组人粒细胞刺激因子制成。含适宜稳定剂，不含防腐剂和抗生素。澄明液体。
用 途	本品适用于治疗癌症化疗等原因导致中性粒细胞减少症癌症患者使用骨髓抑制性化疗药物，特别是在强烈的骨髓剥夺性化学药物治疗后，注射本品有助于预防中性粒细胞减少症的发生，减轻中性粒细胞减少的程度，缩短粒细胞缺乏症的持续时间，加速粒细胞数的恢复从而减少合并感染发热的危险性。促进骨髓移植后的中性粒细胞数升高；骨髓发育不良综合征引起的中性粒细胞减少症；再生障碍性贫血引起的中性粒细胞减少症；先天性、特发性中性粒细胞减少症；骨髓增生异常综合征伴中性粒细胞减少症；周期性中性粒细胞减少症。
税 则 号 列	3002.1500

中 文 名	注射用 A 型肉毒毒素
英 文 名	Botulinum Toxin Type A for Injection
包 装 规 格	配定剂量，零售包装。
有 效 成 分	A 型肉毒毒素。
制造工艺与性状	本品为用 A 型肉毒结晶毒素经稀释，加入稳定剂后冻干制成。白色疏松体，复溶后轻轻摇动，应呈无色或淡黄色澄明液体。
用 途	本品适用于眼睑痉挛、面肌痉挛及相关病灶肌张力障碍。
税 则 号 列	3002.4990

中 文 名	注射用鼠神经生长因子
英 文 名	Mouse Nerve Growth Factor for Injection
包 装 规 格	配定剂量，零售包装。
有 效 成 分	鼠神经生长因子。
制造工艺与性状	本品为由健康小鼠颌下腺提取的生物活性蛋白质，经分离、纯化后加入适宜稳定剂后冻干制成。不含防腐剂。白色或类白色的疏松体或粉末，按标示量加入灭菌注射用水后应迅速复溶为无色澄明液体。
用 途	本品具有促进神经损伤恢复的作用，用于治疗视神经损伤。
税 则 号 列	3002.1500

中　文　名　注射用重组人白介素-11
英　文　名　Recombinant Human Interleukin-11 for Injection
包　装　规　格　配定剂量，零售包装。
有　效　成　分　重组人白介素-11。
制造工艺与性状　本品为由高效表达人白细胞介素-11（简称人白介素-11）基因的大肠杆菌，经发酵、分离和高度纯化后获得的重组人白介素-11冻干制成。含适宜稳定剂，不含防腐剂和抗生素。白色或类白色疏松体。
用　　　途　本品用于实体瘤、非髓性白血病化疗后Ⅲ、Ⅳ度血小板减少症的治疗；实体瘤及非髓性白血病患者，前一疗程化疗后发生Ⅲ、Ⅳ度血小板减少症（即血小板数不高于5.0×10^9）者，下一疗程化疗前使用本品，以减少病人因血小板减少引起的出血和对血小板输注的依赖性。同时有白细胞减少症的病人必要时可合并使用重组人粒细胞刺激因子（rhG-CSF）。
税　则　号　列　3002.1500

中　文　名　注射用重组人白介素-11（酵母）
英　文　名　Recombinant Human Interleukin-11 for Injection(Yeast)
包　装　规　格　配定剂量，零售包装。
有　效　成　分　重组人白介素-11（酵母）。
制造工艺与性状　本品为由高效表达人白细胞介素-11（简称人白介素-11）基因的甲醇酵母，经发酵、分离和高度纯化后获得的重组人白介素-11冻干制成。含适宜稳定剂，不含防腐剂和抗生素。白色或微黄色疏松体。
用　　　途　本品用于实体瘤、非髓性白血病化疗后Ⅲ、Ⅳ度血小板减少症的治疗；实体瘤及非髓性白血病患者，前一疗程化疗后发生Ⅲ、Ⅳ度血小板减少症（即血小板数≤5.0×10^9）者，下一疗程化疗前使用本品，以减少病人因血小板减少引起的出血和对血小板输注的依赖性。同时有白细胞减少症的病人必要时可合并使用重组人粒细胞集落刺激因子（rhG-CSF）。
税　则　号　列　3002.1500

中　文　名	注射用重组人白介素-2
英　文　名	Recombinant Human Interleukin-2 for Injection
包　装　规　格	配定剂量，零售包装。
有　效　成　分	重组人白介素-2。
制造工艺与性状	本品为由高效表达人白细胞介素-2（简称人白介素-2）基因的大肠杆菌，经发酵、分离和高度纯化后获得的重组人白介素-2冻干制成。含适宜稳定剂，不含防腐剂和抗生素。白色或微黄色疏松体，按标示量加入灭菌注射用水后应迅速复溶为澄明液体。
用　　　途	本品用于癌性胸腹腔积液及黑色素瘤、肾癌等恶性肿瘤的治疗。
税　则　号　列	3002.1500

中　文　名	注射用重组人白介素-2（I）
英　文　名	Recombinant Human Interleukin-2（I）for Injection
包　装　规　格	配定剂量，零售包装。
有　效　成　分	重组人白介素-2（I）。
制造工艺与性状	本品为由高效表达人白细胞介素-2（I）［简称人白介素-2（I）］基因的大肠杆菌，经发酵、分离和高度纯化后获得的重组人白介素-2（I）冻干制成。含适宜稳定剂，不含防腐剂和抗生素。白色或微黄色疏松体，按标示量加入灭菌注射用水后应迅速复溶为澄明液体。
用　　　途	本品为用于肾细胞癌、黑色素瘤、乳腺癌、膀胱癌、肝癌、直肠癌、淋巴癌、肺癌等恶性肿瘤的治疗，用于癌性胸腹水的控制。也可以用于淋巴因子激活的杀伤细胞的培养。用于手术、化疗用放疗后的癌症患者的治疗，可加强机体免疫功能。用于先天或后天免疫缺陷症的治疗，提高病人细胞免疫功能和抗感染能力。各种自身免疫病的治疗，如类风湿性关节炎、系统性红斑狼疮、干燥综合征等。对某些病毒性、杆菌性、胞内寄生菌感染性疾病，如乙型肝炎、麻风症、肺结核、白色念珠菌感染等具有一定的治疗作用。
税　则　号　列	3002.1500

中　文　名	注射用重组人干扰素 α2a
英　文　名	Recombinant Human Interferon α2a for Injection
包　装　规　格	配定剂量，零售包装。
有　效　成　分	重组人干扰素 α2a。
制造工艺与性状	本品为由高效表达人干扰素 α2a 基因的大肠杆菌，经发酵、分离和高度纯化后获得的重组人干扰素 α2a 冻干制成。含适宜稳定剂，不含防腐剂和抗生素。白色薄壳状疏松体，按标示量加入灭菌注射用水后应迅速复溶为澄明液体。
用　　　途	本品用于治疗淋巴或造血系统肿瘤、病毒性疾病。
税　则　号　列	3002.1500

中 文 名	注射用重组人干扰素 α2a（酵母）
英 文 名	Recombinant Human Interferon α2a for Injection（Yeast）
包 装 规 格	配定剂量，零售包装。
有 效 成 分	重组人干扰素 α2a（酵母）。
制造工艺与性状	本品为由高效表达人干扰素 α2a 基因的酿酒酵母，经发酵、分离和高度纯化后获得的重组人干扰素 α2a 冻干制成。含适宜稳定剂，不含防腐剂和抗生素。白色或微黄色薄壳状疏松体，按标示量加入灭菌注射用水后应迅速复溶为澄明液体。
用 途	本品适用于治疗多种病毒感染性疾病：慢性乙型肝炎、丙型肝炎、尖锐湿疣、带状疱疹、流感及其他呼吸道病毒性感染、慢性宫颈炎、流行性出血热、急性出血性角膜炎、水痘等。治疗肿瘤：多发性骨髓瘤、慢性粒细胞白血病、毛细胞白血病、非何杰金氏淋巴瘤、恶性黑色素瘤、结（直）肠癌、卵巢癌、肝细胞癌、膀胱癌、肾细胞癌、基底细胞癌等。
税 则 号 列	3002.1500

中 文 名	注射用重组人干扰素 α2b
英 文 名	Recombinant Human Interferon α2b for Injection
包 装 规 格	配定剂量，零售包装。
有 效 成 分	重组人干扰素 α2b。
制造工艺与性状	本品为由高效表达人干扰素 α2b 基因的大肠杆菌，经发酵、分离和高度纯化后获得的重组人干扰素 α2b 冻干制成。含适宜稳定剂，不含防腐剂和抗生素。白色薄壳状疏松体，按标示量加入灭菌注射用水后应迅速复溶为澄明液体。
用 途	本品适用于治疗某些病毒性疾病，如急慢性病毒性肝炎、带状疱疹、尖锐湿疣。用于治疗某些肿瘤，如毛状细胞白血病、慢性髓细胞性白血病、多发性骨髓瘤、非何杰金氏淋巴瘤、恶性黑色素瘤、肾细胞癌、喉乳头状瘤、卡波济氏肉瘤、卵巢癌、基底细胞癌、表面膀胱癌等。
税 则 号 列	3002.1500

中 文 名 注射用重组人干扰素 α2b（假单胞菌）
英 文 名 Recombinant Human Interferon α2b for Injection（P. putida）
包 装 规 格 配定剂量，零售包装。
有 效 成 分 重组人干扰素 α2b（假单胞菌）。
制造工艺与性状 本品为由高效表达人干扰素 α2b 基因的腐生型假单胞菌，经发酵、分离和高度纯化后获得的重组人干扰素 α2b 冻干制成。含适宜稳定剂，不含防腐剂和抗生素。白色薄壳状疏松体，按示量加入灭菌注射用水后应迅速复溶为澄明液体。
用 途 本品适用于病毒性疾病：伴有 HBV-DNA、DNA 多聚酶阳性或 HBeAg 阳性等病毒复制标志的成年慢性活动性乙型肝炎病人、伴有 HCV 抗体阳性和谷丙转氨酶（ALT）增高，但不伴有肝功能代偿失调（Child 分类 A）的成年急慢性丙型肝炎病人、尖锐湿疣、带状疱疹、小儿病毒性肺炎及上呼吸道感染、慢性宫颈炎、丁型肝炎等。肿瘤：毛状细胞白血病、多发性骨髓瘤、非何杰金氏淋巴瘤、慢性白血病以及卡波济氏肉瘤、肾癌、喉乳头状瘤、黑色素瘤、蕈样肉芽肿、膀胱癌、基底细胞癌等。
税 则 号 列 3002.1500

中 文 名 注射用重组人干扰素 α2b（酵母）
英 文 名 Recombinant Human Interferon α2b for Injection（Yeast）
包 装 规 格 配定剂量，零售包装。
有 效 成 分 重组人干扰素 α2b（酵母）。
制造工艺与性状 本品为由高效表达人干扰素 α2b 基因的酿酒酵母，经发酵、分离和高度纯化后获得的重组人干扰素 α2b 冻干制成。含适宜稳定剂，不含防腐剂和抗生素。白色或微黄色疏松体，按示量加入灭菌注射用水后应迅速复溶为澄明液体。
用 途 本品可用于急、慢性病毒性肝炎（乙型、丙型等）、尖锐湿疣、毛细胞性白血病、慢性粒细胞白血病、淋巴瘤、艾滋病相关性卡波济氏肉瘤、恶性黑色素瘤等疾病的治疗。
税 则 号 列 3002.1500

中 文 名 注射用重组人干扰素 α1b
英 文 名 Recombinant Human Interferon α1b for Injection
包 装 规 格 配定剂量，零售包装。
有 效 成 分 重组人干扰素 α1b。
制造工艺与性状 本品为由高效表达人干扰素 α1b 基因的大肠杆菌，经发酵、分离和高度纯化后获得的重组人干扰素 α1b 冻干制成。含适宜稳定剂，不含防腐剂和抗生素。白色薄壳状疏松体，按示量加入灭菌注射用水后迅速复溶为澄明液体。
用 途 本品用于治疗病毒性疾病和某些恶性肿瘤，也可用于治疗慢性乙型肝炎、慢性丙型肝炎和毛细胞白血病等。
税 则 号 列 3002.1500

中　文　名	注射用重组人干扰素 γ
英　文　名	Recombinant Human Interferon γ for Injection
包　装　规　格	配定剂量，零售包装。
有　效　成　分	重组人干扰素 γ。
制造工艺与性状	本品为由高效表达人干扰素 γ 基因的大肠杆菌，经发酵、分离和高度纯化后获得的重组人干扰素 γ 冻干制成。含适宜稳定剂，不含防腐剂和抗生素。白色薄壳状疏松体，按标示量加入灭菌注射用水后应迅速复溶为澄明液体。
用　　　途	本品用于治疗类风湿性关节炎。有临床结果表明治疗骨髓增生异常综合征，异位性皮炎和尖锐湿疣有效。美国 FDA 批准用于治疗转移性肾癌，创伤，异位性皮炎和肉芽肿。日本批准用于治疗肾细胞癌和蕈样真菌病。欧洲批准用于治疗类风湿性关节炎。
税　则　号　列	3002. 1500

中　文　名	注射用重组人粒细胞巨噬细胞刺激因子
英　文　名	Recombinant Human Granulocyte/Macrophage Colony-stimulating Factor for Injection
包　装　规　格	配定剂量，零售包装。
有　效　成　分	重组人粒细胞巨噬细胞刺激因子。
制造工艺与性状	本品为由高效表达人粒细胞巨噬细胞集落刺激因子（简称人粒细胞巨噬细胞刺激因子）基因的大肠杆菌，经发酵、分离和高度纯化后获得的重组人粒细胞巨噬细胞刺激因子冻干制成。含适宜稳定剂，不含防腐剂和抗生素。白色疏松体，按标示量加入灭菌注射用水后应迅速复溶为澄明液体。
作　用　与　用　途	本品适用于预防和治疗肿瘤放疗或化疗后引起的白细胞减少症，治疗骨髓造血机能障碍及骨髓增生异常综合征，预防白细胞减少可能潜在的感染并发症，使中性粒细胞因感染引起数量减少的回升速度加快。
税　则　号　列	3002. 1500

中　文　名	布拉氏酵母菌散
英　文　名	Saccharomyces Boulardii Sachets
包　装　规　格	配定剂量，零售包装。
有　效　成　分	主要为冻干布拉氏酵母菌（菌株号：CNCM I-745）。辅料为果糖、乳糖、微粉硅胶、水果味香精。
制造工艺与性状	本品含淡黄色或极浅棕色粉末。
用　　　途	本品适用于治疗成人和儿童腹泻，以及肠道菌群失调所引起的腹泻症状。
税　则　号　列	3004. 9090

中　文　名	康柏西普眼用注射液
英　文　名	Conbercept Ophthalmic Injection
包　装　规　格	配定剂量，零售包装。
有　效　成　分	康柏西普，利用中国仓鼠卵巢（CHO）细胞表达系统生产的重组融合蛋白（由人血管内皮生长因子 VEGF 受体 1 中的免疫球蛋白样区域 2 和 VEGF 受体 2 中的免疫球蛋白样区域 3 和 4，与人免疫球蛋白 Fc 片段经过融合而成）。
制造工艺与性状	本品为白色或类白色澄清液体。
用　　　途	本品适用于新生血管性（湿性）年龄相关性黄斑变性（nAMD），继发于病理性近视的脉络膜新生血管（pmCNV）引起的视力损伤，继发于糖尿病黄斑水肿（DME）引起的视力损伤。
税　则　号　列	3002.1500

三、　其他生物制剂

中　文　名	琼脂
英　文　名	Agar
包　装　规　格	1kg/瓶。
成　　　分	琼脂。
用　　　途	酵母培养。
税　则　号　列	1302.3100

中　文　名	基因修饰的酵母细胞
英　文　名	Genetically Modified Yeast Cells
包　装　规　格	1mL/支。
成　　　分	基因缺失的酵母细胞株（活性的）小于 2%，冻存液大于 98%（D 葡萄糖小于 5%，蛋白胨小于 5%，甘油大于 10%，其余为水）。
用　　　途	实验室科研用，作为模式生物用于研究基因功能，研究基因之间的调控作用等。
税　则　号　列	2102.1000

中　文　名	酵母菌菌株
英　文　名	Yeast Cell
包　装　规　格	1 支。
成　　　分	活酵母菌株。
用　　　途	用于科学研究。
税　则　号　列	2102.1000

中　文　名　酵母浸出粉
英　文　名　Bacto Yeast Extract
包　装　规　格　10kg。
成　　　分　酿酒酵母水溶性浓缩物。
用　　　途　广泛用于细菌、真菌、哺乳动物和昆虫细胞培养基的非动物源性配方中。
税　则　号　列　2106.9090

中　文　名　抗血清
英　文　名　Serum
包　装　规　格　0.5mL/瓶。
成　　　分　受试者提供的全血后分离获得血清。
用　　　途　抗体水平检定。
税　则　号　列　3002.1200

中　文　名　登革病毒Ⅰ型单抗
英　文　名　Dengue Virus Ⅰ Monoclonal Antibody
包　装　规　格　50μL/支。
成　　　分　登革病毒Ⅰ型单抗。
用　　　途　试验使用。
税　则　号　列　3002.1500

中　文　名　登革病毒Ⅱ型单抗
英　文　名　Dengue Virus Ⅱ Monoclonal Antibody
包　装　规　格　100μL/支。
成　　　分　登革病毒Ⅱ型单抗。
用　　　途　试验使用。
税　则　号　列　3002.1500

中　文　名　登革病毒Ⅲ型单抗
英　文　名　Dengue Virus Ⅲ Monoclonal Antibody
包　装　规　格　50μL/支。
成　　　分　登革病毒Ⅲ型单抗。
用　　　途　试验使用。
税　则　号　列　3002.1500

中 文 名 登革病毒Ⅳ型单抗

英 文 名 Dengue Virus Ⅳ Monoclonal Antibody

包 装 规 格 50μL/支。

成 分 登革病毒Ⅳ型单抗。

用 途 试验使用。

税 则 号 列 3002.1500

中 文 名 脊髓灰质炎Ⅰ型单克隆抗体

英 文 名 Monoclonal Antibody Type Ⅰ

包 装 规 格 1g/瓶。

成 分 脊髓灰质炎Ⅰ型单克隆抗体。

用 途 用于科学研究。

税 则 号 列 3002.1500

中 文 名 脊髓灰质炎Ⅱ型单克隆抗体

英 文 名 Monoclonal Antibody Type Ⅱ

包 装 规 格 1g/瓶。

成 分 脊髓灰质炎Ⅱ型单克隆抗体。

用 途 用于科学研究。

税 则 号 列 3002.1500

中 文 名 脊髓灰质炎Ⅲ型单克隆抗体

英 文 名 Monoclonal Antibody Type Ⅲ

包 装 规 格 1g/瓶。

成 分 脊髓灰质炎Ⅲ型单克隆抗体。

用 途 用于科学研究。

税 则 号 列 3002.1500

中 文 名 重组人抗呼吸道合胞病毒抗体（AM14）

英 文 名 Recombinant Human Anti-RSV Antibody（AM14）

包 装 规 格 1mg/瓶。

成 分 重组人抗呼吸道合胞病毒抗体（AM14）。

用 途 用于诊断试剂盒。

税 则 号 列 3002.1500

中　文　名	重组人抗呼吸道合胞病毒抗体（D25）
英　文　名	Recombinant Human Anti-RSV Antibody（D25）
包　装　规　格	1mg/瓶。
成　　　　分	重组人抗呼吸道合胞病毒抗体（D25）。
用　　　　途	用于诊断试剂盒。
税　则　号　列	3002.1500

中　文　名	重组小鼠抗呼吸道合胞病毒 F 抗体（5C4）
英　文　名	Recombinant Mouse Anti-RSV F Antibody（5C4）
包　装　规　格	1mg/瓶。
成　　　　分	重组小鼠抗呼吸道合胞病毒 F 抗体（5C4）。
用　　　　途	用于诊断试剂盒。
税　则　号　列	3002.1500

中　文　名	白色念珠菌
英　文　名	Candida Albicans
包　装　规　格	1 支。
成　　　　分	白色念珠菌、蛋白胨、葡萄糖、无机盐。
用　　　　途	用于科学研究。
税　则　号　列	3002.4930

中　文　名	大肠杆菌
英　文　名	Escherichia Coli
包　装　规　格	1 支。
成　　　　分	大肠杆菌、蛋白胨、葡萄糖、无机盐。
用　　　　途	用于科学研究。
税　则　号　列	3002.4930

中　文　名	金黄色葡萄球菌
英　文　名	Staphylococcus Aureus，subsp. aureus
包　装　规　格	1 支。
成　　　　分	金黄色葡萄球菌、蛋白胨、葡萄糖、无机盐。
用　　　　途	用于科学研究。
税　则　号　列	3002.4930

中　文　名　枯草杆菌黑色变种芽孢
英　文　名　Bacillus Atrophaeus
包 装 规 格　1支。
成　　　　分　枯草杆菌黑色变种芽孢、蛋白胨、葡萄糖、无机盐。
用　　　　途　用于科学研究。
税 则 号 列　3002.4930

中　文　名　流感毒株
英　文　名　Influenza Virus
包 装 规 格　1g/支。
成　　　　分　抗原，保护剂。
用　　　　途　用于流感疫苗制备。
税 则 号 列　3002.4930

中　文　名　流感原代毒株
英　文　名　Influenza Virus
包 装 规 格　1g/支。
成　　　　分　流感病毒、保护剂。
用　　　　途　用于流感疫苗的研发与生产。
税 则 号 列　3002.4930

中　文　名　鼠呼肠孤病毒三型
英　文　名　Reo-3
包 装 规 格　1mL/支。
成　　　　分　鼠呼肠孤病毒三型。
用　　　　途　用于科学研究。
税 则 号 列　3002.4930

中　文　名　小鼠细小病毒
英　文　名　MVM
包 装 规 格　1mL/支。
成　　　　分　小鼠细小病毒。
用　　　　途　用于科学研究。
税 则 号 列　3002.4930

中　文　名　异嗜性小鼠白血病病毒
英　文　名　X-MuLV
包　装　规　格　1mL/支。
成　　　　分　异嗜性小鼠白血病病毒。
用　　　　途　用于科学研究。
税　则　号　列　3002.4930

第十六节　其他类药物

一、　急救解毒药

中　文　名　盐酸纳洛酮注射液
英　文　名　Naloxone Hydrochloride Injection
类　　　　别　急救解毒药
主　要　成　分　盐酸纳洛酮
有效成分 CAS 号　357-08-4

化学分子结构式　

商　品　属　性　本品为无色透明液体。
适　用　症　适用于阿片类药物复合麻醉术后，拮抗该类药物所致的呼吸抑制，促使病人苏醒。用于阿片类药物过量，完全或部分逆转阿片类药物引起的呼吸抑制。解救急性乙醇中毒。用于急性阿片类药物过量的诊断。
药　理　作　用　作用机制：1. 完全或部分纠正阿片类物质的中枢抑制效应，如呼吸抑制、镇静和低血压。2. 对动物急性乙醇中毒有促醒作用。3. 为纯阿片受体拮抗剂，即不具有其他阿片受体拮抗剂的"激动性"或吗啡样效应；不引起呼吸抑制、拟精神病反应或缩瞳反应。4. 未见耐药性，也未见生理或精神依赖性。5. 虽然作用机制尚不完全清楚，但是，有充分证据表明是通过竞争相同受体位点拮抗阿片类物质效应的。
税　则　号　列　3004.4900

中 文 名 二巯丙醇注射液
英 文 名 Dimercaprol Injection
类 别 急救解毒药
主 要 成 分 二巯基丙醇
有效成分 CAS 号 59-52-9

化学分子结构式

商 品 属 性 本品为无色或淡黄色的澄明油状液体。有蒜臭味。
适 用 症 主要适用于治疗砷、汞和金中毒，与依地酸钙钠合用治疗儿童急性铅脑病。
药 理 作 用 本品带有两个巯基（-SH）。一个分子的本品结合一个金属原子形成不溶性复合物。两个分子的本品与一个金属原子结合形成较稳定的水溶性复合物。复合物在体内可重新离解为金属和本品，本品被氧化后失去作用。本品的巯基与金属结合的能力比细胞酶的巯基为强，可预防金属与细胞酶的巯基结合和使已与金属络合的细胞酶复活而解毒。
税 则 号 列 3004.9090

二、 造影剂

中 文 名 碘比醇注射液
英 文 名 Iobitridol Injection
类 别 造影剂
主 要 成 分 碘比醇
有效成分 CAS 号 136949-58-1

化学分子结构式

商 品 属 性 本品为无色至淡黄色的澄清液体。
适 用 症 本品为含碘造影剂，用于（X 线）尿路静脉造影、动脉造影，头颅和全身计算机断层扫描（CT）静脉血管数字减影。
药 理 作 用 碘比醇注射液是一个非离子型、低渗透压并溶于水的含碘造影剂，主要应用在尿路及血管造影。碘比醇分子具有稳定的亲水性。对血液动力学系统、心血管系统、肺及支气管系统、肾脏系统、神经系统和流变学系统的总的耐受性检查表明，本品可与其他非离子型水溶性三价碘产品交替使用。
税 则 号 列 3006.3000

中　文　名	碘海醇注射液
英　文　名	Iohexol Injection
类　　　别	造影剂
主　要　成　分	碘海醇
有效成分 CAS 号	66108-95-0

化学分子结构式

商　品　属　性	本品为无色至淡黄色的澄明液体。
适　用　症	血管内应用：临床应用本品于成人及儿童的尿路造影和心血管造影，以及成人的大脑血管造影，外周及各种动脉造影、静脉造影、数字减影和 CT 增强扫描。蛛网膜下应用：适用于成人及儿童的脊髓造影，以及应用于蛛网膜下注射后进行脑池 CT 扫描检查。体腔内应用：适用于各种体腔检查，包括口服，如关节造影，内窥镜逆行胰胆管造影（ERCP）、疝囊造影、尿路造影，子宫输卵管造影、涎管造影以及各种使用口服水溶造影剂进行的胃肠道检查等。
药　理　作　用	本品为 X 光及 CT 检查常用的造影剂，可供血管内、椎管内和体腔内使用。
税　则　号　列	3006.3000

中　文　名	碘化油注射液
英　文　名	Iodinated Oil Injection
类　　　别	造影剂
主　要　成　分	本品为复方制剂，主要成分为植物油与碘结合的一种有机碘化合物
有效成分 CAS 号	20461-54-5
化学分子结构式	略
商　品　属　性	本品为淡黄色至黄色的澄明油状液体。微有类似蒜的臭气。
适　用　症	X 线诊断用阳性造影剂。用于支气管造影，子宫输卵管造影，鼻窦、腮腺管以及其他腔道和瘘管造影，也用于预防和治疗地方性甲状腺肿、地方性克汀病及肝恶性肿瘤的栓塞治疗。
药　理　作　用	本品属诊断用药，也用于防治地方性甲状腺肿。本品注入体内后由于其能比周围软组织结构吸收更多 X 线，从而在 X 线照射下形成密度对比，显示出所在腔道的形态结构。碘为合成甲状腺激素的原料，治疗量和预防量碘剂可弥补食物中碘的不足，使甲状腺素的合成和分泌保持或逐渐恢复到正常水平，腺体随之缩小，从而治疗地方性甲状腺肿。
税　则　号　列	3006.3000

中　文　名	复方泛影葡胺注射液
英　文　名	Compound Meglumine Diatrizoate Injection
类　　　别	造影剂
主　要　成　分	本品为复方制剂，主要成分为泛影葡胺和泛影酸钠
有效成分 CAS 号	泛影葡胺 131-49-7；泛影酸钠 737-31-5

化学分子结构式

商　品　属　性　本品为无色至淡黄色的澄明液体。

适　用　症　适用于泌尿系造影、心脏血管造影、脑血管造影、其他脏器和周围血管造影、CT 增强扫描和其他各种腔道、瘘管造影，也可用于冠状动脉造影。

药　理　作　用　本品为诊断用药。泛影酸钠为离子型单体碘造影剂，碘能吸收较多量的 X 线，注入体内后与周围组织在 X 线下形成密度对比而显影。用直接引入法造影时，将它直接注入血管或其他腔道后，能显示其管腔形态。用生理吸收法造影时，注入血管的造影剂可通过受损的血管内皮或受损的血脑屏障进入病变组织而显示病灶。经肾脏排泄时可显示尿路形态。

税　则　号　列　3006.3000

中　文　名	钆喷酸葡胺注射液
英　文　名	Dimeglnmine Gadopentetate Injection
类　　　别	造影剂
主　要　成　分	钆喷酸双葡甲胺
有效成分 CAS 号	86050-77-3

化学分子结构式

商　品　属　性　本品为无色或几乎无色的澄明液体。

适　用　症　本品为腹部核磁共振检查辅助用药，适用于提高腹部组织和器官的分辨对比。

药　理　作　用　本品是一种用于磁共振成像的顺磁性造影剂，进入体内后能缩短组织中质子的 T_1 及 T_2 弛豫时间，从而增强图像的清晰度和对比度。

税　则　号　列　3006.3000

中　文　名　钆特酸葡胺注射液
英　文　名　Gadotric Acid Meglumine Salt Injection
类　　　别　造影剂
主　要　成　分　钆特酸葡胺
有效成分 CAS 号　92943-93-6

化学分子结构式

商　品　属　性　本品为无色至黄色的澄明液体。
适　用　症　本品用于以下疾病的核磁共振检查：大脑和脊髓病变、脊柱病变、其他全身性病理检查（包括血管造影）。
药　理　作　用　本品为静脉注射造影剂，用于磁共振检查。钆特酸具有顺磁性质，可以增加磁共振的影像对此，其本身不具有药理活性，为惰性强的化合物。
税　则　号　列　3006.3000

中　文　名　注射用全氟丁烷微球
英　文　名　Perfluorobutane Microspheres for Injection
类　　　别　造影剂
主　要　成　分　本品主要成分为全氟丁烷微球，主要含全氟正丁烷和少量全氟异丁烷，辅料为氢化卵磷脂酰丝氨酸钠和蔗糖
有效成分 CAS 号　355-25-9

化学分子结构式

商　品　属　性　本品为注射剂，白色块状物或粉末。上层填充有无色气体。
适　用　症　本品仅用于诊断使用；注射用全氟丁烷微球是一种超声造影剂，用于肝脏局灶性病变血管相和 Kupffer 相的超声成像。
药　理　作　用　本品中的活性成分是全氟丁烷微泡，静脉注射后能够穿过肺毛细血管床流到左侧心腔，随后循环至全身。发射的超声波被微泡表面有效地反向散射，因而增强管腔内血液和周围组织对比度。诊断肝脏病变时，给药后一分钟内可立即观察病变及其周围血管影像，进行鉴别诊断（定性诊断）。另外，本品中的部分微球在给药后 5~10 分钟被网状内皮系统摄取（对于肝脏来说是 Kupffer 细胞），因而增强了正常组织与没有网状内皮系统的恶性病变之间的对比，使得 Kupffer 相影像尤其有助于病变的定性诊断和探查。
税　则　号　列　3006.3000

三、　其他药物

中　文　名　酒石酸伐尼克兰片
英　文　名　Varenicline Tartrate Tablets
类　　　别　其他药物
主　要　成　分　酒石酸伐尼克兰
有效成分 CAS 号　375815-87-5

化学分子结构式

商　品　属　性　本品为片剂。
适　用　症　适用于成人戒烟。
药　理　作　用　伐尼克兰是烟碱型乙酰胆碱受体 $\alpha_4\beta_2$ 亚型的选择性部分激动剂，对神经中该受体具有高度亲和力。伐尼克兰与 $\alpha_4\beta_2$ 受体结合产生激动作用，同时阻断尼古丁与该受体结合，这是伐尼克兰发挥戒烟作用的机制。
税　则　号　列　3004.9090

中　文　名　口服补液盐
英　文　名　Oral Rehydration Salts
类　　　别　其他药物
主　要　成　分　本品为复方制剂，主要成分为氯化钠、碳酸氢钠、氯化钾和葡萄糖
有效成分 CAS 号　氯化钠 2647-14-5；碳酸氢钠 144-55-8；氯化钾 7447-40-7；葡萄糖 492-62-6

化学分子结构式

商　品　属　性　本品为白色结晶性粉末。
适　用　症　适用于治疗和预防急、慢性腹泻造成的轻度脱水。
药　理　作　用　钠离子、钾离子是维持体内恒定的渗透压所必需，而恒定的渗透压，则为维持生命所必需，体内的钠和钾如丢失过多，则会出现低钠综合征或低钾综合征。本品可以补充钠、钾及体液，调节水及电解质的平衡。
税　则　号　列　3004.9090

第三章

商品归类决定

序号	1	归类决定编号	Z2006-0139	公告编号	2006 年第 69 号
商品税则号列		30.03 或 30.04		公告实施日期	2006 年 11 月 22 日
商品名称		泽它			
英文名称		Zetar lotion			
其他名称		煤焦油洗剂			
商品描述		该商品药品名称为煤焦油洗剂，已作为药品在国内药品主管部门注册。主要活性成分为具有杀菌作用的 1% 纯煤焦油，非活性成分包括表面活性剂、透皮吸收剂、纯水、香料等。商品为棕色液体，药物气味，具有杀菌、止痒、消炎作用，治疗头部银屑病、溢脂性皮炎、头皮屑，还可修复受伤头发，改善发质，使头发光泽易梳理。			
归类决定①		商品"泽它"为一种煤焦油制剂。其配比具有特定用途，即杀菌、止痒、治疗皮肤病等。具有该配比的商品"泽它"在国家食品药品监督管理总局进行过注册，其临床试验效果经过认定，药理毒理反应通过鉴定。因此，商品"泽它"应归入《税则》税目 30.03 或 30.04 项下相应税则号列。			

序号	2	归类决定编号	Z2006-1199	公告编号	2007 年第 70 号
商品税则号列		3001.9090		公告实施日期	2007 年 12 月 5 日
商品名称		海豹鞭			
英文名称					
其他名称					
商品描述		海豹鞭是海豹肉的一部分，经风干处理，未加任何添加剂，可供食用或药用。			
归类决定		根据归类总规则一，海豹鞭应归入税则号列 3001.9090。			

　　① 商品归类决定是海关商品归类执法的重要依据之一，由海关总署依据有关法律、行政法规规定作出，对进出口货物具有普遍约束力。商品归类决定以公告的形式对外发布，进出口相同货物应当适用相同的商品归类决定。本书摘录了部分药品的商品归类决定，读者也可登录海关总署官方网站查询商品归类决定，实时了解相关更新情况。

序号	3	归类决定编号		Z2008-0123	公告编号	2008 年第 83 号
商品税则号列			3001.9090		公告实施日期	2008 年 11 月 24 日
商品名称		蛇毒				
英文名称		Bothrop Atrox				
其他名称						
商品描述		蛇毒呈黄色干粉状，塑料瓶密封包装。加工方法：毒液经采集后，将新鲜蛇毒液离心，去掉其中的细胞碎片，得到清澈的淡黄色液体后进行干燥。				
归类决定		该商品经真空干燥处理，其加工程度已超出税目 05.10 的加工范围，根据归类总规则一及六，应归入税则号列 3001.9090。				

序号	4	归类决定编号		Z2022-0041	公告编号	2022 年第 78 号
商品税则号列			3002.4990		公告实施日期	2022 年 9 月 1 日
商品名称		农菌				
英文名称		AgroBac				
其他名称						
商品描述		农菌，呈粉状颗粒，分为根瘤菌、固氮菌、磷细菌、硅酸盐细菌及复合微生物等种类，溶于水后直接浸种、喷到作物上或施入土壤中。该商品中的农菌等培养微生物含量在 85% 以上，其他成分是维持农菌等培养微生物活力的物质。加工方法为发酵、分离、纯化、低温冷冻干燥。主要功能为促进植物生长，改善土壤微生物生态，有利于植物获得更多养分。				
归类决定		该商品属于培养微生物，不能增加土壤肥力，不应作为肥料归类。根据归类总规则一及六，该商品应归入税则号列 3002.4990。				

序号	5	归类决定编号		Z2022-0042	公告编号	2022 年第 78 号
商品税则号列			3002.4990		公告实施日期	2022 年 9 月 1 日
商品名称		小球藻（活）				
英文名称		Chlorella				
其他名称		浓缩液体淡水小球藻				
商品描述		小球藻，鲜、活状态，为一种单细胞绿藻，直径 2～10μm。包装为塑料罐装，以水作溶剂，每毫升含 250 亿以上细胞藻体。 　　生产工艺：发酵罐消毒处理→加入超纯水→接种纯种小球藻→加入葡萄糖等营养素→供氧、保持和调整温度达到最佳的培养环境→培养好的小球藻离心浓缩→罐装。 　　用途：培养轮虫的饵料。				
归类决定		该商品为通过营养素培养的单细胞绿藻，属于培养微生物。根据归类总规则一及六，该商品应归入税则号列 3002.4990。				

序号	6	归类决定编号		Z2006-0140	公告编号	2006 年第 69 号
商品税则号列		3004.3900			公告实施日期	2006 年 11 月 22 日
商品名称		日达仙				
英文名称		Zadaxin				
其他名称		胸腺肽 α1 针剂				

商品描述	"日达仙"针剂的有效成分为胸腺肽 α1，胸腺肽是胸腺分泌的一种多肽类激素，而胸腺肽 α1 是氨基端乙酰化的 28 个氨基酸组成的多肽，其结构已完全阐明，可人工合成。据文献记载，胸腺肽类有效成分一般可用于免疫调节剂（如用于肝炎治疗等）、恶性肿瘤在放/化疗后所致的内分泌紊乱、术后抗感染等。

归类决定	根据介绍，"日达仙"为有效成分是胸腺肽 α1 的针剂。胸腺肽是动物胸腺分泌的一种多肽类物质，胸腺肽 α1 是氨基端乙酰化的 28 个氨基酸组成的多肽，其结构已完全阐明，可人工合成。据文献记载，胸腺肽类有效成分一般可用于免疫调节剂（如用于肝炎治疗等）、恶性肿瘤在放/化疗后所致的内分泌紊乱、术后抗感染等。其药理：促使外周血 T 淋巴细胞成熟，使 T 淋巴细胞在被各种抗原或致有丝分裂原激活后产生的各种淋巴因子（如 α、γ 干扰素，白介素-2 和白介素-3 增多），提高 T 淋巴细胞上的淋巴因子受体的水平。 从该商品的有效成分胸腺肽的来源及机理来看，它由胸腺分泌，是一种结构类似于多肽激素的生物活性物质，其调节免疫系统的作用机制与激素相似，符合《税则》税目 29.37 "包括激素的衍生物及结构类似物，具有与激素相似的作用机制"的规定。 根据归类总规则一及税目 30.04 的条文规定，"日达仙"应归入税则号列 3004.3900。

序号	7	归类决定编号	Z2010-0010	公告编号	2010 年第 15 号
商品税则号列		3004.3900		公告实施日期	2010 年 2 月 28 日
商品名称		达必佳			
英文名称					
其他名称		醋酸曲普瑞林注射液			
商品描述		达必佳也称醋酸曲普瑞林注射液，主要成分为醋酸曲普瑞林，辅料为氯化钠、注射用水、冰醋酸，注射剂型，零售包装（7 支/盒），适用于不育症治疗所需的垂体降调节、配子输卵管内移植和无辅助治疗方法的促卵泡成熟等。			
归类决定		该商品属于激素及影响内分泌的药物，根据归类总规则一及六的规定，应按含激素类药品归入税则号列 3004.3900。			

序号	8	归类决定编号	Z2006-0141	公告编号	2006 年第 69 号
商品税则号列		3004.5000		公告实施日期	2006 年 11 月 22 日
商品名称		优乐沛凝胶			
英文名称		Hypo tears gel			
其他名称		无菌眼用凝胶			
商品描述		活性成分：维生素 A 棕榈酸酯 10mg/g（1 000IU）。 　　　　　聚丙烯酸（Carbomer 980）3.5mg/g。 保存剂：盐溴棕三甲铵 0.1mg/g。 用途：用于治疗包括角膜炎干燥症及泪膜不稳定或角膜缺乏润湿所产生的干眼症。			
归类决定		该商品由人工配制而成，其组成不符合《税则》第二十九章章注一（一）的规定，不能归入第二十九章；因其已配定剂量，具有明确的适应证，所以应按药品归入第三十章。其主要活性成分"维生素 A 棕榈酸酯"属于税目 29.36 的商品范围，所以此种商品应归入税则号列 3004.5000。			

序号	9	归类决定编号		Z2013-0023	公告编号	2013 年第 26 号
商品税则号列			3004.5000		公告实施日期	2013 年 6 月 1 日
商品名称		角鲨烯软胶囊				
英文名称		Squalene softcapsule				
其他名称						
商品描述		该商品以每粒角鲨烯 499.5mg、维生素 E 0.5mg、明胶 118.9mg、甘油 47.6mg、纯化水 13.5mg 为原料，经溶胶、配料、压丸、干燥、包装等工艺制成软胶囊。本品脂肪含量为 76.4g/100g，用法：0.5g/次，2 次/天，早晚空腹服用。 　　包装规格：500 粒/瓶、48 瓶/箱，用于高胆固醇血症和放、化疗引起的白细胞减少症，也用于改善心脑血管病的缺氧状态等（国药准字号 H20046462）。				
归类决定		该商品已注明用法、用量及适应证，并具有治病防病的功能，应属于药品。参照《税则注释》中税目 30.04 的注释，根据归类总规则一及六，该商品应归入税则号列 3004.5000。				

序号	10	归类决定编号		Z2008-0124	公告编号	2008 年第 83 号
商品税则号列			3004.9010		公告实施日期	2008 年 11 月 24 日
商品名称		派立明滴眼液				
英文名称						
其他名称						
商品描述		该商品为白色或类白色的均匀混悬液，每支 5mL，主要成分为布林佐胺，化学名为 R）-（+）-4-乙胺基-2-（3-甲氧丙基）-3,4-二氢-2H-噻吩并［3,2-e］-1,2-噻嗪-6-氢磺酰基-1,1-二氧化物，分子式 $C_{12}H_{21}N_3O_5S_3$，分子量 383.5，其他成分有苯扎氯胺、甘露醇糖、卡波美 974P、四丁酚醛、依地二钠、氯化钠、盐酸/氢氧化钠（调节 pH 值）和纯水。该商品适用于降低因高眼压症、开角型青光眼而导致的高眼压，也可以作为对 β 阻滞剂无效或者有使用禁忌症的患者单独的治疗药物，或者作为 β 阻滞剂的协同治疗药物。				
归类决定		该商品所含的布林佐胺是一种磺胺类碳酸酐酶抑制剂，根据归类总规则一及六，应归入税则号列 3004.9010。				

序号	11	归类决定编号		Z2006-1201	公告编号	2007 年第 70 号
商品税则号列			3004.9059		公告实施日期	2007 年 12 月 5 日
商品名称	强力痔根断					
英文名称	Circanetten new					
其他名称						
商品描述	强力痔根断是新型口服痔漏特效药，主要成分为胶原蛋白 200mg、芦丁 30mg、狭叶番泻果实干浸膏 7.5mg。包装规格：40 片/盒，430mg/片。其主要用于治疗瘙痒、灼痛，对血管循环疾病及静脉曲张（如内痔、外痔）有疗效。					
归类决定	中式成药是一种以中药材为原料，依靠相应的加工方法，根据病情的需要制备成随时可以应用的剂型。对于中式成药的认定，目前国内主要由国家食品药品监督管理总局负责。 　　从该产品的组分来看，该产品是一种由属于中药材范畴的"芦丁""番泻叶"及非中药材范畴的"胶原蛋白"配制而成的中西结合的成药，参照国家食品药品监督管理总局对该药的认定，属于中式成药范畴。根据归类总规则一，强力痔根断应归入税则号列 3004.9059。					

序号	12	归类决定编号		Z2006-1202	公告编号	2007 年第 70 号
商品税则号列			3004.9059		公告实施日期	2007 年 12 月 5 日
商品名称	珍珠末					
英文名称						
其他名称						
商品描述	珍珠末是由珍珠经水洗净，加水磨成粉末后干燥而得。功能与主要作用：安神定惊，明目消翳，解毒生肌；用于惊悸失眠，惊风癫痫，目生云翳，疮疡不敛。可口服（一次 1~2 瓶，一日 1~2 次），也可外用。规格为 0.3g/瓶。其符合国家中药标准，有药字号批准文号。					
归类决定	根据归类总规则一，珍珠末应归入税则号列 3004.9059。					

序号	13	归类决定编号		Z2006-0146	公告编号	2006 年第 69 号
商品税则号列			3004.9090		公告实施日期	2006 年 11 月 22 日
商品名称		维库溴铵肌松药				
英文名称		Vecuronium broinide				
其他名称		万可松				
商品描述		维库溴铵（又名万可松），是一种肌松药，它是由维库溴铵、枸橼酸、磷酸二甲甘露醇复方配制的一种粉针，作为全身麻醉的辅助药，以帮助支气管内插管及提供手术时的骨骼肌松弛状态。该商品为混合物且为粉针制剂。				
归类决定		经核，维库溴铵肌松药的主要成分不属于生物碱的范围，也不符合《税则注释》中有关生物碱衍生物的规定，故将此商品归入税则号列 3004.9090。				

序号	14	归类决定编号		Z2006-0147	公告编号	2006 年第 69 号
商品税则号列			3004.9090		公告实施日期	2006 年 11 月 22 日
商品名称		硫酸钙骨颗粒				
英文名称		Stimulan				
其他名称						
商品描述		商品为灰色圆柱状灰色颗粒，零售无菌包装，由医用二水合硫酸钙和硬脂酸构成。该商品适用于与骨骼结构稳定性无关的骨空腔或骨缺损、裂缝，填充在骨骼系统中的骨空腔或缺损部位之内，在痊愈过程中会被溶解吸收，并被新生骨替代。其主要适应证为外科手术、囊肿、肿瘤等造成的骨空腔或缺损。				
归类决定		根据介绍，"硫酸钙骨颗粒"为圆柱状灰色颗粒，零售无菌包装，由医用二水合硫酸钙和硬脂酸构成，适用于与骨骼结构稳定性无关的骨空腔或骨缺损、裂缝，填充在骨骼系统中的骨空腔或缺损部位之内。该商品为植骨提供了代用品，它在痊愈过程中会被溶解与吸收，同时被新生骨所取代。其主要适应证为外科手术、囊肿、肿瘤、骨髓炎或其他的外伤等造成的骨空腔或缺损。 该商品有明确的适应证，且制成零售包装，明显专供治疗疾病使用，属于《税则》第三十章的商品范围。 根据归类总规则一，硫酸钙骨颗粒应归入税则号列 3004.9090。				

序号	15	归类决定编号	Z2006-0148	公告编号	2006 年第 69 号
商品税则号列		3004.9090		公告实施日期	2006 年 11 月 22 日
商品名称		立芷雪针剂			
英文名称					
其他名称		注射用血凝酶、巴曲酶			
商品描述		该商品为白色疏松的冻干粉末，无嗅，易溶于水。规格：粉针剂 1KU×5 瓶/盒、每盒配 2mL/支×5 支注射用水。主要由巴西矛头蝮蛇（brothrops atrox）的蛇毒中分离提纯的血凝酶制成；每瓶含一个克氏单位（KU）的血凝酶（一个克氏单位是指在体外 37℃下，使 1mL 标准人血浆在 60±20 秒内凝固的血凝酶活性量），用于需减少流血或止血的各种医疗情况下，如外科、内科、妇产科、眼科、耳鼻喉科、口腔科等临床科室的出血及出血性疾病。该商品主要为手术前用药，可减少出血倾向，避免或减少手术后出血。			
归类决定		据介绍，立芷雪针剂也称注射用血凝酶、巴曲酶，是一种由巴西矛头蝮蛇（brothrops atrox）的蛇毒中分离提纯的酶类药品。 　　根据《税则注释》关于税目 30.01 的条文注释：制成干粉的蛇毒液或者由这类毒液形成的非微生物隐毒素，已配定剂量或制成零售形式或包装作药用的这些商品，应归入税目 30.04。商品属于从蛇毒中分离提纯的酶类止血药，已制成零售包装，并制成一定的剂量。因此，根据归类总规则一，立芷雪针剂应归入税则号列 3004.9090。			

序号	16	归类决定编号	Z2008-0125	公告编号	2008 年第 83 号
商品税则号列		3004.9090		公告实施日期	2008 年 11 月 24 日
商品名称		脑蛋白水解物注射液（针剂）			
英文名称		Cerebrotein Hydrolysate Injection			
其他名称		脑多肽、脑活素、施普善			
商品描述		脑蛋白水解物注射液（针剂）是用猪脑蛋白经酶水解所制造的多肽制剂，不含蛋白、脂肪及其他抗原性物质，每毫升本品中含有 215.2mg 猪脑蛋白水解物。根据药品检验报告，本品含有 L-门冬氨酸、L-谷氨酸、L-丝氨酸、L-组氨酸、甘氨酸、L-苏氨酸、L-丙氨酸、L-精氨酸、L-缬氨酸、L-蛋氨酸、L-色氨酸、L-异亮氨酸、L-苯丙氨酸、L-亮氨酸、L-赖氨酸、L-脯氨酸共 16 种氨基酸，总氮为 6.27%，肽为 26%。适应证：原发性痴呆、血管性痴呆、混合性痴呆及颅脑损伤后脑功能障碍的改善。			
归类决定		脑蛋白水解物注射液（针剂）是氨基酸混合物的水溶液，根据归类总规则一及六，应归入税则号列 3004.9090。			

序号	17	归类决定编号		Z2009-0094	公告编号	2009 年第 32 号
商品税则号列			3004.9090		公告实施日期	2009 年 6 月 12 日
商品名称		奥沙利铂注射剂				
英文名称		Oxaliplatine（DCI）				
其他名称		乐沙定				
商品描述		奥沙利铂注射剂为白色或类白色冻干疏松块状或粉末，规格 50mg/瓶，由奥沙利铂和赋形剂水合乳糖组成，奥沙利铂和赋形剂水合乳糖按质量比为 1：9。其中，水合乳糖的作用是确保奥沙利铂晶体在人体内快速溶解。生产工艺为在无菌环境下将药液冷冻成固态，抽真空将水分升华干燥而成。报验状态为密封，已配定剂量，零售瓶装，在国内仅贴中文标签，装入小盒和说明书。				
归类决定		该商品为药用成分奥沙利铂和赋形剂水合乳糖组成的混合产品，用于治疗转移性结肠癌，已制成零售包装，根据归类总规则一及六，应归入税则号列 3004.9090。				

序号	18	归类决定编号		Z2009-0095	公告编号	2009 年第 32 号
商品税则号列			3004.9090		公告实施日期	2009 年 6 月 12 日
商品名称		辉力				
英文名称		Sodium phosphates rectal solution				
其他名称		磷酸钠盐灌肠液				
商品描述		辉力，通用名为"磷酸钠盐灌肠液"，其组分为磷酸二氢钠和磷酸氢二钠，无色无味的澄清液体，规格 133mL/瓶，用于解除偶然性便秘，直肠检查前灌肠清洁肠道，12 岁以下儿童禁用。该商品已获进口药品注册证。				
归类决定		辉力为复方制剂类药品，已获进口药品注册证，根据归类总规则一及六，应归入税则号列 3004.9090。				

序号	19	归类决定编号	Z2010-0011	公告编号	2010 年第 15 号
商品税则号列		3004.9090		公告实施日期	2010 年 2 月 28 日
商品名称		刻免			
英文名称		Triprolidine hydrochloride capsules			
其他名称		盐酸曲普利啶胶囊			
商品描述		刻免，通用名称为"盐酸曲普利啶胶囊"，规格 2.5mg×20 粒/盒，抗过敏药，每粒的主要成分为盐酸曲普利啶（2.5mg），辅料为微粉硅胶、淀粉、羧甲基淀粉钠、乳糖及硬脂酸镁。药理作用：通过阻断组胺的受体来阻断组胺作用，从而对抗组织胺引起的毛细血管扩张及通透性增强，使过敏症状减轻，达到治疗各种过敏性疾患的作用。主要用于过敏性鼻炎、皮肤瘙痒等的治疗。			
归类决定		曲谱利啶属于烷基胺类抗组胺药物，不属于皮质甾类激素和生物碱，不应归入税则号列 3004.3200。根据归类总规则一及六，该商品应归入税则号列 3004.9090。			

序号	20	归类决定编号	Z2006-0149	公告编号	2006 年第 69 号
商品税则号列		3006.6010		公告实施日期	2006 年 11 月 22 日
商品名称		达英-35			
英文名称		Diane 35			
其他名称					
商品描述		"达英-35" 即复方醋酸环丙孕酮片，是一种用于治疗女性雄激素过多症状的药剂。产品规格为每盒 100 板，每板 21 粒。有效组分为醋酸环丙孕酮（雄性激素拮抗剂）2mg/片、炔雌醇（雌激素）0.035mg/片。其药理：由于醋酸环丙孕酮具有抑制男性激素产生的作用，故该商品可用于治疗女性的男性激素依赖性疾病如痤疮，或伴有脂溢、炎症或结节形成（丘脓疱型痤疮，结节囊肿型痤疮），以及脱发和轻型多毛症。单独使用醋酸环丙孕酮可导致月经周期紊乱，由于该商品中还含有炔雌醇，服用该商品期间不会排卵，因此也具有避孕效果。			
归类决定		该商品具有避孕药的疗效和特征，符合《税则》第三十章章注四（八）及税目条文中对税目 30.06 的排他性规定，应按照章注规定的优先性，"这些物品只能归入税目 30.06 而不得归入'本目录'其他税目"，如归入税目 30.04 项下的相应子目。因此，"达英-35"（复方醋酸环丙孕酮片）应归入税则号列 3006.6010。			

序号	21	归类决定编号		Z2022-0054	公告编号	2022 年第 78 号
商品税则号列			3822.1900		公告实施日期	2022 年 9 月 1 日
商品名称		中草药芯片				
英文名称						
其他名称						
商品描述		中草药芯片是用中草药经过捣碎、提取、分离、微列阵等多道生产工序，使中草药中的有效化学成分附着在空白塑料芯片表面，从而制成的产品。该技术可广泛应用于药物筛选、中药物种鉴定、农作物的优育优选、质控等许多领域。				
归类决定		根据其工艺流程及用途，该商品已超出《税则》第十二章的范围。该商品属于附于衬背上的实验用的试剂，根据归类总规则一及六，应归入税则号列 3822.1900。				

序号	22	归类决定编号		Z2022-0055	公告编号	2022 年第 78 号
商品税则号列			3822.1900		公告实施日期	2022 年 9 月 1 日
商品名称		组织芯片				
英文名称						
其他名称						
商品描述		组织芯片是将实验动物及临床组织经过固定、脱水、浸蜡、包埋、点阵、切片等工序，使组织附着在载玻片上，从而制成的产品。用途：利用免疫组织化学和生物资讯技术，将含有未知抗体的试剂滴在芯片上，观察该抗体和各种组织、各种疾病的阴阳性反应情况，借此了解该抗体与各种疾病的相互关系，为疾病的诊断、预防、治疗及药物筛选提供依据，并可用于医学院校的教学。				
归类决定		该商品是通过观察各种组织和各种疾病对含有未知抗体试剂的反应情况，了解抗体与各种疾病的相互关系，为疾病的诊断、预防、治疗及药物筛选提供依据，不同于动植物标本，不属于税目 97.05 的商品范围。该商品属于附于衬背上的实验用的试剂，根据归类总规则一及六，应归入税则号列 3822.1900。				

序号	23	归类决定编号		Z2022-0056	公告编号	2022 年第 78 号
商品税则号列			3822.1900		公告实施日期	2022 年 9 月 1 日
商品名称		薄层板				
英文名称						
其他名称						
商品描述		薄层板有两种：1. 由铝片及一层硅胶涂敷材料构成，涂层厚 0.20~0.25mm，铝片厚度为 0.35mm。2. 由玻璃片及一层硅胶涂敷材料构成，涂层厚 0.20~0.25mm，玻璃片厚度为 1.55mm。 定量检测试剂盒包括 3 种商品：1. 胃蛋白酶原 I 定量检测试剂盒，含有 HRP 标记的抗人胃蛋白酶原 I 单克隆抗体复合物，用于检测人血浆或血清中的胃蛋白酶原 I；2. 胃蛋白酶原 II 定量检测试剂盒，含有 HRP 标记的抗人胃蛋白酶原 II 单克隆抗体复合物，用于检测人血浆或血清中的胃蛋白酶原 II；3. 胃泌素-17 定量检测试剂盒，含有抗人胃泌素-17 的多克隆抗体，用于检测人血浆或血清中的胃泌素-17。上述 3 种商品均用酶联免疫法进行测定，用于人体外诊断。				
归类决定		该商品为制成品，专用于薄层色谱扫描仪，已改变了硅胶的一般用途而适合于特殊用途，因此不能归入《税则》第二十八章。薄层板属于附于衬背上的实验用试剂，根据归类总规则一及六，应归入税则号列 3822.1900。				

序号	24	归类决定编号		Z2022-0057	公告编号	2022 年第 78 号
商品税则号列			3822.1900		公告实施日期	2022 年 9 月 1 日
商品名称		定量检测试剂盒				
英文名称						
其他名称						
商品描述		定量检测试剂盒包括 3 种商品：1. 胃蛋白酶原 I 定量检测试剂盒，含有 HRP 标记的抗人胃蛋白酶原 I 单克隆抗体复合物，用于检测人血浆或血清中的胃蛋白酶原 I；2. 胃蛋白酶原 II 定量检测试剂盒，含有 HRP 标记的抗人胃蛋白酶原 II 单克隆抗体复合物，用于检测人血浆或血清中的胃蛋白酶原 II；3. 胃泌素-17 定量检测试剂盒，含有抗人胃泌素-17 的多克隆抗体，用于检测人血浆或血清中的胃泌素-17。上述 3 种商品均用酶联免疫法进行测定，用于人体外诊断。				
归类决定		根据归类总规则一及六，该商品应归入税则号列 3822.1900。				

序号	25	归类决定编号	W2014-089	公告编号	2014 年第 93 号
商品税则号列			3001.20	公告实施日期	2015 年 1 月 1 日
商品名称		胸腺刺激素			
英文名称		Thymostimulin			
其他名称					
商品描述		同商品名称。			
归类依据		根据归类总规则一及六。			

序号	26	归类决定编号	W2022-015	公告编号	2022 年第 78 号
商品税则号列			3002.12	公告实施日期	2022 年 9 月 1 日
商品名称		血份			
英文名称		Blood fractions			
其他名称					
商品描述		血份，粉状，从可食用牛肉或猪血分离血浆获得。血浆在低温下通过喷射干燥器以保持产品的细胞结构及营养价值。该产品含有约 70% 蛋白，作为功能蛋白或利用其水的结合量、胶凝强度等性能少量用于食品中（成品重量的 1%~5%）。			
归类依据		根据归类总规则一及六。			

序号	27	归类决定编号		W2020-085	公告编号	2020 年第 108 号
商品税则号列			3003.20		公告实施日期	2020 年 10 月 1 日
商品名称		动物饲料用制剂				
英文名称		Preparation for use in animal feeding				
其他名称						
商品描述		动物饲料用制剂，用于预防艾美耳属球虫引起的肉鸡球虫病。该商品为自由流动粉末，成分为马杜霉素铵（马杜霉素的铵盐）（0.75%）、尼卡巴嗪（8%）（活性成分）和玉米芯（载体）。包装为 25kg/袋，使用时须以 500g/t 饲料的剂量与饲料混合。				
归类依据		根据归类总规则一及六。				

序号	28	归类决定编号		W2014-099	公告编号	2014 年第 93 号
商品税则号列			3003.90 或 3004.90		公告实施日期	2015 年 1 月 1 日
商品名称		硼葡萄糖酸钙				
英文名称		Calcium borogluconate, commercial				
其他名称						
商品描述		葡萄糖酸钙与硼酸的混合物，治疗用。				
归类依据		根据归类总规则一及六。				

序号	29	归类决定编号	W2005-154	公告编号	2005 年第 63 号
商品税则号列		30.04		公告实施日期	2005 年 12 月 23 日
商品名称		痱子粉			
英文名称		Prickly-heat powders			
其他名称					
商品描述		成分：1%氯苯甘醚、5%硼酸、16%氧化锌、51%淀粉及纯滑石粉。			
归类依据		世界海关组织协调制度委员会指出氯苯甘醚具有抗菌、杀真菌及杀毛滴虫的特性，而且主要用作预防和治疗足植物皮病及其他植物皮病，由于 1%氯苯甘醚的存在，同意该产品应归入税目 30.04。 根据归类总规则一。			

序号	30	归类决定编号	W2008-018	公告编号	2008 年第 47 号
商品税则号列		3004.20		公告实施日期	2008 年 7 月 3 日
商品名称		骨移植替代品			
英文名称		Bone graft substitute			
其他名称		OSTEOSET ® T			
商品描述		由医用级硫酸钙制得，含有 4%硫酸托普霉素。该产品均呈直径 4.8mm 的圆柱状小片，装在 5mL、10mL 及 20mL 的消毒小瓶中销售。			
归类依据		根据归类总规则一及六。			

序号	31	归类决定编号		W2005-155	公告编号	2005 年第 63 号
商品税则号列			3004.39		公告实施日期	2005 年 12 月 23 日
商品名称		皮肤施药制品				
英文名称		Transdermal administration system				
其他名称						
商品描述		用于治疗更年期激素缺乏症，组成如下： 1. 透明外层塑料保护膜，用于防止活性物质（17β-雌二醇）渗漏； 2. 一个小贮药仓，通过皮肤吸收释放 17β-雌二醇进入循环系统； 3. 控制隔膜（可渗透活性物质），允许控制释放的 17β-雌二醇不断进入人体； 4. 胶粘剂，接触活性物质使施用时能开始吸收； 5. 一层可卸的保护膜，用于保护施药前套药的密封及完好。				
归类依据		由于特定的外层覆盖物及含有药物和调节药物进入人体流量的可渗透性膜的贮药仓的存在，同意皮肤施药制品不能被视作"类似"税目 30.05 产品。此外税目 30.05 的产品是外敷裹、绑、遮盖伤口的，然而这些制品是专门设计通过可控的分配固定剂量的药物进入身体来治疗特殊疾病或不适的。决定将其归入税目 30.04。 　　根据归类总规则一。				

序号	32	归类决定编号		W2005-156	公告编号	2005 年第 63 号
商品税则号列			3004.50		公告实施日期	2005 年 12 月 23 日
商品名称		液体药剂				
英文名称		Liquid preparation				
其他名称						
商品描述		由柠檬酸铁铵、维生素 B_{12}、叶酸、山梨醇溶液、乙醇（3.61%）、木莓浆果调味剂及适量比例的各种维生素配制而成，可作为血液构成剂，用于治疗营养性或血红蛋白过少性贫血。				
归类依据		考虑到此产品用作血液构成剂并且标明仅已注册的执业医生或医院或化验室可使用，决定将其作为一种药物归入税目 30.04（子目 3004.50）。 　　根据归类总规则一。				

序号	33	归类决定编号	W2005-157	公告编号	2005 年第 63 号
商品税则号列		3004.90		公告实施日期	2005 年 12 月 23 日
商品名称		皮肤施药制品			
英文名称		Transdermal administration system			
其他名称					
商品描述		用于心绞痛病人调节心跳，组成如下： 1. 透明外层塑料保护膜，用于防止活性物质（硝化甘油）渗漏； 2. 一个小贮药仓，通过皮肤吸收释放硝化甘油进入循环系统； 3. 控制隔膜（可渗透活性物质），允许控制释放的硝化甘油不断进入人体； 4. 胶粘剂，接触活性物质使施用时能开始吸收； 5. 一层可卸的保护膜，用于保护施药前套药的密封及完好。			
归类依据		由于特定的外层覆盖物及含有药物和调节药物进入人体流量的可渗透性膜的贮药仓的存在，同意皮肤施药制品不能被视作"类似"税目 30.05 产品。此外税目 30.05 的产品是外敷裹、绑、遮盖伤口的，然而这些制品是专门设计通过可控的分配固定剂量的药物进入身体来治疗特殊疾病或不适的。决定将其归入税目 30.04。 　　根据归类总规则一。			

序号	34	归类决定编号	W2014-355	公告编号	2014 年第 93 号
商品税则号列		3004.90		公告实施日期	2015 年 1 月 1 日
商品名称		药剂			
英文名称		Medicament			
其他名称					
商品描述		丸状药剂，含有植物提取物（缬草属植物根和蛇麻球果）、麦芽糖糊精、色素和辅料。商标中建议该产品用于治疗焦虑（每天 2~4 粒）或睡眠障碍（每天 1 粒）。该产品含有的适量活性成分能对某些紊乱疾病起到治疗或预防的功效，如失眠症。该产品为零售包装，如 60 粒/包。			
归类依据		根据归类总规则一及六。			

序号	35	归类决定编号		W2016-008	公告编号	2016 年第 79 号
商品税则号列			3004.90		公告实施日期	2017 年 1 月 1 日
商品名称		药品				
英文名称		Medicament				
其他名称						
商品描述		胶囊，用于治疗肥胖。药品含有奥利司他（每粒含 120mg）、明胶、靛蓝胭脂红（E132）和二氧化钛（E171）。胶囊外壳有以下失活成分组成：微晶纤维素、羟基乙酸淀粉钠、聚维酮、十二烷基硫酸钠和滑石。 　　该产品用于可能患有二型糖尿病、高血压、高血脂的高风险肥胖或超重病人，与低卡路里饮食配合使用效果更好。该产品含有足量的活性成分来保证使其具有预防和治疗肥胖症的疗效。 　　该产品放入塑料瓶中供零售，每瓶 90 粒。				
归类依据		根据归类总规则一及六。				

序号	36	归类决定编号		W2018-022	公告编号	2018 年第 159 号
商品税则号列			3004.90		公告实施日期	2018 年 12 月 1 日
商品名称		骨移植替代品				
英文名称		Bone graft substitute				
其他名称						
商品描述		骨移植替代品，粒状，可用于骨缺损的填充和骨增量，例如，用于牙再生的牙裂填充、牙周病以及重建牙槽嵴之类。 　　本产品仅含有羟磷灰石，这是一种来自天然正磷酸钙复合的无机物。本产品为零售包装。				
归类依据		根据归类总规则一及六。				

序号	37	归类决定编号	W2020-030	公告编号	2020 年第 108 号
商品税则号列		3004.90		公告实施日期	2020 年 10 月 1 日
商品名称		白色碳酸氢钠粉末			
英文名称		White sodium bicarbonate powder			
其他名称					
商品描述		白色碳酸氢钠粉末，化学式为 $NaHCO_3$，装于药筒或塑料袋中，含量为 550g 至 900g。本产品仅可与酸性浓缩液结合使用，按医生处方稀释到一定浓度用于碳酸氢氧盐透析。本产品的包装专门设计成可直接连接到透析机上，用于从血液中去除尿素和其他废物。每个药筒或袋子只能用于一次透析。 			
归类依据		根据归类总规则一及六。			

序号	38	归类决定编号	W2020-053	公告编号	2020 年第 108 号
商品税则号列		3004.90		公告实施日期	2020 年 10 月 1 日
商品名称		复方磺胺甲噁唑			
英文名称		Co-trimoxazole			
其他名称					
商品描述		复方磺胺甲噁唑，片剂，用于治疗由细菌引起的感染，如霍乱或斑疹伤寒。由磺胺甲噁唑（SMZ）和甲氧苄啶（TM）两种活性物质组成。零售包装。剂型和单位活性物质含量：米色片剂（刻痕），含 160mg 甲氧苄啶和 800mg 磺胺甲噁唑。			
归类依据		根据归类总规则一及六。			

序号	39	归类决定编号		W2005-204	公告编号	2005 年第 63 号
商品税则号列		3006.70			**公告实施日期**	2005 年 12 月 23 日
商品名称		医用凝胶制剂，由丙二醇、羟乙基纤维素、对氧基安息香酸酯及水构成				
英文名称		Gel preparations consisting of propylene glycol, hydroxyethylcellulose, paraben and water				
其他名称						
商品描述		用于妇科及外科润滑，或用于心电图仪（ECG）、膀胱镜检查及超声波扫描诊断。				
归类依据		因为此争论的产品不仅用于润滑而且用于其他用途（比如，心电图仪或超声波扫描），决定将它们作为其他税目未列名的化学制品归入税目 38.24。根据归类总规则一。2002 年版《协调制度》中，为争议凝胶制品新建了子目 3006.70。				

序号	40	归类决定编号		W2014-100	公告编号	2014 年第 93 号
商品税则号列		3006.70			**公告实施日期**	2015 年 1 月 1 日
商品名称		医用凝胶制剂				
英文名称		Gel preparations				
其他名称		K. Jelly, ECG Gel, Blue Scan				
商品描述		由丙二醇、羟乙基纤维素、Paraben 及水构成，用于妇科及外科检查润滑用，或用于心电图仪（ECG）、膀胱镜检查及超声波扫描诊断。 　　K. Jelly 及 ECG Gel：丙二醇 25%、羟乙基纤维素 2.2%、m-Paraben 0.2%、p-Paraben 0.05%、水至 100%。 　　Blue Scan：丙二醇 7.3%、羟乙基纤维素 2%、m-Paraben 0.2%、p-Paraben 0.05%、水至 100%。				
归类依据		根据归类总规则一及六。				

序号	41	归类决定编号	W2020-086	公告编号	2020 年第 108 号
商品税则号列		38.22		公告实施日期	2020 年 10 月 1 日
商品名称		溶血洗净液			
英文名称		Hemolysis washing solution			
其他名称					
商品描述		溶血洗净液，一种含有叠氮化钠、磷酸盐和表面活性剂的液体制剂，包装规格为 2L/瓶。这种溶液的主要功能是溶解红细胞的细胞膜，释放出少量血红蛋白以通过高效液相色谱（HPLC）柱。该商品与其他物质联合使用作为体外诊断试剂，用于检测人体全血中的血红蛋白 A1c（HbA1c）。			
归类依据		根据归类总规则一。			

序号	42	归类决定编号	J2018-0005	公告编号	2018 年第 183 号
商品税则号列		3004.3900		公告实施日期	2019 年 1 月 1 日
商品名称		诺和力			
英文名称					
其他名称		利拉鲁肽注射液			
商品描述		该商品活性成分为利拉鲁肽，属于通过基因重组技术，利用酵母生产的人胰高糖素样肽-1（GLP-1）类似物。其他成分为二水合磷酸氢二钠、丙二醇、盐酸和（或）氢氧化钠（仅作为 pH 调节剂）、苯酚和注射用水。 药理作用：利拉鲁肽的主要作用是通过与 GLP-1 受体结合后刺激胰腺 β 细胞内的 G 蛋白 Gs，耦合至腺苷酸环化酶生成环磷腺苷（cAMP），cAMP 能进一步激活下游的信号传导系统，最主要的为蛋白激酶 A（PKA）和 cAMP 调节的鸟嘌呤核苷酸交换因子（GEF，又称为 Epac）。当葡萄糖浓度升高时，利拉鲁肽可以增加细胞内环磷腺苷（cAMP），使胰岛 β 细胞内钙离子（Ca^{2+}）浓度增加，增加其下游的一系列的细胞内信号传递，从而诱导胰岛素的释放，使细胞内更多的胰岛素进入到血液中。其次，当钙离子浓度升高时，也可促进钙调蛋白磷酸酶（PP2B）使活化 T 细胞核因子（nuclear factor of activated T ceUs，NFAT）与胰岛素的启动子结合，从而诱导胰岛素分泌。			
归类决定		该商品中的利拉鲁肽属于激素类似物，根据归类总规则一及六，该商品应归入税则号列 3004.3900。			

序号	43	归类决定编号		J2015-0006	公告编号	2015 年第 13 号
商品税则号列			3004.9090		公告实施日期	2015 年 4 月 23 日
商品名称	拜复乐					
英文名称						
其他名称						

商品描述	拜复乐又名盐酸莫西沙星氯化钠注射液，品牌为 Bayer；规格为 250mL/瓶。 该商品用于成人上呼吸道和下呼吸道感染，皮肤和软组织感染，每瓶含莫西沙星 0.4g、氯化钠 2.0g。盐酸莫西沙星的分子式为 $C_{21}H_{24}FN_3O_4 \cdot HCl$；化学名称为 1-环丙基-7-｛(S,S) -2,8-重氮-二环 [4.3.0] 壬-8-基｝-6-氟-8-甲氧-1,4-二氢-4-氧-3-喹啉羧酸盐酸盐。 盐酸莫西沙星结构式

归类决定	根据归类总规则一及六，该商品应归入税则号列 3004.9090。

第四章

药品归类相关法规和文件

进口药材管理办法

（2019 年 5 月 16 日国家市场监督管理总局令第 9 号公布）

第一章　总　则

第一条　为加强进口药材监督管理，保证进口药材质量，根据《中华人民共和国药品管理法》《中华人民共和国药品管理法实施条例》等法律、行政法规，制定本办法。

第二条　进口药材申请、审批、备案、口岸检验以及监督管理，适用本办法。

第三条　药材应当从国务院批准的允许药品进口的口岸或者允许药材进口的边境口岸进口。

第四条　国家药品监督管理局主管全国进口药材监督管理工作。国家药品监督管理局委托省、自治区、直辖市药品监督管理部门（以下简称省级药品监督管理部门）实施首次进口药材审批，并对委托实施首次进口药材审批的行为进行监督指导。

省级药品监督管理部门依法对进口药材进行监督管理，并在委托范围内以国家药品监督管理局的名义实施首次进口药材审批。

允许药品进口的口岸或者允许药材进口的边境口岸所在地负责药品监督管理的部门（以下简称口岸药品监督管理部门）负责进口药材的备案，组织口岸检验并进行监督管理。

第五条　本办法所称药材进口单位是指办理首次进口药材审批的申请人或者办理进口药材备案的单位。

药材进口单位，应当是中国境内的中成药上市许可持有人、中药生产企业，以及具有中药材或者中药饮片经营范围的药品经营企业。

第六条　首次进口药材，应当按照本办法规定取得进口药材批件后，向口岸药品监督管理部门办理备案。首次进口药材，是指非同一国家（地区）、非同一申请人、非同一药材基原的进口药材。

非首次进口药材，应当按照本办法规定直接向口岸药品监督管理部门办理备案。非首次进口药材实行目录管理，具体目录由国家药品监督管理局制定并调整。尚未列入目录，但申请人、药材基原以及国家（地区）均未发生变更的，按照非首次进口药材管理。

第七条　进口的药材应当符合国家药品标准。中国药典现行版未收载的品种，应当执行进口药材标准；中国药典现行版、进口药材标准均未收载的品种，应当执行其他的国家药品标准。少数民族地区进口当地习用的少数民族药药材，尚无国家药品标准的，应当符合相应的省、自治区药材标准。

第二章　首次进口药材申请与审批

第八条　首次进口药材，申请人应当通过国家药品监督管理局的信息系统（以下简称信息系统）填写进口药材申请表，并向所在地省级药品监督管理部门报送以下资料：

（一）进口药材申请表；

（二）申请人药品生产许可证或者药品经营许可证复印件，申请人为中成药上市许可持有人的，应当提供相关药品批准证明文件复印件；

（三）出口商主体登记证明文件复印件；

（四）购货合同及其公证文书复印件；

（五）药材产地生态环境、资源储量、野生或者种植养殖情况、采收及产地初加工等信息；

（六）药材标准及标准来源；

（七）由中国境内具有动、植物基原鉴定资质的机构出具的载有鉴定依据、鉴定结论、样品图片、鉴定人、鉴定机构及其公章等信息的药材基原鉴定证明原件。

申请人应当对申报资料的真实性负责。

第九条 省级药品监督管理部门收到首次进口药材申报资料后，应当对申报资料的规范性、完整性进行形式审查。申报资料存在可以当场更正的错误的，应当允许申请人当场更正；申报资料不齐全或者不符合法定形式的，应当当场或者 5 日内一次告知申请人需要补正的全部内容，逾期不告知的，自收到申报资料之日起即为受理。

省级药品监督管理部门受理或者不予受理首次进口药材申请，应当出具受理或者不予受理通知书；不予受理的，应当书面说明理由。

第十条 申请人收到首次进口药材受理通知书后，应当及时将检验样品报送所在地省级药品检验机构，同时提交本办法第八条规定的资料。

第十一条 省级药品检验机构收到检验样品和相关资料后，应当在 30 日内完成样品检验，向申请人出具进口药材检验报告书，并报送省级药品监督管理部门。因品种特性或者检验项目等原因确需延长检验时间的，应当将延期的时限、理由书面报告省级药品监督管理部门并告知申请人。

第十二条 申请人对检验结果有异议的，可以依照药品管理法的规定申请复验。药品检验机构应当在复验申请受理后 20 日内作出复验结论，并报告省级药品监督管理部门，通知申请人。

第十三条 在审批过程中，省级药品监督管理部门认为需要申请人补充资料的，应当一次告知需要补充的全部内容。

申请人应当在收到补充资料通知书后 4 个月内，按照要求一次提供补充资料。逾期未提交补充资料的，作出不予批准的决定。因不可抗力等原因无法在规定时限内提交补充资料的，申请人应当向所在地省级药品监督管理部门提出延期申请，并说明理由。

第十四条 省级药品监督管理部门应当自受理申请之日起 20 日内作出准予或者不予批准的决定。对符合要求的，发给一次性进口药材批件。检验、补充资料期限不计入审批时限。

第十五条 变更进口药材批件批准事项的，申请人应当通过信息系统填写进口药材补充申请表，向原发出批件的省级药品监督管理部门提出补充申请。补充申请的申请人应当是原进口药材批件的持有者，并报送以下资料：

（一）进口药材补充申请表；

（二）进口药材批件原件；

（三）与变更事项有关的材料。

申请人变更名称的，除第一款规定资料外，还应当报送申请人药品生产许可证或者药品经营许可证以及变更记录页复印件，或者药品批准证明文件以及持有人名称变更补充申请批件复印件。

申请人变更到货口岸的，除第一款规定资料外，还应当报送购货合同及其公证文书复印件。

第十六条 省级药品监督管理部门应当在补充申请受理后 20 日内完成审批。对符合要求的，发给进口药材补充申请批件。

第十七条 省级药品监督管理部门决定予以批准的，应当在作出批准决定后 10 日内，向申请人送达进口药材批件或者进口药材补充申请批件；决定不予批准的，应当在作出不予批准决定后 10 日内，向申请人送达审查意见通知书，并说明理由，告知申请人享有依法申请行政复议或者提起行政诉讼的权利。

第三章 备 案

第十八条 首次进口药材申请人应当在取得进口药材批件后 1 年内，从进口药材批件注明的到货口岸组织药材进口。

第十九条 进口单位应当向口岸药品监督管理部门备案，通过信息系统填报进口药材报验单，并报送以下资料：

（一）进口药材报验单原件；

（二）产地证明复印件；

（三）药材标准及标准来源；

（四）装箱单、提运单和货运发票复印件；

（五）经其他国家（地区）转口的进口药材，应当同时提交产地到各转口地的全部购货合同、装箱单、提运单和货运发票复印件；

（六）进口药材涉及《濒危野生动植物种国际贸易公约》限制进出口的濒危野生动植物的，还应当提供国家濒危物种进出口管理机构核发的允许进出口证明书复印件。

办理首次进口药材备案的，除第一款规定资料外，还应当报送进口药材批件和进口药材补充申请批件（如有）复印件。

办理非首次进口药材备案的，除第一款规定资料外，还应当报送进口单位的药品生产许可证或者药品经营许可证复印件、出口商主体登记证明文件复印件、购货合同及其公证文书复印件。进口单位为中成药上市许可持有人的，应当提供相关药品批准证明文件复印件。

第二十条　口岸药品监督管理部门应当对备案资料的完整性、规范性进行形式审查，符合要求的，发给进口药品通关单，收回首次进口药材批件，同时向口岸药品检验机构发出进口药材口岸检验通知书，并附备案资料一份。

第二十一条　进口单位持进口药品通关单向海关办理报关验放手续。

第四章　口岸检验

第二十二条　口岸药品检验机构收到进口药材口岸检验通知书后，应当在 2 日内与进口单位商定现场抽样时间，按时到规定的存货地点进行现场抽样。现场抽样时，进口单位应当出示产地证明原件。

第二十三条　口岸药品检验机构应当对产地证明原件和药材实际到货情况与口岸药品监督管理部门提供的备案资料的一致性进行核查。符合要求的，予以抽样，填写进口药材抽样记录单，在进口单位持有的进口药品通关单原件上注明"已抽样"字样，并加盖抽样单位公章；不符合要求的，不予抽样，并在 2 日内报告所在地口岸药品监督管理部门。

第二十四条　口岸药品检验机构一般应当在抽样后 20 日内完成检验工作，出具进口药材检验报告书。因客观原因无法按时完成检验的，应当将延期的时限、理由书面告知进口单位并报告口岸药品监督管理部门。

口岸药品检验机构应当将进口药材检验报告书报送口岸药品监督管理部门，并告知进口单位。

经口岸检验合格的进口药材方可销售使用。

第二十五条　进口单位对检验结果有异议的，可以依照药品管理法的规定申请复验。药品检验机构应当在复验申请受理后 20 日内作出复验结论，并报告口岸药品监督管理部门，通知进口单位。

第五章　监督管理

第二十六条　口岸药品监督管理部门收到进口药材不予抽样通知书后，对有证据证明可能危害人体健康且已办结海关验放手续的全部药材采取查封、扣押的行政强制措施，并在 7 日内作出处理决定。

第二十七条　对检验不符合标准规定且已办结海关验放手续的进口药材，口岸药品监督管理部门应当在收到检验报告书后及时采取查封、扣押的行政强制措施，并依法作出处理决定，同时将有关处理情况报告所在地省级药品监督管理部门。

第二十八条　国家药品监督管理局根据需要，可以对进口药材的产地、初加工等生产现场组织实施境外检查。药材进口单位应当协调出口商配合检查。

第二十九条　中成药上市许可持有人、中药生产企业和药品经营企业采购进口药材时，应当查验口岸药品检验机构出具的进口药材检验报告书复印件和注明"已抽样"并加盖公章的进口药品通关单复印件，严格执行药品追溯管理的有关规定。

第三十条　进口药材的包装必须适合进口药材的质量要求，方便储存、运输以及进口检验。在每件包装上，必须注明药材中文名称、批件编号（非首次进口药材除外）、产地、唛头号、进口单位名称、出口商名称、到货口岸、重量以及加工包装日期等。

第三十一条　药材进口申请受理、审批结果、有关违法违规的情形及其处罚结果应当在国家药品监督管理部门网站公开。

第六章　法律责任

第三十二条　进口单位提供虚假的证明、文件资料样品或者采取其他欺骗手段取得首次进口药材批件的，依照药品管理法等法律法规的规定处理。

第三十三条　进口单位提供虚假证明、文件资料或者采取其他欺骗手段办理备案的，给予警告，并处 1 万元以上 3 万元以下罚款。

第七章　附　则

第三十四条　进口药材批件编号格式为：（省、自治区、直辖市简称）药材进字+4 位年号+4 位顺序号。

第三十五条　本办法自 2020 年 1 月 1 日起施行。原国家食品药品监督管理局 2005 年 11 月 24 日公布的《进口药材管理办法（试行）》同时废止。

海关总署公告 2004 年第 18 号

（海关总署公告〔2004〕18 号）

为便于海关对药品进行商品归类，自公告之日起，除《中华人民共和国进出口税则》及相关注释另有规定以外，国家食品药品监督管理局核发的《进口药品注册证》作为海关商品归类的依据之一。在海关需要时，进出口货物的收发货人应提供该证的复印件。

此前有关货物所征收税款不予调整。

特此公告。

中华人民共和国海关总署

二○○四年五月三十一日

财政部 海关总署 税务总局 药监局关于抗癌药品增值税政策的通知

（财税〔2018〕47号）

各省、自治区、直辖市、计划单列市财政厅（局）、国家税务局，海关总署广东分署、各直属海关，新疆生产建设兵团财政局：

为鼓励抗癌制药产业发展，降低患者用药成本，现将抗癌药品增值税政策通知如下：

一、自2018年5月1日起，增值税一般纳税人生产销售和批发、零售抗癌药品，可选择按照简易办法依照3%征收率计算缴纳增值税。上述纳税人选择简易办法计算缴纳增值税后，36个月内不得变更。

二、自2018年5月1日起，对进口抗癌药品，减按3%征收进口环节增值税。

三、纳税人应单独核算抗癌药品的销售额。未单独核算的，不得适用本通知第一条规定的简易征收政策。

四、本通知所称抗癌药品，是指经国家药品监督管理部门批准注册的抗癌制剂及原料药。抗癌药品清单（第一批）见附件。抗癌药品范围实行动态调整，由财政部、海关总署、税务总局、国家药品监督管理局根据变化情况适时明确。

附件：抗癌药品清单（第一批）

财政部 海关总署 税务总局 国家药品监督管理局

2018年4月27日

附件

抗癌药品清单（第一批）

一、抗癌药品制剂

序号	药品活性成分名称	已获准上市的剂型	税号
1	阿那曲唑	片剂	30049090
2	阿糖胞苷	注射剂	30021900
3	阿昔替尼	片剂	30049090
4	阿扎胞苷	注射剂	30049090
5	奥沙利铂	注射剂	30049090
6	奥替拉西/吉美嘧啶/替加氟	胶囊剂、片剂	30049090
7	白消安	片剂、注射剂	30049090
8	苯丁酸氮芥	片剂	30049090
9	比卡鲁胺	片剂、胶囊	30049090
10	表柔比星	注射剂	30042090
11	醋酸阿比特龙	片剂	30043900

续表

序号	药品活性成分名称	已获准上市的剂型	税号
12	醋酸奥曲肽	注射剂	30043900
13	醋酸戈舍瑞林	植入剂	30043200
14	醋酸亮丙瑞林	注射剂	30043900
15	醋酸曲普瑞林	注射剂	30043200
16	达卡巴嗪	注射剂	30049090
17	达沙替尼	片剂	30049090
18	地西他滨	注射剂	30049090
19	多西他赛	注射剂	30049090
20	氟尿嘧啶	注射剂、片剂、口服乳剂、乳膏、植入剂、口服溶液	30041090
21	氟他胺	片剂、胶囊	30049090
22	氟维司群	注射剂	30043200
23	福美坦	注射剂	30043900
24	福莫司汀	注射剂	30049090
25	枸橼酸他莫昔芬	片剂、口服溶液	30049090
26	枸橼酸托瑞米芬	片剂	30049090
27	环磷酰胺	注射剂、片剂	30049090
28	吉非替尼	片剂	30049090
29	甲氨蝶呤	注射剂	30049090
30	甲苯磺酸拉帕替尼	片剂	30049090
31	甲苯磺酸索拉非尼	片剂	30049090
32	甲磺酸阿帕替尼	片剂	30049090
33	甲磺酸奥希替尼	片剂	30049090
34	甲磺酸伊马替尼	胶囊剂、片剂	30049090
35	酒石酸长春瑞滨	胶囊剂、注射剂	30044900
36	卡铂	注射剂	30049090
37	卡莫氟	片剂	30049090
38	卡培他滨	片剂	30049090
39	克拉屈滨	注射剂	30049090
40	克唑替尼	胶囊剂	30049090
41	来那度胺	胶囊剂	30049090
42	来曲唑	片剂	30049090
43	雷替曲塞	注射剂	30049090
44	磷酸雌莫司汀	胶囊剂	30043900
45	磷酸氟达拉滨	片剂、注射剂	30049090
46	磷酸芦可替尼	片剂	30049090

续表

序号	药品活性成分名称	已获准上市的剂型	税号
47	磷酸依托泊苷	注射剂	30049090
48	硫酸长春地辛	注射剂	30044900
49	硫酸长春新碱	注射剂	30044900
50	洛铂	注射剂	30049090
51	马来酸阿法替尼	片剂	30049090
52	美法仑	片剂	30049090
53	门冬酰胺酶	注射剂	30049090
54	奈达铂	注射剂	30049090
55	尼洛替尼	胶囊剂	30049090
56	培美曲塞二钠	注射剂	30049090
57	培门冬酶	注射剂	30049090
58	培唑帕尼	片剂	30049090
59	硼替佐米	注射剂	30049090
60	苹果酸舒尼替尼	胶囊剂	30049090
61	羟喜树碱	注射剂	30044900
62	巯嘌呤	片剂	30049090
63	去氧氟尿苷	片剂、胶囊、分散片	30049090
64	瑞戈非尼	片剂	30049090
65	双羟萘酸曲普瑞林	注射剂	30043900
66	顺铂	注射剂	30049090
67	丝裂霉素	注射剂	30042090
68	替加氟	片剂、注射剂	30049090
69	替莫唑胺	胶囊剂	30049090
70	替尼泊苷	注射剂	30049090
71	维莫非尼	片剂	30049090
72	西达本胺	片剂	30049090
73	亚叶酸钙	注射剂	30049090
74	亚叶酸钠	注射剂	30049090
75	盐酸阿糖胞苷	注射剂	30049090
76	盐酸埃克替尼	片剂	30049090
77	盐酸吡柔比星	注射剂	30049090
78	盐酸表柔比星	注射剂	30049090
79	盐酸博来霉素	注射剂	30042090
80	盐酸氮芥	注射剂	30049090
81	盐酸多柔比星	注射剂	30042090

续表

序号	药品活性成分名称	已获准上市的剂型	税号
82	盐酸厄洛替尼	片剂	30049090
83	盐酸吉西他滨	注射剂	30049090
84	盐酸尼莫司汀	注射剂	30049090
85	盐酸平阳霉素	注射剂	30042090
86	盐酸柔红霉素	注射剂	30042090
87	盐酸托泊替康	注射剂	30044900
88	盐酸伊达比星	胶囊剂、注射剂	30042090
89	盐酸伊立替康	注射剂	30049090
90	伊布替尼	胶囊剂	30049090
91	依托泊苷	胶囊剂、注射剂	30049090
92	依维莫司	片剂	30049090
93	依西美坦	片剂	30043200
94	异环磷酰胺	注射剂	30049090
95	重酒石酸长春瑞滨	注射剂	30044900
96	紫杉醇	注射剂	30049090
97	左亚叶酸钙	注射剂	30049090
98	尿嘧啶/替加氟	片剂、胶囊	30049090
99	贝伐珠单抗注射液	注射剂	30021500
100	利妥昔单抗注射液	注射剂	30021500
101	西妥昔单抗注射液	注射剂	30021200
102	注射用曲妥珠单抗	注射剂	30021500
103	尼妥珠单抗注射液	注射剂	30021500

二、抗癌药品原料药

序号	药品名称	税号
1	阿那曲唑	29339900
2	奥沙利铂	28439000
3	奥替拉西钾	29336990
4	白消安	29053990
5	比卡鲁胺	29309090
6	吡柔比星	29419090
7	醋酸曲普瑞林	29371900
8	达沙替尼	29341090
9	地西他滨	29349990

续表1

序号	药品名称	税号
10	多西他赛	29329990
11	氟脲苷	29349990
12	氟他胺	29242990
13	福美坦	29372319
14	环磷酰胺	29349990
15	吉非替尼	29349990
16	吉美嘧啶	29333990
17	甲磺酸阿帕替尼	29333990
18	甲磺酸伊马替尼	29335990
19	酒石酸长春瑞滨	29397990
20	卡铂	28439000
21	卡培他滨	29349990
22	来那度胺	29337900
23	来曲唑	29339900
24	雷替曲塞	29349990
25	磷酸氟达拉滨	29349990
26	硫酸长春新碱	29397990
27	硫唑嘌呤	29335990
28	门冬酰胺酶	35079090
29	奈达铂	28439000
30	培美曲塞二钠	29335990
31	硼替佐米	29339900
32	顺铂	28439000
33	丝裂霉素	29419090
34	替加氟	29349990
35	替莫唑胺	29339900
36	西达本胺	29333990
37	盐酸阿糖胞苷	29349990
38	盐酸埃克替尼	29349990
39	盐酸表柔比星	29419090
40	盐酸多柔比星	29419090
41	盐酸吉西他滨	29349990
42	盐酸米托蒽醌	29225090
43	盐酸平阳霉素	29419090
44	盐酸柔红霉素	29419090

续表2

序号	药品名称	税号
45	盐酸托泊替康	29397990
46	盐酸伊达比星	29419090
47	盐酸伊立替康	29397990
48	依西美坦	29372900
49	异环磷酰胺	29349990
50	紫杉醇	29329990
51	左亚叶酸钙	29335990

财政部　海关总署　税务总局　药监局关于罕见病药品增值税政策的通知

（财税〔2019〕24 号）

各省、自治区、直辖市、计划单列市财政厅（局），新疆生产建设兵团财政局，海关总署广东分署、各直属海关，国家税务总局各省、自治区、直辖市、计划单列市税务局：

为鼓励罕见病制药产业发展，降低患者用药成本，现将罕见病药品增值税政策通知如下：

一、自 2019 年 3 月 1 日起，增值税一般纳税人生产销售和批发、零售罕见病药品，可选择按照简易办法依照3%征收率计算缴纳增值税。上述纳税人选择简易办法计算缴纳增值税后，36 个月内不得变更。

二、自 2019 年 3 月 1 日起，对进口罕见病药品，减按3%征收进口环节增值税。

三、纳税人应单独核算罕见病药品的销售额。未单独核算的，不得适用本通知第一条规定的简易征收政策。

四、本通知所称罕见病药品，是指经国家药品监督管理部门批准注册的罕见病药品制剂及原料药。罕见病药品清单（第一批）见附件。罕见病药品范围实行动态调整，由财政部、海关总署、税务总局、药监局根据变化情况适时明确。

附件：罕见病药品清单（第一批）

财政部　海关总署　税务总局　国家药品监督管理局
2019 年 2 月 20 日

附件

罕见病药品清单（第一批）

一、罕见病药品制剂

序号	活性成分通用名称	药品名称	已获准上市的剂型	税号
1	波生坦	波生坦片	片剂	30049090
2	安立生坦	安立生坦片	片剂	30049090
3	利奥西呱	利奥西呱片	片剂	30049090
4	马昔腾坦	马昔腾坦片	片剂	30049090
5	伊洛前列素	吸入用伊洛前列素溶液	溶液剂	30043900
6	曲前列尼尔	曲前列尼尔注射液	注射剂	30043900
7	吡非尼酮	吡非尼酮胶囊	胶囊剂	30049090
8	尼达尼布	乙磺酸尼达尼布软胶囊	胶囊剂	30049090
9	—	注射用伊米苷酶	注射剂	30049090
10	—	注射用阿糖苷酶α	注射剂	30049090
11	麦格司他	麦格司他胶囊	胶囊剂	30049090
12	—	重组人生长激素注射液	注射剂	30043900
13	沙丙蝶呤	盐酸沙丙蝶呤片	片剂	30049090
14	—	重组人干扰素β1a注射液	注射剂	30021500
15	青霉胺	青霉胺片	片剂	30049090
16	利鲁唑	利鲁唑片	片剂	30049090
17	—	人凝血因子Ⅷ	注射剂、冻干粉针剂	30021200
18	—	注射用重组人凝血因子Ⅷ	注射剂	30021200
19	—	注射用重组人凝血因子Ⅸ	注射剂	30021200
20	—	人凝血酶原复合物	注射剂、冻干粉针剂	30021200
21	—	注射用重组人凝血因子Ⅶa	注射剂	30021200

二、罕见病药品原料药

序号	活性成分通用名称	税号
1	波生坦	29359000
2	吡非尼酮	29337900
3	青霉胺	29309090
4	利鲁唑	29342000

关于发布第二批适用增值税政策的抗癌药品和罕见病药品清单的公告

（财政部　海关总署　税务总局　药监局公告 2020 年第 39 号）

为鼓励制药产业发展，降低患者用药成本，自 2020 年 10 月 1 日起，本公告附件 1 中的抗癌药品和罕见病药品，按照《财政部　海关总署　税务总局　国家药品监督管理局关于抗癌药品增值税政策的通知》（财税〔2018〕47 号）、《财政部　海关总署　税务总局　药监局关于罕见病药品增值税政策的通知》（财税〔2019〕24 号）规定执行相关增值税政策。上述通知已发布的部分抗癌药品和罕见病药品按附件 2 确定税号。

特此公告。

附件：1. 抗癌药品和罕见病药品清单（第二批）
　　　2. 抗癌药品和罕见病药品（第一批）税号修正清单

财政部　海关总署　税务总局　药监局
2020 年 9 月 30 日

附件 1

抗癌药品和罕见病药品清单（第二批）

一、抗癌药品制剂和原料药

（一）制剂

序号	活性成分通用名称	已获准上市的剂型	税号
1	达可替尼	片剂	30049090
2	哌柏西利	胶囊剂	30049090
3	奥拉帕利	片剂	30049090
4	呋喹替尼	胶囊剂	30049090
5	甲磺酸艾立布林	注射剂	30049090
6	甲磺酸仑伐替尼	胶囊剂	30049090
7	马来酸吡咯替尼	片剂	30049090
8	塞瑞替尼	胶囊剂	30049090
9	阿来替尼	胶囊剂	30049090
10	安罗替尼	胶囊剂	30049090
11	地加瑞克	注射剂	30043900
12	苯达莫司汀	注射剂	30049090
13	伊沙佐米	胶囊剂	30049090

续表

序号	活性成分通用名称	已获准上市的剂型	税号
14	兰瑞肽	注射剂	30043900
15	纳武利尤单抗	注射剂	30021500
16	达雷妥优单抗	注射剂	30021500
17	地舒单抗	注射剂	30021500
18	帕博利珠单抗	注射剂	30021500
19	帕妥珠单抗	注射剂	30021500
20	特瑞普利单抗	注射剂	30021500
21	信迪利单抗	注射剂	30021500
22	卡瑞利珠单抗	注射剂	30021500
23	美法仑	注射剂	30049090
24	曲美替尼	片剂	30049090
25	马来酸奈拉替尼	片剂	30049090
26	甲磺酸氟马替尼	片剂	30049090
27	甲磺酸阿美替尼	片剂	30049090
28	曲氟尿苷替匹嘧啶	片剂	30049090
29	恩扎卢胺	胶囊剂	30049090
30	甲苯磺酸尼拉帕利	胶囊剂	30049090
31	达拉非尼	胶囊剂	30049010
32	阿帕他胺	片剂	30049090
33	度伐利尤单抗	注射剂	30021500
34	维布妥昔单抗	注射剂	30021500
35	恩美曲妥珠单抗	注射剂	30021500
36	替雷利珠单抗	注射剂	30021500
37	阿替利珠单抗	注射剂	30021500
38	泽布替尼	胶囊剂	30049090
39	伊尼妥单抗	注射剂	30021500

(二）原料药

序号	活性成分通用名称	税号
1	呋喹替尼	29349990
2	马来酸吡咯替尼	29334900
3	甲磺酸氟马替尼	29335990
4	甲磺酸阿美替尼	29335990
5	甲苯磺酸尼拉帕利	29333990
6	泽布替尼	29335990

二、罕见病药品制剂

序号	活性成分通用名称	药品名称	已获准上市的剂型	税号
1	重组人干扰素 β-1b	注射用重组人干扰素 β-1b	注射剂	30021500
2	特立氟胺	特立氟胺片	片剂	30049090
3	诺西那生钠	诺西那生钠注射液	注射剂	30049090
4	芬戈莫德	盐酸芬戈莫德胶囊	胶囊剂	30049090
5	司来帕格	司来帕格片	片剂	30049010
6	依库珠单抗	依库珠单抗注射液	注射剂	30021500
7	艾美赛珠单抗	艾美赛珠单抗注射液	注射剂	30021500
8	波生坦	波生坦分散片	片剂	30049010
9	氘丁苯那嗪	氘丁苯那嗪片	片剂	30049090
10	西尼莫德	西尼莫德片	片剂	30049090
11	阿加糖酶 β	注射用阿加糖酶 β	注射剂	30049090
12	依洛硫酸酯酶 α	依洛硫酸酯酶 α 注射液	注射剂	30049090
13	拉罗尼酶	注射用拉罗尼酶浓溶液	注射剂	30049090
14	人凝血因子Ⅸ	人凝血因子Ⅸ	注射剂	30021200

注：清单税号仅针对相应有效成分的单方制剂，复方制剂按照海关商品归类规则确定税号。

附件2

抗癌药品和罕见病药品（第一批）税号修正清单

一、抗癌药品制剂

序号	药品活性成分名称	已获准上市的剂型	原税号	修正税号
1	阿糖胞苷	注射剂	30021900	30049090
2	醋酸戈舍瑞林	植入剂	30043200	30043900
3	醋酸曲普瑞林	注射剂	30043200	30043900
4	氟维司群	注射剂	30043200	30043900
5	维莫非尼	片剂	30049090	30049010
6	盐酸吡柔比星	注射剂	30049090	30042090
7	盐酸表柔比星	注射剂	30049090	30042090
8	盐酸伊立替康	注射剂	30049090	30044900
9	依西美坦	片剂	30043200	30043900
10	西妥昔单抗注射液	注射剂	30021200	30021500
11	氟尿嘧啶	注射剂、片剂、口服乳剂、乳膏、植入剂、口服溶液	30041090	30049090

二、罕见病药品制剂

序号	活性成分通用名称	药品名称	已获准上市的剂型	原税号	修正税号
1	波生坦	波生坦片	片剂	30049090	30049010

注：清单税号仅针对相应有效成分的单方制剂，复方制剂按照海关商品归类规则确定税号。

关于发布第三批适用增值税政策的抗癌药品和罕见病药品清单的公告

（财政部　海关总署　税务总局　药监局公告2022年第35号）

为鼓励制药产业发展，降低患者用药成本，现将第三批适用增值税政策的抗癌药品和罕见病药品清单等公告如下：

一、自2022年12月1日起，本公告附件1中的抗癌药品和罕见病药品，按照《财政部　海关总署　税务总局　国家药品监督管理局关于抗癌药品增值税政策的通知》（财税〔2018〕47号）、《财政部　海关总署　税务总局　药监局关于罕见病药品增值税政策的通知》（财税〔2019〕24号）规定执行相关增值税政策。

二、自2022年12月1日起，《财政部　海关总署　税务总局　药监局关于发布第二批适用增值税政策的抗癌药品和罕见病药品清单的公告》（财政部　海关总署　税务总局　药监局公告2020年第39号）所附"抗癌药品和罕见病药品清单（第二批）"中罕见病药品制剂序号9"氘丁苯那嗪"按本公告附件2确定的税号执行。

三、各批清单中的抗癌药品和罕见病药品制剂需已获准上市，对应剂型以国家药品监督管理部门实际批准上市剂型为准。

四、本公告附件3所列药品应视为与《财政部　海关总署　税务总局　国家药品监督管理局关于抗癌药品增值税政策的通知》（财税〔2018〕47号）、《财政部　海关总署　税务总局　药监局关于发布第二批适用增值税政策的抗癌药品和罕见病药品清单的公告》（财政部　海关总署　税务总局　药监局公告2020年第39号）所附清单中对应药品活性成分名称/活性成分通用名称一致，并按上述政策规定的实施日期及要求执行相关增值税政策。

特此公告。

附件：1. 抗癌药品和罕见病药品清单（第三批）
　　　2. 抗癌药品和罕见病药品（第二批）税号修正清单
　　　3. 部分药品活性成分通用名称情况

财政部　海关总署　税务总局　药监局

2022年11月14日

附件 1

抗癌药品和罕见病药品清单（第三批）

一、抗癌药品制剂和原料药

（一）制剂

序号	活性成分通用名称	已获准上市的剂型	税号
1	阿贝西利	片剂	30049090
2	阿伐替尼	片剂	30049090
3	艾伏尼布	片剂	30049090
4	奥布替尼	片剂	30049090
5	布格替尼	片剂	30049090
6	达罗他胺	片剂	30049090
7	度维利塞	胶囊剂	30049090
8	氟唑帕利	胶囊剂	30049090
9	富马酸吉瑞替尼	片剂	30049090
10	甲磺酸伏美替尼	片剂	30049090
11	卡非佐米	注射剂	30049090
12	磷酸索立德吉	胶囊剂	30049090
13	硫酸拉罗替尼	胶囊剂	30049090
14	氯化镭［223Ra］	注射剂	28444210
15	钇［90］微球注射液	注射剂	28444390
16	佩米替尼	片剂	30049090
17	普拉曲沙	注射剂	30049090
18	普拉替尼	胶囊剂	30049090
19	羟乙磺酸达尔西利	片剂	30049090
20	瑞派替尼	片剂	30049090
21	塞利尼索	片剂	30049090
22	索凡替尼	胶囊剂	30049090
23	维奈克拉	片剂	30049010
24	盐酸丙卡巴肼	胶囊剂	30049090
25	盐酸恩沙替尼	胶囊剂	30049090
26	盐酸米托蒽醌	注射剂	30049090
27	优替德隆	注射剂	30042090
28	紫杉醇（白蛋白结合型）	注射剂	30049090
29	紫杉醇聚合物胶束	注射剂	30049090
30	左亚叶酸	注射剂	30049090

续表

序号	活性成分通用名称	已获准上市的剂型	税号
31	阿基仑赛	注射剂	30025100
32	奥加伊妥珠单抗	注射剂	30021500
33	奥妥珠单抗	注射剂	30021500
34	贝林妥欧单抗	注射剂	30021500
35	达妥昔单抗β	注射剂	30021500
36	恩沃利单抗	注射剂	30021500
37	雷莫西尤单抗	注射剂	30021500
38	派安普利单抗	注射剂	30021500
39	瑞基奥仑赛	注射剂	30025100
40	赛帕利单抗	注射剂	30021500
41	舒格利单抗	注射剂	30021500
42	斯鲁利单抗	注射剂	30021500
43	维迪西妥单抗	注射剂	30021500
44	伊匹木单抗	注射剂	30021500
45	淫羊藿素	软胶囊	30049059

（二）原料药

序号	活性成分通用名称		税号
1	奥雷巴替尼		29335990
2	甲苯磺酸多纳非尼		28459000
3	帕米帕利		29339900
4	赛沃替尼		29331990
5	淫羊藿素		29329990
6	阿糖胞苷		29349990

二、罕见病药品制剂和原料药

（一）制剂

序号	活性成分通用名称	已获准上市的剂型	税号
1	富马酸二甲酯	胶囊剂	30049090
2	氨吡啶	片剂	30049090
3	一氧化氮	吸入剂	30049090
4	丁苯那嗪	片剂	30049090
5	利司扑兰	口服溶液	30049090
6	维拉苷酶α	注射剂	30049090

续表

续表

序号	活性成分通用名称	已获准上市的剂型	税号
7	奥法妥木单抗	注射剂	30021500
8	阿加糖酶 α	注射剂	30049090
9	艾度硫酸酯酶 β	注射剂	30049090
10	伊奈利珠单抗	注射剂	30021500
11	艾诺凝血素 α	注射剂	30021200
12	司妥昔单抗	注射剂	30021500
13	醋酸艾替班特	注射剂	30049090
14	拉那利尤单抗	注射剂	30021500
15	布罗索尤单抗	注射剂	30021500
16	萨特利珠单抗	注射剂	30021500
17	氯苯唑酸葡胺	胶囊剂	30049090
18	尼替西农	胶囊剂	30049090
19	吡非尼酮	片剂	30049090

（二）原料药

序号	活性成分通用名称		税号
1	曲前列尼尔		29375000

附件 2

抗癌药品和罕见病药品（第二批）税号修正清单

药品活性 成分名称	已获准上市的 剂型	原税号	修正税号
氘丁苯那嗪	片剂	30049090	28459000

附件 3

部分药品活性成分通用名称情况

1. 主要成分为"奥替拉西钾/吉美嘧啶/替加氟"的药品 应视为与《财政部 海关总署 税务总局 国家药品监督管理 局关于抗癌药品增值税政策的通知》（财税〔2018〕47 号）中抗癌药品清单（第一批）序号 6 "奥替拉西/吉美嘧啶/替加氟"一致。

2. 主要成分为"盐酸安罗替尼"的药品应视为与《财政 部 海关总署 税务总局 药监局关于发布第二批适用增值税 政策的抗癌药品和罕见病药品清单的公告》（财政部 海关总 署 税务总局 药监局公告 2020 年第 39 号，以下称 39 号公告）中抗癌药品制剂序号 10 "安罗替尼"一致。

3. 主要成分为" 盐酸苯达莫司汀"的药品应视为与 39 号公告中抗癌药品制剂序号 12 "苯达莫司汀"一致。

4. 主要成分为" 枸橼酸伊沙佐米"的药品应视为与 39 号公告中抗癌药品制剂序号 13 "伊沙佐米"

一致。

5. 主要成分为"醋酸兰瑞肽"的药品应视为与39号公告中抗癌药品制剂序号14"兰瑞肽"一致。

6. 主要成分为"达雷妥尤单抗"的药品应视为与39号公告中抗癌药品制剂序号16"达雷妥优单抗"一致。

7. 主要成分为"盐酸美法仑"的药品应视为与39号公告中抗癌药品制剂序号23"美法仑"一致。

8. 主要成分为"甲磺酸达拉非尼"的药品应视为与39号公告中抗癌药品制剂序号31"达拉非尼"一致。

9. 主要成分为"盐酸芬戈莫德"的药品应视为与39号公告中罕见病药品制剂序号4"芬戈莫德"一致。

本附件中的"主要成分"是指药品注册证书中注明的"主要成分"。

索 引

药品中文名索引

商品名称	税则号列	页码
巴氯芬片	3004.9090	231
巴瑞替尼片	3004.9010	413
白喉抗毒素	3002.4990	575
白色念珠菌	3002.4930	606
白消安片	3004.9090	441
白消安注射液	3004.9090	442
保泰松片	3004.9090	170
贝伐珠单抗注射液	3002.1500	578
贝美前列素滴眼液	3004.3900	525
贝美素噻吗洛尔滴眼液	3004.3900	525
倍氯米松福莫特罗吸入气雾剂	3004.3200	246
倍他米松片	3004.3200	330
苯巴比妥钠注射液	3004.9090	194
苯达莫司汀	3004.9090	442
苯丁酸氮芥片	3004.9090	443
苯磺顺阿曲库铵注射液	3004.9090	232
苯甲醇注射液	3004.9090	519
苯甲酸苄酯搽剂	3004.9090	517
苯扎贝特片	3004.9090	303
苯佐卡因软膏	3004.9090	232
比卡鲁胺胶囊	3004.9090	443
比卡鲁胺片	3004.9090	444
比克恩丙诺片	3004.9090	132
吡贝地尔缓释片	3004.9090	199
吡非尼酮胶囊	3004.9090	502
吡喹酮片	3004.9090	160
吡拉西坦片	3004.9090	225
吡拉西坦注射液	3004.9090	226
吡罗昔康胶囊	3004.9090	170
吡罗昔康片	3004.9090	171
吡罗昔康贴片	3004.9090	171
吡罗昔康注射液	3004.9090	172
吡美莫司乳膏	3004.2090	509
吡嗪酰胺片	3004.9090	112
苄达赖氨酸滴眼液	3004.9090	527
表柔比星	3004.2090	416

商品名称	税则号列	页码
冻干人血白蛋白	3002. 1200	568
冻干人用狂犬病疫苗（Vero 细胞）	3002. 4100	555
冻干肉毒抗毒素	3002. 4990	576
冻干乙型肝炎人免疫球蛋白	3002. 1200	569
冻干乙型脑炎灭活疫苗（Vero 细胞）	3002. 4100	553
度伐利尤单抗注射液	3002. 1500	579
度拉糖肽注射液	3004. 3900	586
对乙酰氨基酚干混悬剂	3004. 9090	174
对乙酰氨基酚栓	3004. 9090	175
对乙酰氨基酚糖浆	3004. 9090	175
对乙酰氨基酚注射液	3004. 9090	176
多磺酸黏多糖乳膏	3004. 9090	317
多价气性坏疽抗毒素	3002. 4990	577
多潘立酮片	3004. 9090	267
多替阿巴拉米片	3004. 9090	133
多替拉韦钠片	3004. 9090	133
多西环素胶囊	3004. 2090	59
多西他赛注射液	3004. 9090	446
多烯酸乙酯软胶囊	3004. 9090	303
鹅去氧胆酸胶囊	3004. 9090	277
厄贝沙坦片	3004. 9090	287
恩曲他滨-利匹韦林-富马酸替诺福韦酯片	3004. 9090	136
恩曲他滨丙酚替诺福韦片（Ⅱ）	3004. 9090	134
恩曲他滨丙酚替诺福韦片（Ⅰ）	3004. 9090	135
恩曲他滨替诺福韦片	3004. 9090	137
恩他卡朋片	3004. 9090	200
恩他卡朋双多巴片（Ⅱ）	3004. 9090	201
恩替卡韦片	3004. 9090	138
恩扎卢胺软胶囊	3004. 9090	446
二巯丙醇注射液	3004. 9090	609
二盐酸奎宁注射液	3004. 4900	154
法莫替丁片	3004. 9010	256
泛昔洛韦片	3004. 9090	138
非那雄胺分散片	3004. 3900	374
非那雄胺胶囊	3004. 3900	374
非那雄胺片	3004. 3900	375

商品名称	税则号列	页码
复方磺胺嘧啶片	3004.9010	98
复方辣椒贴片	3004.9090	176
复方利福平片	3004.2090	110
复方利血平片	3004.4900	283
复方硫酸新霉素滴眼液	3004.2090	60
复方山金车花贴片	3004.9090	177
复方水杨酸甲酯乳膏	3004.9090	519
复方消化酶胶囊	3004.9090	268
复方消化酶片	3004.9090	269
复方硝酸咪康唑软膏	3004.9090	119
复方硝酸益康唑软膏	3004.9090	120
复方新霉素软膏	3004.2090	60
复方新诺明干混悬剂	3004.9010	99
复方孕二烯酮片	3006.6010	367
复合维生素 B 片	3004.5000	530
复合维生素 B 注射液	3004.5000	531
富马酸比索洛尔片	3004.9090	299
富马酸丙酚替诺福韦片	3004.9090	139
富马酸喹硫平片	3004.9090	207
富马酸替诺福韦二吡呋酯片	3004.9090	140
富马酸酮替芬片	3004.9090	396
富马酸依美斯汀滴眼液	3004.9090	527
钆喷酸葡胺注射液	3006.3000	611
钆特酸葡胺注射液	3006.3000	612
肝素钠注射液	3004.9090	318
格卡瑞韦哌仑他韦片	3004.9010	127
格列本脲片	3004.9010	356
格列吡嗪控释片	3004.9010	357
格列美脲胶囊	3004.9010	357
格列齐特片	3004.9010	358
更昔洛韦分散片	3004.9090	141
钩端螺旋体疫苗	3002.4100	552
枸橼酸咖啡因注射液	3004.4900	240
枸橼酸喷托维林片	3004.9090	253
枸橼酸氢钾钠颗粒	3004.9090	379
枸橼酸舒芬太尼注射液	3004.9090	233

商品名称	税则号列	页码
枸橼酸他莫昔芬片	3004.9090	449
枸橼酸托法替布片	3004.9090	414
枸橼酸托瑞米芬片	3004.9090	449
枸橼酸西地那非片	3004.9010	383
枸橼酸伊沙佐米胶囊	3004.9090	450
古塞奇尤单抗注射液	3002.1500	579
谷胱甘肽片	3004.9090	279
骨化三醇注射液	3004.5000	365
鲑鱼降钙素注射液	3004.3900	351
过氧苯甲酰凝胶	3004.9090	517
蒿甲醚注射液	3004.6010	155
红霉素胶囊	3004.2090	61
红霉素片	3004.2090	62
红霉素眼膏	3004.2090	62
琥乙红霉素干混悬剂	3004.2090	63
环孢素软胶囊	3002.1500	406
环丙贝特片	3004.9090	306
环丙沙星注射液	3004.9090	103
环硅酸锆钠散	3004.9090	328
环磷酰胺片	3004.9090	450
环丝氨酸片	3004.9090	113
黄热减毒活疫苗	3002.4100	562
黄体酮软胶囊	3004.3900	341
黄体酮阴道缓释凝胶	3004.3900	342
黄体酮注射液	3004.3900	342
磺胺醋酰钠滴眼液	3004.9010	99
磺胺多辛	3004.9010	96
磺胺二甲嘧啶片	3004.9010	100
磺胺脒片	3004.9010	100
磺吡酮片	3004.9090	193
磺达肝癸钠注射液	3004.9090	319
灰黄霉素片	3004.2090	114
肌醇片	3004.9090	279
基因修饰的酵母细胞	2102.1000	603
吉非罗齐胶囊	3004.9090	306
吉非替尼片	3004.9090	451

商品名称	税则号列	页码
己酸羟孕酮注射液	3004.3900	343
己酮可可碱缓释片	3004.4900	311
脊髓灰质炎Ⅰ型单克隆抗体	3002.1500	605
脊髓灰质炎Ⅱ型单克隆抗体	3002.1500	605
脊髓灰质炎Ⅲ型单克隆抗体	3002.1500	605
脊髓灰质炎减毒活疫苗糖丸（猴肾细胞）	3002.4100	561
脊髓灰质炎减毒活疫苗糖丸（人二倍体细胞）	3002.4100	560
加巴喷丁胶囊	3004.9090	195
甲氨蝶呤片	3004.9090	451
甲苯达唑片	3004.9090	161
甲苯磺酸拉帕替尼片	3004.9090	452
甲苯磺酸尼拉帕利胶囊	3004.9090	453
甲苯磺酸索拉非尼片	3004.9090	453
甲苯磺酸托氟沙星胶囊	3004.9090	104
甲芬那酸胶囊	3004.9090	178
甲砜霉素肠溶片	3004.2090	63
甲氟喹片	3004.6090	157
甲磺酸阿帕替尼片	3004.9090	454
甲磺酸艾日布林注射液	3004.9090	454
甲磺酸奥希替尼片	3004.9090	455
甲磺酸达拉非尼胶囊	3004.9010	438
甲磺酸雷沙吉兰片	3004.9090	202
甲磺酸仑伐替尼胶囊	3004.9090	456
甲磺酸培氟沙星片	3004.9090	104
甲磺酸溴隐亭片	3004.4900	369
甲磺酸伊马替尼片	3004.9090	456
甲基多巴片	3004.9090	288
甲泼尼龙片	3004.3200	333
甲巯咪唑片	3004.9090	366
甲硝唑片	3004.9090	105
甲硝唑栓	3004.9090	153
甲硝唑注射液	3004.9090	105
甲型肝炎灭活疫苗（人二倍体细胞）	3002.4100	555
甲型乙型肝炎联合疫苗	3002.4100	557
甲氧氯普胺片	3004.9090	270
甲紫溶液	3004.9090	520

商品名称	税则号列	页码
硫酸沙丁胺醇吸入粉雾剂	3004.3900	238
硫酸沙丁胺醇注射液	3004.9090	242
硫酸妥布霉素注射液	3004.2090	73
硫酸西索米星注射液	3004.2090	74
硫酸亚铁片	3004.9090	325
硫酸亚铁叶酸片	3004.5000	323
硫酸异帕米星注射液	3004.2090	74
硫酸茚地那韦胶囊	3004.9090	146
硫糖铝片	3004.9090	258
硫唑嘌呤片	3004.9090	415
柳氮磺吡啶肠溶片	3004.9010	256
芦丁片	3004.9090	328
卤米松/三氯生乳膏	3004.3200	513
罗格列酮	3004.9090	361
罗红霉素分散片	3004.2090	75
罗红霉素片	3004.2090	76
罗库溴铵注射液	3004.9090	230
螺内酯片	3004.9090	380
螺旋霉素片	3004.2090	77
洛伐他汀片	3004.9090	307
洛匹那韦利托那韦片	3004.9090	146
铝镁混悬液（Ⅱ）	3004.9090	264
氯氮平片	3004.9090	208
氯化钾注射液	3004.9090	536
氯化钠注射液	3004.9090	537
氯雷他定片	3004.9090	397
氯霉素滴眼液	3004.2090	77
氯霉素胶囊	3004.2090	78
氯霉素片	3004.2090	79
氯霉素眼膏	3004.2090	79
氯沙坦钾片	3004.9090	290
氯沙坦钾氢氯噻嗪片	3004.9010	284
氯硝柳胺片	3004.9090	162
氯唑西林干混悬剂	3004.1019	40
氯唑西林胶囊	3004.1019	41
麻腮风联合减毒活疫苗	3002.4100	559

商品名称	税则号列	页码
炔雌醇片	3004. 3900	345
人凝血酶原复合物	3002. 1200	571
人凝血因子Ⅷ	3002. 1200	571
人纤维蛋白原	3002. 1200	572
人血白蛋白	3002. 1200	572
肉毒抗毒素	3002. 4990	577
乳果糖口服溶液	3004. 9090	372
乳酸钠林格注射液	3004. 9090	540
瑞戈非尼片	3004. 9090	470
瑞舒伐他汀钙片	3004. 9010	300
腮腺炎减毒活疫苗	3002. 4100	557
塞来昔布胶囊	3004. 9010	167
塞奈吉明滴眼液	3002. 1500	591
塞瑞替尼胶囊	3004. 9090	471
噻托溴铵奥达特罗吸入喷雾剂	3004. 4900	241
噻托溴铵粉吸入剂	3004. 4900	241
三硅酸镁片	3004. 9090	261
三维鱼肝油乳	3004. 5000	544
色甘酸钠气雾剂	3004. 9090	253
森林脑炎灭活疫苗	3002. 4100	553
沙丁胺醇气雾剂	3004. 3900	238
伤寒 Vi 多糖疫苗	3002. 4100	546
伤寒甲型副伤寒联合疫苗	3002. 4100	546
伤寒甲型乙型副伤寒联合疫苗	3002. 4100	546
伤寒疫苗	3002. 4100	545
十一酸睾酮软胶囊	3004. 3900	382
舒必利片	3004. 9010	205
舒更葡糖钠注射液	3004. 9090	390
舒林酸片	3004. 9090	181
舒洛地特软胶囊	3004. 9090	322
鼠呼肠孤病毒三型	3002. 4930	607
双醋瑞因胶囊	3004. 9090	181
双价肾综合征出血热灭活疫苗（Vero 细胞）	3002. 4100	553
双价肾综合征出血热灭活疫苗（地鼠肾细胞）	3002. 4100	554
双价肾综合征出血热灭活疫苗（沙鼠肾细胞）	3002. 4100	554
双氯芬酸钾片	3004. 9090	182

商品名称	税则号列	页码
注射用放线菌素 D	3004.2090	418
注射用夫西地酸钠	3004.2090	91
注射用氟氯西林钠	3004.1019	42
注射用氟脲苷	3004.9090	486
注射用福美坦	3004.3900	432
注射用福莫司汀	3004.9090	487
注射用高纯度尿促性素	3004.3900	347
注射用更昔洛韦	3004.9090	153
注射用甲磺酸去铁胺	3004.9090	381
注射用甲泼尼龙琥珀酸钠	3004.3200	337
注射用卡瑞利珠单抗	3002.1500	585
注射用拉罗尼酶浓溶液	3004.9090	590
注射用赖氨匹林	3004.9090	191
注射用雷替曲塞	3004.9090	487
注射用磷霉素钠	3004.2090	91
注射用磷酸氟达拉滨	3004.9090	488
注射用磷酸依托泊苷	3004.9090	489
注射用硫酸长春地辛	3004.4900	436
注射用硫酸长春新碱	3004.4900	437
注射用硫酸多黏菌素 B	3004.2090	92
注射用硫酸卷曲霉素	3004.2090	112
注射用硫酸链霉素	3004.1090	46
注射用硫酸头孢匹罗	3004.2090	72
注射用洛铂	3004.9090	489
注射用氯唑西林钠	3004.1019	42
注射用美罗培南	3004.2090	92
注射用门冬酰胺酶	3004.9090	490
注射用糜蛋白酶	3004.9090	529
注射用米卡芬净钠	3004.2090	117
注射用奈达铂	3004.9090	490
注射用哌库溴铵	3004.3900	231
注射用哌拉西林钠舒巴坦钠	3004.1019	43
注射用哌拉西林钠他唑巴坦钠	3004.1019	44
注射用培美曲塞二钠	3004.9090	491
注射用硼替佐米	3004.9090	492
注射用普鲁卡因青霉素	3004.1019	44

商品名称	税则号列	页码
注射用盐酸柔红霉素	3004. 2090	421
注射用盐酸头孢吡肟	3004. 2090	95
注射用盐酸万古霉素	3004. 2090	96
注射用盐酸伊达比星	3004. 2090	422
注射用伊米苷酶	3004. 9090	590
注射用异环磷酰胺	3004. 9090	496
注射用左亚叶酸钙	3004. 9090	496
注射用唑来膦酸	3004. 9090	497
紫杉醇注射液	3004. 9090	497
棕榈帕利哌酮酯注射液	3004. 9090	221
棕榈酸帕利哌酮注射液	3004. 9090	222
组织胺人免疫球蛋白	3002. 1200	574
左甲状腺素钠片	3004. 3900	364
左卡尼汀注射液	3004. 9090	381
左羟丙哌嗪片	3004. 9090	254
左旋多巴片	3004. 9090	205
左氧氟沙星片	3004. 9090	109
左乙拉西坦片	3004. 9090	197
唑来膦酸注射液	3004. 9090	372

药品英文名索引

商品名称	税则号列	页码
Anthrax Antiserum	3002.1200	566
Anthrax Vaccine (Live) for Percutaneous Scarification	3002.4100	551
Anti-human T Lymphocyte Porcine Immunoglobulin	3002.1200	570
Anti-human T Lymphocyte Rabbit Immunoglobulin	3002.1200	570
Apalutamide Tablets	3004.9090	439
Apatinib Mesylate Tablets	3004.9090	454
Aprepitant Capsules	3004.9090	198
Artemether Injection	3004.6010	155
Artesunate for Injection	3004.6010	157
Artesunate Tablets	3004.6010	156
Asparaginase for Injection	3004.9090	490
Aspirin Coated Tablets	3004.9090	168
Atazanavir Sulfate Capsules	3004.9090	145
Atezolizumab Injection	3002.1500	577
Atomoxetine Hydrochloride Capsules	3004.9090	212
Atomoxetine Hydrochloride Oral Solution	3004.9090	213
Atorvastatin Calcium Capsules	3004.9090	301
Atorvastatin Calcium Tablets	3004.9090	302
Atropine Sulfate Injection	3004.4900	387
Axitinib Tablets	3004.9090	440
Azacitidine for Injection	3004.9090	484
Azathioprine Tablets	3004.9090	415
Azithromycin Capsules	3004.2090	58
Azithromycin for Injection	3004.2090	88
Azithromycin Tablets	3004.2090	59
Bacillus Atrophaeus	3002.4930	607
Baclofen Tablets	3004.9090	231
Bacterial Lysates (Broncho-Vacom)	3004.9090	592
Bacto Yeast Extract	2106.9090	604
Bambuterol Hydrochloride Tablets	3004.9090	243
Baricitinib Tablets	3004.9010	413
BCG Vaccine for Intradermal Injection	3002.4100	552
Beclometasone Dipropionate and Formoterol Inhalation Aerosol	3004.3200	246
Beclometasone Dipropionate Aqueous Nasal Spray	3004.3200	247
Beclometasone Dipropionate Inhaler	3004.3200	247
Beclometasone Dipropionate Suspension for Inhalation	3004.3200	249

商品名称	税则号列	页码
Carboprost Tromethamine Injection	3004.3900	344
Carboxymethylcellulose Sodium Eye Drops	3004.9090	529
Carisoprodol	3004.9090	229
Carmofur Tablets	3004.9090	457
Carvedilol Tablets	3004.9090	281
Caspofungin Acetate for Injection	3004.2090	116
Cefadroxil for Suspension	3004.2019	57
Cefalexin Capsules	3004.2019	54
Cefalexin for Oral Suspension	3004.2019	54
Cefazolin Sodium for Injection	3004.2019	57
Cefepime Hydrochloride for Injection	3004.2090	95
Cefixime Capsules	3004.2019	55
Cefixime for Oral Suspension	3004.2019	55
Cefixime Granules	3004.2019	56
Cefoperazone Sodium and Sulbactam Sodium for Injection	3004.2018	53
Cefotaxime Sodium for Injection	3004.2011	47
Cefoxitin Sodium for Injection	3004.2013	48
Cefpirome Sulfate for Injection	3004.2090	72
Cefradine for Suspension	3004.2019	56
Ceftazidime for Injection	3004.2012	47
Ceftezole Sodium for Injection	3004.2014	48
Ceftibuten Capsules	3004.2090	82
Ceftizoxime Sodium for Injection	3004.2019	58
Ceftriaxone Sodium for Injection	3004.2017	53
Cefuroxime Axetil Capsules	3004.2016	49
Cefuroxime Axetil Granules	3004.2016	50
Cefuroxime Axetil Tablets	3004.2016	51
Cefuroxime Sodium for Injection	3004.2016	49
Cefuroxime Sodium for Injection	3004.2016	52
Celecoxib Capsules	3004.9010	167
Cenegermin Eye Drops	3002.1500	591
Ceritinib Capsules	3004.9090	471
Cetirizine Dihydrochloride Oral Drops	3004.9090	400
Cetirizine Hydrochloride Capsules	3004.9090	401
Cetirizine Hydrochloride Syrup	3004.9090	402
Cetirizine Hydrochloride Tablets	3004.9090	401

商品名称	税则号列	页码
Clopidogrel Bisulfate Tablets	3004.9090	320
Clotrimazole Cream	3004.9090	121
Clotrimazole Tablets	3004.9090	120
Cloxacillin Capsules	3004.1019	41
Cloxacillin for Oral Suspension	3004.1019	40
Cloxacillin Sodium for Injection	3004.1019	42
Clozapine Tablets	3004.9090	208
Col Liver Oil	3004.5000	544
Complex Packing Estradiol Tablets/Estradiol and Dydrogesterone Tablets	3004.3900	339
Compound Albendazole Tablets	3004.9090	161
Compound Amino Acid Injection（15AA）	3004.9090	542
Compound Arnica Patches	3004.9090	177
Compound Artemether Tablets	3004.6010	155
Compound Benzocain Gel	3004.9090	508
Compound Benzoic Acid Tincture	3004.9090	517
Compound Betamethasone Injection	3004.3200	332
Compound Capsicum Patches	3004.9090	176
Compound Digestive Enzyme Capsules	3004.9090	268
Compound Digestive Enzyme Tablets	3004.9090	269
Compound Econazole Nitrate Ointment	3004.9090	120
Compound Ferrous Sulfate and Folic Acid Tablets	3004.5000	323
Compound Fluocinonide Tincture	3004.3200	511
Compound Furosemide Tablets	3004.9010	375
Compound Gestodene Tablets	3006.6010	367
Compound Glycyrrhizin Injection	3004.9090	349
Compound Glycyrrhizin Tablets	3004.9090	348
Compound Meglumine Diatrizoate Injection	3006.3000	611
Compound Methyl Salicylate Cream	3004.9090	519
Compound Miconazole Nitrate Ointment	3004.9090	119
Compound Neomycin Ointment	3004.2090	60
Compound Neomycin Sulfate Eye Drops	3004.2090	60
Compound Reserpine Tablets	3004.4900	283
Compound Rifampicin Tablets	3004.2090	110
Compound Sulfadiazine Tablets	3004.9010	98
Compound Sulfamethoxazole for Oral Suspension	3004.9010	99
Compound Sulfamethoxazole Tablets	3004.9010	97

商品名称	税则号列	页码
Fortified Procaine Penicillin for Injection	3004. 1019	44
Fosfomycin Calcium Tablets	3004. 2090	69
Fosfomycin Sodium for Injection	3004. 2090	91
Fotemustine for Injection	3004. 9090	487
Fruquintinib Capsules	3004. 9090	447
Fulvestrant Injection	3004. 3900	426
Furazolidone Tablets	3004. 9090	102
Furosemide Injection	3004. 9010	379
Furosemide Tablets	3004. 9010	378
Fusidic Acid Cream	3004. 2090	509
Gabapentin Capsules	3004. 9090	195
Gadotric Acid Meglumine Salt Injection	3006. 3000	612
Ganciclovir Dispersible Tablets	3004. 9090	141
Ganciclovir for Injection	3004. 9090	153
Ganirelix Injection	3004. 3900	368
Gas-gangrene Antitoxin (Mixed)	3002. 4990	577
Gas-gangrene Antitoxin (Mixed), Freeze-dried	3002. 4990	576
Gatifloxacin Hydrochloride Capsules	3004. 9090	107
Gefitinib Tablets	3004. 9090	451
Gemcitabine Hydrochloride for Injection	3004. 9090	495
Gemfibrozil Capsules	3004. 9090	306
Gemtamicin Eye Ointment	3004. 2090	80
Genetically Modified Yeast Cells	2102. 1000	603
Gentamycin Sulfate Injection	3004. 2090	71
Gentamycin Sulphate Eye Ear Drops	3004. 2090	71
Glecaprevir and Pibrentasvir Tablets	3004. 9010	127
Glibenclamide Tablets	3004. 9010	356
Gliclazide Tablets	3004. 9010	358
Glimepiride Capsules	3004. 9010	357
Glipizide Controlled Release Tablets	3004. 9010	357
Glucosamine Sulfate Capsules	3004. 9090	179
Glucosamine Sulfate Tablets	3004. 9090	179
Glucose and Sodium Chloride Injection	3004. 9090	538
Glucose Injection	3004. 9090	541
Goserelin Acetate Sustained-Release Depot	3004. 3900	424
Granisetron Hydrochloride Injection	3004. 9090	479

商品名称	税则号列	页码
Letrozol Tablets	3004.9090	460
Leuprorelin Acetate for Injection	3004.3900	432
Levamisole Hydrochloride Granules	3004.9090	163
Levamisole Hydrochloride Tablets	3004.9090	163
Levetiracetam Tablets	3004.9090	197
Levocarnitine Injection	3004.9090	381
Levocetirizine Dihydrochloride Capsules	3004.9090	404
Levocetirizine Dihydrochloride Dispersible Tablets	3004.9090	404
Levocetirizine Dihydrochloride Tablets	3004.9090	405
Levodopa Tablets	3004.9090	205
Levodropropizine Tablets	3004.9090	254
Levofloxacin Tablets	3004.9090	109
Levothyroxine Sodium Tablets	3004.3900	364
Lidocaine Hydrochloride Injection	3004.9090	235
Linaclotide Capsules	3002.4990	591
Lincomycin Hydrochloride Injection	3004.2090	84
Liraglutide Injection	3004.3900	587
Lisinopril Capsule	3004.9090	289
Lobaplatin for Injection	3004.9090	489
Lomefloxacin Hydrochloride Capsules	3004.9090	108
Loperamide Hydrochloride Capsules	3004.9090	275
Loratadine Tablets	3004.9090	397
Losartan Potassium and Hydrochlorothiazide Tablets	3004.9010	284
Losartan Potassium Tablets	3004.9090	290
Lovastatin Tablets	3004.9090	307
Loxapine Succinate Capsules	3004.9090	206
Lysine Acetylsalicylate for Injection	3004.9090	191
Macrogol Sodium Potassium Powder	3004.9090	371
Magnesium Sulfate Injection	3004.9090	198
Magnesium Trisilicate Tablets	3004.9090	261
Maraviroc Tablets	3004.9090	147
Measles and Mumps Combined Vaccine, Live	3002.4100	558
Measles and Rubella Combined Vaccine, Live	3002.4100	559
Measles Vaccine, Live	3002.4100	557
Measles, Mumps and Rubella Combined Vaccine, Live	3002.4100	559
Mebendazole Tablets	3004.9090	161

商品名称	税则号列	页码
Mifepristone Tablets	3004.3900	345
Miglitol Tablets	3004.9090	362
Miglustat Capsules	3004.9090	504
Minocycline Hydrochloride Capsules	3004.2090	86
Minoxidil Liniment	3004.9090	518
Mirabegron Sustained-release Tabelts	3004.9090	389
Mirtazapine Tablets/Mirtazapine Orally Disintegrating Tablets	3004.9090	215
Mites Allergens ALK (503) D. p	3004.9090	591
Mitomycin for Injection	3004.2090	419
Mivacurium Chloride Injection	3004.9090	230
Mixed Protamine Zinc Recombinant Human Insulin Injection	3004.3110	587
Mometasone Furoate Nasal Spray	3004.3200	248
Monoclonal Antibody Type Ⅰ	3002.1500	605
Monoclonal Antibody Type Ⅱ	3002.1500	605
Monoclonal Antibody Type Ⅲ	3002.1500	605
Montelukast Sodium Chewable Tablets	3004.9090	250
Montelukast Sodium Oral Granules	3004.9090	251
Montelukast Sodium Tablets	3004.9090	252
Mouse Nerve Growth Factor for Injection	3002.1500	597
Moxifloxacin Hydrochloride Tablets	3004.9090	108
Mucopolysaccharide Polysulfate Cream	3004.9090	317
Mumps Vaccine, Live	3002.4100	557
Mupirocin Ointment	3004.2090	80
MVM	3002.4930	607
Mycophenolate Mofetil Capsules	3004.2090	407
Mycophenolate Mofetil Dispersible Tablets	3004.2090	407
Mycophenolate Mofetil Tablets	3004.2090	408
Nadroparin Calcium Injection	3004.9090	320
Naja naja (atra) Antivenin	3002.1200	566
Naja naja (atra) Antivenin, Freeze-dried	3002.1200	564
Naloxone Hydrochloride Injection	3004.4900	608
Naphazoline Hydrochloride Nasal Drops	3004.9090	392
Natamycin Eye Drops	3004.2090	115
Nedaplatin for Injection	3004.9090	490
Neratinib Maleate	3004.9090	464
Netilmicin Sulfate Injection	3004.2090	70

商品名称	税则号列	页码
Ozagrel Sodium for Injection	3004.9090	329
Paclitaxel Injection	3004.9090	497
Palbociclib Capsules	3004.9090	466
Paliperidone Palmitate Injection	3004.9090	221
Paliperidone Palmitate Injection	3004.9090	222
Pancreatin Enteric-coated Capsules	3004.9090	275
Papaverine Hydrochloride Injection	3004.4900	313
Paracetamol for Suspension	3004.9090	174
Paracetamol Injection	3004.9090	176
Paracetamol Suppository	3004.9090	175
Paracetamol Syrup	3004.9090	175
Paricalcitol Injection	3004.5000	366
Paroxetine Hydrochloride Tablets	3004.9090	218
Pazopanib Tablets	3004.9090	467
Pefloxacin Mesylate Tablets	3004.9090	104
Pegaspargase Injection	3004.9090	467
Pembrolizumab Injection	3002.1500	581
Pemetrexed Disodium for Injection	3004.9090	491
Penicillamine Tablets	3004.9090	505
Pentoxifylline Sustained Release Tablets	3004.4900	311
Pentoxyverine Citrate Tablets	3004.9090	253
Perfluorobutane Microspheres for Injection	3006.3000	612
Perindopril Arginine and Amlodipine Besylate Tablets（Ⅲ）	3004.9090	290
Pertuzumab Injection	3002.1500	581
Peserizumab Injection	3002.1500	582
Phenobarbital Sodium Injection	3004.9090	194
Phenoxymethylpenicillin Potassium Granules	3004.1013	39
Phenoxymethylpenicillin Potassium Tablets	3004.1013	40
Phenylbutazone Tablets	3004.9090	170
Phenylephrine Hydrochloride Injection	3004.9090	297
Pimecrolimus Cream	3004.2090	509
Pinaverium Bromide Tablets	3004.9090	271
Pipecuronium Bromide for Injection	3004.3900	231
Piperacillin Sodium and Sulbactam Sodium for Injection	3004.1019	43
Piperacillin Sodium and Tazobactam Sodium for Injection	3004.1019	44
Piracetam Injection	3004.9090	226

商品名称	税则号列	页码
Recombinant Human Follitropin for Injection	3004. 3900	589
Recombinant Human Granulocyte Colony-stimulating Factor Injection	3002. 1500	597
Recombinant Human Granulocyte/Macrophage Colony-stimulating Factor for Injection	3002. 1500	602
Recombinant Human Insulin Injection	3004. 3110	588
Recombinant Human Interferon α1b Eye Drops	3002. 1500	594
Recombinant Human Interferon α1b for Injection	3002. 1500	601
Recombinant Human Interferon α2a for Injection	3002. 1500	599
Recombinant Human Interferon α2a for Injection (Yeast)	3002. 1500	600
Recombinant Human Interferon α2a Injection	3002. 1500	593
Recombinant Human Interferon α2a Vaginal Suppository	3002. 1500	595
Recombinant Human Interferon α2b Cream	3002. 1500	596
Recombinant Human Interferon α2b Eye Drops	3002. 1500	596
Recombinant Human Interferon α2b for Injection	3002. 1500	600
Recombinant Human Interferon α2b for Injection (P. putida)	3002. 1500	601
Recombinant Human Interferon α2b for Injection (Yeast)	3002. 1500	601
Recombinant Human Interferon α2b Gel	3002. 1500	593
Recombinant Human Interferon α2b Injection	3002. 1500	593
Recombinant Human Interferon α2b Injection (P. putida)	3002. 1500	594
Recombinant Human Interferon α2b Ointments (P. putida)	3002. 1500	594
Recombinant Human Interferon α2b Spray (P. putida)	3002. 1500	595
Recombinant Human Interferon α2b Vaginal Suppository	3002. 1500	596
Recombinant Human Interferon αlb Injection	3002. 1500	595
Recombinant Human Interferon γ for Injection	3002. 1500	602
Recombinant Human Interleukin-11 for Injection	3002. 1500	598
Recombinant Human Interleukin-11 for Injection (Yeast)	3002. 1500	598
Recombinant Human Interleukin-2 for Injection	3002. 1500	599
Recombinant Human Interleukin-2 Injection	3002. 1500	592
Recombinant Human Interlcukin-2 (I) for Injection	3002. 1500	599
Recombinant Human Lutropin alfa for Injection	3004. 3900	588
Recombinant Human Papillomavirus 9-Valent (Types 6, 11, 16, 18, 31, 33, 45, 52, 58) Vaccine	3002. 4100	561
Recombinant Human Papillomavirus Quadrivalent (Types 6, 11, 16, 18) Vaccine	3002. 4100	561
Recombinant Human Somatonorm Injection	3004. 3900	588
Recombinant Mouse Anti-RSV F Antibody (5C4)	3002. 1500	606
Recombinant Streptokinase for Injection	3004. 9090	590
Reduced Glutathione Tablets	3004. 9090	279